AIDS

und die Vorstadien

Ein Leitfaden für Praxis und Klinik

Herausgegeben von

J. L'age-Stehr

unter Mitarbeit von

E. B. Helm und M. G. Koch

Springer-Verlag
Berlin Heidelberg New York
London Paris Tokyo

Prof. Dr. med. Johanna L'age-Stehr
Robert-Koch-Institut des BGA
Berlin

Prof. Dr. med. Brigitte Helm
Zentrum d. Inneren Medizin
Klinikum der Universität
Frankfurt

Dr. med. G. Koch
Vardcentralen, Karlsborg
Schweden

ISBN 3-540-50384-6 Springer-Verlag Berlin Heidelberg New York
ISBN 0-387-50384-6 Springer-Verlag New York Berlin Heidelberg

Druck: Druckhaus Beltz, 6944 Hemsbach
Buchb. Verarbeitung: J. Schäffer, 6718 Grünstadt
2127/3140/543210

Sehr geehrte Kollegin, sehr geehrter Kollege

AIDS, das Endstadium einer chronisch progredienten Infektion mit den erstmals bei Menschen epidemisch aufgetretenen Lentiviren HIV-1 und HIV-2, hat sich innerhalb weniger Jahre zu einem Problem entwickelt, mit dem sich alle medizinischen Fachdisziplinen auseinandersetzen müssen.

Die ungewöhnliche Aktivität der internationalen Forschung hat in kurzer Zeit zu einem explosionsartigen Wissenszuwachs geführt und als Folge davon auch zu einer lawinenartig anschwellenden Flut von medizinisch-wissenschaftlichen Primär- und Sekundärpublikationen.

Für den praktisch arbeitenden Arzt ist das tiefere Eindringen in die wissenschaftlichen Dimensionen dieses neuen Themenkreises zeitlich meist unmöglich; seine praktischen Konsequenzen hingegen muß er zur Kenntnis nehmen. Alle, die in absehbarer Zeit mit dieser Problematik beruflich in Berührung kommen werden, brauchen eine Art Leitfaden, um den oft unvermittelt auftauchenden Bedarf an fundierter Information zu decken. Das erforderliche Wissen muß leicht zugänglich sein, zusammengestellt unter dem Gesichtspunkt der praktischen Verwertbarkeit und der konkreten Bedeutung für das eigene Handeln (therapeutisch, diagnostisch, beratend, betreuend). Jeder, der sich mit diesem Thema befaßt, braucht Information. Der naturwissenschaftliche Hintergrund, so interessant er ist, bleibt eine Kür. Die Wahl, wie weit er in das Thema eindringen will, mag jeder selber treffen. Das notwendige Material jedenfalls soll ihm rasch und, durch das Loseblatt-System, immer aktuell zur Verfügung stehen.

Mit dem hier vorliegenden Leitfaden für den Arzt in Praxis und Klinik wollen wir jeden interessierten oder beruflich betroffenen Arzt informiert halten, ihn in die Lage versetzen, seine Patienten optimal zu untersuchen, zu behandeln und zu betreuen.

Dabei geht es um so konkrete Fragen wie:
- Wie ist dieses oder jenes Symptom oder dieser Befund diagnostisch oder prognostisch zu bewerten?

- Was ist noch ARC, was schon AIDS?
- Was muß gleich oder später, und wie, therapiert werden?
- Welche Hilfen gibt es wo für Betreuungs-, Versorgungs- und Rechtsprobleme des Patienten in dem langen und wechselnden Verlauf der chronischen HIV-Infektion?

Für den klinischen Zustand, der die symptomatische Phase der HIV-Infektion bezeichnet und für den es international noch keinen einheitlichen Namen gibt, haben wir die Bezeichnung HIV-Lentivirose vorgeschlagen, in Analogie zu anderen erregerbedingten Erkrankungen, die chronisch und bei unterschiedlichen Infektionswegen und Abwehrfunktionen individuell verlaufen können, wie: Tuberkulose, Rickettiose, Legionellose.

Wir hoffen, mit diesem Werk einen praktisch hilfreichen Beitrag zur Bekämpfung von AIDS leisten zu können.

Berlin im Herbst 1988, die Herausgeber

Danksagung

Unser besonderer Dank gilt Herrn Klaus Wrede von der Fa. Med-Inform, der uns zu diesem Leitfaden motiviert und mit Enthusiasmus seine Fertigstellung in allen Phasen der redaktionellen Bearbeitung geleitet hat.

Herrn Dr. Jürgen Wieczorek vom Springer-Verlag schulden wir Dank für seine erfahrene Hilfe und Kritik in konzeptionellen Fragen.

Frau Inge Günther von der Bibliothek des Robert-Koch-Institutes am BGA sei gedankt für ihre Initiative zum Aufbau und ihren ständigen Einsatz zur Aufrechterhaltung des BGA-eigenen AIDS-Literaturservice.

Inhaltsübersicht

Einleitung

Chronik

Sektion I EPIDEMIOLOGIE

1. Epidemiologie
M. G. Koch und J. L'age-Stehr

2. Aktuelle AIDS-Fallzahlen

Sektion II PRAXIS

1. Kasuistiken
E. B. Helm

2. Die HIV-Lentivirose
E. B. Helm

3. Beratung im Zusammenhang mit der HIV-Lentivirose
E. B. Helm und J. L'age-Stehr

Sektion III KLINIK

1. Primäre HIV-Komplikationen des Nervensystems
W. Enzensberger und P.-A. Fischer

2. **Infektionen des Zentralnervensystems**
D. Eichenlaub und H. D. Pohle

3. **Ophthalmologische Manifestationen**
H. Holtmann

4. **Orofaziale Manifestationen**
P. Reichart

5. **Dermatologische Manifestationen**
M. Fröschl und O. Braun-Falco

6. **Pneumocystis carinii Pneumonie**
S. Staszewski und E. B. Helm

7. **Opportunistische Infektionen der Lunge**
H. S. Füeßl

8. **Gastroenterologische Krankheitsbilder**
W. Heise und M. L'age

9. **Mit einer HIV-Infektion assoziierte Neoplasien**
P. Mitrou

10. **HIV und Schwangerschaft**
E. J. Hickl

11. **HIV-Infektion und AIDS bei Kindern und Neugeborenen**
C. Rosendahl

Sektion IV THERAPIE

1. **Prinzipien der antiviralen Therapie**
M. G. Koch

2. **Klinische Aspekte der kausalen HIV-Therapie**
H. Deicher

3. Behandlung mit Azydothymidin (AZT)
S. Staszewski

4. Medikamente in der Forschung
Quelle: CDC-AIDS-Weekly

5. Behandlungsmöglichkeiten opportunistischer Infektionen
W. Stille und E. B. Helm

Sektion V GRUNDLAGEN

1. HIV: Natur des Virus
H. Rübsamen-Waigmann

2. HIV: Morphogenese
H. R. Gelderblom und G. Pauli

3. Immunpathologie
J. L'age-Stehr

4. Impfstoffentwicklung
M. G. Koch

5. Pathologische Anatomie bei AIDS
H. Müller und St. Falk

Sektion VI DIAGNOSTIK

1. Serologische Nachweisverfahren der HIV-Infektion
P. Werner

2. Direkte Nachweismethoden der HIV-Infektion
H. Rübsamen-Waigmann

3. Radiologische Diagnostik
E. Gerstenberg

Sektion VII PROPHYLAXE

1. Hygienische Aspekte
M. Exner

Sektion VIII RECHT

1. Rechtliche Aspekte

2. Sozialleistungen bei HIV-Infektion und AIDS
H. Exner-Freisfeld

3. Seuchenrecht, Meldeverfahren

Sektion IX SERVICETEIL

Adressen

Neufassung der Falldefinition für das Erworbene Immunschwäche Syndrom (AIDS) von 1987

Glossar

Abkürzungen

Literatur

Stichwortverzeichnis

Autorenverzeichnis

Braun-Falco, O., Prof. Dr., Dermatol. Klinik, Ludwig-Maximilians-Universität, München

Deicher, H., Prof. Dr., Medizinische Hochschule Hannover, Zentrum Innere Medizin und Dermatologie, Hannover

Eichenlaub, D., Prof. Dr., Ludwig-Maximilians-Universität, München

Enzensberger, W., Dr., Zentrum der Neurologie/Neurochirurgie, Klinikum der Universität, Frankfurt

Exner, M., Priv. Doz. Dr., Hygiene-Institut des Ruhrgebiets, Gelsenkirchen

Exner-Freisfeld, Helga, Dr., Universitätsklinik, Frankfurt

Falk, St., Dr., Senckenbergisches Zentrum f. Pathologie, Frankfurt

Fischer, P.-A., Prof. Dr., Zentrum der Neurologie/Neurochirurgie, Klinikum der Universität, Frankfurt

Fröschl, Monika, Dr., Dermatol. Klinik, Ludwig Maximilians-Universität, München

Füeßl, H. S., Dr., Medizinische Poliklinik, Ludwig-Maximilians-Universität, München

Gelderblom, H. R., Dr., Dir. u. Prof. am Robert-Koch-Institut des BGA, Berlin

Gerstenberg, E., Prof. Dr., Auguste-Viktoria-Krankenhaus, Berlin-Schöneberg

Heise, W., Dr., Auguste-Viktoria-Krankenhaus, Berlin-Schöneberg

Helm, Eilke Brigitte, Prof. Dr., Zentrum d. Inneren Medizin, Klinikum der Universität, Frankfurt

Hickl, E. J., Prof. Dr., Frauenklinik Finkenau, Hamburg

Holtmann, H., Prof. Dr., Universität Bonn, Meckenheim

Koch, M. G., Dr., Vardcentralen, Karlsborg, Schweden

L'age, M., Prof. Dr., Auguste-Viktoria-Krankenhaus, Berlin-Schöneberg

L'age-Stehr, Johanna, Dr., Dir. u. Prof. am Robert-Koch-Institut des BGA, Berlin

Mitrou, P., Prof. Dr., Zentrum d. Inneren Medizin, Klinikum der Universität, Frankfurt

Müller, H., Dr., Senckenbergisches Ztr. f. Pathol., Klinikum der Universität, Frankfurt

Pauli, G., Prof. Dr., Robert-Koch-Insititut a. BGA, Berlin

Pohle, H. D., Prof. Dr., II. Med. Klinik, Rudolf-Virchow-Krankenhaus, Berlin

Reichart, P., Prof. Dr., FB Zahn-, Mund- und Kieferheilk. der Freien Universität, Berlin

Rosendahl, Carla, Dr., Kinder-Poliklinik, Ludwig-Maximilians-Universität, München

Rübsamen-Waigmann, Helga, Prof. Dr., Chemotherap. Forsch. Institut, Georg-Speyer Haus, Frankfurt

Staszewski, S., Dr., Zentrum d. Inneren Medizin, Klinikum der Universität, Frankfurt

Stille, W., Prof. Dr., Zentrum d. Inneren Medizin, Klinikum der Universität, Frankfurt

Werner, P., Dr., Paul-Ehrlich-Institut, Frankfurt

DATEN	EPIDEMIE	FORSCHUNG	GESELLSCHAFT
1981			
5. Juni	Am 5. Juni 1981 bringt der MMWR, das Mitteilungsblatt der Centers for Disease Control (CDC) einen Bericht über *fünf Fälle einer Pneumocystis-Pneumonie*, die man in drei Krankenhäusern in Los Angeles beobachtet hat. Alle fünf Patienten mit der seltenen Krankheit sind junge, homosexuelle Männer.		
3. Juli	Der MMWR berichtet über *26 Fälle eines seltenen Malignoms (Kaposi-Sarkom)*, die in den letzten 30 Monaten diagnostiziert worden sind. Inzwischen gibt es *10 neue Fälle* von Pneumocystis-Pneumonie, zwei davon haben auch ein Kaposi-Sarkom.		
August	*Mehr als 70 Fälle* von KS und/oder Pneumocystis-Pneumonie sind verifiziert. 40 Prozent sind gestorben.	Arbeitsplan "KS & OI" der *CDC*.	
Dezember		In der wissenschaftlichen Literatur taucht zum ersten Mal der Begriff "*schwere erworbene Immunschwäche*" auf.	
1982			
25. Mai			Unter der Überschrift "Schreck von Drüben" berichtet *"Der Spiegel"* als erste deutsche Zeitschrift über die neue Krankheit.
Mai	Erstmalig tritt die neue Krankheit bei Personen mit i.v. *Drogenmißbrauch* auf	CDC rechnen mit *Virus-Ätiologie*.	

DATEN	EPIDEMIE	FORSCHUNG	GESELLSCHAFT
Juni			In New York erscheint die erste *Aufklärungsbroschüre* der Hilfsorganisation "Gay Men's Health Crisis"
2. Juni		Der Verdacht, ein *T-lymphotropes Retrovirus* könne Ursache von AIDS sein, ist bei den CDC bereits sehr stark (Protokoll Dale Lawrence).	
18. Juni	Es gelingt der Nachweis, daß neun von diesen 13 KS/PCP-Patienten vor längerer Zeit sexuellen Kontakt mit anderen Männern gehabt haben, bei denen sich dann später KS oder PCP entwickelte. Durch die Existenz dieser "Los-Angeles-Gruppe" erhält die Vermutung eines *infektiösen Agens* zunehmend Gewicht.	Virologen der CDC bereiten eine *Virusisolierung* mit Hilfe des T-Zell-Wachstumsfaktors vor.	
16. Juli	Auch *Hämophile* sind von dem neuen Syndrom betroffen. Als weitere Gruppe werden etwas später Einwanderer aus Haiti ausgemacht.		
September	Bis jetzt sind fast 600 Fällen der letalen Immunstörung gemeldet, die nun den Namen *"Acquired Immunodeficiency Syndrome", abgekürzt "AIDS"*, erhält.		
	Einrichtung des zentralen *AIDS-Fallzahlen-Registers* am BGA.		
November	Veröffentlichung von zwei PCP-Fällen bei jungen Homosexuellen in *Frankfurt*. In *Berlin* und *München* wird je ein Fall von Kaposi-Sarkom diagnostiziert.		

DATEN	EPIDEMIE	FORSCHUNG	GESELLSCHAFT
	Die CDC entwickeln die erste *Falldefinition* und Festlegung der Kriterien für die klinische Diagnose von AIDS.		
Dezember	Das *BGA* publiziert erstmalig eine Warnung an Ärzte, in der AIDS als vermutliche Folge einer Infektion mit unbekanntem Erreger beschrieben wird		
1983			
Januar	Bei zwei *weiblichen Sexualpartnern* von AIDS-Kranken wird ein zellulärer Immunmangel festgestellt.	Am Institut Pasteur werden steigende Reverse-Transkriptase-Werte in einer Zellkultur protokolliert: gelungene *Isolierung des AIDS-Erregers.*	
20. Mai		Das wissenschaftliche Magazin "Science" veröffentlicht den Bericht eines französischen Forscherteams unter Leitung von *Luc Montagnier* vom Institut Pasteur, Paris: "Isolation of a T-lymphotropic retrovirus from a patient at risk for AIDS" (Barré-Sinoussi,Chermann et al.). Damit ist die Frage nach der Ursache von AIDS im Prinzip gelöst.	
Juli	In *Blutkonserven und Blutprodukten* wird das LAV/HTLV III genannte Virus gefunden		*"Der Spiegel"* bringt die erste große AIDS-Reportage als Titelgeschichte.

DATEN	EPIDEMIE	FORSCHUNG	GESELLSCHAFT
12. September		Die erste größere Konferenz (400 amerikanische Wissenschaftler der dort führenden Forschungsinstitute) zum Thema AIDS in **Rockville**, MD, USA.	
Oktober			*Die Deutsche Vereinigung zur Bekämpfung von Viruskrankheiten (DVV)* faßt den Stand des Wissens über AIDS zusammen und kommt zu dem Schluß, daß das Risiko einer Übertragung durch Blut und Blutprodukte verschwindend gering ist.
1984			
28. April			Die amerikanische Gesundheitsministerin gibt die Entdeckung des äitiologischen Agens durch *Robert Gallo* bekannt und äußert sich optimistisch, daß es in wenigen Jahren einen Impfstoff geben werde.
Sommer		Die ersten Tests, die in der Lage sind, das AIDS-Virus zumindestens indirekt nachzuweisen, stehen zur Verfügung. Diese *Antikörpertests* geben die erste Auffassung von der Verbreitung des Virus. Das AIDS-Virus wird auch im *Speichel* entdeckt. Diese Entdeckung wird, aus Angst vor einer Panik, über sechs Monate lang geheimgehalten.	

DATEN	EPIDEMIE	FORSCHUNG	GESELLSCHAFT
Oktober	Aus England wird die Infektion einer Pflegerin in Folge einer *Stichverletzung* mit einer kontaminierten Nadel gemeldet		
Herbst			Gründung der *Deutschen AIDS-Hilfe* als Dachverband regionaler Selbsthilfegruppen.
November		Das *Virus-Erbgut* wird am Institut Pasteur dechiffriert (Wain-Hobson).	In der BRD werden erste Diskussionen über mögliche *seuchenrechtliche Maßnahmen* geführt. Im Gespräch sind Meldepflicht (anonym oder namentlich), Untersuchungspflicht, Blutspendeverbot und Strafbarkeit von Intimkontakten bei bekannter HIV-Infektion.
Dezember			
1985			
Januar		In **Atlanta**, USA, findet der erste internationale AIDS Kongreß statt. 2500 Teilnehmer beschäftigen sich vier Tage lang in fast 400 Kurzreferaten mit dem Thema AIDS: - 9.760 AIDS-Fälle gibt es in den USA (166 in der BRD). Die Zahl der Erkrankten verdoppelt sich etwa jedes Jahr. - Einige Wissenschaftler befürchten, daß das Virus aus den bisherigen Risikogruppen ausbricht. Bisexuelle werden als Bindeglied zur heterosexuellen Welt gesehen.	Die *Deutsche Vereinigung zur Bekämpfung von Viruskrankheiten (DVV)* stellt fest: "Es besteht kein Grund für die Annahme einer Ausbreitung von AIDS in der allgemeinen Bevölkerung der Bundesrepublik Deutschland".
April	In *Belle Glade*, einer Kleinstadt in Florida wird eine extrem hohe Durchseuchung mit LAV/HTLV III festgestellt. Moskitos werden für die Übertragung verantwortlich gemacht. Untersuchungen der CDC bestätigen dies jedoch nicht.		

DATEN	EPIDEMIE	FORSCHUNG	GESELLSCHAFT
		Die ersten schnellen und preiswerten *AIDS-Antikörpertests* kommen auf den Markt.	
Sommer	In Afrika (und vermutlich auch in Haiti) ist *heterosexuelle Übertragung* der bei weitem wichtigste Infektionsweg. Dort sind Männer und Frauen in gleichem Maße infiziert. Zum ersten Mal wird eine Virusübertragung im Zusammenhang mit einer *Organtransplantation* nachgewiesen. In Stuttgart, München und Hamburg werden die ersten positiven *Prostituierten* identifiziert.		Die Bundesregierung stellt für das laufende Jahr *4 Mio. Mark für die AIDS-Forschung* zur Verfügung und fördert 11 Projekte.
September		Das AIDS-Virus wird erstmalig in *Tränenflüssigkeit* nachgewiesen. *Gallo* schätzt, daß mindestens 10 Prozent der Infizierten AIDS bekommen werden.	Auf der AIDS-Konferenz der WHO in Genf erklären sich alle *afrikanischen Länder* für AIDS-frei
Oktober	Der Ursprung der AIDS-Epidemie wird in Afrika vermutet. Entwickelt hat sich das Virus demnach aus einem anderen Virus, dessen natürlicher Wirt eine zentralafrikanische Affenart ist. In der BRD werden die ersten AIDS-Fälle bei *Babys und Kindern* entdeckt. Von 700.000 in Deutschland getesteten *Blutkonserven* sind 140 positiv.	Forscher am Pasteur-Institut vermuten, daß das *Virus außerhalb des menschlichen Körpers* noch mehrere Tage überlebensfähig ist. Das *Bundesgesundheitsamt* schätzt, daß zwischen 5 und 19 Prozent aller Infizierten an AIDS erkranken werden.	*Rock Hudson* stirbt an AIDS. Er ist der erste Prominente, der sich offen zu dieser Krankheit bekannt hat. Sein Tod löst in Amerika und Europa die erste große Welle von Berichterstattung aus. Der *AIDS-Antikörpertest* wird für Blutspenden in der Bundesrepublik empfohlen.

DATEN	EPIDEMIE	FORSCHUNG	GESELLSCHAFT
	Die Durchseuchung der *Fixer* in der BRD liegt bei ca. 30 Prozent. Weltweit wurden von 20.000 untersuchten *Personen, die im medizinischen Bereich tätig waren*, drei im Zusammenhang mit ihrer Arbeit infiziert.		Das US-Verteidigungsministerium schreibt den *AIDS-Test für alle Rekruten* vor. Bundesgesundheitsministerin Rita Süssmuth lehnt eine *Meldepflicht* für AIDS ab.
22. November		Auf einem in **Brüssel** stattfindenden Kongress zum Thema "AIDS in Afrika" werden folgende Fakten berichtet: - AIDS breitet sich in Afrika hauptsächlich über heterosexuelle Kontakte aus. Vor allem über Prostituierte, von denen bis zu 80 Prozent infiziert sind. - in Afrika sind Frauen und Männer in gleichem Maße betroffen. - In Zentral- und Ostafrika ist AIDS besonders stark verbreitet. - Die WHO schätzt, daß in Afrika bereits bis Ende der 70er Jahre mindestens 50.000 Menschen an AIDS gestorben sind.	Der Münchener Kreisverwaltungsreferent Gauweiler fordert eine bundesweite *Meldepflicht*. Zwangsuntersuchungen von AIDS-Verdächtigen lehnt er aber ab. In der DDR (später auch in der UdSSR) wird die Behauptung aufgestellt, in *Geheimlabors der CIA* sei das AIDS-Virus künstlich hergestellt worden.
1986			
Frühjahr	In Kinshasa werden Antikörper gegen das AIDS-Virus in einer tiefgefrorenen *Blutprobe von 1959*.	Es wird eine Untersuchung veröffentlicht, bei der sieben Monate lang das Zusammenleben von 39 AIDS-Patienten mit ihren *Familienangehörigen* beobachtet wurde. Kein Familienangehöriger wurde seropositiv gefunden. In den USA beginnt der erste Großversuch einer Kausaltherapie von AIDS mit der in	*C. Everett Koop*, Amerikas oberster Gesundheitsberater, prognostiziert: "In Zukunft wird sich AIDS zunehmend auch unter Personen ausbreiten, die weder homosexuell noch von intravenös gespritzten Drogen abhängig sind." Die These europäischer Wissenschaftler, AIDS habe sich von Afrika aus über die

DATEN	EPIDEMIE	FORSCHUNG	GESELLSCHAFT
		den 60er Jahren synthtisierten Substanz *Azidothymidin (AZT)*. An dem Versuch beteiligen sich 282 Patienten.	ganze Welt verbreitet, bezeichnet Kenias Staatschef *Daniel arab Moi* als: "Beleidigung der ganzen schwarzen Rasse."
7. April	Auf einem WHO-Meeting in **Graz** wird klargestellt, daß nicht die AIDS-Fälle, sondern die HIV-Positiven den epidemiologisch relevanten Parameter der Epidemie darstellen.	Das Institut Pasteur entdeckt bei westafrikanischen Patienten ein weiteres Virus, das eine Immunschwäche auslösen kann *(LAV-2)*.	Bereits 75 amerikanische *Lebensversicherungen* verlangen von neuen Kunden einen Antikörpertest oder die Beantwortung eines AIDS-spezifischen Fragebogens
23. Juni	In den USA wächst die *Infektionsrate der Heterosexuellen* jetzt doppelt so schnell, wie die der klassischen Risikogruppen.	Auf dem zweiten internationalen AIDS Kongreß in **Paris** setzt sich die von der WHO vorgeschlagene neue Bezeichnung HIV, "Human Immunodeficiency virus", durch. Es wird immer deutlicher, daß HIV auch *Monozyten/Makrophagen* infiziert. Erste Ergebnisse mit *AZT* deuten darauf hin, daß dieses Mittel die Progression der Krankheit hemmen kann. J.C. Chermann untersucht *blutsaugende Insekten* aus Zaire, darunter Moskitos. In allen Insekten wird HIV nachgewiesen.	
Dezember	Die *WHO* teilt mit: - AIDS-Fälle sind registriert in 110 Ländern der Erde. - mindestens 100.000 Menschen sind bereits erkrankt. - Möglicherweise 10.000.000 Menschen	*Gallo* vermutet, daß 90 Prozent aller Infizierten erkranken werden. Bei der Untersuchung von *Blutproben* aus dem Jahr 1979 stellt man fest, daß bis zu 10 Prozent der bereits damals infizierten	Der *Generalsekretär der WHO* stellt fest: "Ich kenne keinen größeren Killer als AIDS" und "Wir haben die Epidemie sehr unterschätzt". In Bonn konstituiert sich der *Nationale AIDS-Beirat*. Der Beirat lehnt eine Melde-

DATEN	EPIDEMIE	FORSCHUNG	GESELLSCHAFT
	sind bereits infiziert. - In fünf Jahren könnte es 100.000.000 Infizierte geben.	Homosexuellen bis zum gegenwärtigen Zeitpunkt vollig ohne Symptome geblieben sind.	pflicht ab.
1987 Februar			Bayern beschließt einen *Maßnahmenkatalog* gegen AIDS, der unter bestimmten Bedingungen einen Pflichttest für Prostituierte und Fixer vorsieht, der im Falle einer Verweigerung auch erzwungen werden kann. Darüberhinaus werden Bewerber für den öffentlichen Dienst im Rahmen der für diese Gruppe obligaten Gesundheitsuntersuchung getestet.
Frühjahr	Von insgesamt 6.000 bundesdeutschen *Blutern* sind ca. 3.000 HIV-positiv, 29 bereits gestorben. In etwa jedem zehnten Fall hat sich der Sexualpartner ebenfalls bereits infiziert.	Das Pasteur-Institut gibt bekannt, daß es ab Mitte '87 an Freiwilligen mit dem Test eines *Impfstoffes* gegen HIV beginnen wird.	*Rita Süssmuth* schätzt die Zahl der Infizierten in der BRD auf 30.000-100.000.
1. Juni	In allen *Ostblockstaaten* sind AIDS-Fälle gemeldet Der WHO sind *72 000 AIDS-Fälle* gemeldet.	In **Washington** findet der dritte internationale AIDS Kongress statt, an dem fast 8.000 Wissenschaftler und Ärzte aus aller Welt teilnehmen.	In Nürnberg wird ein *HIV-Infizierter verhaftet*, der trotz seines ihm bekannten Zustandes ungeschützt sexuelle Kontakte hatte. Der Mann wird wegen Körperverletzung angeklagt.
21. August		Die CDC geben neue, sehr strikte Empfehlungen zur Prävention von Infektionen in Krankenhäusern heraus.	Es wird bekannt, daß an vielen deutschen Krankenhäusern *HIV-Tests bei der Aufnahme* vorgenommen wurden, ohne die Betroffenen darüber zu informieren.
September Winter		Die neue CDC-Falldefinition von AIDS schließt "Aids Dementia Complex" (ADC) und "Wasting Syndrome" ein. Ein neuer Therapieansatz mit dem gentechnisch hergestellten *Protein CD4*, das	Die *AOK* rechnet damit, daß die Betreu-

DATEN	EPIDEMIE	FORSCHUNG	GESELLSCHAFT
	In der BRD sterben erstmals drei Personen an *HIV-2.*	dem Virus als Rezeptor dient, wird erprobt.	ung von 10.000 deutschen AIDS-Kranken bis 1990 ca. 1,5 Milliarden Mark kosten wird.
	Die Auswertung der am 1. Oktober '87 eingeführten *Labormeldung* erbrachte bis Ende Dezember 15 000 Infektionen.	*Langerhans-Zellen* der Haut werden infizierbar gefunden (primäre Zielzelle).	Es wird bekannt, daß seit Ende '86 343 HIV-Infizierte im zentralen *"Informationssystem der Polizei" (Inpol)* gespeichert sind.
			NRW startet einen Modellversuch, bei dem HIV-infizierte Drogensüchtige *Methadon* erhalten sollen.
			Die *KV Hessen* initiiert mit dem "Frankfurter Modell" eine gezielte und flächendekkende Versorgung Infizierter durch niedergelassene Ärzte.
			In Bonn wird die *Nationale AIDS-Stiftung* gegründet, die mit einem Stiftungsvermögen von mehr als 3 Mio. Mark die Betreuung und Versorgung von Infizierten und Kranken verbessern soll.
1988			
Januar	Das *DRK* gibt bekannt, daß unter 2,2 Mio Blutspenden von 1,3 Mio Spendern 134 positive Spenden identifiziert wurden.	*Erster Deutscher AIDS-Kongress* in München.	Das *Nationale AIDS-Zentrum* am BGA nimmt seine Arbeit mit 27 festangestellten Mitarbeitern und einem Jahresetat von 3,4 Mio. Mark auf. Das Zentrum soll sowohl politische Entscheidungen zur Bekämpfung von AIDS vorbereiten, als auch eigene Forschungsarbeit leisten.
April	Aus *Indien, Thailand* und anderen asiatischen Staaten werden steigende AIDS-Fallzahlen gemeldet.	*Retina-, Zervix- und Darmzellen* werden als Zielzellen von HIV identifiziert.	
	WHO: *83000 Fälle* sind aus 136 Ländern	Die *nachteilige Wirkung von Antikörpern* wird für HIV bestätigt und stellt das übliche	

DATEN	EPIDEMIE	FORSCHUNG	GESELLSCHAFT
		Vakzinationskonzept in Frage.	*NRW droht uneinsichtigen Infizierten* mit der Einweisung in geschlossene Anstalten.
			Die Bundesregierung stellt über die nächsten vier Jahre rund *40 Mio. Mark für die AIDS-Forschung* zur Verfügung (d.h. 10 Mio. DM pro Jahr). Die USA wenden allein im Jahr 1988 448 Mio. Dollar (ca. 800 Mio. DM) für den gleichen Zweck auf.
			Als erstes Großunternehmen bietet die *AEG* ihren 80 000 Mitarbeitern einen kostenlosen HIV-Test an.
Mai	raportiert (USA: 62000).		
12. Juni	Das Eindringen von HIV in die *heterosexuelle Bevölkerung* und immer jüngere Altersgruppen wird aus den USA berichtet.	4. Internationale AIDS-Konferenz in **Stockholm**. Die Lentivirusübertragung (SIV) über intakte Schleimhäute wird bestätigt.	Bayerns Innenminister Lang fordert die *Aufhebung der ärztlichen Schweigepflicht* bei AIDS.
Juli	Der WHO sind weltweit *über 100 000 AIDS-Fälle* gemeldet.		Ein HIV-Infizierter, der mit seiner minderjährigen Freundin mit deren Wissen und Zustimmung ungeschützten Sexualverkehr hatte, wird von der *Anklage der Körperverletzung* freigesprochen.

I. 1. Epidemiologie

M. G. Koch und J. L'age-Stehr

I. 2. Aktuelle AIDS-Fallzahlen

Epidemiologie

Geschichte

Spätestens zwischen **1968** und **1980** waren, vor allem in den USA, die ersten AIDS-Fälle aufgetaucht; sie wurden jedoch begreiflicherweise nirgends als solche verstanden. Mit großer Wahrscheinlichkeit waren dem über die ganze Welt verstreute, einzelne Fälle vorangegangen, von denen nur die allerwenigsten dokumentiert sind (etwa Norwegen 1966).

Im Jahre **1981** wurden verschiedene Krankheitsbilder, wie Kaposi-Sarkom, Pneumocystis-carinii-Pneumonie und andere opportunistische Infektionen, von der amerikanischen Seuchenbehörde, den Centers for Disease Control (CDC), als eine neue medizinische Einheit, als ein neues Syndrom erkannt. Dezember 1981 sprach man das erste Mal von schwerer Immunschwäche. Der Verdacht, es handle sich dabei um eine Infektionskrankheit, kam sehr bald auf.

Im Laufe des Jahres **1982** wurde ihr infektiöser Charakter über alle vernünftigen Zweifel gesichert, zumal das von der Hepatitis B her bekannte Verbreitungsmuster immer deutlicher hervortrat. Zu Homosexuellen, Drogensüchtigen und den Einwohnern gewisser endemisch belasteter Regionen waren Mitte 1982 Hämophile, die Koagulationspräparate erhalten hatten, kurz danach die Transfusionsempfänger als neue Patientengruppen hinzugekommen. Damit war die Übertragung des Erregers mit Blut und Blutprodukten deutlich geworden. Es war lediglich eine Frage des logischen Schlußfolgerungsvermögens, das Ausmaß der sich damit ankündigenden iatrogenen Katastrophe zu erkennen.

Anfang **1983** wurde klar, daß die Seuche auch in Europa Fuß gefaßt hatte, daß die gleichen Gruppen bedroht waren, wenn sich auch gegenüber den USA eine zeitliche Verschiebung von mehreren Jahren abzeichnete. Im Institut Pasteur, Paris, wurde Anfang des Jahres von J.C. Chermann, F. Barré-Sinoussi und L. Montagnier der AIDS-Erreger (ein Virus mit Lentivirus-Morphologie, damals LAV genannt) entdeckt (Barré-Sinoussi et al., 1983), bestätigt noch im selben Jahr von A. Karpas in Cambridge (Karpas, 1983). Es sollte noch ein ganzes Jahr dauern, bis diese Funde weltweit anerkannt wurden.

Der nächste große Schritt in der wissenschaftlichen Durchdringung des Problems war die Entwicklung von Antikörpertests, mit deren Hilfe man sich durch Stichprobenuntersuchungen im Jahre **1984** das erste Mal eine Andeutung eines Bildes von dem Grad der HIV-Verbreitung hat machen können. Die Durchseuchungsraten der untersuchten risikobelasteten Populationen erwiesen sich als erschreckend hoch. Ende 1984 wurde durch die Aufschlüsselung des HIV-Genoms (Wain-Hobson et al., 1985) die Zugehörigkeit des AIDS-Erregers zur Gruppe der **Lenti**viren sichergestellt, was die ursprüngliche Vermutung der Pariser Gruppe bestätigte. Die 1983/84 von einer Forschergruppe um R. Gallo verfochtenen Ansicht hingegen, es handle sich um „ein echtes Mitglied der HTLV-Familie" (daher anfangs die irreführende Bezeichnung „HTLV-III") war damit widerlegt. Dies hatte große Konsequenzen für die Einschätzung des Schweregrades der Epidemie. Lentiviren, eine Gruppe von Retroviren, die man bisher nur als Krankheitserreger bei Tieren kannte, waren in jeder Hinsicht (Krankheitsmanifestation, Mortalität, Inkubationszeit, Antigendrift, Makrophagotropismus, Übertragungswege, Therapie, Vakzination) die eindeutig ungünstigere Alternative.

Im Laufe des Jahres **1985** bestätigten sich in schneller Folge viele damit zusammenhängende Befürchtungen. Dies galt insbesondere den Beobachtungen hinsichtlich der Krankheitspenetranz, der hohen Mortalität, der als immer länger erkannten Inkubationszeit und der Typenvielfalt der Viren.

Die Entwicklung der Epidemie folgte auch **1986** weltweit dem gleichen Muster, wiederholten, auf falscher Deutung epidemiologischer Daten gegründeten Entwarnungen zum Trotz. Neue Krankheitsbilder mußten in das AIDS-Bild integriert werden, Unterrapportierung blieb ein generelles Problem, die durchschittliche beobachtete Inkubationszeit wurde immer länger, und es konnte kein Zweifel mehr bestehen, daß das Virus schon lange die Grenzen der primären Risikogruppen überschritten hatte. Die Zahl der Infizierten erwies sich als zig- bis hundertmal höher als die der jeweils bekannten AIDS-Fälle.

Bei Patienten aus Westafrika wurde im selben Jahr der neue Virustyp HIV-2 gefunden, der sich so sehr vom herkömmlichen HIV-1 unterschied, daß er in Screeninguntersuchungen den gängigen Testverfahren oft entging. Er wurde rasch nach Europa importiert, mit westafrikanischen Prostituierten, mit Entwicklungshelfern, Touristen und Immigranten. Erst fand man einige HIV-2-bedingte AIDS-Fälle in Portugal und Frankreich, dann in der Bundesrepublik und Schweden, schließlich auch in Süd- und Nordamerika. Bis heute hat man in Deutschland schon mehr als 30 HIV-2-Infizierte gefunden, ohne danach systematisch gesucht zu haben.

Im Laufe des Jahres **1987** brachten rasche wissenschaftliche Fortschritte zunehmend Klarheit in zahlreichen wichtigen Fragen. Die genetische Dekodierung mehrerer tierischer Lentiviren beseitigte alle Zweifel an der Einordnung des HIV in den Stammbaum dieser Gruppe. Ebenso wurde jeder Zweifel an der Infizierbarkeit von Makrophagen der Haut und Schleimhaut (sog. Langerhans-Zellen) ausgeräumt. Damit war grundsätzlich wahrscheinlich geworden, daß die HIV-Infektion auch über intakte Schleimhäute erfolgen kann. Dies wurde durch Einzelfall-Beobachtungen (Laborarbeiter, Krankenpersonal ohne sichere Verletzungen) auch zunehmend wahrscheinlich (CDC 1988-1).

Geographische Verbreitung der AIDS-Fälle

USA

In gewissen Teilstaaten der USA zeigte der Anstieg der AIDS-Fallzahlen bereits ein alarmierend exponentielles Wachstum, als mit etwa zweijähriger Verspätung die Krankheit auch in europäischen, pazifischen und südamerikanischen Ländern auftauchte. Eine Darstellung der Fallzahlentwicklung in semilogarithmischer Skala machte früh den international gleichartigen Verlauf der Krankheitsausbreitung deutlich (Abb. 1a, b,). Mit einer weiteren zeitlichen Verschiebung um noch einmal 2 bis 4 Jahre wurden die ersten AIDS-Fälle auch in den Ländern Asiens und des Ostblocks bekannt, während man in der Karibik und vor allem in Zentralafrika den Beginn der Epidemie rückblickend wohl noch früher ansetzen muß, als anfangs vermutet.

Ebenso zeigten verschiedene Risikogruppen im Vergleich miteinander ein ähnliches Bild der Virusausbreitung, allerdings mit einer zeitlichen Versetzung um die durchschnittliche Inkubationszeit. Initiale Häufungen früh auftretender Fälle, gefolgt von einer scheinbaren Verlangsamung der Entwicklung, verwirren als Folge sogenannter „Transienten“ das Bild (spezifische Stauchungseffekte, bedingt durch die große Varianz der ungewöhnlich langen Inkubationszeit). Sie führen zu einem Abflachen der Fallzahlkurven (Siehe Abb. 1c), das regelmäßig zu falschen Deutungen Anlaß gibt. Sättigungseffekte, später im Verein mit Verhaltensänderungen und Präventionsmaßnahmen, verhindern im weiteren Verlauf ein ungebrochen exponentielles Anwachsen der Fallzahlen. Dies wurde schon 1986/87 für die am stärksten betroffenen Städte der USA deutlich (Abb. 1c). Ähnliche Trends sind heute vielerorts zu beobachten und

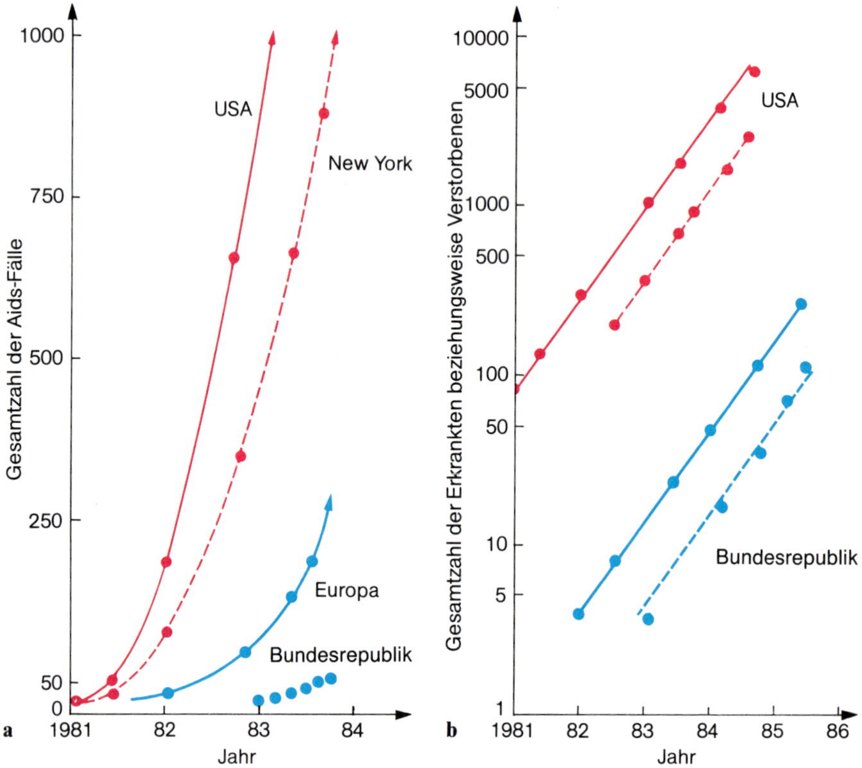

Abb. 1a–c. Zu Beginn der AIDS-Epidemie (**a**) stieg die Zahl der insgesamt bekannten Krankheitsfälle in den USA rapide, wobei allein New York rund die Hälfte davon verzeichnete. Der anfangs weniger bedrohlich anmutende Anstieg in Europa und vor allem der Bundesrepublik täuschte. Hätte man für New York, Europa und die Bundesrepublik einen jeweils entsprechend größeren Maßstab gewählt, wäre der gleichartige exponentielle Verlauf aller Kurven hier schon deutlich zu sehen gewesen. Die halblogarithmische Darstellung (**b**), die erst später von Johanna L'age-Stehr eingeführt wurde, zeigte dann klar den exponentiellen Anstieg (eine Exponentialkurve wird bei halblogarithmischer Darstellung zur Geraden). Die Kurven der AIDS-Toten (gestrichelt) laufen in den USA wie auch in der Bundesrepublik den Kurven der AIDS-Fälle (durchgezogen) parallel. In beiden Ländern sind von den gesamten offiziell bekannten Fällen jeweils etwa die Hälfte schon verstorben. Die unterschiedlichen Anfangswerte im Vergleich zum vorherigen Diagramm erklären sich durch fortlaufende Nachmeldungen, die bis zu fünf Jahre später eingetroffen sind. Ein denselben Zeitraum umfassender Vergleich amerikanischer und deutscher Städte (**c**) zeigt, daß die Kurven von New York und San Francisco schon frühzeitig abflachten. Beides sind Städte, in denen die Zahl der Fälle pro Million Einwohner schon wesentlich höher ist als in Frankfurt, Berlin und Hamburg. (Copyright: Spektrun d. Wiss., Heidelberg 1987)

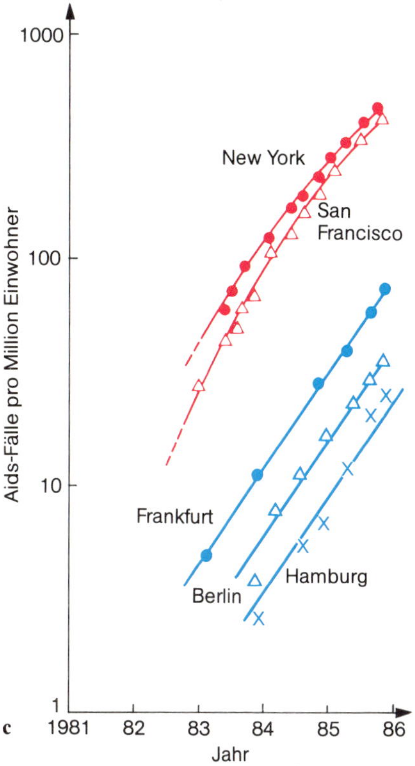

c

werden notwendigerweise in allen Ländern auftreten (Koch et al., 1987).

Seroprävalenz. Aus den kürzlich von den CDC zusammengestellten Testergebnissen an landesweit erhobenen Stichproben aus gewissen Subpopulationen ergibt sich als geschätzte Gesamtzahl der HIV-Träger in den USA etwa 1 – 1,4 Millionen (nach anderen Schätzungen über 2 Millionen):

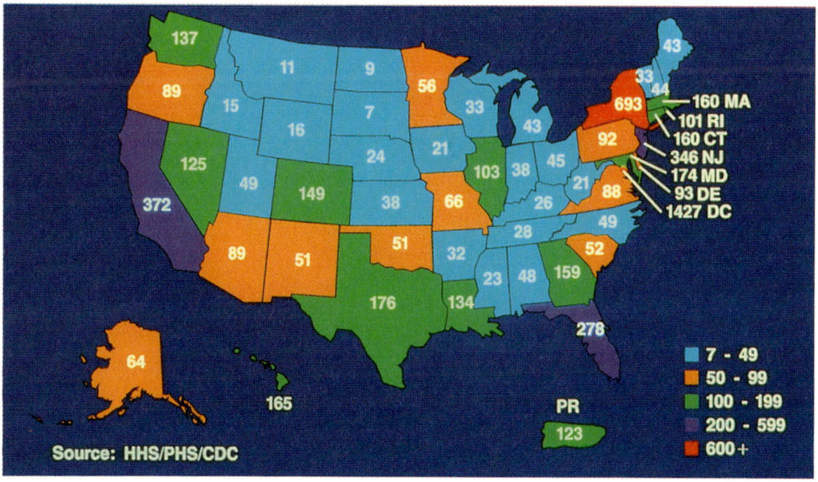

Abb. 2. Gesamt-AIDS-Fallzahlen pro Mill. Einwohner in USA-Staaten am 2. 11. 1987

Tabelle 1. Offizielle Schätzung der HIV-Prävalanz in den Vereinigten Staaten (1987)

Bevölkerungsgruppe	Geschätzte Größe	Seroprävalenz (angenähert)	Infizierte
ausschließlich homosexuelle Kontakte	2 500 000	20–25%	500 000–625 000
homosexuelle Kontakte	2 500 000–7 500 000	5%	125 000–375 000
regelmäßiger Drogenkonsum	900 000	25%	225 000
gelegentlicher Drogenkonsum	200 000	5%	10 000
Hämophile A	12 400	70%	8 700
Hämophile B	3 100	35%	1 100
Heterosexuelle ohne bekannte Risiken	142 000 000	0,021%	30 000
		Zwischensumme	900 000–1 270 000
Andere Gruppen (heterosexuelle Partner von Risikoträgern, Einwanderer aus endemischen Regionen, Transfusionsempfänger)	zuzüglich 5–10% der geschätzten Gesamtzahl von Infektionen		45 000– 127 000
		Gesamtzahl	945 000–1 400 000

Europa

Schon jetzt ist deutlich, daß die AIDS-Epidemie in verschiedenen Ländern, je nach den jeweils dominierenden Risikogruppen, nach Reise- und Sexualgewohnheiten, abhängig auch vom Standard der Hygiene und allgemeinen Bildung, vom Umfang der nationalen Slum- und Drogenproblematik etc., eine unterschiedliche Dynamik aufweist. So ist sie in Italien und Spanien relativ spät gestartet, aber infolge des hohen Anteils infizierter Drogensüchtiger scheint die Virusverbreitung überdurchschnittlich schnell vor sich gegangen zu sein. Es ist schon heute abzusehen, daß Italien in Europa wohl die relativ ungünstigste Entwicklung aufweisen wird, alle anderen europäischen Länder sowie Kanada überrundend. Auch Australien zeigte von Anfang an hohe Zuwachsraten für die Fallzahlen, dort vielleicht mitbedingt durch die ungewöhnlich starke Urbanisierung und ihre Folgen.

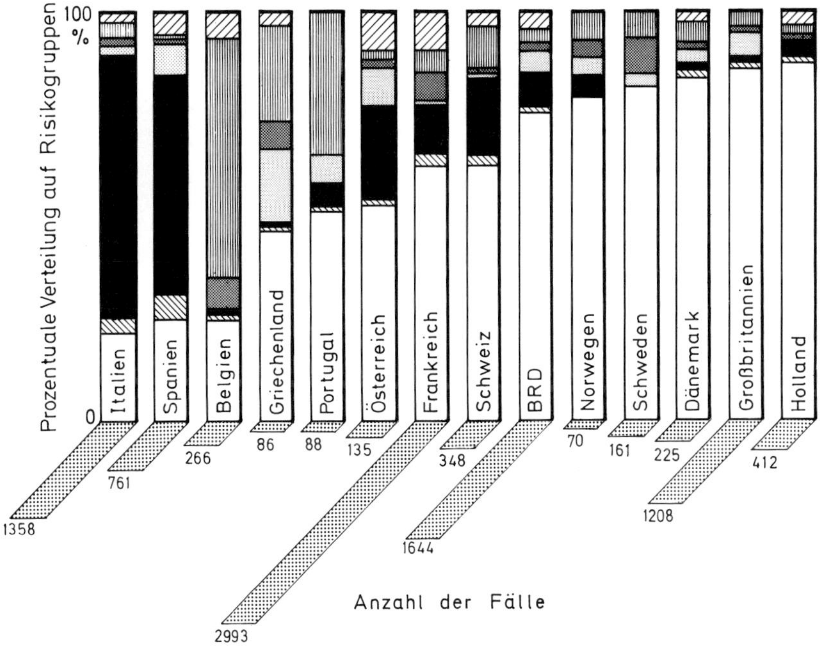

Abb. 3. Gesamtzahl und prozentuale Verteilung auf einzelne Risikogruppen von AIDS-Fällen bis 31. 12. 1987 in 14 europäische Staaten.

1 = Homo-/bisexuelle Männer
2 = Drogenabhängige Homosexuelle
3 = Drogenabhängige
4 = Hämophile
5 = Bluttransfusion
6 = Heterosexuelle
7 = unidentifiziertes Risiko

Bundesrepublik Deutschland

Als im Jahre 1982 erkennbar wurde, daß die anfänglich nur in den USA diagnostizierte Krankheit AIDS eine infektiöse Ursache haben mußte und auf ähnlichen Wegen wie die Hepatitis B übertragen wird, lag es nahe, auch in Deutschland nach AIDS-Fällen zu suchen.

Durch Rundfragen vor allem bei Kollegen, die immunologische Untersuchungen (T4/T8 Zelldifferenzierung) durchführen, bekam das BGA bis Oktober 1982 den Hinweis auf 2 Fälle von Kaposi-Sarkom bei jungen Männern (in München und in Berlin). Als im November 1982 Helm et al. in einem Leserbrief an die DMW über zwei Fälle von Pneumocystis-

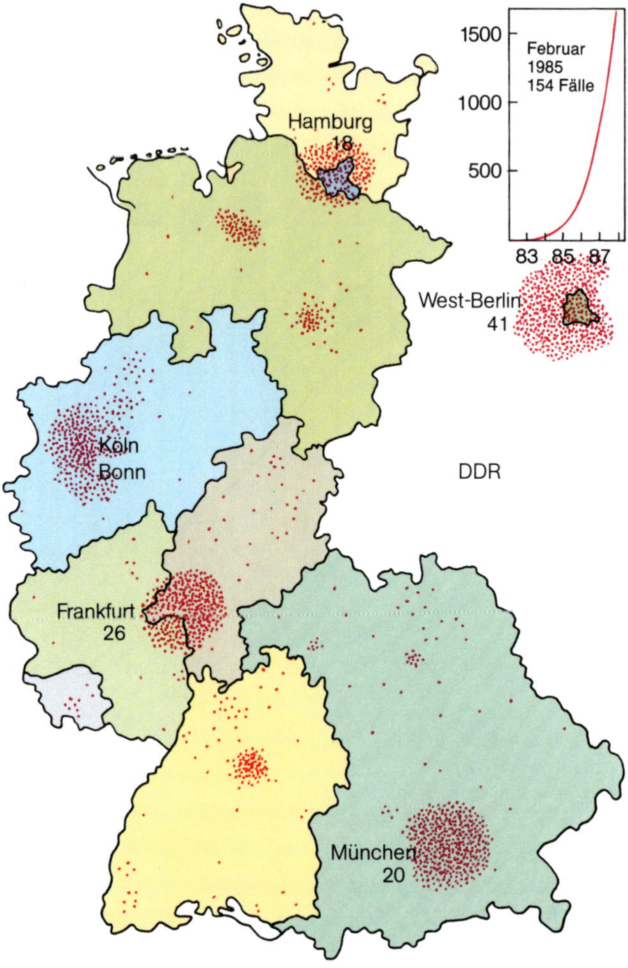

a

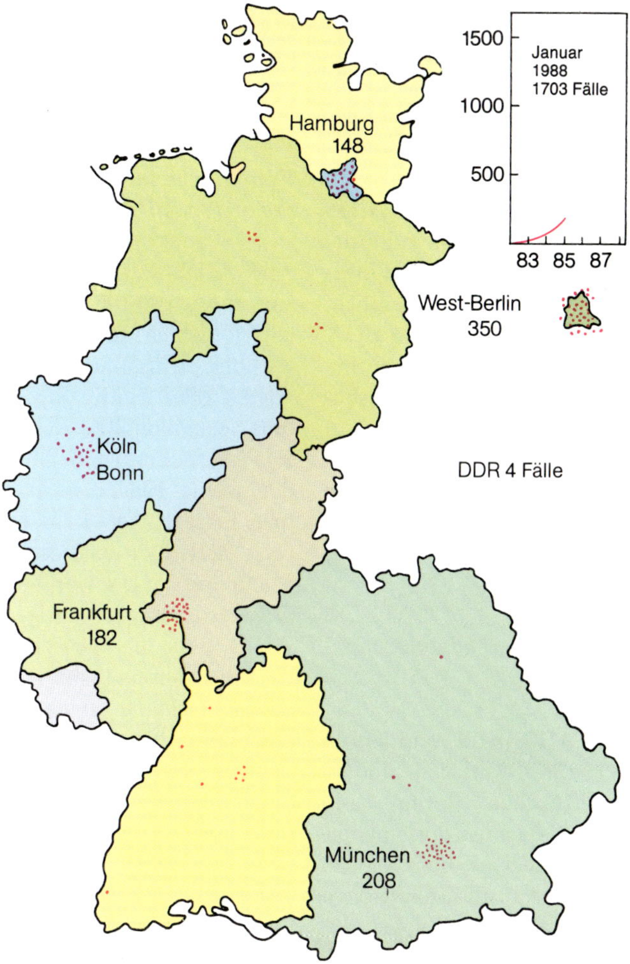

b

Abb. 4a, b. Diese Momentaufnahmen der AIDS-Epidemie in der Bundesrepublik Deutschland veranschaulichen die geographische Verteilung der AIDS-Fälle ebenso wie den Anstieg der Fallzahlen. Angegeben sind die zum jeweiligen Zeitpunkt registrierten Fälle; Nachmeldungen blieben unberücksichtigt. Die tatsächliche Zahl liegt infolge einer erheblichen Dunkelziffer allerdings bedeutend höher. Großstädte stellen das Gros der Erkrankten. Punkte für Einzelfälle sind versetzt eingezeichnet, damit sich die Orte nicht lokalisieren lassen (Copyright: Sp. d. Wiss., Heid. 1988) carinii-Pneumonie berichteten, wurde mit der Registrierung dieser insgesamt 4 Fälle das zentrale AIDS-Fallregister am Robert-Koch-Institut des BGA begründet. Eine erste Information an alle Ärzte über das Auftreten der neuen Infektionskrankheit AIDS wurde im Februar 1983 im Editorial des Deutschen Ärzteblatts (J. L'age-Stehr u. M.A. Koch) veröffentlicht zusammen mit der Bitte, dem BGA über auftretende AIDS-Fälle zu berichten. Es wurden Fallberichtsbögen für eine freiwillige, standardisiert anonymisierte Meldung entwickelt und der Stand des Wissens über diese Erkrankung im BGA-Merkblatt 43 dargestellt.

Erste AIDS-Fälle und Entwicklung der Fallzahlen

Die ersten AIDS-Fälle wurden in den Jahren 1982/83 in den Städten Frankfurt, München, Berlin, Köln und Hamburg diagnostiziert, hauptsächlich von Kollegen, die dann ab 1984 auch an der multizentrischen prospektiven Kohortenstudie des BGA zum Verlauf der HIV-Infektion teilnahmen. Bundesweit wurde im Jahr 1983 berichtet über 36 Fälle von AIDS (11 Todesfälle), 1984 über 84 (48), 1985 über 243 (117), 1986 über 449 (208) und 1987 über 904 (257), die der jeweils gültigen CDC-Falldefinition für manifestes AIDS entsprachen (geographische Verteilung siehe Abb. 4a u. b) Über die erste weibliche Patientin mit AIDS wurde Mitte 1983, über den ersten prä/perinatal infizierten Säugling wurde Anfang 1985 berichtet.

Vermutliche Infektionsquellen für die ersten AIDS-Fälle

Alle AIDS-Patienten, über die bis zum 2. Quartal 1983 berichtet wurde, hatten sich in den letzten 5 Jahren vor der Erkrankung in den USA, Afrika oder Haiti aufgehalten und dort Sexualkontakte gehabt. Die einzige Ausnahme bildete ein Bluter, der solche Reisen nicht unternommen hatte (L'age-Stehr et al., Lancet, 1983). Der erste drogensüchtige Mann mit AIDS war homosexuell. Die erste drogensüchtige Frau mit AIDS, über die 1984 berichtet wurde, hatte jahrelang mit Amerikanern in Deutschland Injektionsbestecke gemeinsam benutzt. Der erste Säugling mit AIDS hat einen bisexuellen Vater mit einem Kaposi-Sarkom.

Die aktuelle Lage

Am 30. 6. 1988 waren dem BGA 2210 AIDS-Fälle gemeldet worden (bei geschätzten Dunkelziffern von 20% bis 80%), hauptsächlich aus den Großstädten Berlin, Frankfurt, München, Hamburg und dem Ruhrgebiet. Es sind in erster Linie Homosexuelle (72%), dann Drogensüchtige (10,7%), Bluter (5,2%), Transfusionsempfänger (2,8%), heterosexuelle Partner von HIV-Infizierten

(3,3%), prä/perinatal infizierte Kinder (1,1%) und sonstige (4,8%). Die DDR gab zum gleichen Zeitpunkt 7 AIDS-Fälle an.

Die Entwicklung in einzelnen Risikogruppen

Homo- und bisexuelle Männer: Männer mit homo- oder bisexuellem Verhalten in den Großstädten Berlin, Frankfurt, München, Köln/Bonn und Hamburg waren zuerst und hauptsächlich von AIDS betroffen (anfänglich hatten bis zu 85% der AIDS-Patienten dieses Infektionsrisiko, vermutlich zuzüglich eines Großteils der Patienten, bei denen das Infektionsrisiko nicht angegeben wurde).

Die Zahl der pro Jahr gemeldeten AIDS-Fälle in dieser Risikogruppe stieg in den ersten Jahren etwa exponentiell an (5 Fälle 1982, 33 für das Jahr 1983, 63 für 1984, 192 für 1985); in den letzten drei Jahren geht der Anteil der AIDS-Patienten aus dieser Gruppe an der Gesamtzahl der jährlich berichteten Fälle zurück (nur noch 67,5% der von 6/87 bis 6/88 registrierten Fälle hatten dieses Infektionsrisiko).

Die Dunkelziffer von nicht als AIDS diagnostizierten oder nicht ans zentrale Fallregister des BGA berichteten Fälle mit diesem Infektionsrisiko ist schwer abzuschätzen und sicher regional unterschiedlich. Für Berlin z.B. liegt sie vermutlich unter 20%, für kleinere Städte und ländliche Gebiete kann sie erheblich höher sein.

In dieser Risikogruppe wird es in den nächsten Jahren zu einer deutlichen Reduzierung der Anstiegsrate der jährlich auftretenden AIDS-Fälle kommen, da anzunehmen ist, daß risikominderndes Verhalten („safer sex") bereits seit 1983/84 zu einer erheblichen Einschränkung der Neuinfektionen geführt hat.

Drogensüchtige: Erst 1984 wurde bei deutschen injizierenden (i.v.) Drogenabhängigen AIDS diagnostiziert. Danach hat sich die Zahl der jährlich gemeldeten AIDS-Fälle bei Personen mit i.v.-Drogenanamnese mehr als verdoppelt.
Der Anteil der Fixer an der Zahl der in den letzten 12 Monaten (6/87-6/88) gemeldeten 1077 AIDS-Fälle betrug 12,4%, von den 84 weiblichen Patienten waren es 55%. Da von 1982 bis 1986 in einigen untersuchten Gruppen von Drogensüchtigen die

Entwicklung der AIDS-Fallzahlen bei i.v.-Drogenabhängigen:

	1982	1983	1984	1985	1986	1987	1988	(erstes Halbjahr)
Fälle:	0	0	4	15	38	89	72	

jährliche Serokonversionsrate zwischen 10% und 18% betrug, werden die Zahlen der AIDS-Patienten mit diesem Infektionsrisiko in den nächsten Jahren stark ansteigen.

Von den bis zum 31. Mai 1988 im Rahmen der Laborberichtspflichtverordnung (Habermehl et al., 1988) über HIV-positive Laborbefunde im Bestätigungstest gemeldeten 20126 HIV-Infektionen war in 6233 Fällen ein mögliches Infektionsrisiko angegeben, dabei in 2354 Fällen i.v.-Drogenabhängigkeit. Wie groß die Zahl der heute HIV-infizierten Personen mit Injektionsmißbrauch tatsächlich ist, läßt sich schwer abschätzen, da einmal die Zahl der i.v.-Drogensüchtigen nicht bekannt ist (Schätzungen liegen zwischen 50 000 und 90 000), zum anderen Seroprävalenzuntersuchungen kleiner Gruppen von bekannten Fixern erheblich variieren (zwischen 10% und 84%), wobei Fixerinnen wegen zusätzlicher Infektionsrisiken bei der Beschaffungsprostitution zur Finanzierung der Sucht stärker belastet sind.

Hämophile: Über den ersten AIDS-Fall nach der CDC-Definition bei einem deutschen Bluter wurde dem BGA im April 1983 berichtet. Dieser Patient war bereits 1982 an einer multifokalen Leukoencephalopathie verstorben. Da Mitte 1983 in den USA schon 13 AIDS-kranke Bluter bekannt waren (im Juni 88 bereits 678) und deutsche Hämophile seit 1972/73 zu fast 90% mit z.T. hohen Dosen von Gerinnungsfaktorkonzentraten aus amerikanischen Plasmapools behandelt wurden, ließ sich eine gleichzeitige und zahlenmäßig vergleichbare Entwicklung der Fallzahlen bei Blutern in beiden Ländern voraussehen, das heißt die bei den übrigen Risikogruppen zu beobachtende 2-3jährige Verspätung des Beginns der deutschen AIDS-Epidemie war hier nicht zu erwarten und wurde in der Folgezeit auch nicht beobachtet.

Die Zahl der Bluter in Deutschland wird auf ca. 6000 geschätzt, von denen etwa 85% an einer Hämophilie A (Faktor VIII-Mangel) und 10% an einer Hämophilie B (Faktor IX-Mangel) leiden, dazu kommen einige Patienten mit selteneren Mangelzuständen (Faktor X, V, XII) und mit von-Willebrandt-Jürgens Syndrom. Etwa 60% dieser Patienten haben eine schwere bis mittelschwere Hämophilie, die mit Faktorenkonzentraten behandelt wird. Nach einer 1987 von Landbeck durchgeführten Umfrage zu der Zahl HIV-positiver Bluter in Behandlungszentren für Hämophile waren von 2413 anti-HIV-getesteten Blutern 1109 infiziert (45,9%; darunter die Patienten mit schwerer Hämophilie zu 60%, mit mittelschwerer zu 25%). Die bei dieser Umfrage gleichzeitig ermittelte Gesamtzahl von bekannten AIDS-Fällen bei Blutern betrug 148, und zwar zu einem Zeitpunkt, als dem zentralen AIDS-Fallregister erst 90 Patienten gemeldet waren (Ende Juni 1988 dann insgesamt 115, d.h. etwa 10% der bisher bekannt gewordenen HIV-infizierten Bluter). Da nach Langzeitbeobachtungen die HIV-1-Lentivirose bei Blutern nicht wesentlich anders verläuft als in anderen Risikogruppen (ausgenommen evtl. sehr junge Patienten unter 20 Jahren, die einen protrahierteren Verlauf, und Bluttransfusionsempfänger, die einen accelerierten Verlauf aufweisen können) und da der Hauptteil der Bluter etwa in den Jahren 1982-84 infiziert wurde (Gürtler et al., 1984), wird in den nächsten Jahren die Zahl der jährlich an AIDS und Vorstadien erkrankenden Bluter noch weiter steigen, d.h. daß in den Jahren 1988/89 mit etwa 120-160 neuen AIDS-Fällen in dieser Gruppe zu rechnen ist.

Seit dem 1. Oktober 1985 dürfen nur noch Faktor VIII-Konzentrate angewendet werden, die aus HIV-getesteten Spenderplasmen gewonnen und möglichst auch noch hitzebehandelt wurden. Neuinfektionen sind deshalb bei diesen Patienten nicht mehr zu erwarten.

Empfänger von Blut- und Blutprodukten: Der erste AIDS-Fall nach Bluttransfusion wurde im Mai 1985 an das Fallregister gemeldet. Bei dieser Patientin waren, wie bei vielen der inzwischen 71 AIDS-Patienten mit diesem Infektionsrisiko, anläßlich des transfusionsbedürftigen Blutungsereignisses auch Gerinnungspräparate oder andere Blutprodukte wie Frischplasma gegeben worden, so daß ohne langwierige Recherchen über die HIV-Infektionen der beteiligten Blutspender die Zahl der tatsächlich durch Bluttransfusionen erfolgten HIV-Infektionen schwer zu ermitteln ist. HIV-Infektion durch Gabe von Plasmaderivaten (vor allem PPSB, etwa nach Marcumarblutungen) wurde bisher bei 5 AIDS-Patienten vermutet (ein Fall schon nach einer PPSB-Verabreichung im Jahre 1979).

HIV-Infektionen auf diesen iatrogen Wegen sind bis 1985 wahrscheinlich in großer Zahl erfolgt, z.B. bei Blutungen nach Traumen, unter der Geburt, bei Operationen und vorübergehenden Gerinnungsstörungen (etwa bei Marcumarüberdosierung). AIDS-Fälle und Vorstadien nach einer HIV-Infektion durch Plasmaprodukte werden ohne die bisher beobachteten regionalen Präferenzen und Geschlechtsunterschiede in allen Altersklassen auftreten.

Für Transfusionsempfänger von Blut aus Blutbanken in einigen Großstädten wie Berlin dagegen war das HIV-Infektionsrisiko vor Oktober 1985 wesentlich höher als in ländlichen Gemeinden, da Glück et al. 1987 gezeigt haben, daß die Inzidenz HIV-positiver Erstblutspender der Jahre 1985-87 z.B. in Berlin etwa 30 mal höher lag als im Durchschnitt der Bundesrepublik.

Die Zahlen der gemeldeten AIDS-Fälle nach Bluttransfusionen weisen die höchste Steigerungsrate in den letzten 3 Jahren auf (bis 1985 kein Fall, 1985 erst 1 Fall, 1986 schon 5 Fälle, 1987 dann 33 Fälle). Daher ist für die nächsten 2 bis 3 Jahre mit einer mindestens jährlichen Verdoppelung der neuauftretenden AIDS-Fälle bei Blut- und Blutproduktempfängern der Jahre 1978-85 zu rechnen; die Zahl von klinisch symptomatischen HIV-1-Lentivirosen nach diesem Infektionsrisiko wird etwa das jeweils 10fache der Zahl der AIDS-Fälle betragen.

Die Dunkelziffer, also die Zahl der nicht als AIDS diagnostizierten Erkrankungsfälle, wird bei Blutproduktempfängern relativ hoch geschätzt, da hier Patienten aller Altersklassen ohne „klassisches" oder offensichtlich erkennbares Infektionsrisiko betroffen sind und häufig andere Grundkrankheiten bestehen, deren ungewöhnlicher Verlauf zwar gelegentlich auf AIDS hinweisen kann, im allgemeinen jedoch nur bei großer klinischer Erfahrung als HIV-bedingt diagnostiziert wird.

Kinder HIV-infizierter Mütter: Das erste prä- oder perinatal infizierte Kind mit AIDS (Vater bisexuell) wurde Anfang 1985 diagnostiziert; bis Ende Juni 1988 waren 24 AIDS-Fälle mit diesem Infektionsrisiko an das Fallregister gemeldet worden (1985: 4 Fälle, 1986: 7 Fälle, 1987: 3 Fälle, erstes Halbjahr 1988: 10 Fälle).

Die künftige Entwicklung der AIDS-Fallzahlen bei solchen Kindern ist besonders schwer abzuschätzen, denn sie wird unter anderem abhängen vom nicht bekannten Ausmaß der Ausbreitung von HIV-Infektionen bei Frauen im gebärfähigen Alter und dem Ausmaß des freiwilligen HIV-Screenings bei der Familienplanung und in der Schwangerenvorsorge.

Heterosexuelle Partner von Infizierten: Schon bei einigen AIDS-Fällen der Jahre 1982/83 war eine heterosexuelle Übertragung der Infektion bei Sexualkontakten der Erkrankten in Afrika und Haiti vermutet worden. Die langjährige Sexualpartnerin eines Hämophilen, die 1984 an für AIDS typischen Komplikationen starb, war der erste uns bekannt gewordene Fall einer vermutlich in Deutschland erworbenen HIV-Infektion nach heterosexuellem Kontakt. Bis Ende Juni 1988 sind insgesamt 71 AIDS-Patienten mit diesem vermuteten Infektionsrisiko in das Fallregister aufgenommen worden (1983: 2 Fälle, 1984: 2 Fälle, 1985: 6 Fälle, 1986: 18 Fälle, 1987: 30 Fälle).

Die Zahl der nicht als AIDS diagnostizierten und nicht ans Fallregister gemeldeten Erkrankungsfälle mit diesem Infektionsrisiko und die künftige Fallzahlentwicklung ist schwer abzuschätzen. Wahrscheinlich wird es hier zu einem erheblichen Anstieg der AIDS-Fälle kommen.

Krankenbetreuungsbereich: Im Jahr 1987 wurde über den ersten AIDS-Fall bei einer 60jährigen Krankenschwester berichtet. In ihrem Fall war eine Nadelstichverletzung 1982 bei Behandlung eines Patienten dokumentiert, bei dem die Diagnose AIDS erst retrospektiv gestellt wurde.

Im Laufe des ersten Halbjahrs 1988 wurde über 3 weitere AIDS-Fälle bei Frauen berichtet, die AIDS-Patienten gepflegt hatten oder mit infektiösem Material solcher Patienten umgegangen waren. In allen Fällen wurde die Tätigkeit im Krankenpflegebereich als Infektionsursache allerdings nur vermutet – beweisende Untersuchungsbefunde (z.B. dokumentierte Serumkonversionen) liegen in keinem dieser Fälle vor. Der Zeitpunkt der HIV-Infektion liegt hier wahrscheinlich im Durchschnitt länger als 5 Jahre zurück; andere Ursachen für die HIV-Infektion müssen in den Einzelfällen noch ausgeschlossen werden.

Zusammenfassend läßt sich schließen, daß in den nächsten 2-3 Jahren die Anzahl der jährlich diagnostizierten AIDS-Fälle in den einzelnen Infektionsrisikogruppen um jeweils etwa 70% bis über 100% über denen des Vorjahres liegen werden. Für die nächsten 12 Monate bedeutet das etwa 2000-2500, im folgenden Jahr 3500-4000 neue AIDS-Patienten in Deutschland.

Jeweils etwa 5-10fach höher wird die Zahl der Patienten in klinisch symptomatischen Stadien der HIV-Lentivirose liegen. Zunehmend werden AIDS-Erkrankungen und Vorstadien auch bei Personen außerhalb der zuerst betroffenen Risikogruppen (homosexuellen Männer und i.v.-Drogenabhängigen) auftreten. Lange noch werden die Zuwachsraten nicht vom heutigen, sondern von dem Verhalten des vergangenen Jahrzehnts abhängen, ehe wir damit rechnen können, daß sich aktuelle Aufklärungsmaßnahmen auf die AIDS-Fallzahlen auswirken.

Übriges Europa

Langsamer als im Durchschnitt verläuft die Epidemie ohne Zweifel in Österreich, noch langsamer in Finnland und sämtlichen Ländern Osteuropas, vermutlich vorwiegend wegen der geringeren allgemeinen Mobilität, weniger Risikomilieus und nur mäßigem Kontakt mit den Epizentren der HIV-Verbreitung. Ein direkter Virusimport von Afrika in diese Staaten ist über Militärangehörige, Entwicklungshelfer und Gaststudenten erfolgt.

In der UdSSR sind offiziell erst 4 AIDS-Fälle registriert worden, aber schon etwa 3,7 Millionen Menschen getestet, darunter 125 000 Angehörige von Risikogruppen. Dennoch hat man nur 240 meist aus Afrika stammende Ausländer seropositiv gefunden (und ausgewiesen) sowie knapp 100 Sowjetbürger (darunter 40 Homosexuelle, 47 Prostituierte, 5 Transfusionsempfänger). Erwähnenswert ist, daß ein einziger in Afrika infizierter Mann in der UdSSR 5 Sexualpartner mit 6 weiteren Sekundärfällen (ein weiterer Partner und 5 Transfusionsempfänger) infiziert hat und außerdem mit 16 der 47 seropositiven Prostituierten Kontakt gehabt hatte.

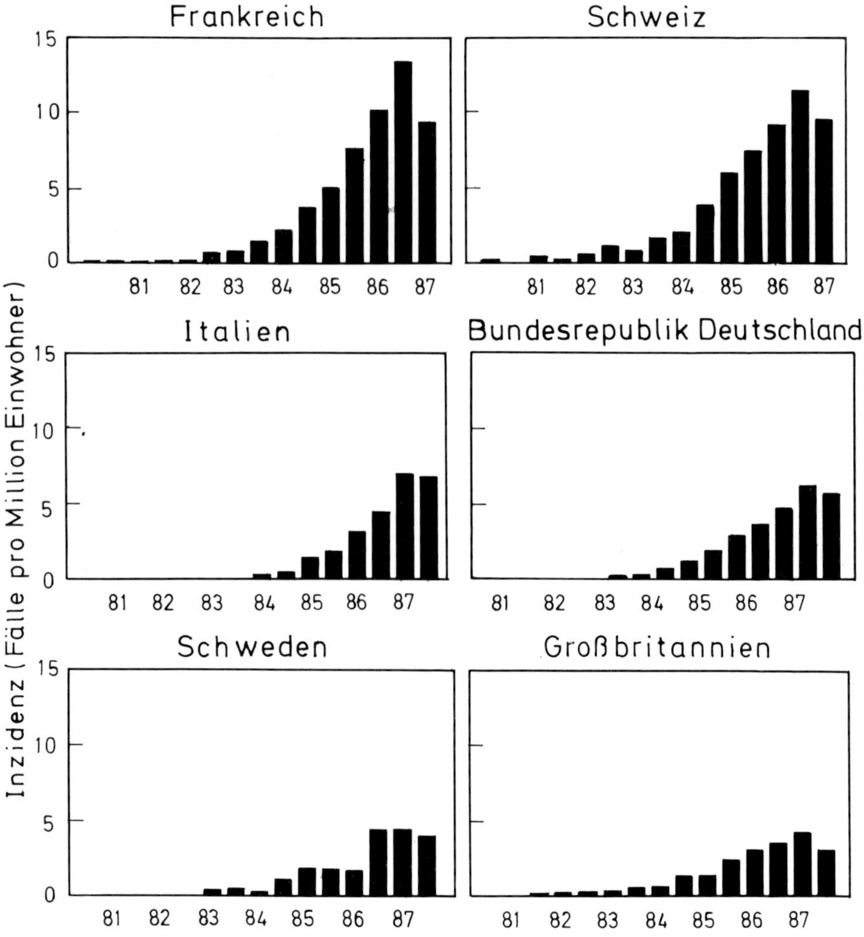

Abb. 5. Halbjährlich neuregistrierte AIDS-Fallzahlen pro Mill. Einwohner in europäischen Ländern

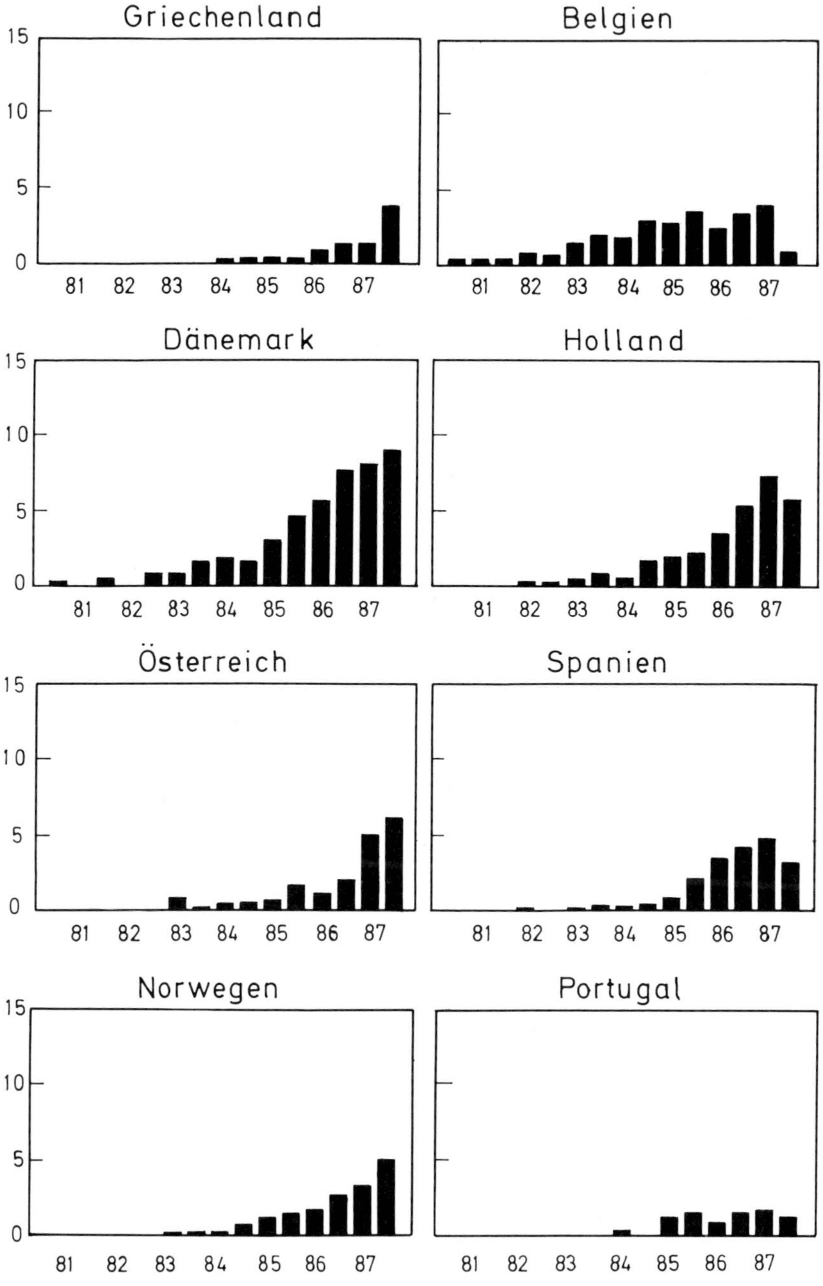
Griechenland
Belgien
Dänemark
Holland
Österreich
Spanien
Norwegen
Portugal
15
10
5
0
81 82 83 84 85 86 87

Afrika

Die Daten aus Afrika sind überwiegend ungenau und widersprüchlich, was teils auf methodologische Unsicherheiten, teils auf eine sehr inhomogene Durchseuchung schließen läßt. Nach allem, was wir heute wissen, sind die folgenden Regionen Zentralafrikas am stärksten betroffen: Uganda, Rwanda, Burundi, Zambia, begrenzte Teile und einzelne Städte in Tansania und Kenia, ferner Zaire, Kongo und die Zentralafrikanische Republik. Für diese Länder werden Prävalenzen für HIV-Infizierte von zwischen 5% und 20% angegeben, mit höchster Durchseuchung in den Haupt- und Hafenstädten. Ins Land hinein (mittlere Städte, Kleinstädte, Handelszentren, abgelegene Dörfer) nimmt die Durchseuchung in der Regel rasch ab (in Rwanda etwa von 20% über 14%, 8%, 3,5% bis 1,4%), und selbst in Zaire lassen sich dörfliche Gemeinden mit (über 10 Jahre hinweg konstant!) nur 0,8%iger Durchseuchung finden.

Mit 11% seropositiven Prostituierten kündigt sich jedoch auch hier eine fortgesetzte Virusverbreitung an. In gewissen ländlichen Gegenden (Rakai im südlichen Uganda und das angrenzende Bukoba im nördlichen Tansania) hat man auch schon sehr hohe Durchseuchungswerte bis zu 30% der Landbevölkerung) gefunden.

Die heterosexuelle Übertragung ist in Afrika ohne Zweifel der dominierende Verbreitungsweg für HIV, wobei auch andere Geschlechtskrankheiten die HIV-Infektion begünstigen dürften. Eine besonders wichtige Rolle scheinen in Ostafrika die Fernfahrer zu spielen, die man etwa in Uganda zu 33-46% seropositiv fand.

Entlang ihrer Reiserouten etablieren sich in der Regel bordellartige Gelegenheitsunterkünfte, und diesen und anderen Prostituierten scheint überall eine zentrale Rolle in der HIV-Verbreitung zuzukommen. Auch Soldaten scheinen in manchen Gegenden stark infiziert zu sein. In den Krankenhäusern wird infolge mangelhafter Screeningsmöglichkeiten noch sehr viel ungetestetes Blut transfundiert, was zu einer umfassenden iatrogenen Verbreitung der HIV-Infektion beiträgt. Unter anderem werden so Tausende von anämischen Malariapatienten, besonders im Kindesalter, infiziert. Bedenklich sind auch eine manchenorts mangelhafte Hygiene im Medizinbereich (Mangel an Einwegmaterial) sowie zahlreiche paramedizinische Eingriffe, wie sie von den Medizinmännern ausgeführt werden.

Einige Stichproben der zentralafrikanischen Seroprävalenzwerte: Blutspender in Kampala (Uganda): 10-20%, in Lusaka (Zambia): 18,4%, Kinshasa (Zaire): 12%. Prostituierte in Kampala 86%, in Kigali (Rwanda) 88%, in Nairobi und Mombasa (Ke-

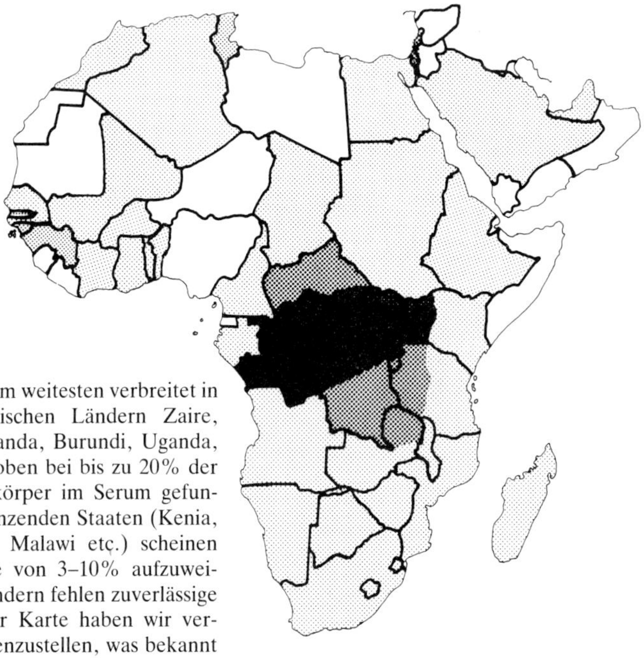

Abb. 6. AIDS ist am weitesten verbreitet in den zentralafrikanischen Ländern Zaire, Kongo, RCA, Rwanda, Burundi, Uganda, wo man in Stichproben bei bis zu 20% der Bevölkerung Antikörper im Serum gefunden hat. Die angrenzenden Staaten (Kenia, Tansania, Sambia, Malawi etc.) scheinen Seroprävalenzwerte von 3–10% aufzuweisen. Aus vielen Ländern fehlen zuverlässige Angaben. In dieser Karte haben wir versucht, das zusammenzustellen, was bekannt ist. Der Grad der Durchseuchung ist grob mit drei Schattierungen gekennzeichnet: hellgrau für Länder, wo mindestens ein AIDS-Fall konstatiert ist (häufig in europäischen Krankenhäusern). Hellgrau für Gebiete mit Seroprävalenzziffern von 2–4% und mit zahlreichen AIDS-Fällen, dunkelgrau für Länder mit Seroprävalenzziffern von über 5% und gleichzeitig einer großen Anzahl von AIDS-Fällen. Weiß bedeutet, daß kein Fall offiziell rapportiert ist

nia) 83-90%, in Kinshasa 27%, in Ghana 2,2%. In der Normalbevölkerung sind Prävalenzen zwischen 1 und 12% gefunden worden, mit sehr markanten regionalen Unterschieden. Unter stationären Patienten der Hospitäler in Kinshasa und Brazzaville (Kongo) hat man 29% (Männer), 42% (Frauen) und sogar 50-64% der Patienten in den mittleren Altersgruppen infiziert gefunden. Wieweit es sich dabei immer um wirklich lege artis bestätigte Testergebnisse handelt, ist manchmal schwer zu eruieren. Sicher ist, daß nennenswerte Teile der dortigen Bevölkerung HIV-infiziert sind, daß immer mehr Frauen im gebärfähigen Alter und damit infizierte Kinder gezählt werden und daß die Seuchenausbreitung bisher in keiner Weise kontrollierbar ist. Da sie überwiegend die mobileren und damit oft auch die besser ausgebildeten Kreise bedroht, sind tiefgreifende Konsequenzen für die genannten zentralafrikanischen Staaten vorauszusehen. Für die Bevölkerung insgesamt

muß man von einer bis zu 5%igen Durchseuchung und damit allein für diese Region Afrikas von 5-8 Millionen Infizierten ausgehen.
Um diese Länder herum liegt ein Gürtel von Nachbarstaaten, die eine geringere Durchseuchung aufweisen (Malawi, Mozambique, Angola, Gabun etc.). Hier wurden zwischen 1% und 4% der untersuchten Stichproben HIV-positiv gefunden, aber das Potential der weiteren Virusverbreitung ist auch dort sehr groß. Die Situation in Südafrika und in den mediterranen Ländern hingegen ist eher der europäischen zu vergleichen. Eine Ausnahme machen die südafrikanischen Minenarbeiter fremder Nationalität (hauptsächlich aus Botswana, Lesotho, Malawi, Mozambique, Swaziland, Zimbabwe und den Homelands), die eine Durchseuchung von bis zu 10% aufweisen.

HIV-2. Bei Bewohnern Westafrikas (Senegal, Guinea, Kap Verde Inseln, Elfenbeinküste, Ghana) haben Wissenschaftler des Institut Pasteur 1986 die Virusvariante HIV-2 isoliert (Clavel et al., 1986), die in diesem Teil Afrikas noch fast völlig dominiert. Einzelne Fälle von HIV-1-Infektionen scheinen eingeschleppt worden zu sein. In den Ländern zwischen diesem westafrikanischen Epizentrum und Zentralafrika (z.B. Burkina Faso, Nigeria, Kamerun) sind beide Virustypen beobachtet worden. Mit weiteren Varianten wird gerechnet. Es wird diskutiert, ob die Virulenz des Virustyps HIV-2 etwas geringer, die Inkubationszeit damit länger sei. Die Verbreitungswege und auch das klinische Bild der Spätstadien sind offenbar dieselben wie bei HIV-1.

Die afrikanischen Verhältnisse scheinen gewisse Krankheitsbilder zu begünstigen, die uns weniger vertraut sind. So dominiert dort das „Wasting“-Syndrom („*slim disease*“), für das man entweder eine gesteigerte Kachexin-Produktion durch infizierte Makrophagen oder, wenn mit profusen Durchfällen einhergehend, undiagnostizierte Mikrosporidieninfektionen oder auch Darmzellen direkt infizierende HIV-Varianten verantwortlich macht. Auch Kryptokokkensepsis, Tuberkulose, Burkitt-Lymphome und verschiedene Hautmanifestationen scheinen häufig zu sein. Man unterscheidet die Erkrankungsformen „*hot*“ (dominierendes Fieber) und „wet“ (dominierende Durchfälle), die in verschiedenen Ländern viele unterschiedliche Namen trägt.

Lateinamerika

Einige karibische Länder, allen voran Haiti (über 1400 Fälle), weisen relativ sehr hohe Durchseuchungsziffern auf. Ähnlich wie Puerto Rico (1300 Fälle), sind vor allem Trinidad und Tobago (231), die Bahamas (188), Barbados (55), Bermuda (75) und Jamaika (56) stark betroffen,

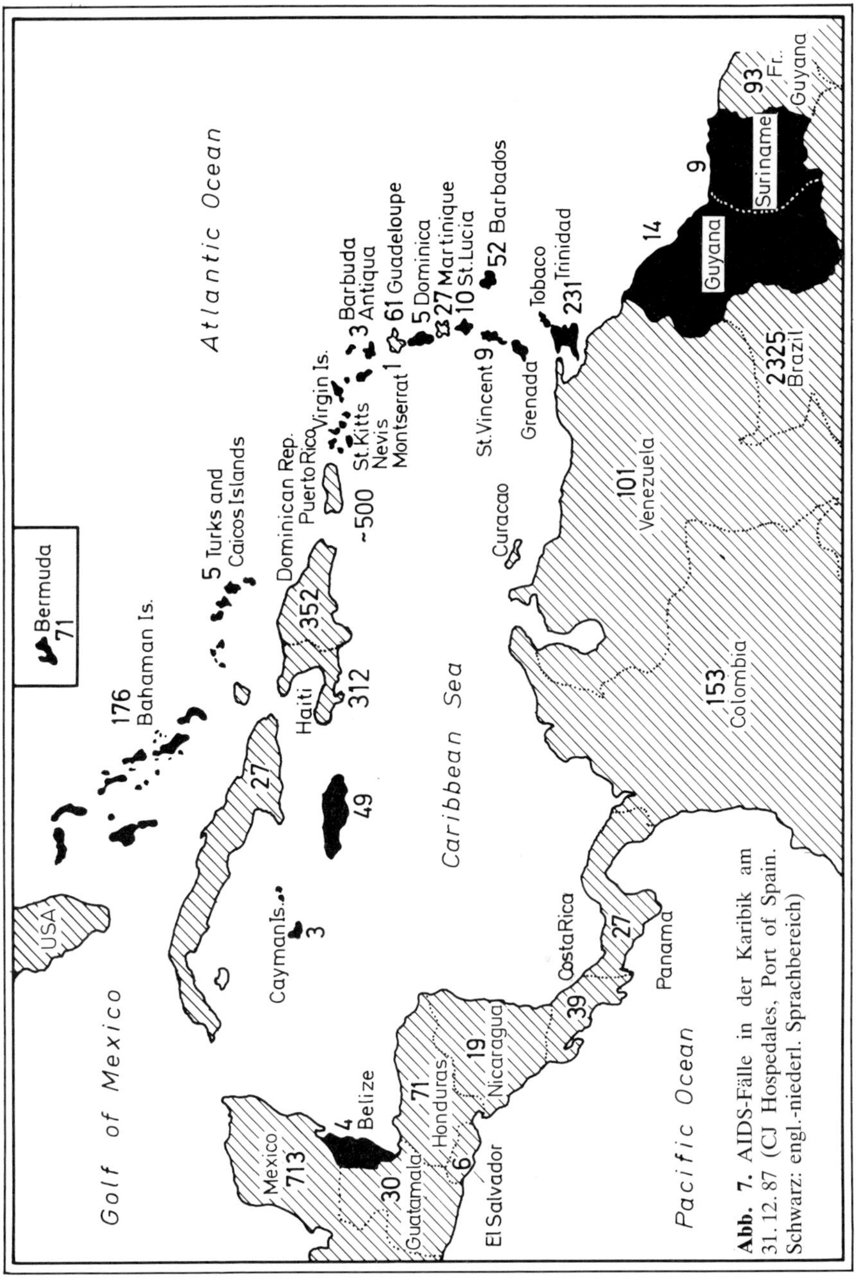

Abb. 7. AIDS-Fälle in der Karibik am 31. 12. 87 (CJ Hospedales, Port of Spain. Schwarz: engl.-niederl. Sprachbereich)

aber auch etwa die kleinen und ziemlich unbekannten Turks und Caicos Inseln. Die in absoluten Zahlen meisten Fälle rapportiert Brasilien (über 3000), insbesondere die Stadt Sao Paulo. Hohe Fallzahlen kommen auch aus gewissen Städten Mexikos (Mexico-City, Veracruz, Tampico, Acapulco), dort vor allem an Drogenmißbrauch und Prostitution gebunden. Geringere Durchseuchung findet man in einigen Kleinstaaten wie etwa Costa Rica, dem z.B. die Drogenszene fast ganz fehlt.

Asien

Die Länder Asiens wurden von der Epidemie mit deutlicher Zeitverzögerung erreicht. In Japan und China waren es anfangs nur Bluter und einzelne Touristen, in Thailand, Hongkong, Singapur und auf den Philippinen auch Prostituierte und vor allem Drogensüchtige, die an AIDS erkrankten. Eine wesentliche Rolle haben, neben dem Import von Blutprodukten, offensichtlich der Tourismus und die Präsenz amerikanischer Militärbasen gespielt. Da man jedoch inzwischen auch weit im Landesinneren (z.B. in Indien) infizierte Prostituierte gefunden hat, ist es sicher auch hier überall schon zu einer autochthonen Virusverbreitung gekommen.

Ozeanien

Australien und Neuseeland zeigen ein dem europäischen vergleichbares Bild. Auf zahlreichen kleinen Inseln der pazifischen Region sind Streufälle vorgekommen, die eine erhebliche Virusverbreitung indizieren. Touristische Schwerpunkte (Hawaii) und Militärbasen (Guam) sind auch hier führend. Mit der Gegenwart von HIV muß heute offensichtlich überall gerechnet werden. Dennoch war man unangenehm überrascht, selbst unter nordaustralischen Ureinwohnern in ihren entlegenen Siedlungen schon HIV-Infizierte zu finden (wie auch schon bei amerikanischen Navajos in ihren Reservaten oder kanadensischen Inuiten und Grönländern.)

Die Verbreitung der HIV-Infektion

Infektionsrisiken

Als Personen mit besonders hohem Risiko einer HIV-Infektion, üblicherweise zusammengefaßt in sogenannten Risikogruppen, wurden in USA und Europa etwa in folgender zeitlicher Reihenfolge an einer hohen Frequenz von AIDS-Patienten zuerst die Homosexuellen, dann die Drogensüchtigen und schließlich die Bluter und die Transfusionsempfänger erkannt. Der weitere zeitliche Verlauf im Erkennen des Charakters dieser Epidemie ist in Tabelle 5, einigermaßen chronologisch geordnet, wiedergegeben.

Mit letzterer Gruppe leitet diese Liste zu den jungen Menschen auf Partnersuche über. (Es sind zahlreiche Fälle bekannt, in denen schon ein einziger Sexualkontakt – manchmal das Sexualdebut, wie bei einem 16jährigen Schüler in Stockholm – für eine Infektion ausreichte. Andererseits sind auch Fälle bekannt, wo selbst jahrelange Partnerschaften mit Hunderten von Kontakten nicht zu einer Serokonversion führten. Daher werden für die Übertragungswahrscheinlichkeit noch sehr weit variierende Annahmen gemacht.)

Die homo/bisexuellen Männer stellen in den USA mit etwa 63% der AIDS-Fälle (diesjährige Fälle nur noch 56%) nach wie vor die größte der Risikogruppen dar, gefolgt von den Drogensüchtigen mit 19-26%. Transfusionsempfänger und Bluter stellen 3% bzw. 1% der AIDS-Fälle, während der Anteil der Kinder (Jan. 1988 schon über 750) unter 13 Jahren allmählich ansteigt. Langsam, aber kontinuierlich nimmt auch der Anteil der heterosexuell Infizierten zu (von 1,1% im Jahre 1982 auf 2,3% im Jahre 1986 und 4% Juni 1988.) Auch das Geschlechterverhältnis ändert sich tendenziell, indem der Anteil von Frauen ständig steigt. Farbige und Latinos sind kräftig überrepräsentiert bei hohem Anteil ungeklärter Übertragungsweisen.
Insgesamt gibt es allein in den USA über 1000 Patienten, bei denen der Infektionsweg nicht geklärt ist. Da keine Gruppe gegenüber der übrigen Bevölkerung virusdicht abgeschottet ist, scheint es heute generell sinnvoller, statt von Risikogruppen von einem Risikoverhalten zu sprechen, das außer in gruppentypischer Anhäufung eben auch sehr verstreut vorkommt.

Bisher gibt es keine beweisbaren Fälle einer Übertragung etwa durch Tröpfchen- (Aerosole) oder Schmierinfektion, durch perkutane Kontakte bei intakter Hautoberfläche oder durch Insekten. Bei letzteren gibt es zudem keine Anhaltspunkte für die Existenz „biologischer" Vektoren (Insekt als Zwischenwirt), sondern es könnte sich allenfalls um eine mechanische Vektorfunktion handeln (etwa durch verschmutzte Beißwerkzeuge).

Tabelle 5. HIV-Gefährdete

1. Homo- und bisexuelle Männer	11. beruflich Exponierte mit Wunden (Nadelstiche, Ekzem)
2. injizierende Drogensüchtige	12. paramedizinisch Exponierte (Tätowierung, Akupunktur, Doping)
3. Einwohner tropischer Hochrisikogebiete	13. Prostituierte
4. Hämophile und andere Empfänger von Blutprodukten	14. Prostitutionskunden
5. Transfusionsempfänger	15. postnatal infizierte Kinder (peroral: Stillen)
6. intrauterin infizierte Kinder HIV-positiver Mütter	16. lesbische Frauen
7. weibliche Sexualpartner infizierter Männer	17. Traumata in Kontakt mit kontaminierten Sekreten (Ekzem, Biß)
8. männliche Sexualpartner infizierter Frauen	18. beruflich Exponierte ohne Wunden (Blutkontakt, Laborarbeit)
9. künstlich inseminierte Frauen	19. Swinger und Singles mit häufigem Partnerwechsel (HWG)
10. Transplantatempfänger	20. Patienten venerologischer Kliniken (rezidivierende Geschlechtskrankheiten, STD)

Übertragungswege

	gilt für	Übertragungswahrscheinlichkeit
(*) mit Blutprodukten, Bluttransfusionen und Geweben/Organen	4, 5, 9, 10	fast 100%
(*) mit verunreinigten Kanülen und Instrumenten	2, 11, 12	mittelmäßig/gering
(*) von Mutter zu Kind (intrauterin oder beim Stillen)	6, 15	groß (über 50%)/gering
(*) mit Sperma oder Vaginalsekret (homo/heterosexuelle Kontakte)	1, 3, 7, 8, 13 14, 16, 19	sehr variierend

Analogien zu anderen Lentiviren legen nahe, dies alles als noch nicht endgültig geklärt anzusehen. Epidemiologisch gesehen, kommt derartigen Verbreitungswegen sicher keine nennenswerte Rolle zu. So sind z.B. in der ganzen Welt nur zwei suspekte Fälle mit Bißwunden bekannt, und die sind nicht einmal völlig gesichert. Das Bild der weltweiten HIV-Verbreitung ist das einer Geschlechtskrankheit, wie etwa der Syphilis, bei gleichzeitiger Übertragung durch Blut und Körperflüssigkeiten, nicht unähnlich den Verhältnissen bei der Hepatitis B.

Das Virus ist nachgewiesen worden in:	verantwortlich für:
Blutzellen und Blutplasma	2,3,4,5,6,11, 12,18
Sperma	1,3,7,9,13,19
Vaginalsekret	3,8,14,16,19
Muttermilch	15
Speichel	17?
Brochialsekret, Expektorat	?
Urin	?
Tränen	–
Schweiß	–
Liquor cerebrospinalis	–
Haut und Organen	10

HIV ist prinzipiell, bei nicht zu niedrigem pH-Wert, in allen Geweben und Aussonderungen des Körpers zu vermuten (also auch in Kot, Erbrochenem, Gallenflüssigkeit etc.), besonders dann, wenn zelluläre Elemente beigemischt sind. Zur Virusverbreitung jedoch tragen die meisten Sekrete wegen geringer Viruspartikeldichte und begrenzter extrakorporaler Überlebensfähigkeit des HIV (maximal einige Tage) nicht nennenswert bei.

Epidemiologisch relevante Parameter

Serokonversionslatenz

Die Zeit zwischen Infektion und der Nachweisbarkeit von Antikörpern in heute üblichen Screeningtests beträgt normalerweise etwa 4 bis 12 Wochen (etwa nach direkter Viruszufuhr in die Blutbahn wie bei der Transfusion), kann aber in Einzelfällen auch bedeutend länger sein. Von Blutern sind (etwa nach Gabe niedrig kontaminierter Faktor-VIII-Konzentrate schon Serokonversionslatenzen von mehr als 40 Wochen bekannt, von Einzelfällen homo- und heterosexuell Infizierter auch schon mehr als ein Jahr und sogar mehrere Jahre. Noch ist nicht definitiv zu sagen, wie ungewöhnlich diese Fälle eigentlich sind, da selten jahrealte Seren für solche Untersuchungen zur Verfügung stehen. Vielleicht ist das Phänomen der Serokonversionslatenz auch nur bedingt durch eine mit der Zeit zu überwindende Testunempfindlichkeit.

Inkubationszeit

Die Begriffe Latenz- und Inkubationszeit werden leider von Virologen, Immunologen, Klinikern und Epidemiologen sehr verschieden gebraucht. Verbindliche und einheitliche Definitionen gibt es noch nicht. Es ist zwischen dem Gebrauch des Latenz-Begriffes im virologisch-serologischen Sinne und im klinischen Bereich zu unterscheiden. Für den Inkubationszeit-Begriff ist das zentrale Problem, daß AIDS ein Stadium und keine Krankheit darstellt und daß man normalerweise nicht von der „Inkubationszeit zum Stadium X" spricht (bei der Tbc etwa bis zur Lungenkaverne). So meinen die Epidemiologen in der Regel das CDC-definierte Stadium AIDS, wenn sie von Inkubationszeit reden, ohne das jedesmal konsequent auszudrücken. Die Krankheit selbst hatte bisher keinen Namen, denn „HIV-positiv" ist ebensowenig per se ein Krankheitsbegriff wie „Tuberkulin-positiv" oder „Hepatitis-Antigen-positiv". Dies hat uns bewogen, auch der Krankheit selbst einen Namen zu geben, nämlich „HIV-Lentivirose". Die Inkubationszeit dieser Krankheit ist logischerweise die Zeit zwischen der Infektion und dem Auftreten der ersten klinisch sichtbaren Symptome (etwa eines LAS oder noch früherer Krankheitszeichen).

Latenzzeit, *virologisch-serologische* Definition: Die Zeit von der Integration des „revers transkribierten" HIV-Genoms (Provirus) in die chromosomale DNA der Wirtszelle bis zum Einsetzen der Virusreproduktion, meßbar an dem Auftreten von Virusantigenen, später an dem Auftreten HIV-spezifischer Antikörper.

Klinische Definition: Bei Nachweisbarkeit von Antikörpern gegen HIV wird die symptomfreie Phase vor dem Auftreten einer generalisierten, persistierenden Lymphadenopathie als die klinische Latenzzeit verstanden. Bei genauer klinischer Beobachtung und gründlichen immunologischen Spezialuntersuchungen jedoch sind auch in dieser Zeit bei fast allen Infizierten zunehmende Veränderungen feststellbar. Diese „klinische Latenzzeit" kann in Einzelfällen länger als 10 Jahre betragen.

Inkubationszeit, *virologisch-serologische* Definition: Zeit von der Virusinokulation bis zum Auftreten von Antikörpern gegen HIV-Antigene (von uns exakter benannt als „Serokonversionslatenz").

Klinische Definition: Die meisten Autoren verwenden es für die Zeitspanne zwischen dem Infektionszeitpunkt und dem Auftreten von AIDS im Sinne der CDC-Falldefinition, andere verstehen darunter die Zeit von der Infektion bis zum Auftreten erster klinischer Symptome (etwa von LAS oder ARC), was dem Begriff unserer Konzeption der alle verschiedenen Stadien subsumierenden Lentivirose entspricht.

Die Inkubationszeit *im Sinne der CDC-Definition* läßt sich in der Regel nur bei Transfusions- und Transplantationspatienten mit Sicherheit bestimmen. Sie beträgt im Durchschnitt etwa 8-12 Jahre und dürfte für verschiedene Patientenkategorien unterschiedlich sein. Die kürzesten Inkubationszeiten hat man bei Frühgeborenen mit noch unentwickeltem Immunsystem (Thymusfunktion) gesehen (3 bis 6 Monate), die längsten heute bekannten betragen 13-16 Jahre. Das Maximum ist sicher heute noch nicht beobachtet worden.

Diese starke Varianz scheint mit folgenden Faktoren zusammenzuhängen: der jeweiligen Virusvariante und ihrer pathogenen Potenz (von slow-low bis rapid-high), dem Spektrum eventueller Begleitinfektionen (Promotor- und Enhancerfunktion etwa von Herpes-Viren), dem jeweiligen Zustand des Immunsystems, eventuellen weiteren, noch unbekannten individuellen Wirtsfaktoren sowie der Größe der initialen Virusdosis und vermutlich auch dem Infektionsweg.

Progression zur Symptomatik

Mit zunehmender Beobachtungszeit steigt auch der Anteil der Infizierten, die zu AIDS progredieren. Im umfangreichen CDC-Material ergeben sich folgende kumulierten Erkrankungsraten: In den ersten zwei Jahren weniger als 1%, im dritten Jahr 5%, im vierten 10%, im fünften 15%, im sechsten 24%, im siebten 31-36%. In der längsten deutschen Verlaufsbeobachtung (Helm et al., Frankfurt) beträgt die kumulierte Progression heute, also im 5. Jahr der Beobachtung, 50-73% (Unsicherheitsspanne durch „drop-out"-Fälle).

Nach den Beobachtungen in San Francisco, wo schon 1978/79 im Rahmen einer Hepatitisstudie HIV-positive Seren eingefroren worden waren, sind nach etwa 11 Jahren (es ist möglich, daß die Infektionszeitpunkte noch weiter zurückdatiert werden müssen) zwischen 36 und 58% zu AIDS progrediert. Da die Erkrankungsrate auch nach siebenjähriger Beobachtung noch nicht abzunehmen scheint, da auch nach mehr als 12 Jahren noch AIDS-Fälle auftreten, da zudem Langzeitbeobachtungen in New York, Washington und Frankfurt übereinstimmend zeigen, daß sich nach etwa der mittleren Inkubationszeit bei etwa der Hälfte der Patienten AIDS entwickelt hat und sich die immunologische Lage bei so gut wie allen seropositiven Infizierten schleichend verschlechtert, muß man heute damit rechnen, daß es einen dauerhaften Zustand apathogener Symbiose zwischen diesem Lentivirus und seinem menschlichen Wirt nicht gibt.

Mortalität

Ein Jahr nach der Diagnose AIDS (gemäß der CDC-Definition) sind etwa 55% der Patienten gestorben, nach einem weiteren Jahr etwa 80%, nach 5 Jahren etwa 98%. Die längste Überlebenszeit betrug bisher etwa 9 Jahre. (Solche sehr langen Zeiten kommen in der Regel dadurch zustande, daß ein Patient schon in einem sehr frühen Stadium der Infektion – also bei noch guter Immunfunktion und hohen Th-Zellzahlen – etwa mit der Entwicklung eines Kaposi-Sarkoms die Kriterien der CDC-Definition für AIDS erfüllt). Kein AIDS-Patient ist bisher jemals dauerhaft gesundet.

Von den jeweils kumulativ bekannten AIDS-Patienten sind in der Regel (auch im internationalen Vergleich ziemlich übereinstimmend) stets etwa 50-60% als verstorben bekannt. Dicse hohe Lethalität der HIV-Infektion sei in der folgenden Tabelle mit anderen Infektionskrankheiten verglichen:

Infektion	Letalität in Prozent
Polio	< 0,1
Lassa-Fieber	3-5
Hepatitis B (akut u. Chron.)	5
Pocken (major)	30
Pocken (minor)	1
Ebola-Fieber	25-80
Marburg-Fieber	30-60
Tollwut	99
HIV-Infektion	70-?
Stadium AIDS	100

(nach: Francis D. et al., JAMA 1987, 257: 1357)

Trends

Legt man die Seroprävalenzdaten verschiedener Länder aus den letzten Jahren zusammen, ergibt sich, wenn auch mit zeitlichen Verschiebungen von bis zu 6 Jahren, ein für gewisse Risikoverhalten ziemlich gleichförmiges Bild. Für verschiedene andere Subpopulationen hingegen (etwa schwangere Frauen), sind die Steigerungsraten sehr unterschiedlich. In den USA und vielen Ländern Europas ist die Rate der Neuinfektionen innerhalb der Risikogruppe der Homosexuellen drastisch gesunken, was für Drogensüchtige leider nicht im selben Ausmaß gilt.

Amerikanische Untersuchungen an etwa 40 000 Neugeborenen aus den letzten Monaten des Jahres 1987 hatten das alarmierende Ergebnis erbracht, daß in Massachusetts etwa jedes 500. Neugeborene, in Großstädten jedoch schon jedes 120., in

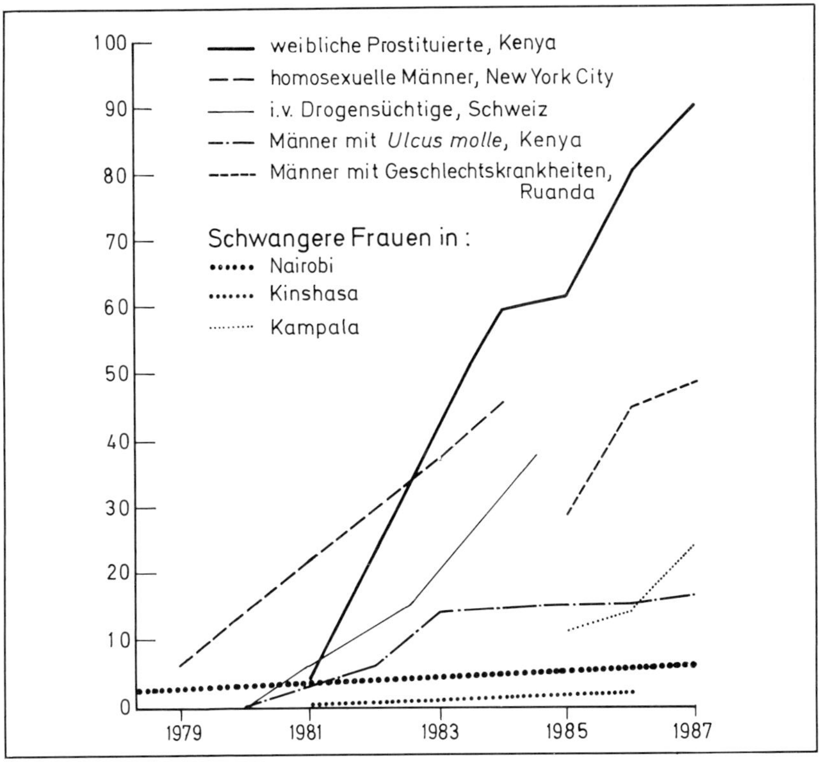

Abb. 8. (Seroprävalenz-Kurven) Die Entwicklung der Seroprävalenzdaten in einigen Kohortenstudien bzw. Stichprobenuntersuchungen aus Europa, Afrika und den USA (J. Curren, CDC)

New York jedes 61. und in der Bronx schon jedes 43. Neugeborene eine HIV-infizierte Mutter hat. Diese Durchseuchungsraten korrelieren hoch mit dem jeweiligen Ausmaß der Drogenproblematik und den übrigen sozialen Bedingungen (hoher Anteil an Teenager-Schwangerschaften bei Farbigen).

Unzureichend sind bisher die epidemiologischen Erkenntnisse zur HIV-Gefährdung von Teenagern. Die heterosexuelle Transmission scheint hier weit im Vordergrund zu stehen. Im Gegensatz zu dem durchschnittlichen Geschlechterverhältnis bei den amerikanischen AIDS-Patienten (männlich:weiblich wie 15:1) liegt dieses für die Teenager mit AIDS in New York bei etwa 3:1. Bei der einzigen Untersuchung zur HIV-Prävalenz (Bewerber für den Militärdienst) lag das Geschlechterverhältnis der jüngsten Seropositiven schon bei 1:2. Eine hohe Gonorrhoe-Inzidenz und allein in New York etwa 65 000 Geburten bei Mädchen unter 15 Jahren scheinen ein hohes Risiko anzuzeigen.

Vor 6 Jahren stand AIDS in der amerikanischen Statistik über meldepflichtige Infektionskrankheiten an 31. Stelle, heute an dritter. Dabei ist noch nicht einmal die Erkrankung (HIV-Lentivirose), sondern wieder nur das Spätstadium AIDS berücksichtigt.

Trends

Ausblick

Der schon heute immer offenkundigerer Tropismus des HIV zu Makrophagen kann sich bald in mehrfacher Hinsicht als unerwartet wichtig erweisen. Er eröffnet Infektionswege über die Makrophagen der Schleimhäute (etwa die Langerhans-Zellen der vaginalen und rektalen Mukosa), verhindert das Aufkommen einer zuverlässigen Immunität und stellt darüber hinaus den Begriff der minimalen infektiösen Dosis in Frage. Logischerweise gerät in einer weiteren Perspektive das gesamte übliche Vakzinationskonzept, das von der prinzipiellen Nützlichkeit von Antikörpern ausgeht, ins Wanken (näher erläutert im Impfstoff-Kapitel).

Die hohe Mutabilität (genetische Instabilität) der HIV-Varianten schafft Imponderabilien für die zu erwartende weitere Entwicklung der Epidemie. Diese genetische Veränderlichkeit der Lentiviren zeigt sich darin, daß unter den bis heute weltweit isolierten etwa 4 000 HIV-Linien bisher keine zwei völlig gleichen gefunden wurden. Von ein und demselben Patienten hat man gleichzeitig mehrere Virusvarianten isolieren können, und es ist schon innerhalb eines individuellen Krankheitsverlaufes eine Veränderung des vorherrschenden Virustropismus in Richtung auf zunehmende CD4-Affinität und steigende Pathogenität hin demonstriert worden. Dies könnte in der Zukunft zu

virulenteren, auch zu neuen Virusvarianten führen. So wird etwa aus Frankreich über ein Virusisolat berichtet, das schon bei drei Generationen von Infizierten ungewöhnlich rasch zum Tode führte und sich auch in vitro als eine „rapid-high"-Variante erwies. In Atlanta ist jetzt eine SIV-Variante beobachtet worden, die infizierte Affen fast ausnahmslos innerhalb von wenigen Wochen tötet und zwar als Folge einer unstillbaren profusen Diarrhoe, vermutlich bedingt durch einen neu hinzugekommenen Tropismus für gewisse Intestinalzellen.
Das Mutationspotential einer zunehmenden Anzahl von Virusvarianten in Millionen von Infizierten im Verein mit der ausgeprägten Antigendrift der Lentiviren ist nicht zu übersehen. Es ist jedoch unwahrscheinlich, daß die durchschnittliche Virulenz und Letalität der Infektion zunehmen kann, ohne gleichzeitig die Chancen der Virusverbreitung durch kürzere Überlebenszeiten der Infizierten zu verringern. Intra- und interindividiuelle Selektionsvorteile werden hier miteinander ein dynamisches Gleichgewicht bilden. Die Kombination hoher Letalität mit der lentivirustypischen gedämpften Virusreplikation kann sich schon jetzt auf etwa den optimalen Wert für die Inkubationsphase und die totale Überlebenszeit eingespielt haben.

Die kommende Entwicklung der AIDS-Fallzahlen ist durch die heute schon Infizierten auf Jahre hinaus vorgezeichnet. Unter Berücksichtigung von Transienten, von Sättigungseffekten und dem Beginn der Wirkungen verschiedenster Präventivmaßnahmen und risikomindernder Verhaltensänderungen ergibt sich für Länder wie die BRD, Schweden, Schweiz etc. etwa die in Abb. 9 (beispielhaft für Schweden errechnet) dargestellte Entwicklung. Diese bedeutet, daß sich die kumulative Zahl der AIDS-Fälle zwischen Mitte 1988 und Anfang 1992 etwa verfünffacht.

Anfang 1992 wären danach in der Bundesrepublik insgesamt etwa 10 000 AIDS-Fälle bekannt geworden, eine Zahl, die bei konsequenterer Meldung auch erheblich höher ausfallen kann. Die Kurven, die den Zuwachs beschreiben, verlaufen nicht mehr rein exponentiell, sondern durch die oben aufgezählten Faktoren merkbar gedämpft. Längerfristige Prognosen erfordern Detailkenntnisse über aktuelle Verhaltensparameter und deren zukünftige Veränderungen, die uns unbekannt sind. Nur recht aufwendige mathematische Modelle lassen hier Aussagen zu, die spekulative Elemente etwas zurückdrängen. Sicher ist, daß die Virusausbreitung auch in entwikkelten Ländern die heterosexuelle Bevölkerung gefährdet, obwohl die Verbreitung hier langsamer vor sich gehen wird, als in den primären Risikogruppen.

Die epidemiologische Situation, also die Zahl der AIDS-Fälle der näch-

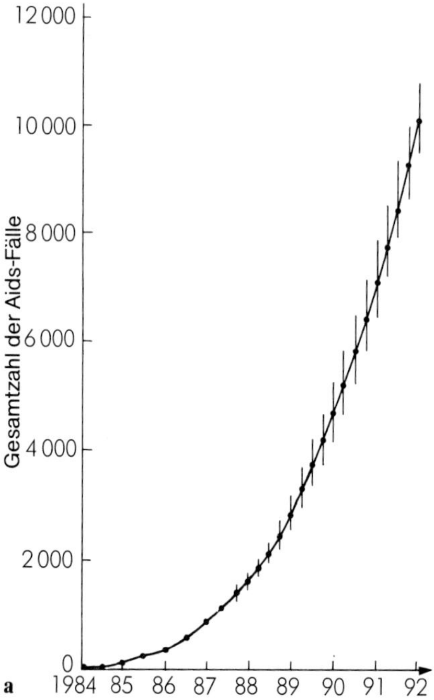

a

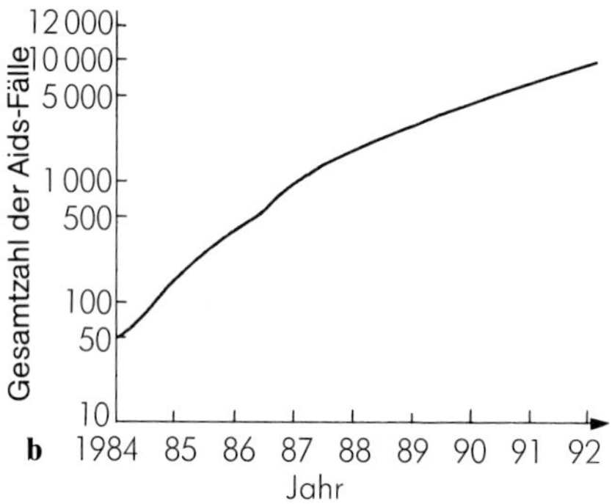

b

Abb. 9a, b. Mittelfristige Prognose über den Verlauf der AIDS-Epidemie in der BRD bis zum Jahr 1992, oben mit linearer und unten mit logarithmischer Skala. Sie basiert auf der Transpositionsmethode und Berechnungen von Transienten, daher auch der gekrümmte Verlauf bei halblogarithmischer Darstellung. Die eingetragene Streuung orientiert sich an der in der Realität beobachteten Varianz. Angegeben ist wieder die Zahl der AIDS-Fälle insgesamt. Sie wird, wenn sich nichts Entscheidendes ändert, in vier Jahren bei über 10000 liegen. Die Rekrutierung der Erkrankten aus den heute schon Infizierten erleichtert eine solche mittelfristige Prognose. Lediglich ein verändertes Meldeverhalten (etwa bei Einführung der Meldepflicht) kann diese Zahlen unerkannt verändern

sten 5 Jahre, ist absehbar. Sie spiegelt aber auch dann lediglich die Virusverbreitung etwa Anfang der achziger Jahre wider, als gerade die ersten AIDS-Fälle sichtbar wurden. Daraus ergibt sich, wie es in unseren Krankenhäusern, aber auch, wie es in der Karibik, in Lateinamerika oder Zentralafrika in 10 Jahren aussehen wird. Schwerer ist es, sich das auch konkret vorzustellen. Daher werden wir auch weiterhin von der Wirklichkeit überrascht und betroffen sein.

Aktuelle AIDS-Fallzahlen

Amerika

Gesamtzahl der von nord-, mittel- und südamerikanischen Ländern an die WHO gemeldeten AIDS-Fälle (CDC-Definition) Stand 31. 7. 88

Land	Gesamtzahl	Meldedatum
Amerika		
Anguilla	–	31. 03. 88
Antigua und Barbuda	3	30. 06. 87
Argentinien	163	31. 03. 88
Bahamas	188	31. 03. 88
Barbados	55	31. 12. 87
Belize	7	31. 12. 87
Bermuda	75	30. 09. 87
Bolivien	6	22. 01. 88
Brasilien	2 956	02. 04. 88
British Virgin Islands	–	31. 03. 87
Kanada	1 809	30. 06. 88
Cayman Islands	3	31. 12. 87
Chile	69	31. 03. 88
Kolumbien	174	31. 12. 87
Costa Rica	65	31. 05. 88
Kuba	27	31. 12. 87
Dominica	4	31. 12. 87
Dominikanische Republik	504	31. 03. 88
Ekuador	39	31. 03. 88
El Salvador	23	31. 12. 87
Französisch Guayana	113	31. 03. 88
Grenada	8	31. 12. 87
Guadeloupe	74	31. 12. 87
Guatemala	34	31. 12. 87
Guayana	14	31. 12. 87
Haiti	1 374	31. 03. 88
Honduras	109	31. 03. 88
Jamaika	56	31. 03. 88
Martinique	38	31. 12. 87
Mexiko	1 302	01. 04. 88
Montserrat	–	30. 09. 87
Nicaragua	–	31. 12. 87
Panama	30	31. 12. 87
Paraguay	8	31. 12. 87
Peru	69	31. 12. 87
Saint Kitts und Nevis	1	30. 09. 87
Saint Lucia	10	31. 12. 87
Saint Vincent und die Grenadines	8	31. 12. 87
Surinam	9	31. 12. 87
Trinidad und Tobago	227	31. 12. 87
Turks und Caicos Islands	5	31. 12. 87
USA	69 085	25. 07. 88
Uruguay	24	01. 06. 88
Venezuela	140	31. 12. 87
Gesamt	78 908	

Gesamtzahl der von USA-Bundesstaaten und einigen großen Städten an die CDC gemeldeten AIDS-Fälle, Stand 2. 5. 88

Bundesstaat	Gesamt
New York	15729
Kalifornien	13106
Florida	4345
Texas	4119
New Jersey	4021
Illinois	1677
Pennsylvania	1578
Georgia	1270
Massachusetts	1241
District of Columbia	1152
Maryland	1035
Puerto Rico	904
Louisiana	807
Washington	802
Ohio	763
Connecticut	720
Virginia	701
Colorado	642
Michigan	598
Missouri	534
Arizona	495
North Carolina	478
Oregon	350
Minnesota	329
Indiana	311
Tennessee	299
Alabama	293
South Carolina	247
Oklahoma	224
Hawaii	222
Wisconsin	207
Nevada	203
Kentucky	145
Kansas	141
Rhode Island	134
Mississippi	128
Arkansas	119
Utah	117
New Mexiko	104
Delaware	92
Iowa	74
Maine	73
New Hampshire	64
Nebraska	62
West Virginia	46
Alaska	42
Vermont	28
Idaho	19
Montana	18
Virgin Islands	16
Wyoming	9
South Dakota	8
North Dakota	6
Guam	4
Trust Territory	1
Gesamt	60852

Ort	Population Mill.	Gesamtzahl
New York, NY	9,12	14192
San Francisco, CA	3,25	5353
Los Angeles, CA	7,48	4767
Houston, TX	2,91	2013
Washington, DC	3,06	1835
Newark, NJ	1,97	1726
Miami, FL	1,63	1552
Chicago, IL	7,10	1513
Dallas, TX	2,97	1240
Philadelphia, PA	4,72	1229
Atlanta, GA	2,03	937
Boston, MA	2,76	883
San Diego, CA	1,86	794
Ft Lauderdale, FL	1,02	784
Jersey City, NJ	0,56	733
Nassau-Suffolk, NY	2,61	679
Seattle, WA	1,61	610
New Orleans, LA	1,19	555
Denver, CO	1,62	543
Baltimore, MD	2,17	536
Rest von USA	168,48	18378
Gesamt	230,11	60852

Europa

Gesamtzahl der von europäischen Ländern an die WHO gemeldeten AIDS-Fälle (CDC-Definition) Stand 31. 3. 88

Land	März 88	Rate per Million
Österreich	158	20,8
Belgien	336	33,9
Bulgarien	1	0,1
CSSR	10	0,6
Dänemark	262	51,4
Finnland	27	5,5
Frankreich	3628	65,3
DDR	6	0,4
BRD	1906	31,2
Griechenland	106	10,6
Ungarn	11	1,0
Island	5	25,0
Irland	37	10,6
Israel	58	13,2
Italien	1736	30,2
Luxemburg	10	25,0
Malta	10	25,0
Holland	487	33,4
Norwegen	81	19,3
Polen	3	0,1
Portugal	123	11,9
Rumänien	4	0,2
Spanien	1126	28,9
Schweden	181	21,5
Schweiz	439	66,5
England	1429	25,2
UdSSR	3	0,0
Jugoslawien	38	1,6
Summe	12221	

Afrika

Gesamtzahl der von afrikanischen Ländern an die WHO gemeldeten AIDS-Fälle (CDC-Definition) Stand 31. 7. 88

Land	Gesamtzahl	Meldedaten
Afrika		
Algerien	13	26. 03. 88
Angola	60	31. 03. 88
Benin	9	31. 12. 87
Botswana	16	27. 01. 88
Burkina Faso	26	30. 06. 87
Burundi	1408	15. 06. 88
Kamerun	25	05. 03. 87
Kap Verde	4	30. 04. 87
Zentralafrikanische Republik	432	15. 06. 88
Tschad	7	15. 06. 88
Kamoren	1	31. 05. 88
Kongo	1250	09. 12. 87
Elfenbeinküste	250	20. 11. 87
Djibouti	–	01. 10. 87
Ägypten	5	15. 06. 88
Äquator Guinea	–	16. 05. 88
Äthiopien	37	29. 04. 88
Gabun	18	31. 03. 88
Gambia	9	03. 06. 88
Ghana	145	25. 05. 87
Guinea	10	15. 06. 88
Guinea-Bissau	29	15. 06. 88
Kenia	2097	31. 03. 88
Lesotho	2	27. 11. 87
Liberien	2	11. 03. 88
Libyen	–	31. 12. 87
Madagaskar	–	25. 04. 87
Malawi	583	31. 10. 87
Mali	29	14. 01. 88
Mauretanien	–	15. 06. 88
Mauritius	1	09. 06. 88
Marokko	12	15. 06. 88
Mosambik	9	06. 05. 88
Niger	9	14. 10. 87
Nigeria	11	31. 03. 88
Reunion	3	28. 04. 88
Rwanda	987	31. 03. 88
Sao Tomé und Principe	1	11. 02. 88

Land	Gesamt-zahl	Melde-datum
Senegal	131	09. 06. 88
Seychellen	–	13. 11. 86
Sierra Leone	3	04. 05. 88
Somalia	–	31. 12. 87
Südafrika	120	19. 04. 88
Sudan	82	15. 06. 88
Swaziland	7	01. 07. 87
Togo	2	15. 06. 88
Tunesien	19	31. 01. 88
Uganda	4006	15. 06. 88
Tansania	1608	17. 10. 87
Zaire	335	30. 06. 87
Zambia	854	31. 03. 88
Zimbabwe	119	30. 04. 88
Gesamt	14786	

Asien

Gesamtzahl von asiatischen Ländern an die WHO gemeldeten AIDS-Fällen (CDC-Definition) Stand 31. 7. 88

Land	Gesamt-zahl	Melde-datum
Afghanistan	–	31. 12. 87
Bahrain	–	11. 07. 88
Bangladesch	–	15. 06. 88
Bhutan	–	14. 04. 87
Brunei Darussalam	–	08. 09. 87
Burma	–	14. 04. 87
China	2	08. 09. 87
China (Taiwan)	1	26. 01. 86
Zypern	3	30. 06. 88
Demokratic People's Republic of Korea	–	10. 05. 88
Dem. Yemen	–	31. 12. 87
Hongkong	12	26. 04. 88
Indien	9	09. 05. 87
Indonesien	1	15. 06. 88
Iran	–	31. 12. 87
Irak	–	31. 12. 87
Israel	58	31. 03. 88
Japan	80	18. 05. 88
Jordanien	3	01. 07. 88
Kuwait	1	31. 12. 87
Libanon	5	31. 12. 87
Malaysia	3	31. 01. 88
Malediven	–	30. 06. 87
Mongolei	–	30. 06. 88
Nepal	–	15. 06. 88
Oman	6	31. 12. 87
Pakistan	1	31. 12. 87
Philippinen	15	11. 07. 88
Katar	32	31. 12. 87
Repulic of Korea	3	23. 04. 88
Singapur	4	31. 01. 88
Sri Lanka	1	19. 05. 88
Syrien	3	20. 03. 88
Thailand	12	12. 10. 87
Türkei	9	31. 05.88
Vietnam	–	08. 09. 87
Yemen	–	31. 12. 87

Verteilung der gemeldeten AIDS-Fälle in der Bundesrepublik einschließlich Berlin (West) (zeitliche Einordnung nach Eingang der Meldung) Stand: 31. 8. 1988

Bundesländer	August 1988		Letzte 12 Monate (31. 8. 87–31. 8. 88)		Seit 1. 1. 1982 davon			AIDS-Fälle seit 1982 pro 1 Mio. Einw.*
	Gesamt	weibl.	Gesamt	weibl.	Gesamt	weibl.	verstorben	
Baden-Württemberg	7	2	46	10	140	27	63	15,1
Bayern	16	1	187	12	402	15	167	36,5
(München)**	(13)	(0)	(145)	(6)	(309)	(8)	(126)	(118,8)
Berlin	26	1	213	10	478	20	176	251,6
Bremen	0	0	29	5	60	6	21	85,7
Hamburg	3	0	102	6	218	7	100	136,3
Hessen	20	2	148	10	349	24	177	63,5
(Frankfurt)***	(11)	(1)	(93)	(6)	(228)	(14)	(118)	(190,0)
Niedersachsen	5	0	51	4	119	12	59	16,5
Nordrhein-Westfalen	20	2	273	22	518	41	205	31,0
Rheinland-Pfalz	1	0	32	3	71	7	20	19,8
Saarland	2	1	12	3	22	4	11	22,0
Schleswig-Holstein	0	0	16	0	30	1	11	11,5
Gesamt	100	9	1109	85	2407	164	1010	39,4

AIDS-Zentrum im Bundesgesundheitsamt
* Grundlage für die Berechnung: Stat. Jahrbuch 1987
** Bezogen auf Großraum München (PLZ 80)
*** Bezogen auf Großraum Frankfurt (PLZ 60)

Verteilung der gemeldeten AIDS-Fälle in der Bundesrepublik einschließlich Berlin (West) nach **Infektionsrisiko** (zeitliche Einordnung nach Eingang der Meldung) Stand: 31. 8. 1988

	August 1988		Letzte 12 Monate (31. 8. 87–31. 8. 88)		Gesamtzahl seit 1. 1. 1982		Anteil an der Gesamtzahl
	männl.	weibl.	männl.	weibl.	männl.	weibl.	
1. Homo- oder bisexuelle Männer	62	–	773	–	1727	–	71,7%
2. Fixer	9	6	94	49	152	88	10,0%
2a. Homosexuelle Fixer	1	–	7	–	24	–	1,0%
3. Hämophile	7	0	44	–	124	–	5,2%
4. Empfänger von Bluttransfusionen/ Plasmaderivaten	0	1	19	12	39	24	2,6%
5. Heterosexuelle Kontakte mit Partner aus 1.–4.	0	0	24	7	51	24	3,1%
6. Prae- oder perinatale Infektion	0	0	7	4	16	8	1,0%
7. Mangelnde Angaben/Unbekannt	12	2	56	13	110	20	5,4%
Gesamt	91	9	1024	85	2243	164	100,0%

AIDS-Zentrum im Bundesgesundheitsamt

Gemeldete AIDS-Fälle in der Bundesrepublik einschließlich Berlin (West) Verteilung nach **Alter** (bei Erstmanifestation von AIDS*) Stand: 31. 8. 1988

Alter	Anzahl männl.	weibl.	Anteil
0–11 Monate	1	3	0,2%
1– 4 Jahre	14	7	0,9%
5– 9 Jahre	7	1	0,3%
10–12 Jahre	1	0	0,1%
13–14 Jahre	6	0	0,2%
15–19 Jahre	19	0	0,8%
20–29 Jahre	386	66	18,8%
30–39 Jahre	827	49	36,4%
40–49 Jahre	689	17	29,3%
50–59 Jahre	237	8	10,2%
über 60 Jahre	45	11	2,3%
unbekannt	11	2	0,5%
Gesamt: 2407	2243	164	100,0%

AIDS-Zentrum im Bundesgesundheitsamt
* entsprechend der jeweils gültigen CDC-Definition

Gemeldete AIDS-Fälle in der Bundesrepublik einschließlich Berlin (West) **Klinische Erstmanifestation des Immundefektes*** Stand 31. 8. 1988

Manifestation	Fallzahl	Anteil	davon verstorben	Anteil
Opportunistische Infektionen (OI)	1695	70,4%	711	41,9%
Kaposi-Sarkom (KS)	418	17,4%	153	36,6%
OI und KS	129	5,4%	70	54,3%
Malignome***	76	3,2%	43	56,6%
Neurologische Symptomatik**	68	2,8%	28	41,2%
HIV-Wasting-Syndrom**	21	0,9%	5	23,8%
Gesamtzahl	2408	100,0%	1010	42,0%

AIDS-Zentrum im Bundesgesundheitsamt

* Entsprechend der jeweils gültigen CDC-Definition

** Aufgrund der letzten CDC-Neufassung wurden diese Krankheitsbilder seit 1. 1. 1988 in das AIDS-Fallregister aufgenommen

*** Aufgrund einer Doppelmeldung, ist ein Fall aus der Gruppe der AIDS-assoziierten Malignome in die Gruppe der Opportunistischen Infektionen umgruppiert worden

Gemeldete AIDS-Fälle in der Bundesrepublik einschließlich Berlin (West) AIDS-Erkrankungs- und Todesfälle pro Halbjahr (nach **Datum der Erstmanifestation von AIDS*)** Stand: 31. 8. 88

Halbjahr der Diagnosestellung	Zahl der AIDS-Fälle pro Halbjahr**	Davon verstorben gemeldet**	Anteil verstorben gemeldet
Unbekannt	0	0	0,0%
Vor 1981	3	3	100,0%
1981 Jan.–Juni	1	1	100,0%
Juli–Dez.	0	0	–
1982 Jan.–Juni	5	4	80,0%
Juli–Dez.	8	7	87,5%
1983 Jan.–Juni	23	17	73,9%
Juli–Dez.	20	15	75,0%
1984 Jan.–Juni	48	37	77,1%
Juli–Dez.	76	58	76,3%
1985 Jan.–Juni	124	85	68,5%
Juli–Dez.	178	102	57,3%
1986 Jan.–Juni	230	139	60,4%
Juli–Dez.	301	165	54,8%
1987 Jan.–Juni	411	161	39,2%
Juli–Dez.	505	138	27,3%
1988 Jan.–Juni	416	74	17,8%
Juli–Dez.	58	4	6,9%
Gesamt	2407	1010	42,0%

AIDS-Zentrum im Bundesgesundheitsamt

* entsprechend der jeweils gültigen CDC-Definition

** Nachmeldungen werden erwartet

II. 1. Kasuistiken

E. B. Helm

II. 2. Die HIV-Lentivirose

E. B. Helm

II. 3. Beratung im Zusammenhang mit der HIV-Lentivirose

E. B. Helm und J. L'age-Stehr

Kasuistiken

Einleitung

Das Erscheinungsbild der HIV-Lentivirose ist zwar in seiner Gesamtheit unverwechselbar, aber die einzelnen Symptome und Befunde können auch bei anderen Erkrankungen vorkommen. Man denke nur an Fieber, Nachtschweiß, Gewichtsabnahme oder auch eine generalisierte Lymphknotenschwellung. Aus diesem Grund muß bei allen unklaren Krankheitsbildern die HIV-Lentivirose ausgeschlossen werden. Man muß sich aber auch vergegenwärtigen, daß Infektionen und Tumoren bei zugrunde liegender HIV-Lentivirose anders verlaufen, andere histologische und kulturelle Befunde zeigen und auf Behandlung anders reagieren als im Normalfall. Traditionelles Lehrbuchwissen reicht deshalb nicht zur Diagnose und Behandlung der HIV-Lentivirose aus.
Ganz sicher ist mit neuen Tumorarten und vor allem mit Erkrankungen durch bislang unbekannte Erreger zu rechnen. Die folgenden Kasuistiken sollen die angedeuteten Problemfelder illustrieren.

Kasuistik Nr. 1

Vorgeschichte

41jähriger Afrikaner (Tschad), seit 17 Jahren in Deutschland lebend, im letzten Jahr keine Auslandsreise.

Erkrankungsbeginn

Anfang 1984 mit Fieber, Gewichtsabnahme von 10 kg in 6 Wochen, Abgeschlagenheit und choleriformen Durchfällen.

Körperliche Untersuchung

Krank wirkender Patient, Gewicht 74 kg bei 1,90 m Größe, bei der Palpation des Abdomens faustgroßer Tumor im linken Mittelbauch, sonst kein auffälliger Befund.

Laboruntersuchungen

BSG-Erhöhung von 64/96, Anämie von 10,4 g%, Leukozyten 7200. Mit herkömmlichen diagnostischen Verfahren – Stuhlkultur sowie Serologie auf Salmonellen und Parasiten – konnte keine Ursache der Durchfälle gefunden werden.

Bildgebende Verfahren

Sonographie des Abdomens

Im Bereich des Palpationsbefundes intraperitoneal liegender zystischer Tumor, Lebervergrößerung. Röntgenologisch bei der Abdomen-Übersicht verkalkter Lymphknoten am linken Psoasrand.
Die Röntgenaufnahme des Thorax war unauffällig.

Duodeno- und Rektoskopie

Zeichen einer chronischen Entzündung, makroskopisch kein Tumorverdacht. Im Bioptat aus Duodenum und Rektum nur Zeichen einer chronischen Entzündung, kein Anhalt für spezifische Genese oder Tumor.
Nachdem mit den oben angegebenen Methoden die Ursache der Erkrankung nicht aufgedeckt werden konnte, wurde eine Ziel-Neelsen-Färbung des Stuhls angefertigt, wobei sich massenhaft säurefeste Stäbchen fanden. Damit war die Diagnose gestellt. Der Befund einer Darmtuberkulose wurde kulturell bestätigt; der Stamm M. tuberculosis war gegenüber allen relevanten Tuberkulostatika empfindlich.
Dieser sehr ungewöhnliche Befund einer areaktiven Darmtuberkulose sowie der negative Tine-Test wiesen auf einen zugrundeliegenden Immundefekt hin. Die Untersuchung des Immunsystems ergab eine erniedrigt Helfer-Zellzahl. Damit war die Diagnose AIDS hinreichend gesichert; die Bestimmung der Antikörper gegen HIV war seinerzeit noch nicht möglich, sie erfolgte an eingefrorenen Blutproben zu einem späteren Zeitpunkt. Bei einer gründlichen Anamnese gab der Patient nunmehr Homosexualität zu.

Verlauf

Unter Tuberkulostatika-Therapie mit Rifampicin, INH und Streptomycin erholte sich der Patient ungewöhnlich rasch. Er nahm an Gewicht zu, und die BSG normalisierte sich. Im weiteren Verlauf der Erkrankung machte der Patient folgende opportunistische Infektionen durch:
Im Herbst 1984 eine Pneumocystis carinii-Pneumonie; im Frühjahr 1985 trat ein Kaposi-Sarkom der Leiste auf, das erfolgreich bestrahlt wurde; ab Sommer 1985 wiederholt rezivierender Herpes analis, der jeweils mit Acyclovir behandelt wurde; ebenfalls ab Sommer 1985 bestand ein Mundsoor, der nach Absetzen von Ketoconazol jeweils rezidivierte; im Frühjahr 1986 erkrankte er an einer CMV-Retinitis, die zunächst erfolgreich mit DHPG (s. Beitrag Medikamente in der Forschung) behandelt wurde. Sie rezidivierte aber und führte letztlich zur Erblindung. Gleichzeitig kam es zu einer Dissemination Kaposi-Sarkoms, zu einer progredienten Gewichtabnahme und zu persistierenden Durchfällen. Der Patient verstarb im Sommer 1986 in einer allgemeinen Kachexie.

Autoptisch fand sich eine disseminierte Cytomegalie-Virusinfektion mit Befall nahezu aller Organe sowie ein disseminiertes Kaposi-Sarkom der Haut und der Lunge. Hinweise auf die durchgemachte Tuberkulose fanden sich nicht.

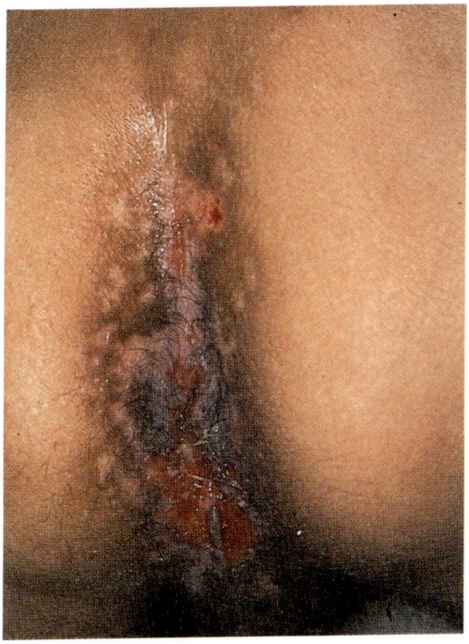

Abb. 1. Nekrotisierender Herpes analis. Die weißen Hautpartien sind Narben älterer Herpes-Episoden. Die Abbildung stammt nicht von Patienten der vorliegenden Kasuistik

Schlußfolgerung

Die vorliegende Krankheitsgeschichte ist aus mehreren Gründen sehr lehrreich.

Die Darmtuberkulose ist bei Mitteleuropäern ein sehr seltenes Krankheitsbild, kommt aber bei Menschen aus Entwicklungsländern immer wieder vor. Selbst bei denjenigen, die seit Jahren in unseren Breitengraden leben, ist mit einer höheren Tuberkulose-Prävalenz zu rechnen. Allein aus diesem Grund mußte man bei der schweren fieberhaften Enteritis und dem Herkunftsland des Patienten auch die Tuberkulose in Betracht ziehen.

Der Stuhlbefund, wässrig, kaum fäkulent riechend mit massenhaft säurefesten Stäbchen ohne Zellen, ist allerdings ungewöhnlich und ein Hinweis auf eine areaktive Verlaufsform der Tuberkulose. Gestützt auf diesen Befund sowie den negativen Tine-Test wurden dann immunologische Parameter bestimmt, die den schweren Immundefekt aufdeckten und damit die Diagnose einer Tuberkulose im Rahmen der HIV-Lentivirose sicherten. Die weiteren Krankheitsmanifestationen wie die 6 Monate später auftretende PcP bestätigten die Diagnose AIDS.

Es ist gleichgültig, ob man hier die Darmtuberkulose oder erst die PcP als AIDS-Manifestation anerkennt. Wichtig ist, daß bei allen Tuberkulosekranken gezielt nach der Möglichkeit einer HIV-Infektion gefragt und ggf. die entsprechende serologische Untersuchung veranlaßt wird. Dies gilt, wie der geschilderte Fall dokumentiert, auch für Ausländer.

Kasuistik Nr. 2

Vorgeschichte

Die 47jährige Patientin erkrankte während einer Erholungskur, die sie wegen allgemeiner Abgeschlagenheit angetreten hatte, zusätzlich an abendlichen Fieberschüben mit Schüttelfrost, Bauchschmerzen, Schluckstörungen und progredientem Gewichtsverlust. Auf Drängen der Patientin, die ihre Erkrankung richtig als AIDS deutete – sie hatte anläßlich einer Wirbelsäulenoperation 1980 Blut und Faktor-VIII-Konzentrat bekommen – wurde die Patientin zur weiteren Behandlung in die Universitätsklinik Frankfurt überwiesen.

Aufnahmebefund

Bei der ersten Vorstellung war die Patientin in einem schlechten Allgemeinzustand. Sie wog noch 44 kg bei 1,56 m Größe. Sie hatte Fieber bis 40°C, litt unter Husten, Atemnot und einer Tachypnoe. Auskultatorisch in Bereich des rechten Mittelfeldes Bronchialatmen; die Röntgenaufnahme bestätigte die Diagnose einer Lobärpneumonie. Ein weiterer wichtiger pathologischer Befund war ein massiver Soorbefall des Mundes sowie ein areaktives nekrotisierendes Zungenulcus, das als Herpes simplex gedeutet wurde. Damit entsprach das Krankheitsbild (nekrotisierender Herpes simplex bei HIV-Lentivirose) den CDC-Kriterien für die Diagnose AIDS.

Laborwerte

Auffallend war eine Anämie von 11 g% sowie eine absolute Lymphopenie von 731 Zellen/µl bei einer Gesamtleukozytenzahl von 4.300. Die absolute Helferzellzahl war mit 23/µl deutlich vermindert, die Ratio mit 0,2 ebenfalls. Alle anderen Befunde insbesondere die der Serumproteine (IgG, IgA, IgM) lagen im Normalbereich. Die Patientin hatte Antikörper gegen Hepatitis B, Epstein-Barr-Virus und Herpes simples sowie Varizella zoster, dagegen keine Antikörper gegen Zytomegalo-Virus, Lues und Toxoplasmose. In der Blutkultur vor Beginn der Antibiotika-Behandlung konnten Pneumokokken nachgewiesen werden.

Verlauf

Unter der Antibiotika-Therapie besserte sich die Pneumonie rasch; das Zungenulcus heilte unter Acyclovir vollständig ab. Nach der Entlassung wurde bei der Patientin die Azidothymidin-Behandlung mit täglich 6 x 200 mg begonnen. Allmählich kam es unter dieser Therapie zu einer Zunahme der Leistungsfähigkeit. Das Gewicht stieg allerdings nicht an. Auch die Helferzellen blieben extrem niedrig. Das Hb fiel kontinuierlich auf 6,6 g% ab. Wegen dieser Anämie und akut auftretener Übelkeit, Appetitlosigkeit und Erbrechen wurde die AZT-Dosis auf 6 x 100 mg/Tag verringert. Diese Behandlung wurde jetzt ohne Nebenwirkung vertragen.

Anfang Januar 1988 trat erneut Fieber auf. Mitte Januar wurde die Patientin wegen einem 2 cm Durchmesser großen, areaktiven, schmierig belegtem Ulcus der Unterlippe aufgenommen. Kulturell war aus dem Ulcusgrund ein Staphylococcus aureus angezüchtet worden. Auch diesmal war die Patientin bei der Aufnahme in einem deutlich reduzierten Allgemeinzustand. Sie hatte, da sie wegen des Ulcus praktisch nicht essen konnte, erheblich an Gewicht verloren.

Laborwerte

Unter den Laborwerten war eine Leukopenie von 1.100 Zellen/µl mit einer absoluten Lymphopenie von 200 auffällig. Es bestand eine mäßiggradige Anämie von 8,5 g%. Die quantitative Bestimmung der Serumproteine ergab diesmal Werte nahe der unteren Normgrenze. Nach wie vor hatte die Patientin keine Antikörper gegen Lues, Toxoplasmose oder Cytomegalovirus. Die Antikörper gegen Herpesviren waren nicht angestiegen.

Verlauf

Unter der Annahme, daß es sich auch diesmal um ein endogenes Herpes-Rezidiv handeln könnte, wurde mit der Acyclovir-Therapie begonnen. Der Nachweis von Staphylokokken wurde als Superinfektion angesehen und entsprechend dem Antibiogramm mit Antibiotika behandelt. Da trotz Acyclovir das Lippenulcus keine Heilungstendenz zeigte und zusätzlich unter der Zunge ein zweites Geschwür mit rascher Tendenz zur Vergrößerung auftrat, wurde die Acyclovir-Therapie wegen Unwirksamkeit abgesetzt. Als Ursache der Ulcera mußte eine andere Genese als Herpesviren oder eine Resistenzsteigerung der Erreger gegenüber Acyclovir diskutiert werden. Unter der Vorstellung, daß hier eine akute Cytomegalo-Virus-Infektion (die Patientin hatte bislang keine Antikörper gegen diesen Erreger) vorliegen könnte, erhielt die Patientin an drei aufeinanderfolgenden Tagen jeweils 200 ml eines Immunglobulins, das einen hohen IgG-CMV-Antikörper-Anteil hatte. Wenige Tage nach dieser Behandlung war der Ulcus etwas kleiner geworden. Es trat aber ein drittes im Bereich des linken Mundwinkels auf, weshalb erneut eine Acyclovir-Behandlung durchgeführt wurde. Diesmal kam es zum raschen Abheilen aller 3 Ulcera. Gleichzeitig entfieberte die Patientin, so daß sie in deutlich gebessertem Zustand entlassen werden konnte.

Schlußfolgerung

Die vorliegende Kasuistik ist vor allem aus epidemiologeschen Gründen interessant. Man muß davon ausgehen, daß die Patientin bereits 1980

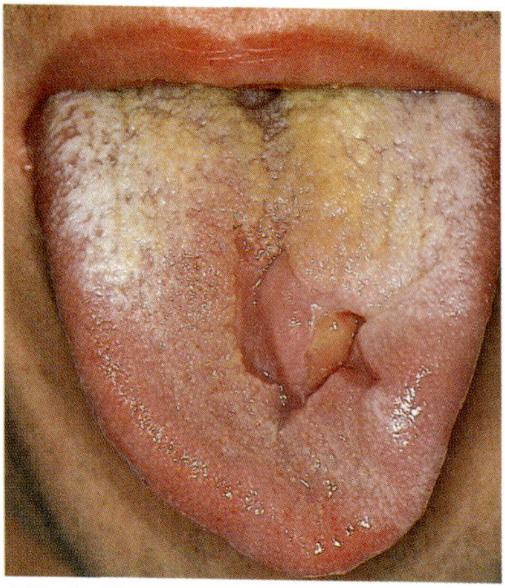

Abb. 2. Zungenulkus durch Herpes simplex

entweder durch die Konserve oder aber auch durch die Gabe von Faktor–VIII-Konzentrat infiziert wurde. Anamnestisch war bei der seit 2 Jahren geschiedenen Frau (Ehemann ist Antikörper-negativ), die sehr verläßliche Angaben machen konnte, die auch von den erwachsenen Kindern bestätigt wurden, kein anderes Infektionsrisiko zu eruieren. Bemerkenswert ist auch, daß von der Patientin die Verdachtsdiagnose zuerst geäußert und auch auf die Durchführung des Testes gedrängt wurde.

Das klinische Erscheinungsbild, nekrotisierendes Zungenulcus, gleichzeitig aufgetreten mit einer klassischen Lobärpneumonie bei der Antikörper-positiven Frau mit extrem erniedrigten Helferzellen erfüllt die CDC-Kriterien der Diagnose AIDS. Das Ansprechen des Ulcus auf Acyclovir bestätigt quasi diese Diagnose. Die Tatsache, daß das Lippenulcus zunächst nicht auf Acyclovir ansprach, dann aber nach Gabe von Gammaglobulinen unter einer erneuten Acyclovir-Therapie prompt abheilte, ist schwer zu interpretieren. Möglicherweise spielen Immunglobuline, die bei der Mehrzahl der AIDS-Patienten nicht erniedrigt gefunden werden, doch eine große Rolle bei der Überwindung von opportunistischen Infektionen und sollten ggf. zusätzlich zu einer wirksamen Chemotherapie angewendet werden.

Kasuistik Nr. 3

Vorgeschichte

Der 37jährige, nach eigenen Angaben heterosexuelle Patient wurde im Januar 1987 erstmals in unserer Ambulanz untersucht. Er war anti-HIV-positiv und hatte bereits bei der Erstvorstellung einen deutlichen Immundefekt mit 53 Helferzellen/µl absolut. Als Infektionsquelle kamen sexuelle Kontakte zu Frauen (mehr als 250 Partnerinnen, z. T. auch aus dem Drogenmilieu (in den letzten fünf Jahren) in Frage. Er selbst hatte keine einschlägige Drogenerfahrung. Die Ehefrau des Patienten, mit der er seit vier Jahren verheiratet ist und bis Anfang 1986 regelmäßig sexuelle Kontakte hatte, ist anti-HIV-negativ.

Im Frühjahr 1987 manifestierte sich bei dem Patienten AIDS mit einer Pneumocystis carinii Pneumonie, die erfolgreich mit Co-Trimoxazol behandelt werden konnte. Acht Wochen später hatte er ein Rezidiv, das wiederum auf Co-Trimoxazol ansprach.

Verlauf

Von Mai bis August 1987 wurde der Patient ambulant betreut. Wegen auffälliger Wesensveränderung erfolgte im August 1987 erstmals eine Vorstellung in der Abteilung für Neurologie in der Universitätsklinik Frankfurt am Main. Bei der ersten Untersuchung dort war der Patient psychomotorisch deutlich verlangsamt, er hatte eine auffallende Hypomimie mit starrem Blick und extrapyramidal-motorische Bewegungsstörungen mit allgemeiner mäßiger Akinese und leichtem Armrigor im Sinne eines symptomatischen Parkinson-Syndroms. Die Feinmotorik war gestört. Der Patient war vergeßlich, affektiv flach, in seinen Angaben sehr vage und überwiegend schweigsam.
Das Elektroenzephalogramm war leicht allgemeinverändert (6,5-8 Hz), ohne Herdhinweise. In der kranialen Computertomographie zeigte sich eine Ventrikelverplumpung sowie eine Kleinhirnrindenatrophie. Die Lumbalpunktion ergab normale Liquorzellzahl und eine Gesamteiweißerhöhung auf 1 g/l. Der Proteinquotient zeigte eine kombinierte Schrankenstörung mit entzündlicher Reaktion. Die Untersuchung auf oligoklonale Banden verlief negativ, Die IgG-Fraktion im Liquor war auf 125 mg/l erhöht. Kulturell konnte kein Erreger angezüchtet werden. Aufgrund des CT- und des Liquorbefundes war eine opportunistische Infektion als Ursache des Beschwerdebildes sehr unwahrscheinlich und die Diagnose einer HIV-Enzephalopathie gerechtfertigt.
Unter der Behandlung mit 5 x 300 mg Azidothymidin kam es zu einer allmählichen Besserung des symptomatischen Parkinson-Syndroms und der psychoorganischen Veränderung. Im Herbst 1987 trat unter der AZT-Behandlung erneut eine PcP auf, die erfolgreich mit Co-Trimoxazol be-

handelt wurde. Nach Beendigung dieser Therapie wurde die AZT-Behandlung fortgeführt, die Dosis wurde wegen transfusionsbedürftiger Anämie ab Herbst 1987 auf 5 x 200 mg reduziert. Bei der letzten Untersuchung im Februar 1988 war der Patient psychoorganisch zwar noch verändert, jetzt aber im Sinne einer Antriebssteigerung und Stimmungshebung. Er wirkte recht ungeduldig und rastlos, zeigte ein sprunghaftes Denken und gab dabei an, sich subjektiv „hundertprozentig wohl zu fühlen". Er sei auch vorher, vor seiner HIV-Infektion so ein umtriebiger Mensch gewesen. Das symptomatische Parkinson-Syndrom war nicht mehr nachweisbar. Die fein-koordinatorischen Leistungen waren gut. Das Elektroenzephalogramm war wieder schneller geworden (um 9 Hz), allerdings sehr unregelmäßig. Der Patient machte wieder Pläne für die Zukunft.

Schlußfolgerung

Die vorliegende Kasuistik ist aus epidemiologischen Gründen sehr interessant. Die Angaben des Patienten zum Infektionsmodus – zahlreiche Kontakte zu Frauen, die dem Patienten wenig bekannt waren – sind wahrscheinlich verläßlich. Die Tatsache, daß die Ehefrau während 2½ Jahren, in denen sie regelmäßig sexuelle Kontakte mit dem Patienten hatte, nicht infiziert wurde, weist darauf hin, daß nicht jeder Geschlechtsverkehr mit einem Infizierten zur Weitergabe der Infektion führen muß.

Die Diagnose AIDS wurde erstmals im Frühjahr 1987 anläßlich der Pneumocystis carinii Pneumonie gestellt. Obwohl der Patient im Verlauf eines Jahres zwei Rezidive der Pneumonie erlitt, ist sein Hauptproblem jetzt die HIV-Enzephalopathie. Wegen dieser Enzephalopathie und aufgrund der Tatsache, daß der Patient bereits seit Februar 1987 das Vollbild von AIDS hatte, wurde die probatorische Behandlung mit Azidothymidin begonnen. Das Ergebnis dieser Therapie ist noch nicht abschließend zu beurteilen. Sie hat aber zumindest vorübergehend zu einer Befindlichkeitsbesserung und Besserung der zerebralen Läsionssymptomatik des Patienten geführt.

Kasuistik Nr. 4

Vorgeschichte

Bei dem 64jährigen verheirateten, heterosexuellen Mann mit zwei erwachsenen Kindern war seit April 1986 eine HIV-Infektion bekannt. Der HIV-Test war im Rahmen der Abklärung einer seit Januar 1986 sich dahinschleppenden Virusgrippe gemacht worden, bei der der Patient unter rezidivierendem Husten, subfebrilen Dauertemperaturen, Nachtschweiß und allgemeinem Kräfteverfall litt. Besonders auffallend war ein ausgeprägter Mundsoor. Im Mai 1986 kam der Patient unter dem klinischen Bild eines „progressive stroke“ erneut zur stationären Aufnahme mit einer zunehmenden Hemiparese rechts sowie einer gemischten, vorwiegend motorischen Aphasie innerhalb weniger Tage. Er hatte 39°C Fieber, keinen Meningismus und war im psychischen Befund wach, verlangsamt, unruhig-nestelnd, mit Neigung zu motorischen Perseverationen bei den einzelnen Prüfungen und anosognosisch.

Spezielle neurologische Untersuchungsverfahren

Die kraniale Computertomographie zeigte zwei Herde: Eine rundliche dichtegeminderte Läsion im Bereich des linken Thalamus und eine weitere blasse und unschärfer begrenzte Zone im rechts frontalen Marklager. Eine sichere Kontrastmittelaufnahme war in beiden Herden nicht nachweisbar. Das Elektroenzephalogramm war mit einer Grundtätigkeit von 4-6 Hz mittelschwer allgemeinverändert, ohne konstanten Herdbefund, soweit dies bei den zahlreichen Bewegungsartefakten zu beurteilen war. Im Liquor cerebrospinalis war die Zellzahl normal, das Gesamteiweiß lag an der oberen Normgrenze mit 0,59 g/l. Im Proteinquotient war eine Schrankenstörung erkennbar, die oligoklonalen Banden waren negativ, der IgG im Normbereich. Die Glucose im Liquor war 46 mg% bei 151 mg% Serumglucose recht niedrig; das Lactat im Liquor mit 2,7 mmol/l gering erhöht. Unter den sonstigen Laborwerten war vor allen Dingen eine deutliche Erniedrigung der absoluten Helferzellzahl auf 47/µl auffällig.

Verlauf

Unter dem klinischen Verdacht einer Toxoplasmose-Enzephalitis wurde eine Behandlung mit 50 mg Pyrimethamin und 500 mg Sulfametoxydiazin eingeleitet, die innerhalb von 3 Wochen zu einer deutlichen Besserung der Hemisymptomatik und der aphasischen Störungen führte. Das EEG blieb allerdings leicht bis mittelschwer allgemeinverändert (6-7,5 Hz), und die psychoorganische Situation stabilisierte sich auf einem deutlich reduzierten intellektuellen Niveau. Die CT-Kontrolle nach 14tägiger Behandlung zeigte eine Verkleinerung und schärfere Demarkierung des linksseitigen Stammganglienbefundes, während der rechts frontale Prozeß unverändert blieb. Der Patient hielt sich in der Folgezeit auf diesem neurologischen Defektniveau und verstarb im Oktober 1986 an einem Herzinfarkt.

Obduktionsbefund

Die Obduktion ergab am Gehirn den Befund einer abgelaufenen ZNS-Toxoplasmose im Bereich des linken Thalamusherdes, während sich der rechtsfrontale Marklagerprozeß als progressive multifokale Leukenzephalopathie erwies. Daneben waren an mehreren Stellen des Gehirns multinukleäre Riesenzellen zu finden im Sinne einer gleichzeitigen HIV-Enzephalopathie.

Schlußfolgerung

Die vorliegende Kasuistik zeigt, daß AIDS sich hinter vielfältigen Symptomen verbergen kann. Aufgrund des schon höheren Alters und der heterosexuellen Orientierung war zunächst die Diagnose einer fortgeschrittenen HIV-Lentivirose sehr unwahrscheinlich. Das wichtigste Symptom, das auf diese Erkrankung hinwies, war der ausgeprägte Mundsoor. Besonders bemerkenswert ist auch, daß gleichzeitig drei schwere ZNS-Komplikationen auftraten.

Kasuistik Nr. 5

Vorgeschichte

Der 39jährige Patient wurde im September 1984 aus einem auswärtigen Krankenhaus wegen therapieresistenter Pneumonie in die Universitätsklinik Frankfurt verlegt. Eine Woche zuvor war er wegen Husten, Fieber und zunehmender Dyspnoe aufgenommen worden. Röntgenologisch zeigte sich seinerzeit eine diffuse interstitielle Zeichnung im Bereich beider Lungen, die zunächst als Alveolitis gedeutet wurde. Eine Tuberkulose bzw. eine bakterielle Genese konnte ausgeschlossen werden. Die probatorische Therapie mit Vibramycin und anschließend einer Kombination aus Cefazolin plus Gentamicin brachte keinen Erfolg.

Bei der Aufnahme in der Universitätsklinik war der Patient in einem sehr schlechten Zustand. Er war kachektisch, hatte eine ausgeprägte Dyspnoe, Husten und hohes Fieber. Die Haut war auffällig trocken, im Bereich der Wangen und des Nasenrückens bestand eine sogenannte seborrhoische Dermatitis, ausgeprägter Mundsoor.

Zur Vorgeschichte konnten noch eruiert werden, daß der Patient homosexuell war, und seit Anfang 1984 an einem Leistungsabfall, Nachtschweiß, gelegentlichen Fieberschüben und Gewichtsabnahme litt. Anfang August kam Husten und zunehmende Atemnot hinzu. Aus Angst vor beruflichen Schwierigkeiten – der Patient war in einer kirchlichen Institution tätig – hatte er wegen dieser Beschwerden keinen Arzt aufgesucht und die erstuntersuchenden Ärzte über seine Homosexualität nicht informiert.

Laborwerte

Hb 13,2 g%, Leukozyten 7100 mit einer absoluten Lymphopenie von 600 Zellen/µl. T4-positive Lymphozyten waren auf 20 /µl reduziert, die „ratio“ betrug 0,07. Außer einer erhöhten LDH von 654 und einer Hypalbuminämie von 2.4 waren die anderen Laborparameter im Normbereich.

Verlauf

Aufgrund des typischen Krankheitsbildes und der Epidemiologie wurde sofort nach der Aufnahme mit einer hochdosierten Co-Trimoxazol-Therapie von 7,68 g i.v. begonnen. Die Verdachtsdiagnose einer Pneumocystis carinii Pneumonie konnte bronchioskopisch gesichert werden. In der bronchoalveolaren Lavage und in der transbronchialen Lungenbiopsie wurde der Erreger nachgewiesen.

Nach kurzer vorübergehender Besserung und Anstieg des Sauerstoffpartialdruckes kam es zu einem erneuten Abfall auf unter 50 mm Hg trotz Sauerstoff über die Nasensonde. Der Patient mußte beatmet werden.

Trotz intensiv-medizinischer Maßnahmen verstarb er nach nur fünftägiger Behandlung.

Der Sektionsbefund ergab eine typische Pneumocystis carinii Pneumonle mit Nachweis der Erreger in den Alveolen. Zusätzlich Befall der Lunge sowie nahezu aller inneren Organe mit CMV.

Schlußfolgerung

Im vorliegenden Fall ist der letale Ausgang der ersten Episode einer Pneumocystis carinii Pneumonie auf die zu spät begonnene Therapie zurückzuführen. Schon einige Monate vor der Aufnahme waren die Zeichen der Verschlechterung eindeutig; die PcP-bedingten Symptome bestanden bei Aufnahme in dem auswärtigen Krankenhaus bereits 7 Wochen.

Auch vor Einführung des Testes, der in diesem Fall nachträglich an eingefrorenem Serum durchgeführt und positiv befunden wurde, wäre die Diagnose PcP aufgrund der Risikoanamnese, des typischen klinischen Bildes (Mundsoor, Kachexie) und des ausgeprägten Immundefektes sicher in einem früheren Stadium möglich gewesen – mit der Konsequenz, daß diese erste Episode der PcP hätte erfolgreich behandelt werden können. Ursächlich für diese Verzögerung war das Verhalten des Patienten, der sich aus Angst vor Diskriminierung nicht zu einem Arzt traute und seine Homosexualität den erstbehandelnden Ärzten nicht eingestand.

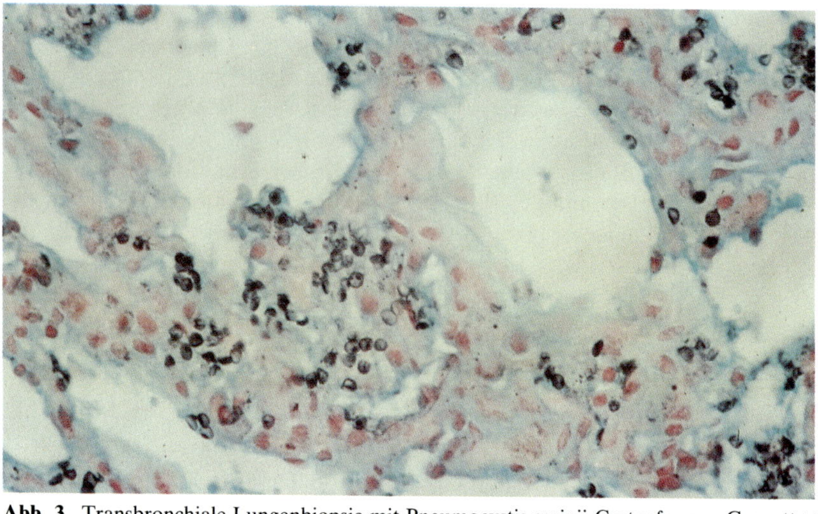

Abb. 3. Transbronchiale Lungenbiopsie mit Pneumocystis carinii-Cystenformen Grocott × 500, Aufnahme: M. Schneider Senkenbergisches Zentrum der Pathologie, Frankfurt

Kasuistik Nr. 6

Vorgeschichte

Bei einem 33jährigen homosexuellen Patienten traten im Juli 1987 starke anfallsartige Nacken- und Kopfschmerzen auf. Die Schmerzen zogen vom Nacken über den Kopf bis hinter die Augen. Gleichzeitig bestand eine Temperatur von 38°. Wegen Verdacht auf Kieferhöhlenentzündung erfolgte eine antibiotische Behandlung ohne daß eine Besserung eintrat. Nach einem Krampfanfall erfolgte die Einweisung in unsere Klinik. Zur Vorgeschichte ist noch hinzuzufügen, daß seit März 1987 ein positiver HIV-Test bekannt war, seit Juni 1987 eine orale Candidiasis und ein Herpes analis bestand.

Körperlicher Befund

Altersgemäß wirkender Patient, keine Lymphknoten tastbar, Leber und Milz nicht vergrößert. Die Untersuchung der Hirnnerven ergab den auffälligen Befund einer Diplopie auf ca. 2 m, keine Gesichtsfeldeinschränkung, kein Meningismus.

Neurologische Untersuchung

Neurostatus und EEG unauffällig, in der kranialen Computer-CT kleines Granulom links temporo-parietal.

Labor

Unter den Laborwerten war vor allen Dingen eine absolute Lymphopenie von 436 Zellen/µl sowie ein Absinken der absoluten Helferzellzahl auf 4/µl bei einer ratio von 0,02 bemerkenswert. Im Liquor mikroskopisch massenhaft Kryptokokken, kulturell gesichert. Kryptokokken-Antigen in Serum und Urin positiv. Damit war die Diagnose einer Kryptokokken-Meningitis gesichert.

Verlauf

Unter 14tägiger Therapie mit einer Kombination aus Amphotericin B, Flucytosin und dem experimentellen Antimykotikum Fluconazol gingen die Kopfschmerzen und Doppelbilder innerhalb von 14 Tagen zurück. Nach 7 Wochen Therapie im Liquor weiterhin mikroskopisch Kryptokokken nachweisbar, in der Schädel-CT deutlicher Rückgang des granulomatösen Herdes. In der 8. Woche nach Therapiebeginn fokale Anfälle, zunehmende Visusverschlechterung und Wortfindungsstörungen. Daraufhin wurde erneut eine kraniale CT angefertigt, die jetzt den Nachweis von zwei Raumforderungen mit Hirnödem und Hemisphärenverschiebung ergab. Unter der Verdachtsdiagnose einer Toxoplasmose-Enzephalitis wurde sofort die Behandlung mit Pyrimethamin, Sulfametoxydiazin und Fortecortin begonnen. Unter dieser Therapie rasche Besserung. In der 9. Krankheitswo-

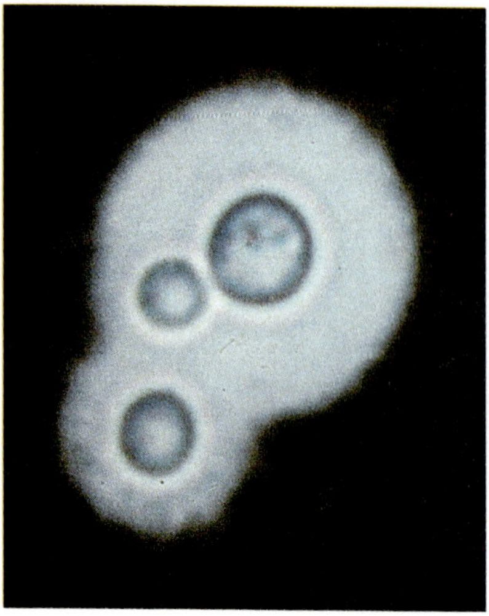

Abb. 4. Tuschepräparat von Kryptokokken (F. Staib, Robert Koch-Institut, Berlin)

che zunehmende Atemnot und Husten. Nachdem sich röntgenologisch der Verdacht auf eine PcP ergab, wurde eine Bronchioskopie mit bronchoalveolärer Lavage durchgeführt. In dem dabei gewonnenen Material wurde sowohl Pneumocystis carinii als auch Cryptococcus neoformans nachgewiesen. Nach insgesamt dreiwöchiger Behandlung mit Co-Trimoxazol in hoher Dosierung konnte der Patient weitgehend beschwerdefrei entlassen werden. Er wird seitdem mit Azidothymidin behandelt und hat sich soweit stabilisiert, daß er wieder arbeiten kann. Als Rezidiv-Prophylaxe erhält er täglich 200 mg Fluconazol oral (Cryptococcus neoformans) sowie 50 mg Pyrimethamin (ZNS-Toxoplasmose). Auf eine Prophylaxe bezüglich der PcP wurde wegen der hohen Substanzbelastung verzichtet.

Schlußfolgerung

Die Krankheit AIDS hat sich im vorliegendem Fall mit einer Kryptokokken-Meningitis manifestiert, einer in Mitteleuropa eher seltenen opportunistischen Infektion bei AIDS. Die Kryptokokkose wurde rasch diagnostiziert und wirksam behandelt. Daß die Behandlung erfolgreich war und bis heute kein Rezidiv aufgetreten ist, ist möglicherweise auch auf Fluconazol zurückzuführen, das über die akute Phase hinaus als Rezidiv-Prophylaxe eingesetzt werden kann und wie im vorliegenden Fall offensichtlich gut vertragen wird. Begünstigt durch den extrem schweren Immundefekt kam es bei unserem Patienten zu zwei weiteren schweren opportunistischen Infektionen, die ebenfalls sehr früh diagnostiziert wurden und deshalb behandelbar waren. Aus dieser Kasuistik geht hervor, daß bei rechtzeitigem Therapiebeginn selbst bei sehr ausgeprägtem Immundefekt opportunistische Infektionen behandelt werden können und daß sich, wie der weitere Verlauf belegt (der Patient konnte entlassen werden und ist wieder arbeitsfähig), der therapeutische Einsatz lohnt.

Kasuistik Nr. 7

Vorgeschichte

Der 32jährige homosexuelle Mann ist uns seit 1984 bekannt. Damals erkrankte er nach Aufenthalten in Mittelmeerländern und Lateinamerika mit Fieber, Gelenkschmerzen und einer Splenomegalie. Eine Ursache der Splenomegalie konnte nicht gefunden werden. Da gleichzeitig eine generalisierte Lymphknotenschwellung bestand und Antikörper gegen HIV nachweisbar waren, wurde die Splenomegalie im Rahmen eines Lymphadenopathie-Syndroms gedeutet und auf eine weitergehende Diagnostik verzichtet. In den folgenden Jahren war der Patient bis auf gelegentliche Fieberschübe weitgehend beschwerdefrei und konnte seiner beruflichen Tätigkeit, die ihn in viele Länder führte, nachgehen.

Nach Rückgang der Helferzellen auf 190 /µl im Verlauf des Jahres 1987 erkrankte der Patient im September an einer Pneumocystis carinii Pneumonie. Diese konnte erfolgreich mit Co-Trimoxazol behandelt werden.

Anschließend wurde eine AZT-Therapie mit täglich 6 x 200 mg begonnen. Unter dieser Behandlung erholte sich der Patient zunächst, doch traten gegen Jahresende erneut Fieberschübe bis 39°C alle 4-5 Tage sowie Husten und Dyspnoe auf. Auch diesmal wurde zunächst an eine Pneumocystis carinii Pneumonie gedacht und die entsprechende Diagnostik eingeleitet. Nachdem als Ursache der Beschwerden sowohl Pneumocystis carinii als auch eine Mykobakteriose bzw. andere bakterielle Erreger weitgehend ausgeschlossen worden waren, wurde an das Vorliegen eines malignen Lymphoms gedacht und die entsprechende Diagnostik eingeleitet. Hierzu gehört eine Knochenmarksbiopsie, bei der sich aber nur ein hyperzelluläres Mark mit deutlicher Dyshämatopoese, die typisch für die HIV-Infektion ist, ergab. Eine zweite Knochenmarkspunktion, die vier Wochen später durchgeführt wurde, und die Leberbiopsie brachten die Diagnose. Im Zytoplasma von Knochenmarksmakrophagen konnten typische Leishmanien nachgewiesen werden, das Leberbiopsat zeigte fokale Ansammlungen von Kupfferschen Sternzellen, die in ihrem Zytoplasma ebenfalls reichlich Leishmanien enthielten. Damit war die Diagnose Leishmaniose bei AIDS gesichert.

Laborwerte

Hb 8,9 g%, die Gesamtleukozyten waren mit 1800 deutlich herabgesetzt, die absolute Lymphozytenzahl betrug 500 /µl. Die Helferzellen waren mittlerweile von 190 /µl zum Zeitpunkt der Manifestation der PcP auf 23 /µl abgesunken, die ratio betrug 0,1. Der IFT auf Leishmania donovani war mit einem niedrigen Titer positiv. Sonst ergaben die Laborwerte Normalbefunde.

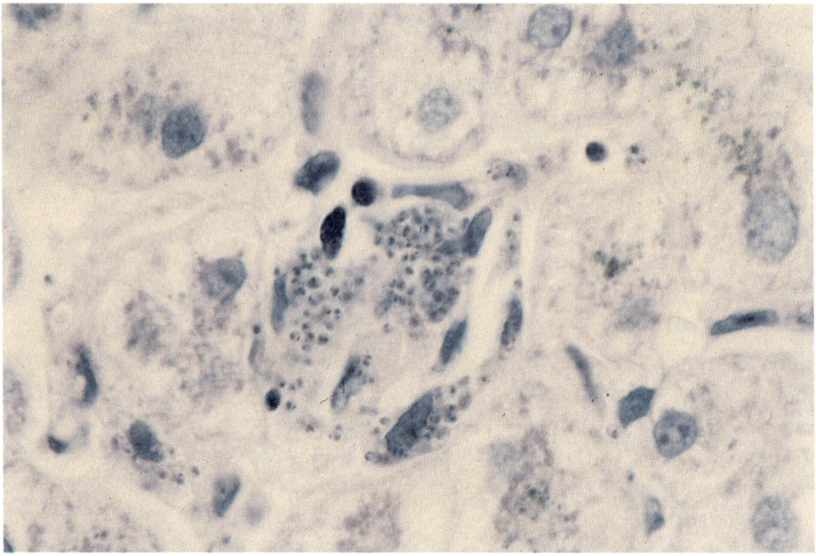

Abb. 5. Fokale Anhäufung von Makrophagen mit reichlich Leishmanien Amastigoten im Zytoplasma. Leberbiopsie, Giemsa × 1200, Aufnahme: S. Falk, Senckenbergisches Zentrum der Pathologie, Frankfurt

Verlauf

Unter der Therapie von Stibogluconat (Pentostam) kam es allmählich zu einem Rückgang der Temperaturen, jedoch mußte die Therapie wegen zunehmender Thrombozytopenie nach 14 Tagen abgebrochen werden. Zur Zeit (Anfang 1988) befindet sich der Patient in gebessertem Zustand (mit seltenen Fieberschüben) zu Hause; bei Wiederanstieg der Thrombozyten ist eine erneute Behandlung mit Pentostam geplant.

Schlußfolgerung

Die visceral Leishmaniose ist in Mittelmeerländern und Lateinamerika endemisch. Aus einzelkasuistischen Mitteilungen aus Mittelmeerländern weiß man, daß Leishmania donovani in Zukunft unter die opportunistischen Erreger bei der HIV-Infektion zu rechnen sein wird. Der vorliegende Fall ist aber die erste Beschreibung eines Kalar Azar bei einem Mitteleuropäer. Sie weist außerdem auf die erheblichen Schwierigkeiten bei der Diagnose hin, die nur durch direkten Erregernachweis und nicht durch den Nachweis von Antikörpern wie bei immunkompetenten Patienten gestellt werden konnte.

Kasuistik Nr. 8

Ende 1987 wurde eine 32jährige Patientin aus einem kleinen Krankenhaus in die Klinik überwiesen, nachdem im Serum der Patientin Antikörper gegen HIV nachgewiesen worden waren. Sie war nach längerem Afrikaaufenthalt wegen allgemeiner Schwäche und Mundsoor in dieses Krankenhaus eingewiesen worden.

Auf Drängen der Patientin, die wegen ihres Afrika-Aufenthaltes an die Möglichkeit einer AIDS-Infektion glaubte, war der HIV-Test durchgeführt worden. Bei der Aufnahme in der Universitätsklinik war die Patientin in einem sehr schlechten Zustand.

Sie war stark abgemagert, hatte hohes Fieber, Husten und Atemnot. Die Haut war auffallend trocken, eine Lymphknoten-Schwellung bestand nicht. In Ergänzung zu der bereits bekannten Anamnese konnte noch eruiert werden, daß als Infektionsquelle mit hoher Wahrscheinlichkeit nur der ehemalige Freund der Patientin, ein Mann, der Ende der 70iger Jahre in Haiti anläßlich eines Unfalls eine Bluttransfusion erhalten hatte, in Frage kam. Dieser Mann, der heute (Anfang 1988) bis auf einen leichten T-Zell-Defekt und einer generalisierten Lymphknotenschwellung weitgehend gesund ist, ist antikörper-positiv. Nach zuverlässigen Angaben hat die Patientin während ihres Afrika-Aufenthaltes (im Rahmen eines Entwicklungshilfeprojektes) keine sexuellen Kontakte zu Afrikanern gehabt.

Laborwerte

Die immunologischen Parameter ergaben einen extremen Immundefekt mit einer Erniedrigung der T4-Lymphozyten auf 11/µl. Die serologischen Untersuchungen auf Zytomegalie- und Epstein-Barr-Virus ergaben keinen Hinweis auf eine frische oder reaktive Infektion. Hepatitis B-, Lues- oder Toxoplasmose-Antikörper waren nicht nachweisbar. Nachdem röntgenologisch eine Infiltration im rechten Oberfeld nachgewiesen worden war, sich in Sputum und Blutkulturen kein Erreger nachweisen ließen, wurde eine Bronchioskopie mit bronchoalveolärer Lavage durchgeführt. In der Lavage-Flüssigkeit konnte weder Pneumocystis carinii noch Tuberkulose nachgewiesen werden, kulturell wurde Nocardia angezüchtet. Damit war die Definition von AIDS – Nocardien-Pneumonie bei HIV-Infektion und ausgeprägtem Immundefekt – erfüllt.

Verlauf

Unter der Behandlung mit Imipenem entfieberte die Patientin innerhalb von drei Tagen. Das Lungeninfiltrat bildete sich langsamer zurück. Nach ihrer Entlassung Anfang 1988 erhielt die Patientin 6 x 200 mg Azidothymidin. Unter dieser Behandlung kam es zu einer deutlichen Befindlichkeitsbesserung mit Gewichtssteigerung um 10 kg, einer besseren Haut, eines dichten Haarwuchses der zuvor extrem dünnen Haare. Leider mußte die Patientin immer wieder wegen zunehmender, Azidothymidin-bedingter Anämie transfundiert werden. Im Sommer 1987 erkrankte die Patienten mit einem Zoster ophtalmicus, im Herbst an einer Pneumocystis carinii Pneumonie. Beide opportunistischen Infektionen konnten unter entsprechender Therapie erfolgreich behandelt werden. Die AZT-Therapie wurde in geringerer Dosis fortgesetzt. Zur Zeit (Anfang 1988) ist die Patientin weitgehend beschwerdefrei und arbeitsfähig. Zu einem dauerhaften Anstieg der Helferzellen Zellen ist es unter AZT aber nicht gekommen.

Schlußfolgerung

Wie aus der Krankengeschichte hervorgeht, ist eine heterosexuelle Übertragung von einem Mann auf eine Frau durchaus möglich. Interessanterweise ist hier der bereits früher infizierte Partner in einem besseren Gesundheitszustand als die Patientin. Kofaktoren, die für den raschen Ablauf der Infektion verantwortlich gemacht werden könnten, ließen sich nicht eruieren. Diese Kasuistik belegt eindrucksvoll, daß es häufig die Betroffenen selbst sind, die zuerst an die Diagnose denken. Bemerkenswert ist auch, daß sich AIDS in diesem Fall nicht mit einer der bekannten HIV-assoziierten opportunistischen Infektionen manifestierte

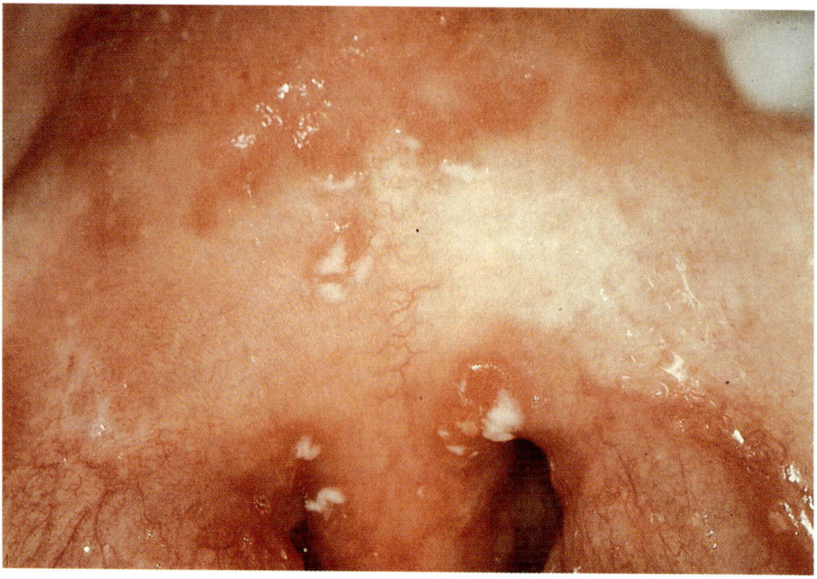

Abb. 6. Mundsoor bei ausgeprägtem Immundefekt

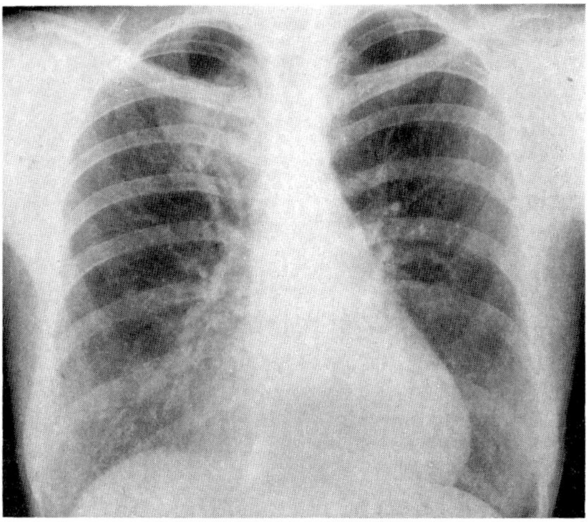

Abb. 7. Flaue Verschattung im posterioren Oberlappensegment rechts mit streifiger Beziehung zum Hilus Nocardien-Pneumonie. Zentrum der Radiologie, Universitätsklinik Frankfurt

sondern mit einer Nocardien-Pneumonie. Diese bislang noch seltene Komplikation konnte nur diagnostiziert werden, weil das Lavage-Material gründlich mikrobiologisch unter Einsatz moderner Züchtungsverfahren aufgearbeitet wurde.

Die HIV-Lentivirose

Definition der HIV-Lentivirose

Die HIV-Lentivirose ist eine chronisch-progrediente Erkrankung, die durch die Infektion mit dem HIV hervorgerufen wird. Nach der Infektion kommt es im Verlauf mehrerer Jahre (5 bis 15) zur allmählichen Beeinträchtigung von Zellen des Immun- und des Zentralnervensystems, und als Folge davon zum Auftreten lebensbedrohlicher opportunistischer Infektionen, typischer Tumoren und zentralnervösen Funktionsstörungen. Die Infektion mit HIV wird serologisch durch Antikörper, Virusantigen oder durch Virusanzucht aus infizierten Körperflüssigkeiten bzw. -gewebe nachgewiesen.

Definition klinischer Krankheitsbegriffe bei der HIV-Lentivirose

Anders als bei klassischen Infektionskrankheiten wie Masern und Typhus lassen sich bei der HIV-Lentivirose zeitlich definierte Krankheitsstadien wie Inkubationszeit und Manifestation nur schwer voneinander abgrenzen, weil häufig der Zeitpunkt der Infektion nicht genau bekannt ist und der zeitliche Ablauf der Erkrankung starke individuelle Schwankungen aufweisen kann. Auch werden die Begriffe Inkubations- und Latenzzeit leider von Virologen, Immunologen, Epidemiologen und Klinikern sehr verschieden gebraucht.

Zwischen der virologisch-serologischen und der in der Klinik üblichen Definition der verschiedenen Stadien der HIV-Lentivirose bestehen Unterschiede, die im folgenden gegenübergestellt werden.

Inkubationszeit

Klinische Definition

Als „Inkubationszeit" wird vom Kliniker die Zeit von der HIV-Inokulation bis zum Auftreten klinisch faßbarer Symptome bezeichnet. Im allgemeinen wird als erstes klinisches Symptom das Lymphadenopathie-Syndrom (LAS) bemerkt. Bei den wenigen Patienten, bei denen eine „akute HIV-Infektion" beobachtet wird, gilt die Zeit zwischen Inokulation und dem Auftreten des mononukleoseähnlichen Krankheitsbildes als Inkubationszeit. Von Epidemiologen wird hingegen die Zeit von der HIV-Infektion bis zum Auftreten von AIDS gemäß der CDC-Falldefinition als Inkubationszeit bezeichnet (siehe Beitrag Epidemiologie)

Virologisch-Serologische Definition

Zeit von der HIV-Inokulation bis zum Einsetzen der Antikörpersynthese gegen HIV-Antigene. Dieser Vorgang setzt eine relevante Virämie nach Virusreplikation voraus.

Latenzzeit

Klinische Definition

Bei nachgewiesenen HIV-Antikörpern wird die symptomfreie Phase vor dem Auftreten einer generalisierten persistierenden Lymphadenopathie (seltener auch bis ARC oder AIDS) als die klinische Latenzzeit verstanden. Bei genauer klinischer Beobachtung und bei Einsatz immunologischer Spezialuntersuchungen werden jedoch bei der Mehrzahl der Infizierten schon in dieser Zeit zunehmende Veränderungen feststellbar. Diese „klinische Latenzzeit" kann in Einzelfällen länger als 10 Jahre betragen.
Einige Kliniker definieren die Latenzzeit wie die Inkubationszeit und umgekehrt.

Virologisch-serologische Definition

Als Latenzzeit wird die Zeit von der Integration des „revers transkribierten" HIV-Genoms (DNS-Provirus) in das Wirtszellgenom bis zum Einsetzen einer relevanten Virusreplikation bezeichnet. Darüberhinaus wird unterschieden zwischen einer sogenannten primären Latenz (keine meßbare initiale Virusvermehrung) und einer sekundären Latenz (spontanes Sistieren einer initialen Virusvermehrung). Diese Begriffe haben aber zur Zeit keine praktische Bedeutung.

Das Lymphadenopathiesyndrom (LAS)

Persistierende (>3Monate) Lymphknotenschwellung (>1cm) an mindestens 2 Körperstellen (außer der Inguinalregion), für die alternative Erklärungen fehlen. Passager können gelegentlich unspezifische Symptome wie Nachtschweiß, Fieber und Abgeschlagenheit dazukommen.

Es sind für diesen Symptomkomplex noch einige andere Bezeichnungen gebräuchlich. Die am häufigsten vorkommenden sind PGL (persistent generalized lymphadenopathy) und PLS (persistent lympadenopathy syndrome).

Der AIDS-related complex (ARC)

Von ARC spricht man, wenn bei HIV-infizierten Patienten 2 oder mehr der folgenden klinischen Symptome vorhanden sind. Diese Symptome sind

- Fieber ohne Erregernachweis, mehr als 30 Tage andauernd,
- ungewollte Gewichtsabnahme, über 10% des Körpergewichts,
- Durchfall/-episoden ohne erklärbare Ursache, mehr als 30 Tage,
- persistierende Leistungsminderung,
- nächtliche Schweißausbrüche,
- Lymphknotenschwellung mehr als 3 Monate persistierend, an mindestens 2 Körperstellen (Inguinalregion ausgenommen)
- orale Candidiasis

Gelegentlich werden auch die Begriffe Pre-AIDS oder Lesser AIDS, vor allen Dingen bei Hinzukommen anderer opportunistischer Infektionen z.B. segmentaler Herpes zoster, verwandt.

Definition von AIDS

AIDS ist keine eigenständige Krankheit, sondern bezeichnet das irreversible klinische Endstadium der HIV-Lentivirose. Nach der international gültigen Falldefinition der Centers for Disease Control (CDC) liegt AIDS nur bei solchen Patienten vor, die an schweren, durch eine Immundefizienz bedingten opportunistischen Infektionen oder typischen Tumoren (Tab. 1-3) leiden. Für diese Immundefizienz müssen andere Ursachen als eine HIV-Lentivirose ausgeschlossen worden sein.

Tabelle 1. Opportunistische Infektionen und Tumoren, die auch **bei fehlendem oder negativen Antikörpernachweis AIDS** bedeuten, wenn sie gesichert und die CD_4-positiven Zellen erniedrigt (< 400) sind.

- Candidiasis von Ösophagus, Trachea oder Lunge
- Cryptococcose, extrapulmonal
- Cryptosporidiose mit Durchfällen, die länger als 1 Monat anhalten
- Cytomegalo-Virus-Infektion eines Organs, außer solitären Befall von Leber, Milz oder Lymphknoten
- Herpes-simplex-Virus bedingte chronische, länger als 1 Monat bestehende mucocutane Ulcera bzw. Herpes-Pneumonie, Bronchitis und Oesophagitis bei Patienten, die älter als 1 Monat sind – ungeachtet der Dauer
- Kaposi-Sarkom bei Patienten unter 60 Jahren
- Lymphom des ZNS bei Patienten unter 60 Jahren
- Mykobakteriose durch M. avium complex, M. kansasii, disseminiert in verschiedenen Organen bzw. 1 Organ zusätzlich zu Lunge, Haut oder Lymphknoten. Der solitäre Lungen-, Haut- oder Lymphknotenbefall erfüllt nicht die AIDS-Kriterien
- Pneumocystis carinii Pneumonie
- Progressive multifokale Leukenzephalopathie
- Toxoplasmose des Gehirns

Bei Kindern unter 13 Jahren

- Lymphoide **interstitielle** Pneumonie oder pulmonale lymphoide Hyperplasie

Opportunistische Infektionen und Tumoren, die unabhängig vom Nachweis einer HIV-Lentivirose AIDS bedeuten, sind in Tabelle 1 zusammengestellt. Bei nachgewiesener HIV-Infektion werden zusätzlich die in Tabelle 2 aufgelisteten gesicherten

Tabelle 2. Opportunistische Infektionen und Tumoren (gesichert), die **bei Nachweis von Antkörpern** gegen HIV gleichbedeutend mit der Diagnose AIDS sind

- Coccidioidomycose; disseminiert oder extrapulmonal
- HIV-Enzephalopathie
- Histoplasmose, disseminiert oder extrapulmonal
- Isoporidiose mit Durchfällen länger als 1 Monat anhaltend
- Kaposi-Sarkom in jedem Alter
- Lymphom des ZNS in jedem Alter
- Non-Hodgkin-Lymphom z.B. Burkitt-Lymphom
- disseminierte Mykobakteriose durch atypische Mykobakterien bzw. Befall anderer Organe als Lunge, Haut oder Lymphknoten
- M. tuberkulosis, disseminiert oder extrapulmonal (ausgenommen isolierter Befall von Lymphknoten)
- Salmonellen Septikämie, rezidivierend
- „wasting syndrome", HIV-Kachexie-Syndrom

Bei Kindern unter 13 Jahren

- Rezidivierende bakterielle Infektionen (Septikämie, Meningitis, Pneumonie u.a.)

Tabelle 3. Opportunistische Infektionen und Tumoren, die bei Nachweis einer HIV-Infektion schon bei **Verdacht** gleichdeutend mit der Diagnose AIDS sind

- Candidiasis des Ösophagus
- Cytomegalo-Virus-Retinitis bzw. Visusverlust
- Kaposi-Sarkom
- Mykobakteriose, disseminiert oder extrapulmonal (außer solitärer Befall der Lunge, der cervicalen bzw. hilären Lymphknoten und der Haut), auch wenn die Erreger nur mikroskopisch nicht kulturell nachgewiesen bzw. differenziert werden können
- Pneumocystis carinii Pneumonie
- Toxoplasmose des ZNS bei Personen, die älter als 1 Monat sind

Bei Kindern unter 13 Jahren

- Lymphoide interstitielle Pneumonie oder pulmonale lymphoide Hyperplasie

Infektionen und Tumoren als AIDS-Manifestation anerkannt. Tabelle 3 gibt eine Übersicht über diejenigen Infektionen, die bei HIV-Infizierten bereits bei Verdacht die Diagnose AIDS rechtfertigen (s. Anhang CDC-Falldefinition, MMWR 1987).

Die Zahl der auf AIDS hinweisenden opportunistischen Infektionen bzw. Tumoren wird in Zukunft vermutlich steigen (s. Organbezogene Beschwerden, Befunde und Diagnosen, S. 25-30). Ebenso ist auch damit zu rechnen, daß weitere Lentivirus-Varianten, die beim Menschen eine Immundefizienz verursachen, entdeckt werden.

Stadieneinteilung der HIV-Lentivirose

Neben diesen klinischen Bezeichnungen haben verschiedene Arbeitsgruppen Stadieneinteilungen vorgeschlagen. Die Grundlage der Stadieneinteilungen sind jahrelange Verlaufsbeobachtungen bei großen Zahlen von Patienten mit nachgewiesener oder Verdacht auf eine HIV-Infektion. Für die Zuordnung zu einem Stadium ist das klinische Beschwerdebild und der Antikörperstatus entscheidend. Immunologische Parameter werden nicht von allen Autoren berücksichtigt.

Die drei wichtigsten Klassifikationen (s. auch S. 6 und 22) sind die der CDC (MMWR 1986) sowie die des Walter Reed Hospitals (Redfield et al., 1986) und die Frankfurter Einteilung (Brodt et al., 1986).

Zwischen der CDC-Definition und den beiden anderen Stadieneinteilungen bestehen Unterschiede. So werden im Gegensatz zu der CDC-Klassifikation in die Frankfurter Stadieneinteilung und in die des Walter Reed Hospitals gesunde Personen mit relevantem Infektionsrisiko aufgenommen.

Der zweite wichtige Unterschied ist die Einbeziehung der absoluten Zahl der T4-Zellen als Beurteilungskriterium bei Redfield et al., sowie Brodt et al. Die CDC-Stadieneinteilung dagegen geht ausschließlich von dem klinischen Bild und dem Labornachweis der HIV-Infektion aus. Es werden 4 Stadien, die mit römischen Ziffern bezeichnet sind, unterschieden. Im Endstadium AIDS wird die Art der Sekundärkomplikation durch Hinzufügen von Buchstaben gekennzeichnet. Damit ist diese Klassifikation sehr gut zur Dokumentation eines AIDS-Falles auch bei fehlenden immunologischen Parametern geeignet. Zu Verlaufs- und Therapiestudien dagegen sollte eine der beiden anderen Stadieneinteilungen angewandt werden, weil einerseits die Prognose bei Patienten mit HIV-Lentivirose vom Ausmaß des Immundefektes abhängt, zum anderen zur Bewertung von Therapiekonzepten bzw. neuen Medikamenten objektive Parameter notwendig sind. Ein solcher Parameter ist die absolute T4-Zellzahl.

Bei der Analyse zahlreicher Krankengeschichten war aufgefallen, daß Mundsoor bei der HIV-Lentivirose erst auftritt, wenn die Zahl der T4-Zellen unter 400 (Redfield et al., 1986) bzw. unter 350 (Brodt et al., 1986) abgesunken ist. Vor der Zuordnung zu einem Stadium sollten die immunologischen Parameter mindestens zweimal im Abstand von 3 Monaten bestimmt worden sein, da zum Beispiel eine zusätzliche akute Cytomegalovirus-Infektion zu einer passageren Erniedrigung der T4-Zellen führen kann.

Im Gegensatz zur Frankfurter Einteilung verwenden Redfield et al. zur Charakterisierung der Immundefizienz noch zusätzlich die kutane Reagibilität auf „Recall-Antigene" (Multitest Mérieux). Bei diesem Test werden mit einem Stempel die Antigene in die Haut eingebracht und die kutane Reaktion genau nach 24 bzw. 48 abgelesen. Da nur derjenige auf „Recall-Antigene" mit einer Hautreaktion reagiert, der schon vor der Immundefizienz mit dem Testantigen in Berührung gekommen ist, hat dieser Test nur eine begrenzte Aussagefähigkeit. Außerdem ist wegen der genau einzuhaltenden Termine bei der

Gebräuchliche Stadienbezeichnungen				Laborparameter		Klinik
Allgemein	**CDC***	**W. Reed****	**Frankfurt**	**HIV-Antikörper**	**CD4+ Zellen**	
Relevantes Infektionsrisiko	nicht definiert	WR 0	1a	neg.	Normalwert	Gesund
Akute HIV-Infektion *Beginn* / *Ende*	I	WR 0 WR 1	1a 1b	neg. pos.	Normalwert	Mononukleose-ähnliches Krankheitsbild
Inkubations- bzw. Latenzzeit	II	WR 1	1b	pos.	Normalwert	klinisch keine faßbaren Symptome
LAS **L**ymph**a**deno-pathie**s**yndrom	III	WR 2	2a	pos.	=< Normalwert	persistierende (> 3 Monate) Lymphknotenschwellung
ARC **A**IDS-**r**elated **c**omplex	IV A IV B	WR 3 WR 4 WR 5	2b	pos.	< 400	progrediente klinische Zeichen eines Immundefektes (z.B. Soor) oder persistierende, unspezifische Symptome (>= 3 Monate)
AIDS **A**cquired **I**mmuno-**d**eficiency **S**yndrome	IV B-E	WR 6	3	pos.	< 400	schwere opportunistische Infektionen, typische Malignome, progrediente neurologische Symptomatik

* **Erklärung zur CDC-Klassifikation (vergl. Anhang)**
IV A = Ein oder mehrere unspezifische Symptome wie persistierendes Fieber, Durchfall, Gewichtsverlust (>= 10% des Körpergewichts)
IV B = Neurologische Symptomatik (bei AIDS: gesicherte Zeichen einer progredienten HIV-Enzephalopathie)
IV C-E = AIDS (siehe CDC-Definition im Anhang)

** **Erklärung zur WR-Klassifikation (vergl. Anhang)**
WR 1 hier gilt auch der direkte HIV-Nachweis
WR 3 CD4+ Zellen < 400 (länger als 3 Monate), mit und ohne generalisierte LK-Schwellung
WR 4 wie WR 3 plus partielle kutane Anergie

Ablesung der Resultate die Auswertung des Testes in der Praxis nur bei guter Compliance der Patienten sinnvoll.

Man muß davon ausgehen, daß die Stadien nacheinander durchlaufen werden, wobei die Dauer eines Stadiums je nach Patient sehr unterschiedlich sein kann. Untersuchungen an homosexuellen Männern (Munoz et al., Internationaler AIDS-Kongreß 1988) haben gezeigt, daß in dem ersten Jahr nach Serokonversion nur 0,5% der Infizierten an AIDS erkrankten, nach 5 Jahren waren es 20%. Man kann davon ausgehen, daß unter den restlichen 80% einige 5 Jahre nach der Serokonversion noch keine wesentlichen Krankheitserscheinungen haben. Die Gründe für diese zeitlichen Schwankungen im Verlauf der HIV-Lentivirose, die wir durch eigene Untersuchungen bestätigen können (Helm et al., 1987), sind noch nicht geklärt.

Möglicherweise spielen hier der Infektionsmodus – sexuell oder durch Transfusion – die Keimzahl, mit der der Betroffene infiziert wurde, oder auch Virusvarianten eine Rolle. Im folgenden werden Beschwerdebild und wichtige Laborparameter im Verlauf der Erkrankung ausführlich dargestellt. Auf Überschneidungen und zusätzliche Unterteilungen der verschiedenen Klassifikationssysteme wird an entsprechender Stelle eingegangen.

1. Stadienbezeichnung	Symptome und Laborbefunde	Ärztliche Maßnahmen
Personen mit relevantem Infektionsrisiko CDC nicht definiert WR 0, 1a	Kein Nachweis einer HIV-Infektion (Antikörper, Antigen, Virusanzucht negativ keine Immundefizienz keine körperlichen Krankheitssymptome	Risikoanamnese erheben. Dazu gehören die Fragen nach 1. sexueller Präferenz, 2. sexuellen Kontakten zu Personen: – mit Risikoverhalten, z.B. Homosexuelle, Fixer/innen, Prostituierte – aus Endemiegebieten (s. Beitrag Koch) – die möglicherweise durch Blut/-produkte infiziert wurden 3. Behandlung mit Blut/-produkten bis zu 10 Jahren zurückliegend (gezielt fragen nach: Blutungsneigung, Unfällen, Operationen) 4. medizinischer Behandlung in Endemiegebieten 5. möglicher akzidenteller Inokulation von erregerhaltigem Material (Labor- und Krankenhauspersonal, Rettungs- sanitäter **Wenn Infektionsrisiko:** HIV-Test (Untersuchung auf Antikörper im Serum) anbieten, frühestens 8 Wochen nach letztem möglichen Infektionsereignis, Wiederholung nach 6 und 12 Monaten dabei Panikstimmung vermeiden (s. Kommentar)

Kommentar zu 1:

Durch Hinzufügen des Wortes „relevant“ soll zum Ausdruck gebracht werden, daß im Regelfall für die Übertragung des HIV mehr als nur flüchtige Kontakte notwendig sind. Auch führt keineswegs jeder sexuelle Kontakt mit einem Infizierten – man geht von einer Übertragung ab 100 bis 400 Kontakten aus – oder jede Nadelstichverletzung, jeder Kontakt mit Blut von AIDS-Patienten, zur Infektion.

Da aber in Abhängigkeit von der HIV-Infektionsdosis und den Übertragungswegen eine unterschiedlich lange Serokonversionslatenz beobachtet werden kann, halten wir es für gerechtfertigt, gesunde Personen mit relevantem Infektionsrisiko in die Stadieneinteilung der HIV-Lentivirose aufzunehmen.

Im Augenblick wird diskutiert, bei Unfällen mit definitiv HIV-infiziertem Blut (z.B. Nadelstichverletzung) sofort eine Prophylaxe mit AZT zur Verhinderung der initialen Virusvermehrung durchzuführen.

2. Stadienbezeichnung	Symptome und Laborbefunde	Ärztliche Maßnahmen
Akute HIV-Infektion CDC I, WR 0, 1a	wird bei etwa 10% der Infizierten zwischen der 3. Woche und dem 6. Monat nach der Infektion beobachtet. Das Krankheitsbild, das dem Pfeiffer'schen Drüsenfieber ähnelt, klingt spontan nach 3-4 Wochen ab. Die wichtigsten Symptome sind Fieber, flüchtiges Exanthem (nicht obligat), häufig generalisierte Lymphknoten- oder Milzschwellung, Halsentzündung, gelegentlich akute Meningoenzephalitis Laborwerte: Keine typische Konstellation, aber häufig Leukopenie mit absoluter Lymphopenie. Liquor: Mäßige Zellzahlerhöhung, mäßige Eiweißvermehrung, Virusanzucht in dieser Phase möglich	Andere Infektionskrankheiten ausschließen (s. Kommentar) Keine medikamentöse Therapie notwendig, eventuell symptomatische Behandlung Lymphozyten-Subpopulation (Helfer-/Suppressor-Zellen = T4/T8) als Verlaufsparameter bestimmen Bei negativem Ausfall des HIV-Tests-Wiederholung der Untersuchung in 4-8 Wochen
WR 1,1b	Antikörper gegen HIV sind zu Beginn und im akuten Stadium meist negativ; nach Abklingen der akuten Phase positiv	

Kommentar zu 2:

Gegenüber dem Pfeiffer'schen Drüsenfieber kann die akute HIV-Infektion durch den negativen Paul Bunnel-Test sowie das Fehlen der Lymphomonozytose abgegrenzt werden.

Da zu Beginn der akuten HIV-Infektion in der Regel keine Antikörper gegen das HIV vorhanden sind, ist die Diagnose dieses Krankheitsbildes schwierig. Insofern ist auch bei Anwendung der CDC-Klassifikation die Zuordnung dieses Stadiums zur HIV-Lentivirose erst retrospektiv möglich. Da nur ein kleiner Teil der Betroffenen eine akute HIV-Infektion durchmacht, wurde dieses Krankheitsbild von Redfield et al., (1986) und Brodt et al., (1986) auch nicht als eigenständiges Stadium etabliert. Vielmehr wird bei diesen Klassifikationen von dem Antikörpernachweis ausgegangen und dadurch die akute HIV-Infektion in einen antikörperpositiven und in einen antikörpernegativen Teil unterteilt.

3. Stadienbezeichnung	Symptome und Laborbefunde	Ärztliche Maßnahmen
Inkubations- bzw. Latenzzeit	Antikörper gegen HIV nachweisbar	Gründliche körperliche Untersuchung
CDC II, WR 1, 1b	**Keine Immundefizienz**	Routine-Laborparameter bestimmen
	Veränderungen im Immunsystem können vorhanden sein, z.B. ein Anstieg der T8-Zellen	Bestimmung der Lymphozyten-Subpopulation (T4/T8)
	Körperliche Symptome: Keine durch die HIV-Lentivirose bedingten Krankheitserscheinungen	Regelmäßige Untersuchung, z.B. 1x pro Jahr, und beim Auftreten neuer Symptome
	Laborwerte:	Keine medikamentöse Behandlung, keine sogenannten Immunmodulatoren
	Routinewerte wie Blutbild, BSG, Elektrophorese, Vielfachanalyse (enthält Transaminasen, LDH-alkalische Phosphatase, Harnstoff, Kreatinin und Serummineralien) normal	Aufklärung des Patienten über seine lebenslange Infektiosität für seine Sexualpartner, bei Frauen auf die besonderen Risiken einer Schwangerschaft auch für das Kind hinweisen
		Über Gefährdung durch zusätzliche Infektionen aufklären
		Ermutigen, die berufliche Tätigkeit nicht vorzeitig aufzugeben und Berufs- und Lebensziele weiterzuverfolgen
		Eine vernünftige Lebensführung anraten
		Merke: Exzessiver Alkohol- und Nikotinabusus sowie Sonnen-/UV-Bestrahlung schaden dem Immunsystem

Kommentar zu 3:

Stadium CDC 2, WR 1,1b beginnt mit dem Auftreten von Antikörpern gegen das HIV, was eine Virusvermehrung bzw. Virämie voraussetzt (s. Beitrag Die Natur des Virus). Man nimmt heute an, daß zwischen der 6. Woche und 6 Monaten nach Exposition ca. 90% der Infizierten Antikörper gebildet haben werden. Personen mit einer sogenannten Serokonversionslatenz können auch jahrelang in den üblichen Screeningtesten negativ bleiben.

Die Begriffe Inkubations- bzw. Latenzzeit werden auch für diese Krankheitsphase nebeneinander gebraucht. Wertet man die akute HIV-Infektion als erste Krankheitserscheinung, so wäre der Begriff Inkubationszeit zu verwenden und die Zeit bis zum Auftreten eines Lymphadenopathie-Syndroms als Latenzzeit zu bezeichnen.

4. Stadienbezeichnung	Symptome und Laborbefunde	Ärztliche Maßnahmen
LAS, CDC III, WR2, 2a	Antikörper gegen HIV nachweisbar	Gründliche körperliche Untersuchung unter besonderer Berücksichtigung des Immunsystems, der Schleimhäute und der Haut
	Mäßiggradige Immundefizienz: T4 normal oder erniedrigt, aber > 400 T8 normal oder erhöht. T4/T8-Ratio = < 1,0	Laboruntersuchungen unter Einschluß der immunologischen Parameter möglichst 2x pro Jahr
	Körperliche Symptome	
	Persistierende (> 3 Monate) Lymphknotenschwellung an mindestens 2 Körperstellen, die Inguinalregion ausgenommen (bei ca. 95% der Patienten vorhanden)	Röntgenaufnahme des Thorax zum Vergleich bei eventuell später auftretenden Infektionen, z.B. einer PcP
		Sonographie des Abdomens zur Bestimmung der Milzgröße und zum Nachweis abdomineller Lymphknoten
	Gelegentlich können vorübergehend Nachtschweiß, Fieberschübe und Abgeschlagenheit dazukommen, die sich aber in diesem Stadium spontan zurückbilden	Auf ZNS-Beteiligung achten, evtl. Spezialisten konsultieren
	Laborwerte Routinelaboruntersuchungen keine richtungweisenden Befunde	Eine medikamentöse Therapie ist nur bei Vorliegen opportunistischer Infektionen sinnvoll
		Beratung des Patienten: Information über die Gefahr opportunistischer Infektionen (OI), die durch Lebensgewohnheiten (Tierkontakte) und besondere Exposition (Tropen) vermehrt sein können

4. Stadienbezeichnung	Symptome und Laborbefunde	Ärztliche Maßnahmen
	Sonstiges: Als Folge der Immundefizienz leichte opportunistische Infektionen wie segmentaler Zoster und bakterielle Pneumonie Die Tuberkulose-Prävalenz ist bei Patienten mit LAS häufiger als bei Immunkompetenten Auch in diesem Stadium der HIV-Lentivirose ZNS-Beteiligung möglich Bei Homosexuellen tritt nicht selten das Kaposi-Sarkom bereits in diesem Stadium auf	Vorsicht bei Impfungen. Bei Lebendimpfstoffen zuvor immunologische Parameter bestimmen lassen Patienten mit Lymphadenopathie-Syndrom sind in der Regel arbeitsfähig. Sie sollten deshalb nicht zur vorzeitigen Aufgabe des Arbeitsplatzes (Prostitution ausgenommen) aufgefordert werden. Auch gibt es kaum Tätigkeiten, die ein HIV-Infizierter grundsätzlich nicht ausüben könnte

Kommentar zu 4:

Viele Patienten werden durch das Auftreten von Lymphknotenschwellungen jetzt erstmals mit Krankheitserscheinungen im Rahmen der HIV-Lentivirose konfrontiert. Die Lymphknoten sind generalisiert mit Betonung der Hals- und Nackenregion. Auch finden sich Lymphknoten an untypischen Stellen. In der Regel sind die Lymphknoten bis pflaumengroß, auf der Unterlage verschieblich, nicht verbacken, nicht fistelnd und gelegentlich beim Aufschießen schmerzhaft. Bei einseitig auftretenden oder isoliert wachsenden Lymphknoten muß immer auch an eine andere Ursache, z.B. eine Lymphknotentuberkulose oder ein malignes Lymphom, gedacht werden.

Trotz Lymphknotenschwellung und sogenannten unspezifischen Symptomen sind die meisten Patienten voll leistungsfähig. Doch bedeuten diese ersten Symptome, daß sich viele Patienten jetzt mit der Tatsache, ernsthaft krank zu sein, auseinandersetzen, und deshalb auch den Ärzten oft die Frage nach therapeutischen Möglichkeiten stellen. In der Vergangenheit wurde eine Vielzahl von Medikamenten entweder mit Wirkung auf das Immunsystem oder direkt auf den Erreger, bislang allerdings ohne durchschlagenden Erfolg, empfohlen. Unter den Substanzen, die direkt auf das HIV wirken, ist ein positiver Effekt bislang nur von Azidothymidin bekannt.

5. Stadienbezeichnung	Symptome und Laborbefunde	Ärztliche Maßnahmen
ARC, CDC IVA, WR3, 2b	Antikörper gegen HIV nachweisbar **deutliche Immundefizienz,** T4-Helferzellen < 400 Körperliche Symptome: Generalisierte Lymphknotenschwellung (nicht obligat und nicht so ausgeprägt wie beim LAS), sogenannte unspezifische Symptome wie Fieber- bzw. Fieberschübe und Durchfälle bzw. Durchfallepisoden ohne erkennbare Ursache, nächtliche Schweißausbrüche, Abgeschlagenheit. Häufig ist eine auffallend gerötete, trockene Gesichtshaut vorhanden (s. Kommentar) **Laborwerte** Häufig Leukopenie, insbesondere Lymphopenie, leichte Anämie, BSG mäßig erhöht, häufig polyklonale Gammopathie, wobei besonders IgG und IgA erhöht gefunden werden. Ergebnisse der Vielfachanalyse im Normbereich	Körperliche Untersuchung Bestimmung der immunologischen Parameter sowie der Routine-Laboruntersuchungen Sonographie und Röntgen-Thorax **Merke:** Die Häufigkeit der Kontrollen sollte sich nach dem Befinden des Patienten richten. **Jede opportunistische Infektion sollte rasch diagnostiziert und optimal behandelt werden,** z.B. ein segmentaler Herpes zoster immer mit Acyclovir i.v. (s. Beitrag Therapieübersicht: Opportunistische Infektionen) Keine immunmodulatorische Therapie, eventuell AZT-Behandlung (s. Beitrag Staszewski) Patient gezielt auf Warnsymptome möglicherweise ernster OI aufmerksam machen, die frühzeitig diagnostiziert und behandelt werden müssen (z.B. trockner Husten, Belastungsdyspnoe (PCP), Krampfanfälle (Toxoplasmose), Sehstörungen (CMV-Retinitis). Beratung der Patienten wie zuvor, aber da jetzt auch mit einer eingeschränkten Arbeitsfähigkeit zu rechnen ist, insbesondere bei Vorliegen einer HIV-Enzephalopathie, kann dem Patienten der Schwerbehinderten-Status zuerkannt werden (Exner-Freisfeld und Helm 1987)

5. Stadienbezeichnung	Symptome und Laborbefunde	Ärztliche Maßnahmen
CDC IVB	ZNS-Beteiligung	
WR4/2b	Wie WR3, zusätzlich partielle kutane Anergie	
WR5/2b	Wie WR3, zusätzliche komplette kutane Anergie orale Candidiasis	

Kommentar zur 5:

Im Stadium des ARC (CDC IV A + B, WR3-5, 2b) können bereits sehr ausgeprägte Krankheitssymptome bestehen. Während die Frankfurter Klassifikation in das Stadium 2b alle Patienten einordnet, die bei 2 Kontrollen im Abstand von ca. 8 Wochen T4-Zellen aufweisen, die die Hälfte des Normalwertes von 700 unterschreiten, werden von den anderen Autoren weitere Unterteilungen aufgrund der klinischen Befunde vorgenommen. Nach der CDC-Klassifikation wird das sogenannte „wasting syndrome“ (Fieber, Durchfall, ungewollte Gewichtsabnahme) als IVA bezeichnet; als CDC IVB, wenn gleichzeitig eine ZNS-Beteiligung besteht.

Die Stadienbezeichnungen WR3, WR4, WR5 und WR6 setzen Helferzellzahlen unter 400 voraus. Zusätzlich wird als Beurteilungskriterium bei Redfield et al., 1986, noch die kutane Reagibilität auf „Recall-Antigene“ sowie das Vorhandensein eines Mundsoors berücksichtigt. Partielle kutane Anergie bedeutet Stadium WR4, komplette Anergie und eine orale Candidiasis Stadium WR5.

Die orale Candidiasis ist diejenige unter den opportunistischen Infektionen, die am ehesten mit einer Erniedrigung der T4-Zellen korreliert. Der Befund, weißliche Beläge an Wangenschleimhaut und weichem Gaumen, ist so typisch, daß er nicht übersehen werden kann (s. Beitrag Orofaziale Manifestationen). Weitere opportunistische Infektionen, die bei Patienten im Stadium WR3-5,2b häufig vorkommen, sind der Abb. 1 zu entnehmen. Die sogenannten unspezifischen Symptome wie anhaltendes Fieber bzw. Fieberschübe, Durchfälle und nächtliche Schweißausbrüche können Hinweise auf das Vorliegen opportunistischer Infektionen sein; es sollten deshalb die entsprechenden diagnostischen Maßnahmen (s. Organbezogene Beschwerden, Befunde und Diagnosen, S. 25-30).

Sowohl die Tuberkulose als auch Mykobakteriosen durch atypische Mykobakterien kommen in Abhängigkeit vom Ausmaß des Immundefektes in steigender Häufigkeit vor.

Man muß heute davon ausgehen, daß alle Patienten, die das Stadium CDC IVA+B,WR3-5,2b erreicht haben, an AIDS erkranken werden. Eine dauerhafte Remission bei ARC ist bislang nicht beobachtet worden.

Die Dauer dieses Stadiums unterliegt großen individuellen Schwankungen. Es gibt Patienten, bei denen AIDS nach wenigen Monaten auftritt, während andere mehrere Jahre in diesem Stadium verbleiben. Prognosen im Individualfall sind aufgrund einmaliger Untersuchungen nicht sicher möglich. Es gibt aber Zeichen, die auf den drohenden Übergang nach AIDS hinweisen, z.B. die Zunahme von Fieber, Durchfällen und Gewichtsabnahme. Unter den Laborparametern ist das Auftreten einer absoluten Lymphopenie, ein Anstieg der meist schon zuvor erhöhten Gammaglobuline, insbesondere der IgA-Fraktion, sowie eine Erhöhung von Beta 2-Mikroglobulinen, Neopterin und säurelabilem Alpha-Interferon im Serum ein Hinweis auf eine drohende Verschlechterung. Dagegen ist der Rückgang einer zuvor ausgeprägten Lymphknotenschwellung bei gleichbleibend niedrigen T4-Zellen kein Zeichen einer Besserung, sondern eher ein Hinweis auf eine Verschlechterung (Depletion des lymphatischen Gewebes im Endstadium der HIV-Lentivirose, s. Beitrag Immunpathologie).

Auftreten wichtiger Infektionen und Tumoren im Verlauf der HIV-Infektion

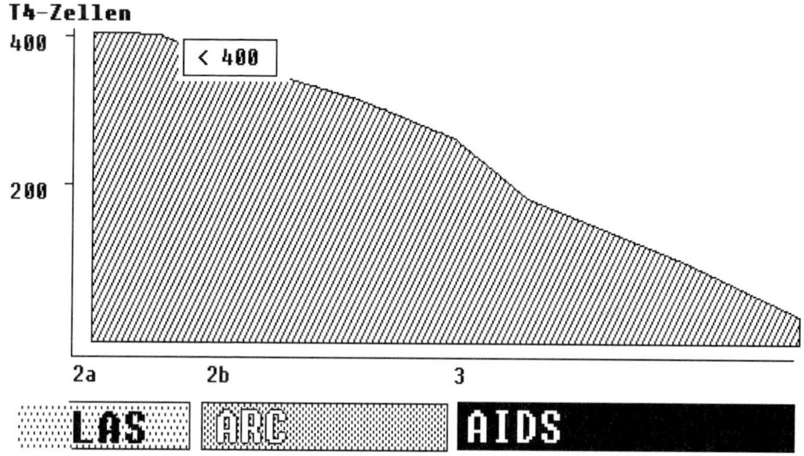

segm. Herpes zoster	Orale Candidiasis	PCP
	Lungentuberkulose	ZNS-Toxoplasmose
	Bakterielle Pneumonie	Kryptosporidiose
	Orale haarige Leukoplakie	Kryptokokkose
	segm. Herpes zoster	Candida-Oesophagitis
	Herpes simplex, rezid.	Mykobakteriose (M. avium/intracell.)
	Thrombozytopenie	Salmonellen-Septikämie, rezid.
		CMV-Retinitis
		genalisierter Herpes zoster
		Nekrot. Herpes-Infektion
		Progr. multifok. Leukoenzephalopathie
		Primäre ZNS-Lymphome
←→ – – – – – – – – – – – –		Kaposi-Sarkom*
←→ – – – – – – – – – – – –		Non-Hodgkin-Lymphome*
←→ – – – – – – – – – – – –		HIV-Enzephalopathie, ADC*
	←→	Wasting*

* Diese Erkrankungen können auch einer Immundefizienz vorausgehen, bedeuten aber nach der CDC-Definition AIDS

6. Stadienbezeichnung	Symptome und Laborbefunde	Ärztliche Maßnahmen
AIDS CDC IVC-E, WR 6, 3	Antikörper gegen HIV positiv **Schwere progrediente Immundefizienz,** Ausnahme: Kaposi-Sarkom ohne begleitende opportunistische Infektion Körperliche Symptome: Schwere opportunistische Infektionen und Erreger (s. Tab. 1 bis 3) und HIV-assoziierte Tumoren (s. CDC-Definition von AIDS), sowie zentralnervöse Funktionsstörungen **Laborwerte:** keiner der hier erwähnten Laborparameter ist obligat, aber alle können vorkommen, häufig sind mehrere Werte gleichzeitig pathologisch verändert Leuko-/Lymphopenie, Anämie, BSG-Erhöhung, Gammopathie mit Erhöhung von IgG und IgA, Immunkomplexe erhöht Erhöhung der alkalischen Phosphatase und der LDH. Neopterin, β2-Mikroglobulin und säurelabiles Interferon im Serum erhöht	Bei Verdacht auf OI unbedingt Erregersicherung anstreben und danach rasch behandeln (s. Beitrag Stille)

Kommentar zu 6:

Die HIV-Lentivirose weist auch im Endstadium AIDS je nach Patient große Unterschiede auf. Das betrifft vor allem die Sekundärkomplikationen. Während das Kaposi-Sarkom bei Homosexuellen sehr häufig ist, kommt es bei Hämophilie- und Bluttransfusionspatienten so gut wie gar nicht vor.

Der Verlauf opportunistischer Infektionen kann sehr unterschiedlich sein, was allerdings überwiegend von einer raschen Diagnose und Therapie abhängt. Auch fällt auf, daß einige Patienten zu gleicher Zeit oder kurz hintereinander an mehreren opportunistischen Infektionen erkranken, während andere Patienten weitgehend verschont bleiben. Das gilt vor allem für Kaposi-Sarkom-Patienten, die zwar CDC-definitionsgemäß AIDS haben, bei denen aber das Immunsystem noch weitgehend intakt sein kann und deshalb OI selten sind.

Die Vielfalt der Komplikationen im Endstadium AIDS dokumentiert eine Krankenblatt-Analyse von 100 mittlerweile verstorbenen Patienten aus Frankfurt. Bei 46% der Patienten manifestierte sich AIDS mit einer Pneumocystis carinii-Pneumonie. Dazu kamen 11 weitere, die zuerst an einer anderen Sekundärkomplikation erkrankt waren. in 13 Fällen kam es zu einem Rezidiv, so daß insgesamt 70 PcP-Episoden bei 100 Patienten behandelt wurden.

Die Überlebenszeit dieser 100 Patienten hing ganz wesentlich von der frühen Diagnose und Behandlung der PcP ab. 80% derjenigen Patienten, bei denen die HIV-Lentivirose zuvor bekannt war und damit mit Auftreten einer PcP gerechnet wurde, überlebten diese gegenüber nur 49% der Patienten mit unbekanntem Antikörperstatus.

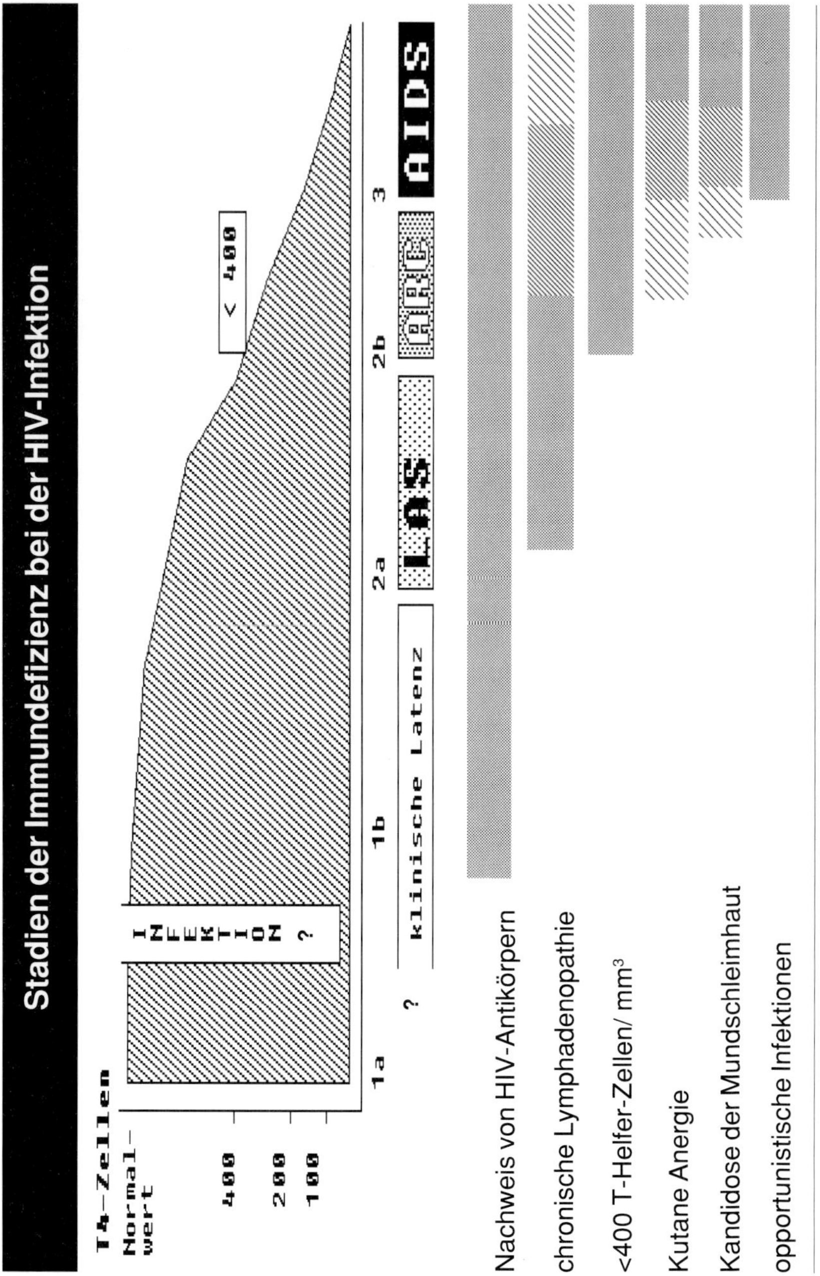
Stadien der Immundefizienz bei der HIV-Infektion
T4-Zellen
Normal-wert
400
200
100
INFEKTION ?
< 400
1a
1b
2a
2b
3
?
klinische Latenz
LAS
ARC
AIDS
Nachweis von HIV-Antikörpern
chronische Lymphadenopathie
<400 T-Helfer-Zellen/ mm³
Kutane Anergie
Kandidose der Mundschleimhaut
opportunistische Infektionen

Die Zahl der Sekundärkomplikationen überstieg die Zahl der Patienten deutlich. Bei 100 Patienten wurden insgesamt 224 schwere opportunistische Infektionen bzw. Tumoren intra vitam diagnostiziert, die jede für sich genommen die Diagnose AIDS bedingt hätten. Berücksichtigt man die mittlere Überlebenszeit dieser 100 Patienten von 35 Wochen, dann trat im Durchschnitt alle 16 Wochen eine neue Infektion bzw. ein Tumor auf. Zählt man die Sekundärkomplikationen, die zusätzlich noch bei der Sektion aufgedeckt wurden, hinzu, erhöht sich ihre Zahl auf 3,5 pro Patient.

Eine Sonderstellung unter den AIDS-Manifestationen nimmt die HIV-Enzephalopathie ein. Da die ZNS-Beteiligung in allen Stadien der HIV-Lentivirose beobachtet werden kann, ist es schwierig, die Entscheidung zu treffen, ab wann diese Komplikation, die neuerdings in die CDC-Falldefinition aufgenommen wurde, die Diagnose AIDS rechtfertigt. Unseres Erachtens ist dies nur der Fall, wenn das Krankheitsbild fortschreitet und keine andere Ursache für die neurologisch-psychiatrischen Symptome gefunden werden kann. Eine zweite Möglichkeit wäre es, die Zahl der T4-Zellen als Kriterium für die Diagnose mitaufzunehmen.

Ganz ähnliche Schwierigkeiten tauchen bei Einbeziehung der Tuberkulose in die AIDS-Falldefinition des CDC auf. Sicherlich erkranken Patienten aus den Entwicklungsländern häufiger an einer disseminierten Tuberkulose als Deutsche, und da Afrikaner und Lateinamerikaner auch HIV-infiziert sein können, besteht die Gefahr, daß bei Patienten aus diesen Ländern die Diagnose AIDS ungerechtfertigterweise zu früh gestellt wird. Wie bei der Enzephalopathie wäre es auch bei der Tuberkulose besser, wenn die absolute T4-Zellzahl (z.B. Tuberkulose bzw. HIV-Enzephalopathie bei Helferzellen <200 = AIDS) in die Definition mitaufgenommen würde.

Die Überlebenszeit der Patienten, die einmal das Endstadium AIDS erreicht haben, beträgt etwa 12 Monate. Während Patienten mit einem Kaposi-Sarkom mehrere Jahre leben können, sterben die meisten Patienten, die an einem malignen Lymphom erkranken, innerhalb von 6 Monaten nach Diagnosestellung. Patienten, bei denen sich die opportunistische Infektion zuerst mit einer Pneumocystis carinii-Pneumonie oder einer ZNS-Toxoplasmose manifestierte, überlebten diese Diagnose durchschnittlich 35 Wochen, (Tabelle 4) wobei sie in dieser Zeit weitgehend beschwerdefrei und häufig arbeitsfähig sein können.

Da es sich bei diesen beiden Sekundärkomplikationen sowie auch bei einem großen Teil der anderen opportunistischen Infektionen um behandelbare Erkrankungen handelt, läßt sich hier durch rasche Diagnose und Therapie sicherlich die Überlebenszeit noch verbessern.

Tabelle 4. Durchschnittliche Überlebenszeit in Abhängigkeit von der Manifestationsart

Manifestationsart		Überlebens-zeit	minimal	maximal
PCP	(n = 47)	30 Wo	1 Tag	102 Wo
KS	(n = 21)	56 Wo	1 Wo	123 Wo
ZNS - TOXO	(n = 10)	34 Wo	3 Wo	60 Wo
mal. Lymph.	(n = 7)	20 Wo	2 Wo	59 Wo
Sonstige	(n = 10)	27 Wo	3 Wo	115 Wo
Gesamt	(n = 95)	35 Wo	1 Tag	123 Wo

Schlußfolgerung

Obwohl es gelungen ist, die Aetiologie der HIV-Lentivirose in sehr kurzer Zeit aufzudecken, sind viele Veränderungen, die im Verlauf der Erkrankung auftreten können, noch nicht geklärt. Deshalb wird auch die hier vorliegende Darstellung ständig zu überarbeiten sein.

Es ist Aufgabe aller Ärzte, bei unklaren Krankheitsbildern und bekannten Krankheiten die atypisch verlaufen an die HIV-Lentivirose zu denken, damit rechtzeitig auf bislang noch unbekannte Infektionserreger und seltene Tumoren aufmerksam gemacht wird. Für die Betroffenen ist es besonders wichtig, daß Ärzte den Kampf bei Sekundärkomplikationen wegen der letztlich ungünstigen Prognose der Erkrankung nicht vorschnell aufgeben. Bis eine gegen den Erreger direkt gerichtete Therapie zur Verfügung steht, ist dies die einzige ärztliche Hilfe, die wir Patienten mit fortgeschrittener HIV-Lentivirose bieten können.

Organbezogene Beschwerden, Befunde und Diagnosen

Besondere „Alarmzeichen", die rasches Eingreifen erfordern, sind besonders hervorgehoben

Organe	Beschwerden + Symptome	Körperliche Untersuchung und Befunde	Mögliche Diagnosen
Gesamteindruck in fortgeschrittenem Krankheitsstadium	Allgemeines Krankheitsgefühl: ***Patient fühlt, daß er krank ist***	– abgemagerter Patient – vorgealtert – gerötete schuppende Gesichtshaut – gelegentlich verlangsamt wirkend, schlaffe Körperhaltung, inadäquater Gemütszustand	– wasting syndrome – HIV-Enzephalopathie
ZNS	– **Wesensveränderung** – Konzentrations- oder Gedächtnisstörung – Antriebsarmut – Kopfschmerzen – Schwindel – Gangstörung – Lähmungserscheinungen – Sensibilitätsstörung – Krampfanfälle – Blasen-, Mastdarmstörung	– **organisches Psychosyndrom** – **Krampfanfälle** – **Fieber** – dementiver Abbau – Hemiparesen – Aphasie – Ataxie – Hemianopsie – Inkontinenz – Meningismus – **EEG: Verlangsamung**, Herd – **CT**: Atrophie, **Läsionen**, – **Liquor**: normal oder mäßige Pleocytose, **(Erreger z. B. Tb, Pilze)** – mäßige Eiweißvermehrung, autochtone Antikörper gegen HIV bzw. andere OI-Erreger	– AIDS-Enzephalopathie – **Toxoplasmose** – **Kryptokokkose** – primäres Hirn-Lymphom – andere seltene opportunistische Infektionen – Tuberkulosen – Lues cerebrospinalis – Virus-Meningoenzephalitis (z. B. CMV, Herpes) – multifokale Leukenzephalopathie

Organe	Beschwerden + Symptome	Körperliche Untersuchung und Befunde	Mögliche Diagnosen
Auge	– Sehstörungen (akut) – Erblindung – Skotome	– Konjunktivitis – **Cotton wool-Exsudate** – Augenmuskellähmungen (Schielen) – Retinale Infarkte und – Hämorrhagien	– Zoster oticus – Herpes corneae – **CMV-Retinitis** – Toxoplasmose-Retinitis – Pilzinfektionen
Lunge	– **zunehmende Atemnot,** z. B. Treppensteigen beschwerlich **Schmerzen beim tiefen Einatmen,** – **quälender Husten,** meist trocken, gelegentlich produktiv	– **Fieber,** – **Tachypnoe,** evtl. Cyanose Perkussion/Auskultation **inadäquat befundarm** Ausnahme: bakterielle Pneumonien Erguß Tumor Röntgen-Thorax: **Interstitielle Zeichnungsvermehrung bds.**	– **Pneumocystis carinii Pneumonie** – alle Formen der Lungen-Tbc – Kaposi-Sarkom – malignes Lymphom – bakterielle Pneumonie, (z. B. Pneumokokken, Legionella, Mykoplasmen) – Viruspneumonie (z. B. Herpes zoster, CMV) – Pilz-Pneumonie (selten) – *Bei Kindern:* Lymphozytäre interstitielle Pneumonie
Lymphknoten und Milz	– Vergrößerung – überwiegend indolent – gelegentlich schmerzen	– alle Lymphknoten genau palpieren – besonders achten auf: retroaurikuläre, nuchale, axilläre supraklavikuläre **ungewöhnliche Lokalisation** **+ Größenzunahme** **+ Konsistenzveränderungen** **+ Schmerzhaftigkeit**	– **Lymphadenopathie** – Lymphknotenschwellung bei Lues/**Tuberkulose** und **malignem Lymphom** – Kaposi-Sarkom – Tuberkulose

Organe	Beschwerden + Symptome	Körperliche Untersuchung und Befunde	Mögliche Diagnosen
Haut	– rötlich/livide Tumoren – gerötete, schuppende Gesichtshaut mit Pustel bildung – Schütterwerden des Haarwuchses, der Augenbrauen und des Bartes – fleckförmiger Haarausfall, – Dunkelfärbung an häufig besonnten Hautpartien, – trocken-rissige Haut, – Juckreiz, – Hauteiterungen, – Pigment-Naevi – Herpes simplex, generalisierte Bläschenbildung – Warzen – Gürtelrose – Nagelveränderungen	– Inspektion der Haut vom Kopf bis zur Fußsohle – Abstrich von entzündeten Partien auf Pilze, Bakterien, Viren, – PE aus auffälligen Partien – Petechien	– **Kaposi-Sarkom** – Herpes simplex persistierend/ nekrotisierend – Verrucae vulgares – Mollusca contagiosa – segmentaler Herpes zoster bzw. genitaler H. zoster – Candida intertrigo – andere Pilzerkrankungen – **seborrhoisches Ekzem** – akneiformes Exanthem – Psoriasis vulgaris – Tuberkulose
Mund	– Mund-/Zungenbrennen – Geschmacksstörungen – weißliche Beläge auf Zunge, Wangen, Gaumen – Aphthen/Rhagaden – trockener Mund – Geschwüre an Zahnfleisch und Zunge – Zahnhals-Schmerzen – Fremdkörpergefühl – rötliche Flecken	– **Inspektion der Mundhöhle** ist besonders wichtig – Immer Gaumen, Zahnfleisch und **Wangenschleimhaut** untersuchen – Unter die Zunge und in die Lippenumschlagfalte sehen – Nicht jede belegte Zunge ist ein Mundsoor (ggf. Laboruntersuchung)	– **Mundsoor** – Hairy Leukoplakia – nekrotische Gingivitis – Herpes – **Kaposi-Sarkom** – malignes Lymphom – Zungen-Carcinom

Organe	Beschwerden + Symptome	Körperliche Untersuchung und Befunde	Mögliche Diagnosen
Ösophagus	– **Schluckstörungen** – Retrosternalschmerz	– endoskopische und – röntgenologische Verfahren	– **Soor-Oesophagitis** – **CVM** – **Herpes-Ulcera** – **Kaposi-Sarkom/** – **malignes Lymphom**
Magen-Duodenum	– Oberbauchschmerz – tastbare Resistenzen; – aufgetriebenes Abdomen	– endoskopisches (röntgenolog.) Verfahren	– **CMV** – **Herpes-Ulcera** bzw. – Gastritis, Duodenitis – **Kaposi-Sarkom** – **maligne Lymphome**
Abdomen	– **Schmerzen** – **Durchfall** – **Verstopfung**	– **Aufgetriebenes Abdomen** – **tastbare Resistenzen** – Veränderung der Darmgeräusche – **keine Peritonitiszeichen trotz Perforation**	– **KS** – **Lymphom** – **CMV-Ulcera** (z. B. perforierend) – **Kryptosporidiose u. a.** – **bakterielle Enteritis**
	– Übelkeit	– **Ultraschall** – Laborparameter	– Cholangitis durch **Kryptosporidien, CMV,** Virushepatitis
Leber	– rechtsseitiger Oberbauchschmerz	– röntgenologische Verfahren (Abomen-Leeraufnahme)	
Gallenwege	– Ikterus		
Dünndarm	– **chron. Diarrhoe** – **Gewichtsverlust** – diffuser Abdominalschmerz	– endoskop. Verfahren – (terminales Ileum) – gastroenterologische Diagnostik zur Malabsorption (röntgenologisches Verfahren)	– **CMV** – **Kryptosporidien-,** – Mykobakterien-Ileitis, – unspez. Malabsorption – **Kaposi-Sarkom** – maligne Lymphome

Organe	Beschwerden + Symptome	Körperliche Untersuchung und Befunde	Mögliche Diagnosen
Dickdarm	– chronische Diarrhoe	endoskopische Verfahren	– **Kaposi-Sarkom** – malignes Lymphom – Colitis durch: **CMV,** Adenoviren, **Kryptosporidien** u.a., Bakterien
Rektum	– Tenesmen – diffuser Abdominalschmerz	– digitale Untersuchung – Proktoskopie – (röntgenolog. Verfahren)	– **Kaposi-Sarkom** – Proktitis durch: **CMV**, Adenoviren, Candida, **Kryptosporidien**, Campylobacter, Lamblien, Salmonellen, – **Mykobakterien**
Genitoanaler Bereich	– Spontanschmerz – Abgang von Schleim, – massive Schmerzen bei Defäkakation/ Wasserlassen – Juckreiz – Ausfluß aus Harnröhre oder Vagina – Warzen – Geschwüre – rote Flecken – Darmfissuren – nekrotisierende Ulcera, – gerötete nässende Stellen – weißliche Beläge	– **Inspektion des außen Genitale** – **Inspektion des Analbereichs** – **digitale Untersuchung** – Proktoskopie – **Inspektion** von Portio und Vagina	– **Mollusken** – **Condylomata** – Lues, Tuberkulose – **Herpes simplex/zoster** – CMV – **Kaposi-Sarkom** – malignes Lymphom – Gonorrhoe, Clamydien, – Hodentumore, – Portio- oder Cervixtumoren, – Analkarzinome – parasitärer Befall

Beratung im Zusammenhang mit der HIV-Lentivirose

Das Thema HIV-Lentivirose gehört in das Arzt-Patienten-Gespräch, weil dies der beste Weg zur individuellen Aufklärung ist und über die Arztpraxen große Teile der Bevölkerung erreicht werden können.

Ein wichtige ärztliche Leistung ist die Anpassung des Aufklärungsgespräches an die individuelle Situation.

Menschen, die sich bereits mit der Möglichkeit ihrer Infizierung auseinandergesetzt haben (z.B. männliche Homosexuelle, IV-Drogenabhängige, Hämophilie-Patienten und Personen mit häufigem Partnerwechsel) müssen anders angesprochen werden als Personen, ohne erkennbares eigenes Risiko. Es entspricht der ärztlichen Erfahrung, daß z.B. ältere Menschen, bei denen sich der Verdacht einer HIV-Lentivirose aufgrund des Beschwerdebildes ergeben hat, durch die Konfrontation mit einem AIDS-Verdacht unnötig erschreckt werden.

Die Interpretation des Testergebnisses

Der HIV-Test ist der Nachweis von Antikörpern gegen HIV und kein Test für das Krankheitsbild AIDS. Man sollte deshalb niemals von AIDS-Test, sondern immer von HIV-Test reden. Ein positives Testergebnis setzt voraus, daß der Screening-Test (siehe Beitrag Serologische Nachweisverfahren) durch einen Bestätigungstest (Western-Blot, Immunfluoreszenz-Test) abgesichert wurde. Allein aufgrund eines positiven ELISA-Testes sollte man dem Betroffenen gegenüber niemals von einem positiven Testergebnis sprechen, sondern immer erst das Ergebnis der Bestätigungsteste abwarten. Wegen der Gefahr von Verwechslungen im Labor werden Kontrolluntersuchungen mit einer zweiten Serumprobe gefordert. Hier muß darauf hingewiesen werden, daß es gelegentlich und wiederholt falsch-positive und seltener, falsch-negative Ergebnisse gibt. Wegen der Tragweite der Diagnose sollten finanzielle/kassentechnische Überlegungen bei der Wiederholung des Testes niemals eine Rolle spielen. Bei Personen, bei denen klinisch der dringende Verdacht auf das Vorliegen einer HIV-Infektion besteht, deren Serologie aber mehrfach negativ ausgefallen ist, muß auch an eine Infektion mit HIV-2 gedacht werden. Dies gilt besonders dann, wenn der Betroffene sexuelle Kontakte zu Personen aus West-Afrika gehabt hat oder in Endemiegebieten transfundiert wurde.

Ein bestätigter HIV-Antikörper-Test bedeutet, daß eine Infektion stattgefunden hat. Man muß davon ausgehen, daß diese Infektion lebenslang besteht und der Betroffene ebenfalls lebenslang für seine Sexualpartner über Blut-, Sperma-, Gewebe- und Körperflüssigkeiten infektiös bleibt.

Aufklärung bei Menschen mit relevantem Risiko

Grundsätzlich ist zu fordern, daß jeder Mensch im sexuell aktiven Alter seinen HIV-Status kennen sollte. Daraus ergibt sich die Aufforderung an Ärzte, den Test nicht nur bei Personen mit Risikoverhalten (s.o.) sondern auch bei geringem Infektionsrisiko zu empfehlen. **Die Durchführung des HIV-Testes erfordert die Einwilligung der Betroffenen.** Um diese zu bekommen, ist zuvor ein Aufklärungsgespräch notwendig, in dem der Arzt den HIV-Test erklärt und auch auf die negativen Aspekte eines positiven Test-Ergebnisses eingehen sollte. Testverweigerung bei relevantem Infektionsrisiko, z.B. aus Angst vor einem positiven Ergebnis und den damit verbundenen Einschränkungen, sollte Anlaß sein, an das Verantwortungsbewußtsein des Betroffenen, seinen Sexualpartner/innen gegenüber zu appellieren. Die psychischen Folgen einer unwissentlichen Weitergabe der Infektion an den Partner, möglicherweise auch an die Kinder, können für Verantwortungsbewußte ebenso gravierend sein wie die Konfrontation mit einer letztlich tödlichen Erkrankung.

Um das Einverständnis zum „Test“ der Patienten zu erreichen, ist es **absolut notwendig, daß das Ergebnis bzw. schon die Durchführung des Testes streng vertraulich bleibt** (auch Arzthelferinnen unterliegen der Schweigepflicht). Auch die Dokumentation der Ergebnisse sollte verschlüsselt und nur dem behandelndem Arzt zugänglich sein. Der Arzt darf ohne Einverständniserklärung des Patienten das Ergebnis an Arbeitgeber, Versicherungen und Behörden nicht weitergeben. Er sollte mitbehandelnde Kollegen informieren; es ist jedoch besser, wenn der Patient dies selber tut.

Der HIV-Test in der Schwangerschaft

Bei jeder Schwangeren sollte im ersten Trimenon auf freiwilliger Basis ein HIV-Test durchgeführt werden. Selbst wenn die Frau in ihrem eigenen Verhalten kein Risiko für eine HIV-Infektion entdecken kann, kann sie durch einen Partner, dessen Vorleben sie nicht kennt, infiziert worden sein. Besser als der Test in der Schwangerschaft ist der Test beider Partner vor geplanter Schwangerschaft.

Infektionen durch Bluttransfusionen und andere Blutprodukte

Da auch in der Bundesrepublik bereits seit Ende der 70er Jahre vereinzelt Übertragungen durch **Bluttransfusionen bzw. Blutprodukte wie Faktor VII – IX, „fresh frozen" Plasma, PPSB, Fibrinogen und AT-III** vorgekommen sind bzw. vermutet wurden, muß bei entsprechender Anamnese ein Zeitraum von mehr als 10 Jahren zurück miterfaßt werden. Viele Menschen wissen nicht, ob sie anläßlich eines Unfalles oder einer Operation Blut oder eines der o.g. Blutprodukte bekommen haben. Man sollte gezielt nach diesen Ereignissen fragen. Gegebenenfalls muß dieses Infektionsrisiko durch Rücksprache mit Kollegen in den entsprechenden Krankenhäusern geklärt werden.
Die Hämophilie-Patienten stellen eine besondere Risikogruppe für die HIV-Lentivirose dar. Bei der Mehrzahl dieser Patienten dürfte der Antikörperstatus bekannt sein. Der HIV-Test sollte bei bekannter HIV-Infektion auch den Sexualpartner/innen angeboten werden.

Vorgehen bei positivem Testergebnis

Die Eröffnung eines positiven Testergebnisses ist eine ärztliche Aufgabe, die grundsätzlich **persönlich** und nicht per Telefon erfolgen sollte. **Ärzte sollten sich darüber klar sein, daß die Diagnose einer HIV-Lentivirose für den Infizierten eine ähnlich schwere, alle Lebensbereiche und Perspektiven verändernde Bedeutung hat, wie etwa die Diagnose eines Malignoms und einer multiplen Sklerose.** Die gleiche Sorgfalt, die Ärzte bei der Klärung solcher Diagnosen aufwenden, sollte auch für den Umgang mit dem HIV-Test gelten.
So müssen immer mögliche Verwechslungen von Untersuchungsmaterial und falsch-positive Testergebnisse durch Wiederholung ausgeschlossen werden. Die psycho-soziale Relevanz, die die Eröffnung der Diagnose „HIV-positiv" für junge bis dahin gesunde Menschen hat, wird noch potenziert durch die Tatsache, daß das individuelle Schicksal (infiziert zu sein, krank zu werden und mit hoher Wahrscheinlichkeit an AIDS zu sterben), noch an Sexualpartner und eigene Kinder weitergegeben werden kann.

Nach der ersten Aufklärung werden in der Regel **weitere ausführliche Gespräche** notwendig sein, in denen der Betroffene auf gesundheitliche Folgen und die individuelle Prognose der Erkrankung hingewiesen werden muß. **HIV-positiven Frauen sollte von einer Schwangerschaft abgeraten werden.**

Auch ist die HIV-Lentivirose grundsätzlich eine Indikation für eine Interruptio wie andere Infektionskrankheiten, z.B. Röteln, auch. Falls die Patientin das Kind trotz des Risikos einer Infektion austragen will, sollte sie nicht zum Abbruch überredet werden.

Infizierte sollten darauf bedacht sein, die Weitergabe der Infektion unbedingt zu vermeiden. Das gilt nicht nur in Bezug auf ihre Sexualpartner, sondern auch für andere Personen, die durch Blut- und Körpersekrete gefährdet sein könnten. So sollten Infizierte ihre weiterbehandelnden Ärzte und Zahnärzte gegebenenfalls auch andere Personen z.B. im Falle blutender Verletzungen über ihre Infiziertheit informieren.

Zusätzlich hat der Arzt die Aufgabe, HIV-infizierte Personen bezüglich einer **vernünftigen Lebensweise** (s. Tabelle 1) zu beraten. Es ist wichtig, besondere Gefährdungen vor allem durch zusätzliche Infektionen aber auch durch Impfungen zu vermeiden. Ferner muß der Arzt in regelmäßigen Abständen Untersuchungen unter Einschluß der immunologischen Parameter durchführen, um den tatsächlichen Gefährdungsgrad zu ermitteln und um bei sich **anbahnenden opportunistischen Infektionen** rasch eingreifen zu können. Dazu gehört, daß der Arzt den Patienten über **Alarmsymptome** wie Husten, Dyspnoe und Fieber informiert.

Prognose der HIV-Lentivirose

Auch über die Prognose der HIV-Infektion, die die Lebensplanung der Betroffenen beeinflussen wird, sollte der Arzt den Patienten informieren. **Allein aufgrund eines positiven HIV-Testes läßt sich die Lebenserwartung nicht abschätzen.** Wir wissen, daß die Dauer zwischen Infektion und Auftreten erster durch die Immundefizienz bedingter Krankheitssymptome individuell sehr stark schwanken kann. Nach dem derzeitigen Kenntnisstand kann man von durchschnittlich 5 – 10 Jahren ausgehen. Da in der Regel der Zeitpunkt der Infektion nicht bekannt ist, lassen sich Aussagen zur Individual-Prognose nur nach gründlicher Untersuchung unter Einschluß der immunologischen Parameter und nach längerer Beobachtung des Individual-Verlaufs machen.

Zusätzlich zur medizinischen Betreuung sollte der Arzt dem Patienten bei der Bewältigung psychischer und sozialer Probleme helfen. Nicht jeder Arzt ist dieser Aufgabe gewachsen. Er sollte andere Personen oder Gruppen, die zur Zusammenarbeit bereit sind, einschalten. Das können konfessionelle Gruppen, Betroffenen-Hilfsorganisationen, aber auch engagierte Einzelpersonen sein.

Wichtig neben der psychischen und medizinischen Betreuung ist eine praktisch-soziale Hilfe (z.B. Hilfe bei Behördengängen). Bei zunehmenden Krankheitserscheinungen ist der **soziale Abstieg das größte nicht-medizinsche Problem.** Der soziale Abstieg betrifft häufig auch die Familien und die Partner HIV-infizierter Menschen. Die psycho-soziale Betreuung muß deshalb auch diese Personen miteinbeziehen.

Ratschläge an den infizierten Patienten

1. Vermeidung der Weitergabe der Infektion an Sexualpartner
2. Information der weiterbehandelnden Ärzte und Zahnärzte
3. Keine Blut-, Organ- oder Samenspenden
4. Schwangerschaften vermeiden, (doppelte Kontraindikation für Mutter und Kind)
5. Sich selbst vor Infektionen, vor allem venerischen Infektionen, schützen
6. Kontakt mit Tuberkulosekranken meiden
7. Vermeiden zu enger Tierkontakte (Gefahr der Parasitenübertragung)
8. Keine radikalen Abmagerungskuren
9. Kein rohes Fleisch essen (Parasiten)
10. Keine übermäßigen („Marathonlauf-") körperlichen Belastungen
11. Übermäßigen Alkohol- und Nikotinabusus meiden
12. Sich vor übermäßiger Besonnung schützen
13. Keine i.v. Drogen, kein Kokain konsumieren
14. Keine das Immunsystem beeinflussenden Medikamente nehmen („Immunstimulantien"), ohne den behandelnden Arzt zu konsultieren
15. Keine ungezielte Medikamenteneinnahme
16. Sich nicht ohne Rücksprache mit dem behandelnden Arzt impfen lassen
17. Vor Auslandsreisen mit dem behandelnden Arzt sprechen
18. In regelmäßigen Abständen (2x pro Jahr) und bei Verschlechterung des körperlichen Befindens den Arzt aufsuchen

Hinweise für den behandelnden Arzt

1. Mit dem Patienten über notwendige Verhaltensänderung, Berufs- und Lebensplanung reden: z.B. keine vorzeitige Berentung anstreben, aber eventuell Teilzeitarbeit empfehlen (siehe Beitrag Sozialleistungen bei HIV-Infektion)

2. Vorsicht bei Impfungen, keine Lebendimpfungen bei bereits bestehendem Immundefekt. Mit verringertem Ansprechen auf alle Impfungen ist zu rechnen

3. Risiken (Anheizen der HIV-Infektion) durch Immuntherapie beachten, keine Frischzellen

4. Keine Sauerstoff-Therapie

5. Vorsicht bei hochdosierten systemischen Langzeit-Corticosteroid-Therapien, mit Exazerbation von OIs ist zu rechnen

6. Vor großen chirurgischen Wahl-Eingriffen Immunsystem genau überprüfen

7. Auf Symptome sich anbahnender OIs wie PCP, ZNS-Toxoplasmose, TBC u.a. achten

8. Alle, auch leichtere OIs konsequent behandeln, (z.B. jeden Herpes zoster mit Acyclovir)

9. Günstigen Zeitpunkt zum Beginn einer AZT-Behandlung in Zusammenarbeit mit erfahrenen Zentren ermitteln.

10. Alle Nebenwirkungen von Medikamenten melden (Arzneimittelkommission der deutschen Ärzteschaft, Postfach 41 01 25, 5000 Köln 41)

11. Alle ungewöhnlichen Krankheitserscheinungen dem BGA berichten, beziehungsweise sie publizieren

III. 1. Primäre HIV-Komplikationen des Nervensystems

W. Enzensberger und P.-A. Fischer

III. 2. Infektionen des Zentralnervensystems

D. Eichenlaub und H. D. Pohle

III. 3. Ophthalmologische Manifestationen

H. Holtmann

III. 4. Orofaziale Manifestationen

P. Reichart

III. 5. Dermatologische Manifestationen

M. Fröschl und O. Braun-Falco

III. 6. Pneumocystis carinii Pneumonie

S. Staszewski und E. B. Helm

III. 7. Opportunistische Infektionen der Lunge

H. S. Füeßl

III. 8. Gastroenterologische Krankheitsbilder

W. Heise und M. L'age

III. 9. Mit einer HIV-Infektion assoziierte Neoplasien

P. Mitrou

III. 10. HIV und Schwangerschaft

E. J. Hickl

III. 11. HIV-Infektion und AIDS bei Kindern und Neugeborenen

C. Rosendahl

III. 1. Primäre HIV-Komplikationen des Nervensystems

W. Enzensberger und P.-A. Fischer

Primäre HIV-Komplikationen des Nervensystems

Einführung

Neurotropie des HIV

HIV besitzt eine ausgesprochene Neurotropie, mit der Folge primärer und sekundärer Komplikationen des Nervensystems (Abb. 1). Es ist bisher nicht abschließend geklärt, inwieweit hierfür speziell neurotrope HIV-Varianten verantwortlich sind.

Zielzellen des HIV im Nervensystem

Mit zunehmender Beobachtungszeit und verbesserten Untersuchungsverfahren (in-situ-Hybridisierung, immunhistochemische Methoden, Elektronenmikroskopie) ist das Wissen über Zahl und Art der HIV-Zielzellen gewachsen. Nachdem zunächst als Hauptzielzellen im Nervensystem Monozyten und Makrophagen sowie die bei der neuropathologischen Un-

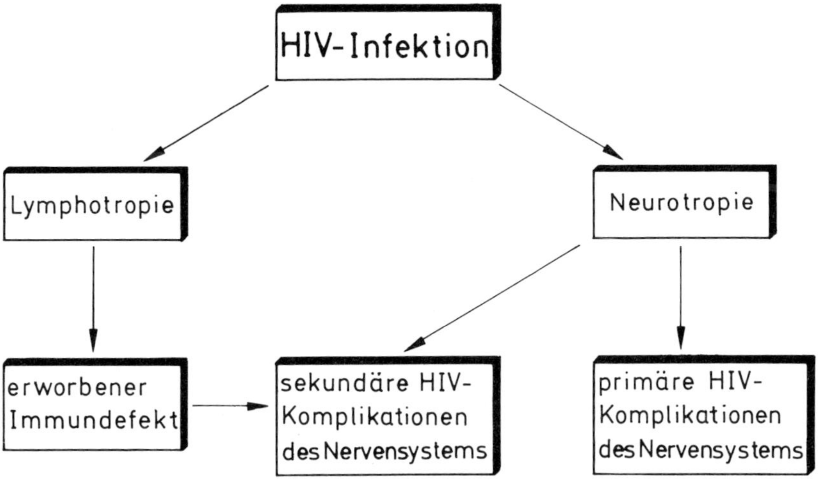

Abb. 1. Pathogenetische Konsequenzen der Lympho- und Neurotropie des HIV (schematisch).

tersuchung zu findenden charakteristischen „multinukleären Riesenzellen" (vermutlich aus fusionierten Makrophagen entstanden) identifiziert wurden, ist inzwischen eine ganze Reihe weiterer Zellarten hinzugekommen. So findet sich, in einem allerdings geringeren Grad, HIV auch in Neurogliazellen (Astroglia, Oligodendroglia und Mikroglia) und Hirngefäß-Endothelzellen, möglicherweise auch in Neuronen. Die ursprüngliche Vorstellung, daß die Infizierbarkeit von Zellen im Nervensystem davon abhängt, ob diese über CD4-Oberflächenantigene verfügen, mußte inzwischen partiell verlassen werden. Insbesondere ein Teil der HIV-infizierten Gliazellen und Neuronen haben keine CD4-Oberflächenantigene. Quantitativ im Vordergrund stehen jedoch Monozyten und Makrophagen, deren CD4-Rezeptoren dafür sprechen, daß sie vermutlich von zirkulierenden Monozyten und Makrophagen des peripheren Blutes abstammen. Daran knüpft sich die Hypothese, daß die HIV-Infektion über latent infizierte Monozyten/Makrophagen intrazellulär über die Blut-Hirn-Schranke in das Nervensystem eindringen kann.

Häufigkeit der ZNS-Infektion in den verschiedenen Stadien der HIV-Infektion

Es ist nach wie vor unklar, wovon die Häufigkeit der neurologischen Komplikationen in den verschieden Stadien der HIV-Infektion abhängt. In größeren Kollektiven zeigen wenigstens 40% der HIV-Patienten neurologische Symptome verschiedener Ursache. Bei neuropathologischen Untersuchungen im Vollbild der HIV-Infektion wird eine Mitbeteiligung des Nervensystems in über 90% der Fälle beobachtet. Mit der Progredienz der stadienhaft verlaufenden HIV-Infektion nimmt auch die Zahl neurologischer Probleme zu. Es gibt selten bereits während der akuten HIV-Infektion eine neurologische Symptomatik, die dann der HIV-Serokonversion vorausgeht. Bei anderen Patienten sind Neuromanifestationen in späteren Stadien der HIV-Infektion die erste klinische Symptomatik (ca. 10-20% der Fälle).

Man muß bei den neurologischen Komplikationen unterscheiden zwischen primären, d.h. direkt HIV-verursachten und sekundären, d.h. indirekt HIV-verursachten Erkrankungen des Nervensystems (z.B. opportunistische Infektionen oder Tumoren), siehe Tabelle 1.

Klinische Krankheitsbilder

Akute HIV-Meningoenzephalitis

Ätiologie und Pathogenese

Es handelt sich um eine akute Meningoenzephalitis durch HIV, die wenige Wochen nach dem Infektionsereignis auftritt. Diese frühe

Tabelle 1. Übersicht primärer und sekundärer Komplikationen des Nervensystems bei HIV-Patienten

1. Primäre HIV-Komplikationen
   (= direkt HIV-induziert)
   a) akute HIV-Meningoenzephalitis
   b) AIDS-Enzephalopathie
   c) chronische HIV-Meningitis
   d) AIDS-Myelopathie
   e) periphere HIV-Komplikationen

2. Sekundäre HIV-Komplikationen
   (= indirekt HIV-induziert)
   a) opportunistische Infektionen (Parasiten, Viren, Pilze, Bakterien)
   b) Tumoren
   c) zerebrovaskuläre Komplikationen
   d) metabolische Komplikationen

Form einer neurologischen Mitbeteiligung wird nur bei einem kleinen Teil der HIV-Infizierten beobachtet.

Klinik

Die Patienten entwickeln innerhalb von Stunden eine zunehmende Bewußtseinstrübung bis zum Koma und haben fakultativ zerebrale Krampfanfälle.

EEG

Das EEG ist unspezifisch enzephalitisch verändert.

CT

Die craniale Computer-Tomographie ergibt einen normalen Hirnbefund. (CT siehe auch Kapitel Radiologische Diagnostik).

Lumbalpunktion

Der Liquor cerebrospinalis zeigt unspezifische entzündliche Veränderungen, mit Pleozytose und Eiweißerhöhung. Soweit die Untersuchungen vorgenommen werden (z.B. weil der Patient einer Risikogruppe angehört) sind die HIV-Anzucht und der Antigennachweis positiv. Die HIV-Antikörper sind im Liquor (und im Serum) zu diesem Zeitpunkt noch negativ.

Verlauf

Die Spontanprognose der akuten HIV-Meningoenzephalitis ist zunächst gut. Es kommt innerhalb weniger Tage zur Rückbildung der klinischen Symptomatik und innerhalb einiger Wochen zur klinischen restitutio ad integrum (einschließlich EEG-Befund). Die Antikörper-Titer für HIV werden im Serum und Liquor innerhalb einiger Wochen bis Monate positiv. Trotz der klinischen Remission ist von einer bleibenden latenten Infektion des Organismus und des Nervensystems auszugehen. Das Nervensystem ist für die Folgezeit als Virusreservoir zu betrachten, und es kann nach Jahren zu weiteren neurologischen Komplikationen kommen, etwa der Entwicklung einer chronischen AIDS-Enzephalopathie.

Differentialdiagnose

Differentialdiagnostisch müssen andere Virusenzephalitiden ausgeschlossen werden, insbesondere die Herpes simplex Virus-Enzephalitis, die mit Acyclovir (Zovirax) spezifisch behandelt werden kann. Praktisch sollte man so vorgehen, daß man zunächst jede virale Herdenzephalitis mit Acyclovir anbehandelt und ggf. die Behandlung abbricht, wenn sich auch nach drei bis fünf Tagen keine hypodensen temporalen Areale in der Computer-Tomographie ausbilden. Auch der spätere Herpes simplex Virus-Titeranstieg wird dann ausbleiben und eine Herpes-Enzephalitis kann ausgeschlossen werden.

Therapie

Eine Therapie der akuten HIV-Meningoenzephalitis ist nicht bekannt und auch nicht erforderlich, was den kurzfristigen Verlauf betrifft. Ob eine frühzeitige spezifische antivirale Therapie, z.B. mit Zidovudin (Retrovir), eine tiefergreifende ZNS-Infektion mit den entsprechenden Spätrisiken verhindern kann, ist bisher nicht untersucht worden.

AIDS-Enzephalopathie

Ätiologie und Pathogenese

Diese häufigste primäre HIV-Komplikation wird je nach Studie bei 27% bis 91% der HIV-Infizierten meist im fortgeschrittenen Krankheitsverlauf klinisch manifest (Synonyme: AIDS-Demenz-Komplex, subakute HIV-Enzephalitis). Sie wird durch die Infektion des Gehirns mit HIV verursacht und nicht (wie ursprünglich angenommen) durch Begleitinfektionen mit opportunistischen Erregern, wie z.B. dem Zytomegalovirus. Für die Pathogenese gibt es heute nur Hypothesen: Neben dem Konzept, daß toxische Stoffwechselprodukte infizierter Monozyten und Makrophagen die Funktion der Neurone schädigen sowie der Möglichkeit einer direkten Infektionsschädigung der Neurone durch das HIV, wird neuerdings eine weitere Hypothese diskutiert. Sie stützt sich auf Ergebnisse der Aminosäurensequenzanalyse bestimmter HIV-Hüllproteine. Hierbei besteht eine teilweise Übereinstimmung der Aminosäurensequenz (zu ca. 30%) mit einem physiologischen neurotropen Faktor, dem sog. „Neuroleukin", was möglicherweise dessen kompetitive Hemmung zur Folge hat. Andere Untersuchungsansätze zur metabolischen Pathogenese der AIDS-Enzephalopathie (Acetyl-Transferase, Eisen, Glukose) haben bisher noch keine richtungweisenden Befunde erbracht.

Klinik

Die AIDS-Enzephalopathie kann ihren Anfang in jedem Stadium der HIV-Infektion haben. Sie beginnt meistens schleichend, mit zunächst nur milden Störungen des Kurzzeitgedächtnisses und der Konzentrationsleistungen. Später entwickeln sich eine allgemeine psychomotorische Verlangsamung, eine Verflachung der Affekte, eine Verringerung des Antriebs, eine Vergröberung der Persönlichkeitszüge sowie ein zunehmender dementiver Abbau. Die Störungen haben insgesamt den Charakter einer Minus-Symptomatik, so daß die Patienten stiller, zurückgezogener, indifferenter werden. Die Progredienz der hirnorganischen Veränderungen ist bei einem Teil der Patienten langsam, während die Störungen bei anderen rascher fortschreiten (innerhalb weniger Monate). Es kann klinisch auch zu recht abrupten Verschlechterungen kommen, insbesondere, wenn gleichzeitig schwere internistische Komplikationen bestehen (z.B. eine Pneumocystis-carinii-Pneumonie oder eine generalisierte CMV-Infektion). Neben den hirnorganischen Veränderungen können im neurologischen Befund eine zunehmende Schwäche der Beine, extrapyramidal-motorische Störungen (i.S. eines symptomatischen Parkinson-Syndroms) sowie ataktische Störungen (cerebellär oder cerebral) hinzutreten. Im schweren Vollbild der AIDS-Enzephalopathie können eine fortgeschrittene Demenz mit Rückzug, Mutismus und Apathie, eine Paraplegie der Beine sowie Blasenentleerungsstörungen bestehen. Die progrediente AIDS-Enzephalopathie gehört nach der heute gültigen CDC-Definition zum Vollbild von AIDS.

EEG

Das EEG kann bei dieser HIV-Komplikation oft schon zu einem frühen Zeitpunkt der Erkrankung Hinweise auf die hirnorganische Störung geben. Die elektrische Hirntätigkeit verlangsamt sich dann aus einer ursprünglichen schnelleren Tätigkeit, z.B. im mittleren Alpha-Bereich (9-12 Hz) in den langsamen Alpha-Bereich (8-9 Hz). Im weiteren Verlauf kann sie sich bis zur Theta-Tätigkeit verändern (6-7,5 Hz). Herdförmige oder paroxysmale Phänomene gehören nicht zum Bild der AIDS-Enzephalopathie; ebenso sind Besonderheiten nach Aktivation mit Flickerlicht und Hyperventilation nicht zu erwarten. Gehäufte Vigilanzschwankungen sind meist Ausdruck des reduzierten internistischen Allgemeinzustandes.

CT und NMR

Die Computer-Tomographie zeigt in etwa 50% der Fälle als Ausdruck der ablaufenden Enzephalopathie eine äußere und/oder innere Hirnatrophie verschiedenen Grades, die im weiteren Krankheitsverlauf zunimmt. Fokale Läsionen und kontrastmittelaufnehmende Strukturen sind nicht zu erwarten, sondern sprechen vielmehr für andere sekundäre Komplikationen (z.B. für eine ZNS-Toxoplasmose oder für ein primäres ZNS-Lymphom) siehe Kapitel Radiologische Diagnostik.

Lumbalpunktion

Die HIV-Infektion des Gehirns kann aus dem Liquor direkt (HIV-Anzucht, Antigennachweis) oder indirekt (Nachweis der autochthonen Produktion spezifischen IgGs gegen HIV) bewiesen werden. Die allgemeine Liquoruntersuchung (Zellzahl, Gesamteiweiß, Elektrophorese, Proteinquotient, oligoklonale Banden, Zytologie nach Sayk) erbringt den Befund einer mehr oder weniger deutlichen chronischen Entzündung mit lokaler IgG-Bildung.

Differentialdiagnose

Neben anderen dementiven Abbauprozessen, die in der Regel durch die Klärung des möglichen HIV-Infektionsrisikos, durch das Lebensalter der Patienten und besonders durch den HIV-Antikörper-Nachweis abgegrenzt werden können, sind sekundäre HIV-Komplikationen bei sich ausbildender Immundefizienz nicht selten ein differentialdiagnostisches Problem. Insbesondere die Frühphase einer ZNS-Toxoplasmose oder eines ZNS-Lymphoms können klinisch Abgrenzungsprobleme mit sich bringen. Das Auftreten fokaler neurologischer Ausfälle, epileptischer Anfälle sowie der Nachweis herdförmiger Veränderungen im EEG und fokaler Läsionen mit Kontrastmittelaufnahme in der Computertomographie werden aber in der Regel eine rasche diagnostische Zuordnung erlauben. Eine Zytomegalievirus-Infektion gibt sich differentialdiagnostisch meist durch die begleitende Chorioretinitis mit typischen Fundusveränderungen und zunehmender Erblindung zu erkennen (Siehe Kapitel Infektionen des Zentralnervensystems).

Therapie

Die derzeit aussichtsreichste, spezifische, antivirale Substanz, das Zidovudin (Retrovir), steht hinsichtlich des Nachweises seiner ZNS-Wirksamkeit noch ganz am Anfang. Die vorhandene Liquorgängigkeit (ca. 50% der Serumbioverfügbarkeit) nach (parenteraler oder) oraler Gabe stellt im Prinzip eine gute Therapievoraussetzung dar. Klinische Besserungen bei einzelnen Patienten mit AIDS-Enzephalopathie sind berichtet worden.

Chronische HIV-Meningitis

Ätiologie und Pathogenese

Es handelt sich um eine chronische Meningitis durch das HIV selbst. Neuropathologische Befunde bei AIDS-Patienten zeigen, daß eine chronische, aseptische Meningitis bei HIV-Patienten häufiger vorliegt, als dies klinisch zu vermuten wäre. Sie tritt bevorzugt in den frühen Krankheitsstadien auf.

Klinik

Viele Patienten haben diese Komplikation offenbar ohne wesentliche Beschwerden. Bei anderen kommt es zu mehr oder weniger ausgeprägten meningitischen Symptomen, mit oder ohne Fieber, Nackensteifigkeit und Lichtempfindlichkeit. Häufig bestehen auch lediglich anhaltende oder rezidivierende Kopfschmerzen wechselnder Lokalisation.

EEG

Normal.

CT

Normal. (CT siehe Kapitel Radiologische Diagnostik).

Lumbalpunktion

Die chronisch-entzündlichen Liquorveränderungen sind unspezifisch, mit Pleozytose und mäßiger Eiweißerhöhung. Durch HIV-Anzucht läßt sich die direkte HIV-Beteiligung nachweisen.

Differentialdiagnose

Neben serologischem Ausschluß anderer Virusmeningitiden ist vor allem die Kryptokokken-Meningitis eine wichtige klinische Differentialdiagnose, da sie gegebenenfalls chemotherapeutische Behandlungsmöglichkeiten eröffnet. Die Kryptokokken-Meningitis kann durch die Liquoruntersuchung mit Tuschepräparat diagnostiziert werden sowie durch Antigennachweis und Kultur (Blut und Liquor).

Therapie

Die HIV-Meningitis macht üblicherweise keine längerfristigen und keine schwerwiegenden Behandlungsprobleme, da sie sich innerhalb von Wochen bis Monaten selbst begrenzen kann. Meist reicht die vorübergehende Verordnung eines Analgetikums. Inwieweit eine Zidovudin-Behandlung auch bei dieser Form der neurologischen Beteiligung ratsam wäre, ist offen.

AIDS-Myelopathie

Ätiologie und Pathogenese

Die Ätiologie ist möglicherweise heterogen (siehe Differentialdiagnose). Die HIV-Pathogenese könnte ähnlichen Hypothesen folgen, wie im Kapitel der AIDS-Enzephalopathie ausgeführt.

Klinik

Pathologisch-anatomisch kann die sog. „vakuoläre Myelopathie“ (so genannt wegen der typischen neuropathologischen Veränderungen mit Vakuolenbildung) bei bis zu 25% der Verstorbenen nachgewiesen werden. Sie macht aber nur in einem Teil der Fälle auch klinisch Beschwerden.

Neben Sensibilitätsstörungen mit aufsteigender Rumpfgrenze kommt es zur spastischen Paraparese der Beine (bis zur Rollstuhlpflichtigkeit) und zu Blasenentleerungsstörungen. Die klinische Entwicklung kann sich über viele Monate hinziehen.

Lumbalpunktion

Im Liquor cerebrospinalis sind Zeichen chronisch-entzündlicher Veränderungen nachweisbar. Die HIV-Anzucht aus dem Liquor ist positiv, teilweise besteht auch autochthone IgG-Bildung.

Differentialdiagnose

Myelitiden anderer Genese, insbesondere durch das Herpes simplex-Virus und das Zytomegalievirus müssen serologisch ausgeschlossen werden. Diese Viren wurden bei neuropathologischen Studien schon als Ursache myelitischer Bilder gesehen. Für die HSV-Myelitis steht eine Therapiemöglichkeit mit Acyclovir zur Verfügung. Meist verlaufen diese Myelitis-Formen rascher als die HIV-Myelopathie. Raumfordernde Prozesse als Ursache einer spinalen Symptomatik (z.B. spinales Lymphom) können durch bildgebende Untersuchungsverfahren (CT, NMR) ausgeschlossen werden.

Therapie

Erfahrungen mit Zidovudin liegen für die AIDS-Myelopathie noch nicht vor. Vorläufig stehen nur Krankengymnastik und ggf. symptomatische antispastische Medikamente zur Verfügung.

Komplikationen am peripheren Nervensystem

Ätiologie und Pathogenese

Die Ätiologie ist, ähnlich wie bei der AIDS-Myelopathie, möglicherweise heterogen. Insbesondere wegen des neuropathologischen Bildes in der Nervenbiopsie (segmentale Demyelinisierung, Axonuntergänge, Rundzellinfiltrate) wird für die direkt HIV-bedingten peripheren neurologischen Störungen eine Immunpathogenese diskutiert.

Klinik

Bei ca. 20% der HIV-Patienten kommt es im Krankheitsverlauf auch zu einer Beteiligung des peripheren Nervensystems. Mit Häufung in bestimmten Stadien der HIV-Infektion kann der Befall verschiedene Formen annehmen. In der frühen Krankheitsphase (Stadium 1 und 2) treten vermehrt polyradikulitische und polyneuritische Bilder vom proximal-asymmetrischen Typ auf. Im Vollbild von AIDS (Stadium 3) herrschen dagegen distal-symmetrische Polyneuropathien vor. Die periphérneurologischen Beschwerden sind im Vergleich zu gleichzeitigen internistischen Komplikationen oft nur gering, so daß sie durchaus übersehen werden können. Im Verlauf von Wochen können sie sich spontan zurückbilden, insbesondere in den frühen Krankheitsstadien der HIV-Infektion. Neben dem peripheren Nervenbefall wurden auch polymyositische Krankheitsbilder beschrieben.

Lumbalpunktion

Der Liquor kann unspezifisch entzündlich verändert sein, mit Pleozytose und Eiweißerhöhung. Die HIV-Anzucht kann positiv sein.

Elektromyogramm

Im EMG können sich sowohl Zeichen der axonalen, als auch der demyelinisierenden Schädigung finden.

Differentialdiagnose

Für peripher-neurologische Komplikationen bei HIV-Infektion müssen neben metabolischen Polyneuropathie-Ursachen (z.B. Vitamin B12-, bzw. Folsäuremangel, Diabetes mellitus) andere Erreger ausgeschlossen werden. Wie neuropathologische Untersuchungen gezeigt haben, ist insbesondere eine sekundäre opportunistische CMV-Infektion nicht selten für peripher-neurologische Störungen verantwortlich.

Therapie

Soweit sich nicht speziell behandelbare Polyneuropathie-Ursachen herausstellen, sondern eine HIV-Polyneuropathie anzunehmen ist, kommen vor allem symptomatische Maßnahmen, insbesondere Krankengymnastik, in Frage. Mit Zidovudin liegen nur allererste Fallberichte vor. In Einzelfällen wurde auch mit Erfolg eine Plasmapherese-Behandlung durchgeführt, soweit das EMG keine axonale Schädigung zeigte.

Stellenwert der klinischen und apparativen Diagnostik

(siehe Tabelle 2)

Klinische Untersuchung

Zur Erfassung der vielfältigen primären, aber auch der sekundären HIV-Komplikationen am Nervensystem sollte jede nervenärztliche Konsultation neben einer ausführlichen Anamnese mit psychiatrischer Untersuchung eine standardisierte neurologische Untersuchung einschließen. Diskrete psychische Veränderungen können eventuell durch Einsatz psychometrischer Meßverfahren früh und präzise erfaßt werden. Klinische Kontrolluntersuchungen sollten ca. alle 6 Monate erfolgen (s. weiter Kapitel Die HIV-Lentivirose).

Tabelle 2. Liste der Untersuchungen, die zur Abklärung neurologischer Komplikationen bei HIV-Patienten erforderlich sein können. Basisuntersuchung sollte alle 6 Monate wiederholt werden

1. *Programm für Basisuntersuchung*
   a) Exploration
   b) psychiatrischer Befund
   c) neurologischer Status
   d) Elektroenzephalogramm

2. *Untersuchungen bei gegebener Indikation*
   a) kraniale/spinale Computer-Tomographie
   b) kraniale/spinale Kernspin-Tomographie
   c) Lumbalpunktion, Serologie
   d) Elektromyogramm
   e) Biopsie
   f) andere Methoden

EEG

Das Elektroenzephalogramm ist für alle cerebralen HIV-Komplikationen eine grundlegende Untersuchung. Es sollte zum halbjährlichen Basisuntersuchungsprogramm gehören. Neben der Aufdeckung beginnender AIDS-Enzephalopathien ist es auch für die differentialdiagnostische Abgrenzung anderer sekundärer Komplikationen (ZNS-Toxoplasmose, ZNS-Lymphom) hilfreich, etwa wenn ein entsprechender Herdbefund im EEG vorliegt. Insgesamt sind die EEG-Veränderungen unspezifisch. Die Methode ist jedoch durch ihre risikolose Wiederholbarkeit gerade für die Verlaufsbeurteilung von großem Wert.

Computertomographie

Das CT dient in erster Linie der Differentialdiagnose von HIV-Komplikationen: Die sekundären Komplikationen mit ihren oft eindrucksvollen kontrastmittelaufnehmenden, fokalentzündlichen oder raumfordernden Läsionen sind gegen die regressiven CT-Veränderungen bei primären HIV-Erkrankungen des Gehirns leicht abgrenzbar. Obwohl die Atrophie im Verlauf einer AIDS-Enzephalopathie zunehmen kann, ist das CT sicher weniger als Screening- oder Verlaufsmethode geeignet, als klinische Untersuchung und EEG. Hier spielen auch Kostengründe und Fragen der Verfügbarkeit eine Rolle.

Kernspintomographie

Die gleichen Überlegungen treffen noch mehr für das NMR (Kernspintomographie) zu. Zwar kann die Methode gerade bei der AIDS-Enzephalopathie im Einzelfall den leukenzephalopathischen Prozeß sichtbar machen, sie bedarf aber sicher der begründeten Indikation. Außerdem kann das NMR im Aufdecken klinisch stummer Herde gelegentlich wichtige Befunde erbringen.

Lumbalpunktion

Die Untersuchung des Liquor cerebrospinalis ist bei den primären entzündlichen HIV-Komplikationen des Nervensystems ein grundlegendes Verfahren. Einzelheiten siehe Kapitel ZNS: Primäre HIV-Komplikationen. Die primäre HIV-Ätiologie vieler Komplikationen läßt sich durch den indirekten Nachweis der autochthonen spezifischen IgG-Bildung und durch direkte Methoden (Antigen-Nachweis, HIV-Anzucht) zeigen. Bei der Lumbalpunktion müssen Gummihandschuhe getragen werden, da der Liquor als infektiös zu betrachten ist.

Elektromyographie

Das Nadel-EMG ist als invasive Methode bei AIDS-Patienten wenig beliebt. Sofern sich aber klinisch keine ausreichende Klarheit über den vorliegenden peripher-neurologischen Befund gewinnen läßt, sollte wenigstens eine Untersuchung mit Oberflächenelektroden angestrebt werden. Diese Form der EMG-Untersuchung ist auch für den Untersucher mit weniger Infektionsgefahr verbunden. Der Untersucher sollte Schutzkittel und Handschuhe tragen.

Biopsie

Während die Hirnbiopsie in den USA bei der Abklärung cerebraler Syndrome bei AIDS häufig durchgeführt wird (wurde), bestand und besteht in Deutschland zu Recht äußerste Zurückhaltung. Neben den untersuchungseigenen Komplikationen (z.B. Hirnblutung) ist mit falsch-negativen Resultaten und mit dem Übersehen simultaner Mehrfachkomplikationen zu rechnen. Demgegenüber kann eine periphere Biopsie (aus Nerv oder Muskel) im Einzelfall durchaus sinnvoll sein.

Sonstige Methoden

In der Differentialdiagnose cerebraler Prozesse bei HIV-Infektionen können immer wieder auch andere Untersuchungsmethoden, etwa eine cerebrale Angiographie, zur Abklärung erforderlich sein. Auch metabolische Untersuchungen (z.B. Vitamin B12, Folsäure, Glukose) können notwendig werden.

Therapie

Spezifische Anti-HIV-Medikation

Über die therapeutische Wirksamkeit des Zidovudin (Retrovir) bei primären Neuromanifestationen liegen derzeit keine kontrollierten Studien vor. Hinsichtlich der neurologischen Auswirkungen der Behandlung mit Zidovudin ist bisher mehr über die unerwünschten Effekte bekannt (insbesondere Übelkeit, Schlaflosigkeit, Muskelschmerzen, möglicherweise auch Verwirrtheit und Krampfanfälle), als über die erwünschten Wirkungen. Von einzelnen auch neurologisch untersuchten Patienten mit AIDS-Enzephalopathie und peripher-neurologischen Problemen bei HIV-Infektion wurden Besserungen unter Zidovudin berichtet. Die Frage des sinnvollen Zeitpunktes eines solchen „neurologischen Einsatzes" von Zidovudin (Stadium 1, Stadium 2, Stadium 3, erst bei Auftreten neurologischer Beschwerden?) ist noch völlig unbeantwortet. Die Mitbehandlung des Nervensystems darf bei der HIV-Infektion nie unbeachtet bleiben, da das Nervensystem als Virusreservoir (mit der Möglichkeit einer endogenen Reinfektion) zu betrachten ist.

Weitere spezifische antivirale Substanzen stehen vor der klinischen Erprobung.

Symptomatische Maßnahmen

Neben spezifischen Anti-HIV-Medikamenten sollten auch die symptomatischen Behandlungsmöglichkeiten ausgeschöpft werden. In vielen Fällen wird man durch regelmäßige Krankengymnastik, in anderen durch Verordnung von Rollstühlen, Fußheberschienen und ähnlichem zu helfen versuchen. Auch der Einsatz von Antispastika oder von sedierenden oder thymoleptischen Psychophar-

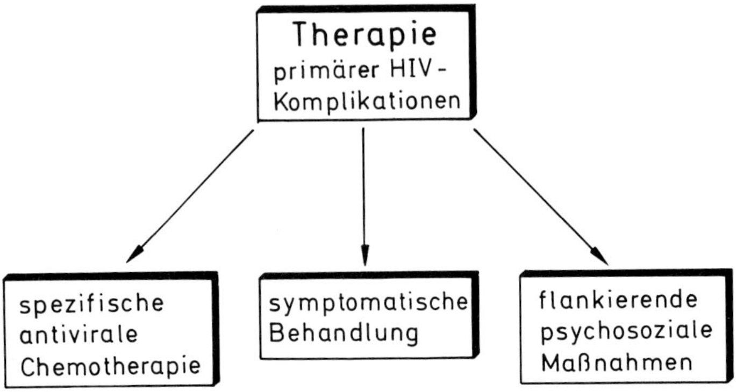

Abb. 4. Spektrum therapeutischer Maßnahmen bei primären HIV-Komplikationen des Nervensystems

maka kann indiziert sein. Schließlich können in geeigneten Fällen Medikamente zur Verbesserung des Hirnstoffwechsels oder Anti-Parkinson-Medikamente probatorisch eingesetzt werden.

Psychosoziale Maßnahmen

Da gerade die primären HIV-Komplikationen des Nervensystems häufig mit erheblichen psychischen Veränderungen einhergehen, sind begleitende psychosoziale Maßnahmen unverzichtbar. Siehe Kapitel „Betreuung“ und „Sozialleistungen“.

Schlußbetrachtung

Wenn die Ausbreitung der HIV-Infektion im bisherigen Tempo anhält, werden gerade die Folgen der primären neurologischen HIV-Komplikationen, insbesondere die AIDS-Enzephalopathie, ein besonders wichtiger Aspekt der HIV-Infektion werden. Die Frage der Reversibilität der HIV-Veränderungen des Nervensystem kann derzeit noch nicht beantwortet werden, wenngleich im Rahmen der Zidovudin-Behandlung erste positive Berichte hierzu vorliegen. Die AIDS-Enzephalopathie könnte zur häufigsten Ursache einer Demenz im jüngeren und mittleren Erwachsenenalter und zur häufigsten *slow-Virus*-Enzephalitis des Menschen werden. Das Spektrum neurologischer Krankheitsbilder ist um die Differentialdiagnose der HIV-Infektion mit ihren zahlreichen primären und sekundären Komplikationen „reicher“ geworden. Jeder Arzt sollte mit diesen neuen HIV-verursachten neurologischen Erkrankungen vertraut sein.

III. 2. Infektionen des Zentralnervensystems

D. Eichenlaub und H. D. Pohle

Infektionen des Zentralnervensystems

Einführung

Es ist wichtig zu wissen, daß es bei ca. 15% der HIV-Infizierten neurologische Symptome sind, die auf das beginnende Vollbild von AIDS hinweisen.

Ätiologie

Neben den primären Schädigungen durch die frühe direkte HIV-Infektion des ZNS, kommen früher oder später als Folge der sich entwickelnden Immundefizienz andere Mikroorganismen als Ursache oder Teilursache neurologisch-psychiatrischer Störungen in Frage. Dazu kommen Malignome sowie vaskuläre, metabolische und degenerative Prozesse.

Verschiedene Ursachen, auch mehrere opportunistische Erreger, können zusammenwirken. Oft erlaubt die postmortale Diagnostik keine eindeutige oder monokausale Zuordnung. Die Tabelle 1 gibt Beispiele zur Ätiologie für die häufigsten Erkrankungen, die bei HIV-Infizierten in Deutschland gesehen werden.

Klinisches Spektrum

Die Beschwerden des Patienten können Symptome einer einzelnen ätiologisch definierten Krankheit sein, aber ebenso aus einer Interaktion verschiedener, auch extrazerebraler, Prozesse und Arzneimittelnebenwirkungen resultieren.

Einzelne Krankheitsbilder

Toxoplasmose

Definition

Die Toxoplasmose des Zentralnervensystems ist eine herdförmige nekrotisierende Entzündung, die durch Reaktivierung einer latenten Infektion mit dem Protozoon Toxoplasma gondii entsteht. In meist mehreren Herden kommt es zur Koagulationsnekrose mit hyperämischem Rand und starkem Umgebungsödem. (Die Läsionen können im Computertomogramm dargestellt werden.) Unbehandelt führt die Erkrankung in wenigen Wochen und unter schweren neurologischen Ausfallerscheinungen zum Tod. Bei rechtzeitiger Therapie ist die Prognose gut.

Bedeutung

Die Toxoplasmose ist aus zwei Gründen eine der wichtigsten ZNS-Erkrankungen bei AIDS-Patienten: Zum einen steht sie nach der Häufigkeit des Auftretens an erster Stelle unter den zerebralen Infektionssyndromen (die unmittelbare HIV-Enzephalitis bleibt hier unberücksichtigt). Zum anderen kann diese bei spontanem Verlauf rasch zum Tode führende Erkrankung bei rechtzeitiger Erkennung so zuverlässig therapiert werden, daß sie bei dem betreffenden Patienten auch auf Dauer als Todesursache ausscheidet.

Epidemiologie

Die Toxoplasmose-Inzidenz ist bei AIDS-Patienten dort hoch, wo sich ein besonders großer Teil der Bevölkerung – durch Verzehr von rohem

Tabelle 1. ZNS-Erkrankungen bei der HIV-Lentivirose

Ursachen	Krankheitsbilder
I. Infektionssyndrome	
HIV-bedingte ZNS-Erkrankung	progredierte Dimenz
andere virale Erkrankungen	
Cytomegalovirus	CMV-Enzephalitis
andere Herpesviren	Herpes Enzephalitis
Papovavirus JC	progressive multifokale Leukoenzephalopathie (PML)
andere Infektionssyndrome	
Toxoplasma gondii	(multi)fokale nekrotisierende Enzephalitis
Cryptococcus neoformans Aspergillus sp. Mycobacterium tuberculosis atypische Mykobakterien Eitererreger Treponema pallidum	Meningitis, Meningoenzephalitis fokale Enzephalitis
II. Tumoren	
primäre ZNS-Lymphome intrakranielle Metastasen maligner Tumoren	Hirndruck Herdsymptomatik
III. vaskuläre, degenerative, metabolische Prozesse	
marantische Embolien Infarkte Hämorrhagien – thrombozytopenische – nach Hirnbiopsie hypoxische Hirnschäden	Herdsymptomatik z. B. mentaler Abbau

Fleisch oder durch Kontakt mit Katzen, die Toxoplasma-Oozysten ausscheiden – mit Toxoplasma gondii infiziert hat. So dürfte die Toxoplasmose-Inzidenz bei der Gesamtzahl der AIDS-Patienten in den USA bei 10% liegen.

In Europa im allgemeinen und besonders in Frankreich und Deutschland ist die Durchseuchung mit Toxoplasmose hoch im Vergleich zu den USA (19-31%). Bei schwangeren Frauen, die die einzige gut untersuchte Bevölkerungsgruppe sind, beträgt die entsprechende Seroprävalenz in Mitteleuropa 55 bis 70% (Mannweiler E., 1985). Die AIDS-Patienten sind mit einem Durchschnittsalter von ca. 37 Jahren älter als die Schwangeren. Sie dürften daher eine wenigstens gleich hohe oder höhere Toxoplasmose-Seroprävalenz haben. Geht man von der Annahme aus, daß die ZNS-Toxoplasmose bei AIDS-Patienten in aller Regel durch Reaktivierung einer latenten Infektion zustandekommt, dann ist bei europäischen AIDS-Patienten wegen ihrer höheren Seroprävalenz mit einem wesentlich häufigeren Auftreten der ZNS-Toxoplasmose zu rechnen als bei Patienten in den USA.

In einer Untersuchung des Universitätsklinikums Rudolf Virchow, Berlin, betrug die *intra vitam* diagnostizierte Inzidenz an ZNS-Toxoplasmose ca. 35%. Bei Hinzunahme der Obduktionsergebnisse steigt die Inzidenz auf über 45% (Pohle & Eichenlaub, Iglesias, unveröffentlicht). Schlote et al., (1987) fanden in Frankfurt am Main bei 28 Sektionen 8mal eine Toxoplasmose (28,6%).

Pathogenese der Toxoplasmose bei AIDS

Toxoplasma gondii gehört zu den Mikroorganismen, die auch bei Immunkompetenten weder im spontanen Krankheitsverlauf noch bei ärztlicher Intervention eliminiert werden. Sie persistieren vielmehr auf Dauer in Zellen ihres Wirtsorganismus: in Zysten im Gehirn, im Myokard und in der Skelettmuskulatur, auch in Makrophagen und in einer ganzen Anzahl sogenannter nicht-professioneller Phagozyten (Werk R.,1985).

Bei AIDS-Patienten, wie auch im Falle anderer schwerer Immunsuppression, resultiert die ZNS-Toxoplasmose aus der Reaktivierung einer latenten Toxoplasma-gondii-Infektion. Die Infektion selbst kann viele Jahre zuvor inapparent oder mit mehr oder minder ausgeprägten Symptomen, wie Abgeschlagenheit, Fieber und Lymphknotenschwellungen, abgelaufen sein. Selbst wenn solche Symptome auftreten, wird die Diagnose einer Toxoplasmose bei immunologisch Gesunden wegen des milden Verlaufs und der spontanen Heilung in der Regel nicht gestellt.

Sobald das Gleichgewicht der gegenseitigen Toleranz zwischen Mikro-

und Makroorganismus verloren geht, z.B. nach Organtransplantation und immunsuppressiver Therapie oder eben im Prozeß des AIDS, gewinnen diese Mikroorganismen die Fähigkeit von Pathogenen zurück.

Zusätzlich zur Reaktivierung solcher „endogener" Toxoplasmen ist eine exogene Neuinfektion – oder Reinfektion – mit T. gondii aber durch den Genuß von rohem Fleisch oder durch den Umgang mit Katzen, die Oozysten ausscheiden, prinzipiell möglich.

Tabelle 2. Toxoplasmose-Symptome

- Fieber
- Persönlichkeitsveränderungen
- hirnorganische Psychosyndrome

- Kopfschmerzen
- diskrete fokale motorische oder sensible Ausfälle
- Hemiplegie
- Hirnnervenstörungen
- Sehstörungen
- Chorioretinitis
- Aphasie, Agraphie
- Ataxie
- fokale, generalisierte Krampfanfälle

Klinische Symptomatik

Die klinischen Symptome der zerebralen Toxoplasmose sind vielfältig und können sich rasch ändern. Dies wird am ehesten verständlich, wenn man bedenkt, daß sich nicht nur die verhältnismäßig kleinen Areale der Koagulationsnekrose auf die klinisch-neurologische Symptomatik auswirken, sondern auch die teils sehr ausgeprägten perifokalen Ödeme, die sich rasch ausbilden und unter Therapie ebenso rasch zurückbilden können. Die zerebralen Symptome stehen im Vordergrund (Tabelle 2), aber auch ein spinaler Befall kommt vor. Die chorioretinitische Manifestation ist im Vergleich mit den zerebralen Herden recht selten. Bei Sehstörungen und Augenhintergrund-Befunden muß aber, neben der Zytomegalie, auch an die Toxoplasmose gedacht werden. Die Chorioretinitis durch Toxoplasma gondii kann als Erstmanifestation von AIDS auftreten und kommt auch ohne gleichzeitig im Gehirn nachweisbare Toxoplasmoseherde vor (Weiss A. et al., 1986).

Diagnostik

Serologie

Bei nicht mit HIV infizierten Patienten mit Malignomen, die an einer nekrotisierenden Hirntoxoplasmose leiden, findet man bei der serologischen Testung einen signifikanten Anstieg und hohe Titer für IgM und IgG gegen Toxoplasma gondii. Dies ist selbst dann der Fall, wenn diese Patienten schwer immunsupprimiert sind (Wong B. et al., 1984).

Bei AIDS-Patienten dagegen helfen serologische Untersuchungen diagnostisch fast gar nicht. Die meisten Patienten haben niedrige, anamnestische, IgG-Titer in der Toxoplasmose-Serologie. Es gibt selbst einzelne Fälle gesicherter Hirntoxoplasmose mit negativen Seroreaktionen.

Bei den meisten Patienten bleiben die IgG-Titer im Serum und Liquor auch bei nachfolgenden Untersuchungen niedrig.
Bei 37 AIDS-Patienten mit ZNS-Toxoplasmose wurden im Sabin-Feldman-Test und mit der Immunfluoreszenz (IFA) nur niedrige IgG-Antikörpertiter gefunden (Luft BJ. et al., 1984).

Für die klinische Praxis ist es wichtig zu wissen, daß serologische Blut- und Liquoruntersuchungen nur insofern nützlich sind, als sie bei positivem Ausfall eine vorhandene Infektion überhaupt nachweisen. Diese diagnostische Möglichkeit sollte durch frühzeitige Titerbestimmung bei jedem Patienten genutzt werden. Letztlich ist aber zu bedenken, daß die Serologie nichts über die Aktivität der Toxoplasmose bei einem individuellen Patienten besagt.

Liquorbefund

Der Liquor cerebrospinalis kann unauffällig sein oder eine mäßige Pleozytose, evtl. auch eine leichte Eiweißvermehrung zeigen. Eine Verminderung des Liquorzuckers, wenn überhaupt nachweisbar, ist nicht gravierend. Der Nachweis von Toxoplasma gondii im Liquor gelingt selbst bei ausgedehnter nekrotisierender Toxoplasmose-Enzephalitis nur in Ausnahmefällen. Bei sonst hinreichenden diagnostischen Kriterien (s.u.) sollte zur Therapieeinleitung keinesfalls auf das Ergebnis des Toxoplasmen-Nachweises gewartet werden. Allerdings könnte bei sonst unschlüssigen diagnostischen Kriterien (z.B. Fehlen von CT-Veränderungen, s.u.) ein Toxoplasmen-Nachweis im Liquor die Therapieindikation begründen.

Toxoplasma-Antigennachweis

Der Nachweis von gelöstem Toxoplasma-gondii-Antigen im Serum oder im Liquor wird als Zeichen einer Reaktivierung der Toxoplasmose und als Therapieindikation angesehen (Aspöck H., pers. Mitteilung). Die Nachweismethode steht bisher nur in wenigen Zentren zur Verfügung.

Diagnosekriterien der Toxoplasmose

Die Diagnose der Toxoplasmose des ZNS basiert auf einer Kombination von Kriterien. Dazu gehören zum Zeitpunkt der Diagnosestellung
a) anamnesische,
b) klinische,
c) radiologische Kriterien.
Später kommen hinzu:
d) Verlaufskriterien.

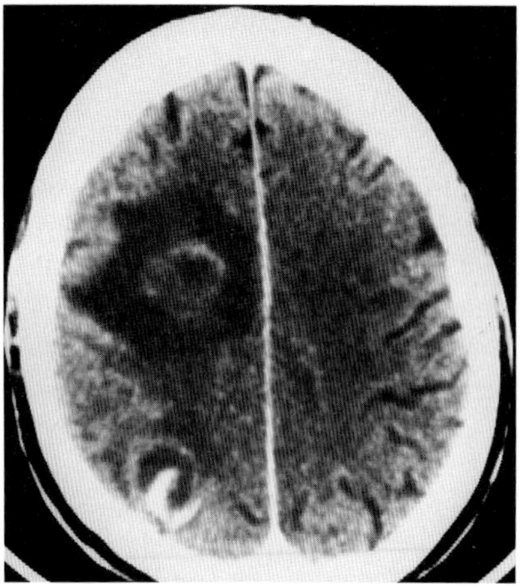

Abb. 1. Toxoplasmose-Herde. Das Compute-Tomogramm (CT) zeigt die ausgedehnte Aufhellung (hypodense Laesion) rechts der Mittellinie und einen weiteren Herd weiter dorsal; innerhalb der Aufhellungsbezirke zeigen sich nach Kontrastmittel-Gabe unterschiedlich geformte Rand-Konturen mit intensivem Kontrast

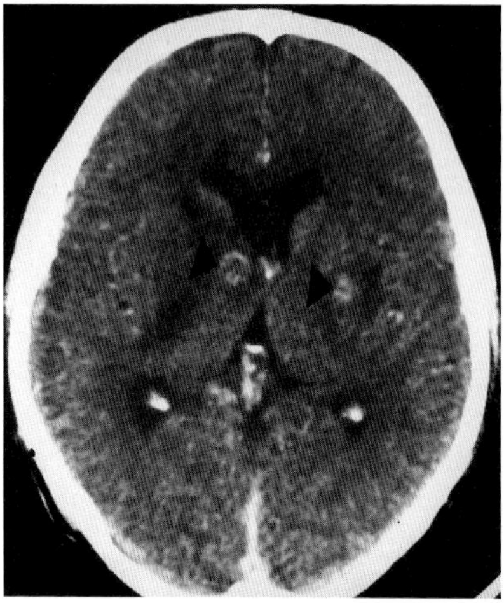

Abb. 2. CT: Toxoplasmose mit multiplen kleinen Herden (s. Pfeile) (Foto: Prof. Dr. Gerstenberg, AVK Berlin)

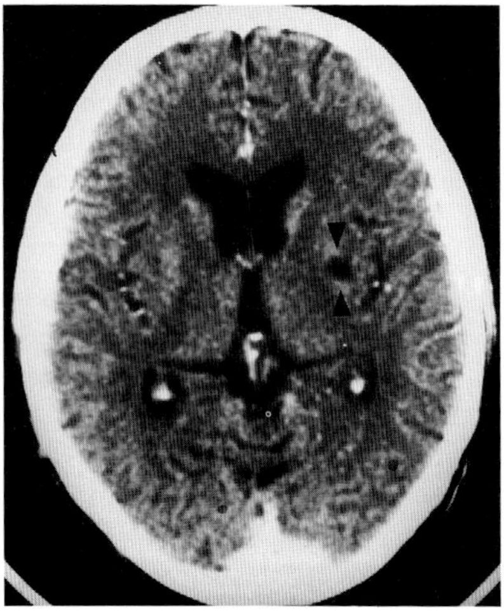

Abb. 3. CT: Kleine malazische Zone als Restzustand nach erfolgreicher Behandlung einer zerebralen Toxoplasmose. Man sieht eine kleine zystische Aufhellung (s. Pfeile) exakt an der Stelle, an der 6 Monate vorher ein Toxoplasmose-Herd nachweisbar war. Gleicher Patient wie in Abb. 2. (Foto: Prof. Dr. Gerstenberg, AVK Berlin)

Die ersten drei Kriterien dürfen nicht als obligate Trias verstanden werden. Zu

a) Als **anamnestisches Kriterium** ist eine mit niedrigen Titern positive Serologie zu werten – ein signifikanter Titeranstieg und das Auftreten von IgM dürfen nicht erwartet werden.
b) **Klinische Zeichen:** Fieber, gelegentlich von mehreren Wochen Dauer, geht der Diagnosestellung meist voraus. Wichtig sind neurologische Symptome wie fokale sensible oder motorische Ausfälle, sensorische Störungen, herdförmige oder generalisierte Krampfanfälle oder extrapyrami-

dale Symptome. Wegen der großen Variation in Sitz und Ausdehnung der Läsionen muß mit einer entsprechend vielgestaltigen neurologischen Symptomatik gerechnet werden. Einziges Korrelat einer zerebralen Toxoplasmose kann ein hirnorganisches Psychosyndrom sein.

c) **radiologische:** die unterschiedlichen radiologischen Veränderungen werden im Kapitel „Radiologische Diagnostik" erörtert.

Zur Frage der Hirnbiopsie siehe: Kapitel Primäre HIV-Komplikationen des Nervensystems.

Eine Hirnbiopsie sollte grundsätzlich nur dann erwogen werden, wenn eine probeweise Toxoplasmose-Therapie versagt hat.

Therapie

Obwohl die Diagnose einer ZNS-Toxoplasmose mit hoher Wahrscheinlichkeit aus den oben genannten Kriterien (anamnestische, ZNS-Symptome, charakteristische CT-Läsionen) gestellt werden kann, bleibt die Therapie doch eine empirische. Nach Einleitung der spezifischen Behandlung sind der Rückgang der klinischen Symptomatik und der CT-Veränderungen im Verlauf von 2-3 Wochen die entscheidenden Kriterien, welche die Diagnose bestätigen oder widerlegen und damit auch über die Fortsetzung oder den Abbruch der Therapie bestimmen.

Therapieverlauf bei zerebraler Toxoplasmose: Abbruch oder Fortsetzung?

Da die Diagnose einer Hirntoxoplasmose letztlich erst durch die Wirkung der Therapie gesichert werden kann, sollen hier vorläufige Effizienzkriterien genannt werden, die Entscheidungshilfen zur Fortsetzung oder zum Abbruch der Toxoplasmosetherapie sein können (Pohle & Eichenlaub, 1987).

1. wesentliche subjektive Besserung innerhalb einer Woche,
2. Entfieberung innerhalb einer Woche (cave: Fieber aus anderer infektiöser Ursache, drug fever),
3. Rückbildung oder Minderung der neurologischen Symptome innerhalb 3 Wochen (die neurologische Symptomatik kann sich nach Einleitung der Therapie vorübergehend verschlechtern).
4. Rückgang des perifokalen Ödems im kranialen CT nach 2 Wochen, beginnende bis deutliche Herdschrumpfung nach 3-4 Wochen.

Erhaltungstherapie, Prognose

Unabhängig von ihrer Art und Dauer ist bei einer Beendigung der Therapie mit hoher Wahrscheinlichkeit damit zu rechnen, daß die Toxoplasmose innerhalb von 6-8 Wochen exazerbiert. Die Notwendigkeit einer lebenslangen Therapie ist allgemein anerkannt (Enzensberger et al., 1985; Levy et al., 1985; Pohle & Eichenlaub, 1987; Wong et al., 1984).

Die Erhaltungstherapie sollte nur bei ernsthaften Nebenwirkungen, wie bedrohlicher Panzytopenie, vorübergehend unterbrochen werden.

Generalisierte Kryptokokkose

Definition

Der Sproßpilz Cryptococcus neoformans ist das Beispiel eines exogenen opportunistischen Erregers. Er kommt gleichsam ubiquitär in der Umwelt, nämlich in Vogelfäkalien und dem umgebenden Luftstaub, vor.

Die Inhalation von Crytococcus neoformans führt nur bei schlechter Immunitätslage zur Kolonisation im Bronchialsystem und zur hämatogenen Generalisation in viele Organe. Die Mengingoenzephalitis wird wegen ihres schleichenden Verlaufs oft erst spät erkannt. Daher ist ihre Prognose schlecht. Noch bevor es zur lebensbedrohlichen Menigoenzephalitis kommt, können durch geeignete diagnostische Maßnahmen die Kolonisation in der Lunge, die Generalisation und der Befall anderer Organe erkannt werden. Eine entsprechend früher einsetzende Therapie kann die Prognose der Erkrankung erheblich verbessern. Die Kryptokokkose sollte daher nicht als Meningoenzephalitis, sondern als generalisierte Mykose mit fakultativer zerebraler Manifestation definiert werden.

Bedeutung und Epidemiologie

Bei ca. 6% der AIDS-Patienten ist mit einer Kryptokokkose zu rechnen. Bei AIDS-Patienten mit ZNS-Erkrankungen fanden Levy et al., 1985 41 Fälle von Kryptokokkose bei 315 Patienten (13%).

Pathogenese und Klinik

Der Verlust der regulären T-Zell-Funktion (Diamond & Allison, 1976) macht HIV-Infizierte für C. neoformans empfänglich: Es kommt zur Persistenz und Kolonisation von C. neoformans zuerst im Alveolarlumen und in Alveolarsepten, ferner zur Bildung lokaler Kryptokokkose.

Mit der zunehmenden Immundefizienz des Wirtsorganismus kann sich C. neoformans auf dem Blutweg in eine Vielzahl von Organen verbreiten: Lymphknoten, Milz, Leber, Niere, Skelett und Haut. Dieser Prozeß der hämatogenen Dissemination und lokalen reaktionsarmen Proliferation verläuft schleichend. Früher oder später werden auch das ZNS und besonders die Meningen einbezogen. Auch hier ist die Entzündungsreaktion auffallend gering. Über Wochen und sogar Monate können die einzigen Symptome leichtes Fieber und unbestimmte und nur ganz allmählich zunehmende Kopfschmerzen sein. Die Distension der Leptomeninx durch Massen kapselbildender Kryptokokken kann lange Zeit durch die praktisch immer ausgeprägte Hirnatrophie kompensiert werden. So kommt es, daß die hämatogen generalisierende, viele Organe betreffende Krytokokkose häufig erst im Stadium der weit fortgeschrittenen und endlich unmittelbar lebensbedrohlichen Meningoenzephalitis diagnostiziert wird.

Diagnostik

Allgemein

Die Kryptokokkose als frühe Lungenmanifestation und als disseminierende Erkrankung ist – verglichen mit der zerebralen Toxoplasmose – sicher zu diagnostizieren, vorausgesetzt, es werden stadiengerecht die entsprechenden spezifisch-diagnostischen Methoden angewandt.

Blutkultur, Antigennachweis

Während einer hämatogenen Generalisation sind Kryptokokken in der Blutkultur zu finden. Da die Kryptokokkose eine von der Lunge in viele Organe – und nicht nur ins Zentralnervensystem – generalisierende Erkrankung ist, sollte die Möglichkeit des kulturellen und morphologischen Nachweises von C. neoformans bedacht und genutzt werden. Dieser Nachweis kann lange vor Auftreten der Meningoenzephalitis zur Diagnose führen! (Staib F., 1987). Im Blutserum und Urin sowie in evtl. gewonnenen Punktaten (Pleura, Perikard) sollte nicht nur kulturell nach C. neoformans, sondern auch nach seinem Antigen gesucht werden. Hierzu dient die Latex-Agglutination (zur Methodik und Bewertung s. Staib).

Sputum, kultureller Nachweis

Es muß bedacht werden, daß auf gewöhnlichen Pilz-Nährböden einzelne Kolonien von C. neoformans gegenüber den bei AIDS-Patienten immer massenhaft vorhandenen Candida-Spezies nicht auffallen, da sie wie diese in unpigmentierten Kolonien wachsen. Bei Verwendung des von Staib inaugurierten Nährbodens Guizotia abyssinica-Kreatinin-Agar (Staib F. et al., 1986) sind wegen des dabei charakteristischen Braunfarbeffektes sogar einzelne Kolonien von C. neoformans zu identifizieren und nunmehr leicht von den weißen Candida-Kolonien zu unterscheiden.

Liquordiagnostik

Bei jeder Lumbalpunktion ist das Liquorsegment im Tusche-Direktpräparat mikroskopisch auf Kryptokokken zu untersuchen. Der Sproßpilz ist an seiner Kapsel, typischerweise auch an der Sproßbildung, von Lymphozyten zu unterscheiden. Der kulturelle Erregernachweis und die Suche nach dem Antigen sind auf den Liquor anzuwenden. Im Gegensatz zur zerebralen Toxoplasmose ist bei der Kryptokokkose des ZNS der Erreger in der Regel im Liquor zu erwarten. Dies gilt zwar nicht ausnahmslos, beim Einsatz aller diagnostischen Möglichkeiten (Kultur in verschiedenen Medien, Antigennachweis) ist in Verbindung mit der klinischen Symptomatik die Diagnose aber zuverlässig zu stellen.

Radiologische Diagnostik

Neuroradiologisch (im CT) ist die zerebrale Kryptokokkose bei AIDS-Patienten meist ohne Befund. (Zu Einzelheiten siehe Kapitel „Radiologische Diagnostik")

Therapie

Akuttherapie

Nach derzeitigem Kenntnisstand hat sich eine Kombinationstherapie bei AIDS-Patienten mit zerebraler Kryptokokkose bewährt.

Tägliche Dosis

Amphotericin B, 0,3 mg/kg Körpergewicht; und 5-Flucytosin 150,0 mg/kg Körpergewicht für (5 bis) 6 Wochen

Beim Amphotericin B beginnt man mit 0,1 mg/kg und steigert im Verlauf einer Woche auf 0,3 (bis 0,5) mg/kg. Die Behandlungsdauer sollte ohne ernsthaften Grund nicht unter 5 Wochen betragen. Der wichtigste prognostische Faktor ist nicht die Art der Therapie, sondern der möglichst frühzeitige Therapiebeginn.

Bei den Nebenwirkungen ist in erster Linie an hepatotoxische Effekte zu denken. Wenn erhöhte Transaminasen oder Cholestaseparameter bis zum schweren Ikterus oder eine Hepato(spleno)megalie auftreten, sollte vor dem Absetzen des Amphotericins bedacht werden, daß die Kryptokokkose der Leber all diese Veränderungen bewirken kann! Im Zweifel ist zur Klärung eine Leberbiopsie hilfreich.

Nach Beendigung der Therapie muß mit einer Exazerbation gerechnet werden (Masur H. et al., 1985; Staib F., 1987; Staib F. et al., 1986). Eine Erhaltungstherapie ist möglicherweise mit stärkeren Nebenwirkungen belastet als bei der Toxoplasmose. In jedem Fall sind regelmäßige Kontrollen notwendig, von deren Ergebnis die eventuelle Wiederaufnahme der Therapie bestimmt werden sollte: Anzuchtversuch von C. neoformans in Liquor, Blut und Urin, Bestimmung des Krytokokken-Antigens in Serum und Liquor (Staib F., 1987).

Progressive multifokale Leukoenzephalopathie

Definition

Die progressive multifokale Leukoenzephalopathie (PML) wird auf eine Infektion mit Papovaviren (JC oder SV-40) zurückgeführt, die zu einem langsam fortschreitenden disseminierten kleinherdigen Entmarkungsprozeß vorwiegend im Großhirn und zu entsprechenden neurologischen Ausfällen führt. Die Lokalisation ist asymmetrisch (Anders KH et al., 1986; Blum LW et al., 1985).

Bedeutung

Die PML ist diagnostisch nur durch die Autopsie zu sichern, sie wird in den meisten Beobachtungsserien bei 0,5 bis 2% der autopsierten AIDS-Patienten gefunden. Sie ist therapeutisch nicht beeinflußbar. Differentialdiagnostisch muß sie vor allem gegen die Toxoplasmose abgegrenzt werden.

Symptomatik und Verlauf

Im Gegensatz zur Toxoplasmose des ZNS ist die PML eine undramatische, aber stetig progrediente Erkrankung, die zu Persönlichkeitsveränderungen und zu ganz allmählich schwerer werdenden Ausfällen (z.B. Hemiparese mit Beteiligung von Hirnnerven) führt. Die Patienten sterben 3-4 Monate nach Beginn der neurologischen Symptomatik am zerebralen Versagen.

Diagnostik und Differentialdiagnose

Klinisch

Charakteristisch sind der Beginn (z.B. motorischer Ausfälle in einer Extremität) und der schleichend progrediente Verlauf der klinisch-neurologischen Symptome. Die schon früh einsetzenden Persönlichkeitsveränderungen sind vom AIDS-Demenz-Komplex als Ausdruck einer subakuten HIV-Enzephalitis nicht zu unterscheiden. Eine Schwäche der unteren Extremitäten kann auch durch eine vakuoläre Myelopathie bedingt sein. Serologisch ist die Diagnose einer PML nicht zu sichern.

Radiologisch

siehe Kapitel „Radiologische Diagnostik"

Cytomegalovirus-Enzephalitis

Bedeutung

Ein Befall des Zentralnervensystems mit dem Cytomegalovirus (CMV) wird in der Regel histologisch erst bei der Autopsie durch den Nachweis charakteristischer Eulenaugenzellen diagnostiziert. Diese entstehen, wenn ein Zellkern durch virale Einschlüsse aufgetrieben und gleichzeitig von einem optisch leeren Halo umgeben ist. Der bloße Nachweis dieses Phänomens beweist zwar eine CMV-Infektion, besagt aber nichts über eine damit verbundene Krankheit. Deshalb variieren die Inzidenzangaben in der Literatur sehr stark. Bei der retrospektiven Zuordnung von histopathologischen Befunden zu der Diagnose CMV-Enzephalitis sollte eine Erkrankung nur angenommen werden, wenn dem Nachweis von Einschlußkörperchen andere pathologisch-anatomische Veränderungen korrelieren, die ihrerseits die intra vitam beobachtete Symptomatik erklären. Selbst dann ist nicht sicher ausgeschlossen, daß der eigentlich zugrundeliegende Krankheitsprozeß aus methodischen Gründen ätiologisch nicht erfaßt wird. Es ist davon auszugehen, daß die CMV-Enzephalitis eine geringere Bedeutung hat, als es durch die Inzidenzangabe „CMV" in Obduktionsbefunden erscheint.

Pathogenese

In der Regel dürfte es sich um eine vorbestehende latente Infektion handeln, die mit zunehmender Immundefizienz reaktiviert wird.

Klinische Symptomatik

Fieber, progressive Enzephalopathie mit Verwirrtheit bis zum Koma, Gedächtnisstörungen, zunehmende Demenz, gelegentlich Krampfanfälle. Diese vielgestaltigen, unspezifischen Symptome machen eine klinische Diagnosestellung ebenso schwierig oder unmöglich wie bei der progressiven multifokalen Leukoenzephalopathie. Extrazerebrale Manifestationen sind bei sorgfältiger histologischer (postmortaler) Suche regelmäßig zu finden, aber die klinische Symptomatik der extrazerebralen Zytomegalie ist so unspezifisch, daß sie keinen Schluß auf die CMV-Enzephalitis zuläßt.

Eine herausragende Bedeutung hat die CMV-Erkrankung des Auges, die häufig zur Erblindung führt. Einer Chorioretinitis bei AIDS-Patienten liegt neben der CMV-Infektion am häufigsten eine Toxoplasmose zugrunde (siehe Kapitel „Ophthalmologie").

Radiologische Zeichen

siehe Kapitel „Radiologische Diagnostik"

Serum- und Liquordiagnostik

Die serologischen Reaktionen können schon lange vor dem Auftreten von ZNS-Symptomen deutlich positiv sein. Eine Titerdynamik darf man auch im akuten Krankheitsverlauf nicht erwarten. Die Liquorveränderungen sind mit mäßiger Pleozytose und Eiweißvermehrung unspezifisch und können nichts zur Diagnose beitragen.

Therapie

Bei der CMV-Chorioretinitis hat sich Ganyclovir (DHPG) therapeutisch insofern bewährt, als es zumindest eine zeitweilige erhebliche Besserung des Augenhintergrundbefundes und des Sehvermögens und eine Verlangsamung des Erblindungsprozesses bewirkt. Die Beurteilung einer Wirksamkeit bei der CMV-Enzephalitis scheitert an den Schwierigkeiten der Diagnostik.

III. 3. Ophthalmologische Manifestationen

H. Holtmann

III.3 Ophthalmologische Manifestationen

[illegible]

Ophthalmologische Manifestationen

Einleitung

Ungefähr 80% aller AIDS-Patienten entwickeln im Verlauf der HIV-Infektion Veränderungen an den Augen (Freeman W.R. et al., 1984). Daher kommt dem Augenarzt für die Früherkennung und für die Beurteilung der Prognose eine Schlüsselstellung zu.
Alle Patienten mit AIDS und Augenbefunden sind prognostisch als ungünstig einzustufen. Nach Kahdem waren alle Patienten mit AIDS und Augenveränderungen innerhalb eines halben Jahres nach der Diagnostik der okulären Beteiligung verstorben (Khadem M. et al., 1984).

Okuläre Manifestationen

Äußeres, vordere Abschnitte und brechende Medien

Kaposi Sarkom

Das Kaposi Sarkom tritt im Augenbereich bevorzugt an den Lidern sowohl in der Haut als auch in der Schleimhaut auf.

Lokalisation

Die ersten Veränderungen werden im unteren Bindehautsack festgestellt (Frühzeichen). Später treten sie auch in der Haut der Lider und am gesamten Integument auf. Insgesamt tritt das Kaposi Sarkom bei ca. 10% aller AIDS-Patienten auf (Henderly D.A. et al., 1987). Wegen der anfänglich versteckten Lokalisationen im unteren Bindehautsack darf bei der Inspektion der Augen die einfache Ektropionierung der Unterlider nicht ausgelassen werden.

Therapie

Das AIDS-Kaposi-Sarkom wird heute in erster Linie mit Alpha-2a-Interferon (Intron) (Rüdlinger R. et al., 1987) behandelt. In seltenen Fällen, insbesondere bei groben Beeinträchtigungen der Lidfunktionen wird man mittels Kryotherapie versuchen, die Läsionen zu beseitigen.

Mikroangiopathien der Bindehaut

Als Ausdruck der Mikrovasculopathie findet man ähnlich wie bei der Sichelzellenanämie und bei der Leukämie aneurysmatische Erweiterun-

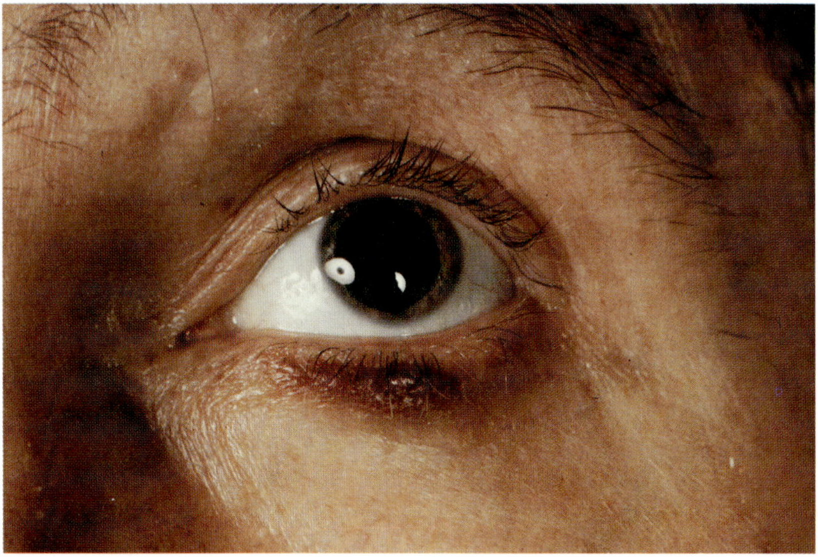

Abb. 1. Kaposi-Sarkom des Unterlids (Foto: Dr. Klauss, München)

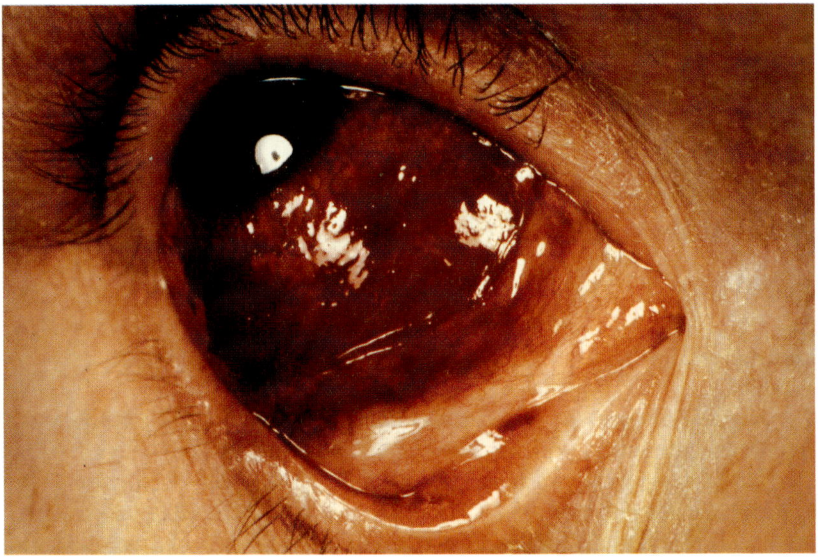

Abb. 2. Kaposi-Sarkom der Bindehaut (Foto: Dr. Klauss, München)

gen der feinen konjunctivalen Gefäße. Sie treten hauptsächlich paralimbal, nasal und temporal auf und zeigen oft ein bogenförmiges kommaartiges Aussehen (Teich S.A. 1987).

Therapie

nicht erforderlich.

Keratokonjunctivitis sicca

Auffallend häufig klagen AIDS-Patienten über trockene Augen. Entsprechend konnte eine deutliche Herabsetzung der Tränenproduktion festgestellt werden (Khadem M. et al., 1984).

Therapie

Bei den Beschwerden von seiten der Keratokonjunctivitis sicca sind Tränenersatzlösungen (z.B. Isoto naturale AT mehrfach täglich) angezeigt.

Herpes simplex Infektionen

Virusinfektionen der vorderen Abschnitte (Herpes simplex, Herpes zoster, Adenoviren) kommen bei AIDS-Patienten etwas häufiger vor als üblich. Die Herpes simplex Infektion von Bindehaut, Hornhaut und Uvea weicht nicht von der bekannten Symptomatik mit Schmerzen, Rötung, Brennen und vermehrtem Tränenfluß ab. Die Hornhautsensibilität ist herabgesetzt. Nekrotisierende Herpeskeratitiden, disciforme Keratitiden und metaherpetische Formen stellen eine ernsthafte Bedrohung für das Augenlicht dar.

Therapie

Die Therapie der Herpesinfektionen von Bindehaut und Hornhaut orientiert sich an den zur Zeit verfügbaren lokal anwendbaren Virustatika. Im Vordergrund stehen dabei Acyclovir (Zovirax), TFT, Vidarabin (Vidarabin). Als Rezidiv-Prophylaxe bietet sich Interferon an. Inwieweit Immunstimulatoren wie Inosiplex (Delimmun) auch bei AIDS-Patienten eine positive Wirkung entfalten, ist nicht bekannt.

Herpes-zoster-Infektionen

Die Herpes zoster Infektionen von Haut, Bindehaut, Hornhaut und Uvea mit dem Varizellenvirus kommt ebenfalls als Ausdruck der herabgesetzten Immunitätslage bei AIDS-Patienten häufiger und vor allen Dingen in jüngeren Jahren vor. Die Diagnose ergibt sich in den meisten Fällen aus der ausgeprägten Schmerzhaftigkeit der befallenen Stellen in Verbindung mit der typischen Ausbreitung der gruppierten, zum Teil blutig eruptierten Bläschen in den von dem N. trigeminus I bis III innervierten Hautbezirken. Die komplizierende Uveitis ist nur mit der Spaltlampe sicher zu erkennen.

Therapie

Die Herpes-Zoster Infektion spricht ebenfalls gut auf die lokal anwendbaren oben angeführten Virustatika an. Die Mitbeteiligung der tieferen Augenabschnitte zum Beispiel in Form einer Iritis erfordert den Einsatz von Steroiden, um Komplikationen zu vermeiden. Auch hier wird Inosiplex bei Nicht-AIDS-Patienten empfohlen.

Adenovirus-Infektionen

Die Adenovirusinfektion von Bindehaut und Hornhaut in Form der sogenannten Keratokonjunctivitis epidemica soll bei AIDS-Patienten häufiger zu beobachten sein. Eine Änderung des klassischen Krankheitspanoramas mit präauriculären Lymphknotenschwellungen, Karunkelschwellungen, heftiger Bindehautreizung und typischen, schneeballähnlichen Hornhautinfiltrationen ist aber nicht beobachtet worden.

Therapie

Die sehr lästige Adenovirusinfektion von Bindehaut und Hornhaut wird hochdosiert mit Kombinationspräparaten von Dexamethason und Antibiotica lokal behandelt (z.B. 6x tägl. Isoptomax Augentropfen und zur Nacht Augensalbe). Nach Abklingen des akuten Reizzustandes empfiehlt sich der Übergang zu reinen Steroidpräparaten zur Unterdrückung der Exacerbation der Hornhautinfiltrate.

Retinale Läsionen

Die wohl häufigsten ophthalmologischen Veränderungen bei AIDS-Patienten sind die sogenannten Cottonwool-Flecken der Retina, Ausdruck von retinalen Mikrovasculopathien.

Aussehen

Weißliche wattebauschähnliche Trübungen der Retina als Ausdruck einer Schwellung der Axone der Nervenfaserschicht, die ihrerseits auf einer Stase des axoplasmatischen Stromes zurückgeht. Letztere wiederum entsteht durch umschriebene Ischämie, weil die feinsten Netzhautkapillaren krankhaft verändert sind. Histologisch findet man an den Gefäßen Mikroaneurysmen, verdickte Basalmembranen, geschwollene Endothelzellen und degenerierte Perizyten.

Die ischämischen Veränderungen treten am häufigsten bei solchen Personen auf, die bereits an multiplen opportunistischen Infektionen erkrankt sind. Bei Patienten, die anfänglich nur ein Kaposi-Sarkom haben, kommen sie noch nicht vor.

Prognostische Bedeutung

Es besteht eine ungesicherte klinische Erfahrung, daß die Letalität bei Patienten mit Cotton-woll-Herden

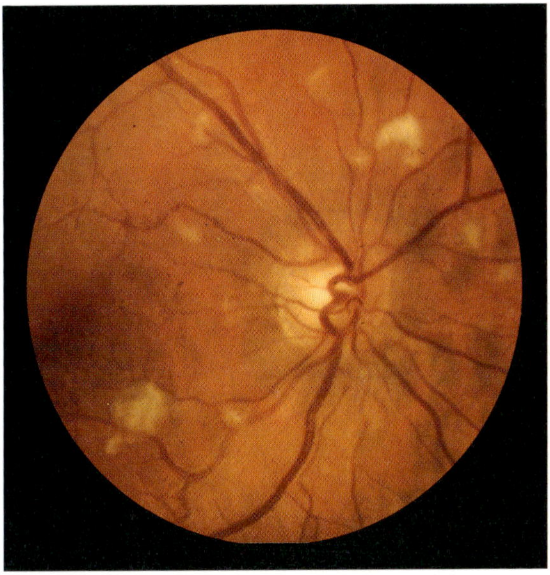

Abb. 3. Cotton-wool Exsudate der Retina am unteren Pol (Foto: Dr. Klaus, München)

größer ist als bei denjenigen ohne diese Läsionen. Insgesamt muß man die prognostische Bedeutung der Cotton-wool-Herde noch als unsicher bezeichnen.

Therapie

Die Cotton-Wool-Veränderungen der Netzhaut bei AIDS-Patienten lassen sich therapeutisch nicht beeinflussen.

Weitere Veränderungen

Netzhautblutungen, Mikroaneurysmen, Capillarosezeichen ischämisches Papillenödem.

Läsionen durch opportunistische Infektionen

Die Zytomegalievirus-Infektion (CMV)

CMV-Infektionen der Netzhaut treten bei einem Drittel der AIDS-Patienten auf. Es handelt sich dabei um eine nekrotisierende Entzündung.

Aussehen

Anfangs finden sich weißliche, flauschige, umschriebene Veränderungen, die mit Cotton-wool-Herden verwechselt werden können. Später entstehen dichte, zum Teil prominente weißliche Herde. Daneben entstehen Blutungen, Gefäßeinscheidungen und Nekrosen.

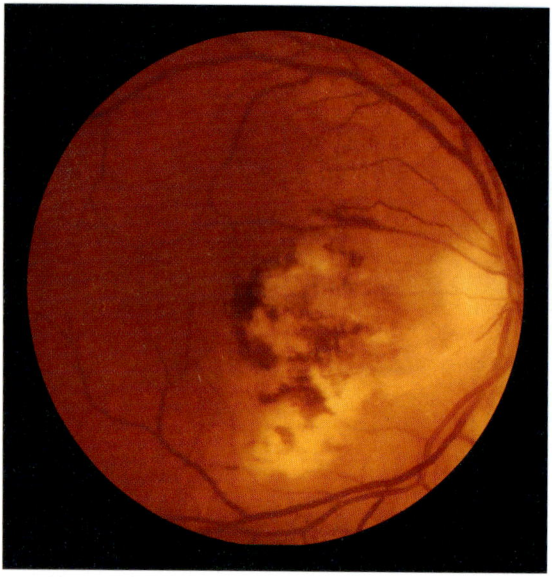

Abb. 4. Zytomegalie-Virus Retinitis im Maculabereich des Auges mit Nekrosen, Blutungen und Vasculitis (Foto: Dr. Klauss, München)

Lokalisation

Die Veränderungen treten meist beidseitig entlang der großen Arkaden am hinteren Pol auf.

Ursache

Es handelt sich um eine Infektion aller Schichten der Netzhaut und des Pigmentepithels. Sie gilt als sicheres Zeichen für eine Gewebeinvasion des CMV. Manchmal sieht man auch fleckenförmige Areale als Ausdruck einer chorioidalen Beteiligung an der Infektion. Anders als bei nicht HIV-infizierten Neugeborenen mit CMV oder bei immunsupprimierten Patienten mit CMV imponieren histologisch ausgeprägte neutrophile Infiltrate. Auch die begleitenden Vaskulitiden verlaufen bei AIDS-Patienten mit CMV ausgeprägter. Bei Unsicherheiten der Fundusdiagnostik helfen Urinkulturen weiter.

Prognostische Bedeutung

Man hat IgA und IgG in der Umgebung der Läsionen aus Netzhaut und Gefäßen isolieren können. Die Werte korrespondieren mit den typischen Serumveränderungen bei AIDS-Patienten. Nach Auftreten einer CMV-Retinitis sterben die AIDS-Patienten meist innerhalb weniger Wochen oder Monate unabhängig von ihrem Zustand bei Beginn der Retinopathie (Henderly D.A. et al., 1987). Die Beobachtung, daß AIDS-Kranke deutliche neutrophile Infiltrate aufweisen, während man bei Nicht-

AIDS-Patienten mit CMV nur spärliche lymphocytäre Infiltrate findet, deutet darauf hin, daß das Spektrum der immunologischen Defekte unterschiedlich ist.

Therapie

Die Zytomegalievirus-Infektion der Netzhaut führt zu einer dramatischen Beeinträchtigung der Sehfähigkeit. Während normalerweise Vidarabin einen günstigen Effekt auf die Netzhautläsionen hat, entfaltet es bei AIDS-Patienten offensichtlich wegen des andersartigen Immunitätsspektrums keine positive Wirkung. In jüngster Zeit berichtete Henderly (Henderly D.A. et al., 1987) über eine deutliche Regression der CMV-Retinitis bei Behandlung mit einem neuen Virustatikum, das sich vom Acyclovir ableitet. Es handelt sich um das in Deutschland noch nicht verfügbare DHPG (Ganciclovir), das ebenfalls ein acyclisches Nucleosid ist.

Bei Therapieabbruch kann es binnen zehn Tagen zu einer deutlichen Sehverschlechterung durch Reaktivierung der CMV-Retinitis kommen. Inwieweit der Einsatz von Ganciclovir den Verlauf von AIDS selbst beeinflußt, ist nicht beschrieben.

Toxoplasma-Infektionen

Diese Infektion ist am Auge selbst relativ selten. Häufiger treten neuroophthalmologische Veränderungen als Ausdruck einer intrazerebralen Toxoplasmainfektion auf. Im CT finden sich die typischen ringartigen Läsionen. Die Serumantikörperbefunde sind unzuverlässig. So waren bei 70 Patienten mit AIDS und nachgewiesener Toxoplasmaenzephalitis die IgM-Titer mit einer einzigen Ausnahme negativ (Biniek R. et al., 1987). Die Toxoplasmose am Auge stützt sich daher einzig auf den ophthalmoskopischen Befund mit dem anfangs gelbbraunen, später weißlich grauen, unscharf begrenzten, prominenten Solitärherd mit Bevorzugung des hinteren Poles.

Auch die Toxoplasmainfektion der Netzhaut und Aderhaut führt zu erheblichen Beeinträchtigungen besonders des zentralen Sehens. In der Regel steht die Behandlung der Ausfälle von Seiten des Zentralnervensystems im Vordergrund, so daß sich für den Ophthalmologen kein unmittelbarer Behandlungszwang ergibt.
In seltenen Fällen wird auch der Augenarzt die Behandlung in folgender Form durchführen müssen:

1. Pyrimethamine (Daraprim) 50 mg pro die
2. Sulfomethoxydiazin (Durenat) 500 mg pro die

Außerdem empfiehlt sich die *Rezidivprophylaxe* mit

1. Pyrimethamine 50 mg pro Woche
2. Sulfadoxine 1000 mg pro Woche = Fansidar 2 Tabl. pro Woche

Pneumocystis carinii

Eine Retinitis durch Pneumocystis carinii wurde beschrieben (Newman N.M. et al., 1983).

Therapie

Für die Retinitis durch Pneumocystis carinii ergibt sich für den Ophthalmologen kein Handlungsbedarf, da diese Diagnose bislang ausschließlich postmortal gestellt wurde.

Pilzinfektionen

Pilzinfektionen der Netzhaut und Aderhaut kommen bei AIDS-Patienten gehäuft vor. Im Vordergrund stehen Candida albicans, Histoplasma capsulatum und Cryptococcus neoformans.

Therapie

Pilzinfektion von Netzhaut und Aderhaut treten bei AIDS-Patienten nicht isoliert auf, sondern sind Ausdruck einer auf dem Blutwege fortgeleiteten Infektion anderer Lokalisationen. Eine massive mutmaßliche Augenbeteiligung zwingt allerdings zur konsequenten und intensiven Therapie, da durch die Panuveitis das Augenlicht erheblich bedroht ist.

Hygienische Maßnahmen im Augenbereich

Vorbemerkungen

Auch für den nicht operativ tätigen Augenarzt besteht zumindest theoretisch die Möglichkeit einer Hepatitis-Infektion, da in der Tränenflüssigkeit von HBs-Antigen-Trägern in 50% der Fälle HBs-Antigen gefunden wurde (Baldinger J.C. 1986).
Bei einem von sieben AIDS-Patienten hat Fuijikama HIV isolieren können. Damit besteht auch hier zumindest theoretisch die Möglichkeit einer Übertragung beim Kontakt mit Tränenflüssigkeit.
Fazit: Unter Berücksichtigung der prognostischen Bedeutung einer HIV-Infektion müssen die bisherigen Verfahrensweisen in der augenärztlichen Praxis neu überdacht werden.

Schutzmaßnahmen in der ophthalmologischen Praxis

Für alle Untersuchungen mit Hilfsmitteln, die unmittelbar mit der Hornhaut- oder Bindehautoberfläche in Berührung kommen, gelten die bislang bekannten Verfahren.
Für die Untersuchung der Tränenorgane mit Kanülen und Sonden gilt dasselbe wie für chirurgische Instrumente. Nach Gebrauch müssen sie erst desinfiziert werden, dann gereinigt und zum Schluß sterilisiert werden.

Kontaktlinsenanpassung

Die Isolierung von freiem und zellgebundenem HIV aus der Tränenflüssigkeit bei einem von sieben AIDS-Patienten (Fujikawa L.S. et al., 1985) erhält größere Bedeutung durch den Nachweis von HIV in der Spülflüssigkeit bzw. auf weichen Kontaktlinsenmaterialien. Wenn diese über Nacht von AIDS-Patienten getragen worden waren (Tervo T. et al., 1986), konnten in vier von sechs Fällen Viren isolieren. Daraus ergibt sich ganz ohne Zweifel die Notwendigkeit einer Inaktivierung eventuell vorhandener HIV auf oder in Kontaktlinsen-Materialien und besonderer Vorsichtsmaßnahmen der Anpasser. Kontaktlinsen aus Anpassätzen sind nach jeder Verwendung entweder durch Erhitzen auf mindestens 60° für 30 Minuten oder Desinfektion mit 3%iger Wasserstoffperoxydlösung für 10 Minuten zu desinfizieren.

Ophthalmochirurgie

Ebenso wie für jeden operativ tätigen Arzt gilt auch für den Augenarzt, daß Blutkontakte durch das Tragen von Handschuhen zu vermeiden sind.

Übertragung von AIDS bei Hornhauttransplantationen

Seit HIV in Tränenflüssigkeiten, Bindehaut- und Hornhautepithel nachgewiesen wurden, kommt auch die Hornhauttransplantation als Übertragungsmodus in Betracht. Aus diesem Grunde wird in einigen Kliniken Deutschlands die Verwendung von Spendermaterial von einem negativen HIV-Test abhängig gemacht. Bisher ist aber eine HIV-Übertragung durch Hornhauttransplantation infizierter Spender noch nicht nachgewiesen worden. Ob HIV nur im vitalen Hornhautepithel überlebt oder auch im Parenchym vorkommt, ist bislang nicht untersucht worden. Sollte HIV ausschließlich im Hornhautepithel vorkommen, so könnten alle Spendermaterialien für eine perforierende Keratoplastik oder für eine Epikeratoprothese zuverlässig mit 70%igem Alkohol deepithelisiert werden. Damit wäre gleichzeitig gesichert, daß auch in eventuell zurückbleibenden Epithelresten alle Viruspartikel inaktiviert würden.

Zusammenfassung

1. Die Angaben über Augenbeteiligung bei AIDS schwanken zwischen 40 und 70% je nach Zusammensetzung des Patientengutes

2. Mehr als 90% aller Augenbeteiligungen bei AIDS zeigen das Vollbild von AIDS

3. Weniger als 10% Augenbeteiligung kommen im Stadium 2 nach Brodt vor

4. In den übrigen Stadien werden Augenbeteiligungen praktisch nicht festgestellt

5. Die häufigste Manifestation von AIDS am Auge besteht im Auftreten von Cotton Wool Herden

6. Cotton Wool Herde kommen und gehen und führen praktisch nicht zu subjektiven Sehstörungen

7. Sehstörungen bei AIDS weisen immer auf eine bedrohliche opportunistische Augenaffektion hin

8. Die Mikroangiopathie geht einer Augenaffektion praktisch immer voraus und ist möglicherweise eine Voraussetzung für die opportunistische Infektion

9. AIDS verändert das Krankheitspanorama okulärer Infektionen oder allgemeiner Infektionen mit Auswirkungen auf das Sehorgan

10. Die zusammenbrechende Immunabwehr fördert auch am Auge die Polymorbidität

III. 4. Orofaziale Manifestationen

P. Reichart

Orofaziale Manifestationen der HIV-Infektion

Einleitung

Im Verlauf einer HIV-Infektion können sich im Bereich des Gesichtes oder der Mundhöhle Symptome manifestieren, die als Folge der bestehenden Immunschwäche aufzufassen sind. Während für die Gruppe asymptomatischer HIV-seropositiver Personen bisher nur wenige Erkenntnisse über orale Veränderungen vorliegen, sind für das Lymphadenopathiesyndrom bzw. AIDS-related complex (ARC) sowie für das Vollbild von AIDS eine Reihe von krankheitstypischen Veränderungen beschrieben worden. Einige davon sind sowohl für die Früherkennung, als auch die Prognose der HIV-Infektion von Bedeutung (Greenspan D. et al., 1986; Reichart P. et al., 1985).

Klassifikation oraler Manifestationen

Erstmalig wurde 1986 eine Klassifikation oraler Manifestationen in Assoziation zur HIV-Infektion erarbeitet (Reichart P. et al., 1987; Schidt M. et al., 1986). Fünf Hauptgruppen möglicher oraler Veränderungen wurden vorläufig unterschieden:

Klassifikation oraler Manifestationen bei HIV-Infektion

1. Mykotische Infektionen
2. Bakterielle Infektionen
3. Virusinfektionen
4. Neoplasien
5. Veränderungen unbekannter Ätiologie

Mykotische Infektionen

Dazu gehören die orale Candidiasis, die Histoplasmose sowie die Geotrichose (Schidt M. et al., 1986). Während die Bedeutung der oralen Candidiasis bei der HIV-Infektion hervorzuheben ist, (Chandrasekar P.H. et al., 1984; Klein R.S. et al., 1984) wurde bisher die orale Histoplasmose und Geotrichose nur selten beschrieben (Greenspan D. et al., 1987).

Candidamykose

Die Infektion der Mundhöhle mit Candida Spezies (meist albicans aber auch glabrata, krusei, tropicalis etc.) spielt eine besondere Rolle, sowohl bei ARC- als auch bei AIDS-Patienten. Bei der oralen Candidiasis (Soor) muß zwischen

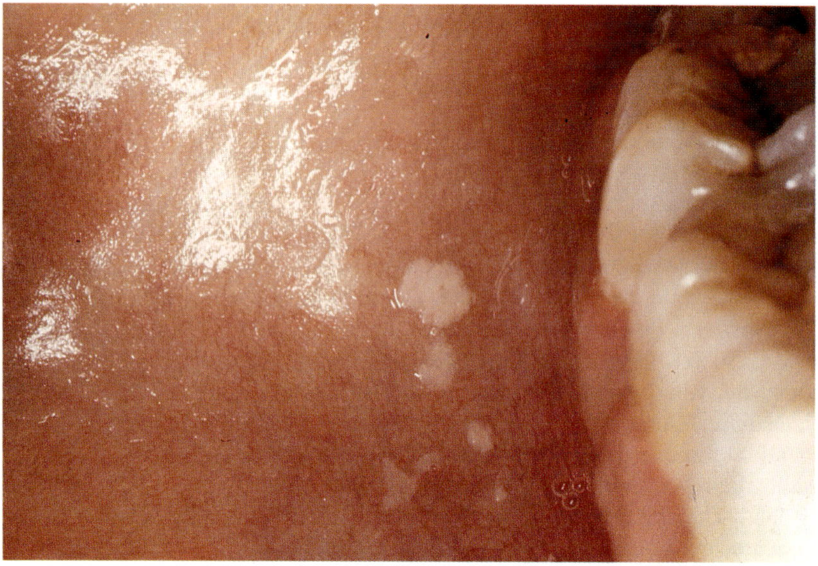

Abb. 1. Initiale Candidiasis bei einem vierundzwanzigjährigen ARC Patienten. Im Bereich des linken Vestibulums finden sich wenige, punktförmige, kleine, plaqueförmige Auflagerungen, die durch Candida albicans bedingt sind

- der klassischen, pseudomembranösen Form
- der hyperplastischen und
- der atrophischen Variante unterschieden werden.

Pseudomembranöse Form

Bei Patienten mit pseudomembranöser Candidiasis werden in der gesamten Mundhöhle weißliche, noch abwischbare Veränderungen beobachtet. Speziell im Bereich des Gaumens, des Vestibulums sowie der Wangen, finden sich massive plaqueartige Auflagerungen. Wie in verschiedenen Untersuchungen gezeigt werden konnte, ist die orale Candidiasis häufig vor einer Candidaösophagitis zu beobachten. Etwa 30% der HIV-Infizierten zeigen eine pseudomembranöse Candidiasis.

Chronisch hyperplastische Form

Von besonderem Interesse sind chronisch hyperplastische Formen der Candidiasis der Mundhöhle. Diese können nodulär oder plaqueförmig sein, oder aber auch die Form einer papillären Hyperplasie, speziell am Gaumen, annehmen. Normalerweise werden papilläre Hyperplasien in voll bezahnten Mündern extrem sel-

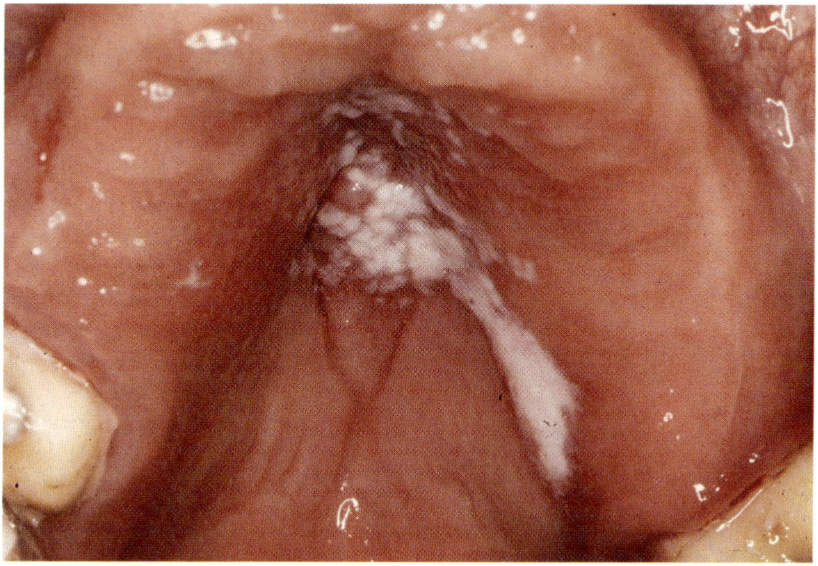

Abb. 2. Großflächige, pseudomembranöse – abwischbare – Candidiasis bei einem AIDS-Patienten

ten beobachtet. Die papilläre Hyperplasie wird allerdings unter Oberkieferprothesen, die schlecht passen, häufig gesehen. Bei ARC- und AIDS-Patienten können papilläre Hyperplasien auch im voll bezahnten Mund erscheinen. Sie sind meist in der Medianebene des Oberkiefers lokalisiert. Im Verlauf der HIV-Infektion können die papillären Veränderungen zunehmen. Die Patienten klagen selten über Schmerzen, berichten jedoch über Brennen bei Einnahme scharfer Speisen oder von Alkohol. In einigen Fällen können anterior am Gaumen kleine, punktförmige Hyperplasien zur Beobachtung

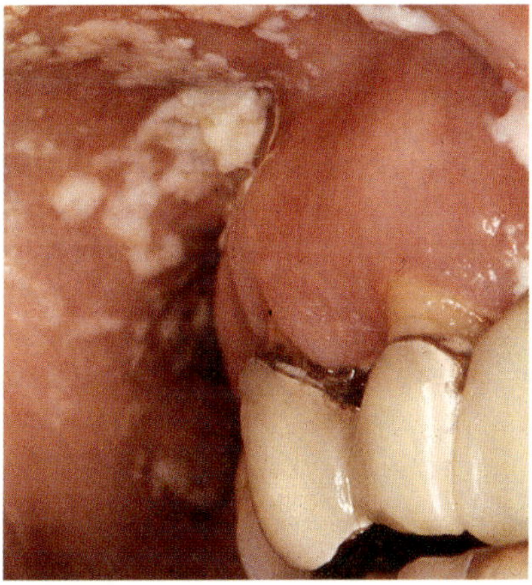

Abb. 3. Typische pseudomembranöse, multifokale, oberflächliche Candidiasis, wobei noch keine deutliche Rötung der Mundschleimhaut besteht

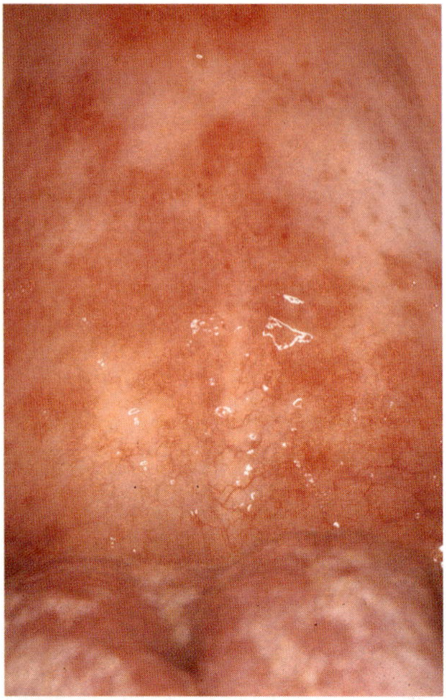

Abb. 4

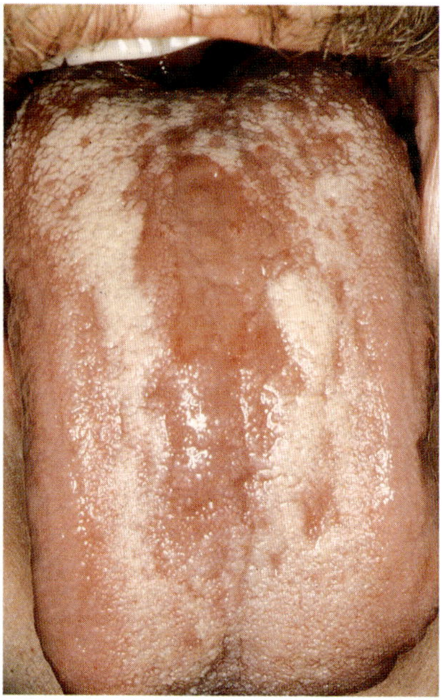

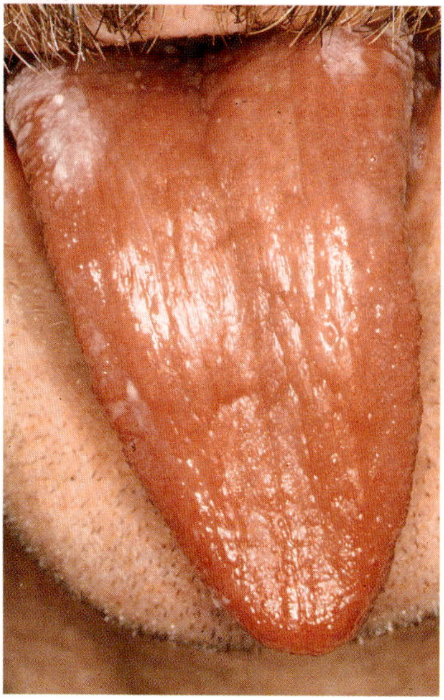

Abb. 5. Teilweise atrophische Zunge wie sie auch bei der Glossitis rhombica mediana beobachtet wird. Im Zentrum der Zunge ist es zur Exfoliation der Papillae filiformes gekommen, wobei wiederum eine Candida albicans-Infektion als Ursache zu sehen ist

Abb. 4. Im Bereich des weichen Gaumens und auch des Zungenrückens finden sich multiple, mehr gerötete Bezirke, die einer chronisch atrophischen Candidainfektion entsprechen

Abb. 6. Extreme Atrophie der Zunge bei gleichzeitigem Vorliegen einer „hairy" leukoplakia im dorsalen Bereich der Zunge rechts und links. Der Papillenverlust ist deutlich erkennbar, die Zunge ist gerötet und weist als solche eine chronische Candidainfektion auf

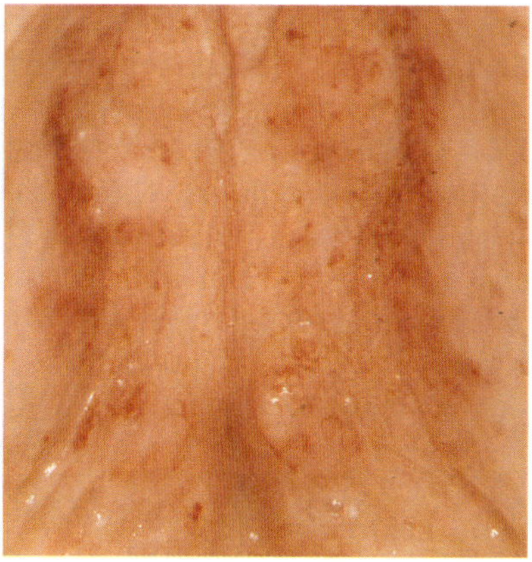

Abb. 7. Gerötete, teilweise gestippelte Schleimhaut des Gaumens, wobei eine bogenförmige Rötung auffällt. Diese wird auch nach Fellatio beschrieben. Bei diesem Patienten im ARC-Stadium liegt eine papilläre Hyperplasie, bedingt durch eine chronische Candidainfektion, im bezahnten Mund vor

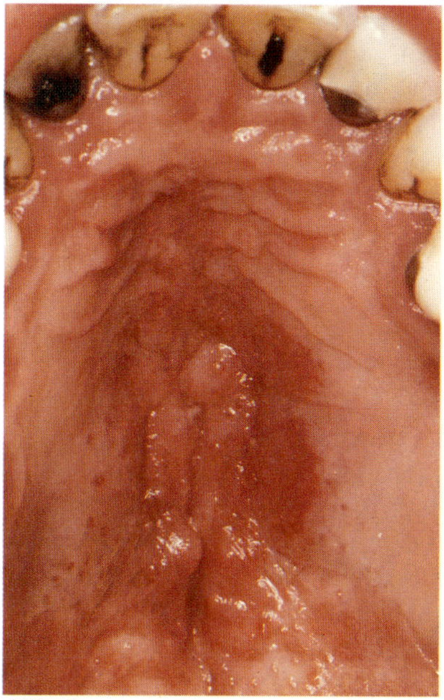

Abb. 8

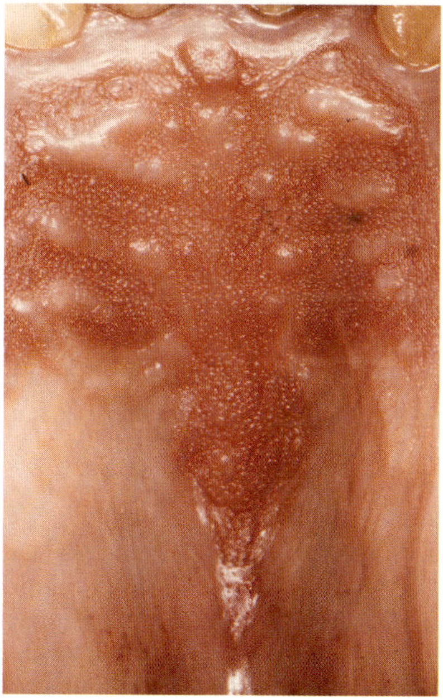

Abb. 8. Selber Patient wie auf Abb. 7, anderthalb Jahre nach dem Erstbefund. Es finden sich massive, papilläre, hyperplastische Strukturen im Bereich des Gaumendaches. Papilläre Hyperplasien durch Candida albicans Infektion bedingt, sind häufig bei zahnlosen Patienten, selten aber bei voll bezahnten

Abb. 9. Beginnende papilläre Hyperplasie durch Candidainfektion im Bereich des anterioren harten Gaumens. Es finden sich typische kleine, gestippelte Hyperplasien, die in einem allgemein geröteten Felde stehen kommen. Hyperplastische Formen der Candidiasis finden sich bei etwa 18% der HIV-Infizierten. Relativ seltener, jedoch klinisch eindrucksvoll sind Mundwinkelinfekte zu beobachten, die auch als Perlèche bezeichnet werden. Diese sind ebenfalls auf Candida Infektion zurückzuführen.

Atrophische Form

Bei längerem Bestehen der Candida-Infektion, die nicht lokal oder systemisch therapiert wird, kommt es entweder zu akut oder chronisch atrophischen Schleimhautveränderungen. Es werden stark gerötete Mukosabereiche, speziell der Wange aber auch der Zunge beobachtet. Die Patienten klagen über Schleimhautbrennen. Die chronisch atrophische Candidiasis findet sich auch im Bereich des Zungenrückens oder der gesamten Zunge. Es können Veränderungen entstehen, die der Glossitis rhombica mediana ähneln, die ebenfalls Candida-assoziiert ist. In einigen Fällen kommt es zur totalen Atrophie der Zungenpapillen im Rahmen der Candida Infektion. Die atrophischen Candidiasisformen treten bei etwa 12% der HIV-Infizierten auf.

Bakterielle Infektionen

Das Spektrum bakterieller Infektionen im Bereich der Mundhöhle bei HIV-Infektion ist relativ begrenzt im Gegensatz zu den übrigen Organsystemen. Als mögliche orale Manifestationen wurden die nekrotisierende Gingivitis, die progressive Parodontitis sowie Infektionen mit Mycobacterium avium intracellulare, Klebsiella pneumoniae und Enterobacterium cloacae berichtet. Darüber hinaus wurde noch die Möglichkeit der Exazerbation apikaler Parodontitiden (sog. Granulome) erwähnt.

Akute, nekrotisierende, ulzerierende Gingivitis (ANUG)

Erste Beobachtungen von nekrotisierenden Gingivitiden und Parodontitiden wurden in den USA gemacht. Inzwischen liegen aber auch Beobachtungen aus Europa vor (Kuntz A. et al., 1987). Obwohl K. pneumoniae und E. cloacae auf oralen Veränderungen nachgewiesen werden konnten, ist bisher nicht bewiesen, inwieweit diese Keime für die beobachtete Veränderung tatsächlich ursächlich waren. Nekrotisierende Gingivitiden, speziell in Form der sogenannten akuten, nekrotisierenden, ulzerierenden Gingivitis (ANUG) sind heutzutage relativ selten, wobei hauptsächlich Patienten im zweiten Lebensjahrzehnt betroffen sind. Die ANUG ist als Fusospirochätose charakterisiert, wobei es im klinischen Bild frühzeitig zum Verlust der Interdentalpapillen mit Kraterbildung kommt. Bei HIV-infizierten Patienten, speziell in fortgeschritteneren Stadien, werden ANUG-ähnliche Krankheitsbilder zunehmend beob-

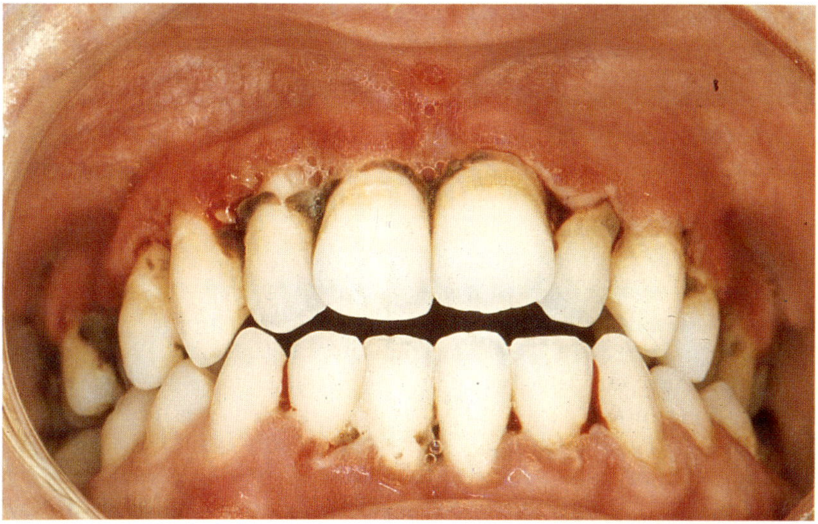

Abb. 10. Sowohl bei ARC- als auch AIDS-Patienten wird zunehmend das Bild der akuten, nekrotisierenden, ulzerierenden Gingivitis (ANUG) beobachtet. Dabei kommt es zu einer virulenten Infektion, speziell der Zahnfleischpapillen, mit entsprechenden ulzerösen Veränderungen

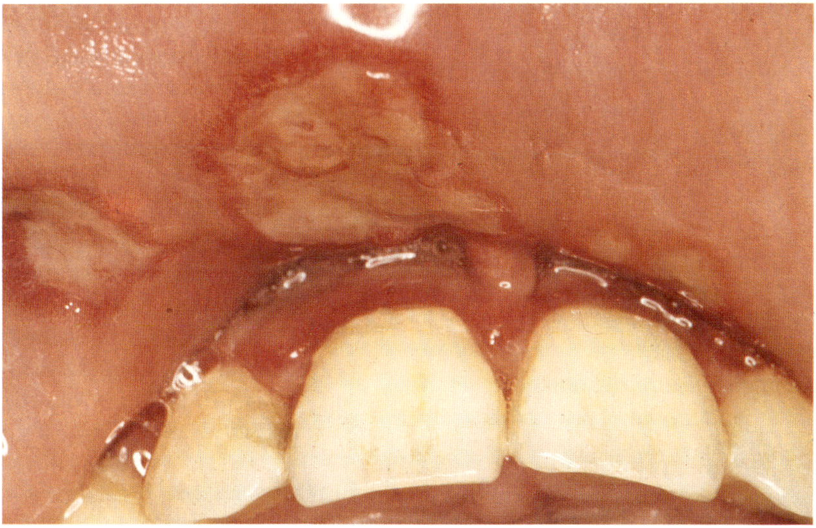

Abb. 11. Akute nekrotisierende, ulzeröse Gingivitis mit Abklatschgeschwüren an der Oberlippe. Das Auftreten solcher ulzeröser Veränderungen im Bereich der Gingiva – normalerweise heute selten zu beobachten – kann unter Umständen ein Frühsymptom einer HIV-Infektion sein

achtet. Auch hier kommt es, wie bei der klassischen ANUG, zu ulzerierenden Gingivitiden mit Papillenverlust und Zahnlockerung. Die Therapie der ANUG beschränkt sich in der Regel auf lokale Maßnahmen im Sinne der Reinigung und Mundhygiene. In seltenen Fällen sind Antibiotika notwendig. Bei massivem Auftreten der ANUG können Abklatschgeschwüre an der Lippe bzw. der Zunge entstehen. Inwieweit die ANUG im Frühstadium der HIV-Infektion auftritt, kann bisher nicht beurteilt werden.

Progressive Parodontitis

Besonders auffällig ist, daß die nekrotisierende Gingivitis, wie auch die progressive Parodontitis, therapierefraktär sind. Entzündliche Veränderungen am Parodont (Parodontitis) treten bei HIV-Infizierten in besonders vehementer Form auf. Innerhalb weniger Monate kommt es zu massiven Parodontolysen mit entsprechendem Knochenabbau und damit zum Verlust der Zähne, speziell der Molaren. Ähnlich wie bei der ANUG sind auch hier die klassischen therapeutischen Maßnahmen (Mundhygiene, Kürettagen etc.) nicht in der Lage, die Parodontolyse zu unterbrechen.

Virusinfektionen

In diese dritte Gruppe oraler Manifestationen fallen: Haarleukoplakie, herpetische Stomatitis, oraler Zoster, Windpocken sowie Veränderungen, die durch humane Papillomviren (HPV) verursacht werden (z.B. Verruca vulgaris, Condyloma accuminatum sowie fokale, epitheliale Hyperplasie).

Haarleukoplakie

1984 wurde erstmals in San Francisco eine Veränderung beschrieben, die als „hairy leukoplakia“ bezeichnet wurde (Greenspan D. et al., 1984). Zunächst nur bei homosexuellen Männern hauptsächlich im Stadium des ARC wurden am Zungenrand weiße, nicht abwischbare Veränderungen beobachtet. Diese waren unregelmäßig begrenzt und zogen sich teilweise auf die Unterseite der Zunge, wobei sie gelegentlich haarähnliche Fortsätze aufwiesen. Zunächst wurde die Veränderung auf die häufige orale Candida Infektion der Mundhöhle zurückgeführt. Es zeigte sich allerdings, daß auch nach antimykotischer Therapie die Veränderungen bestehen blieben, wenn auch in reduzierter Form. Haarleukoplakien finden sich auch bei anderen Risikopatienten, wie Drogenabhängigen (Reichart P. et al., 1986), Hämophilen (Rindum J.L. et al., 1987) sowie bei Transfusionspatienten. Frauen sind ebenso betroffen wie Männer (Greenspan D. et al., 1986). Sowohl immunhistochemische (Greenspan J.S. et al., 1985) als auch ultrastrukturelle Untersuchungen

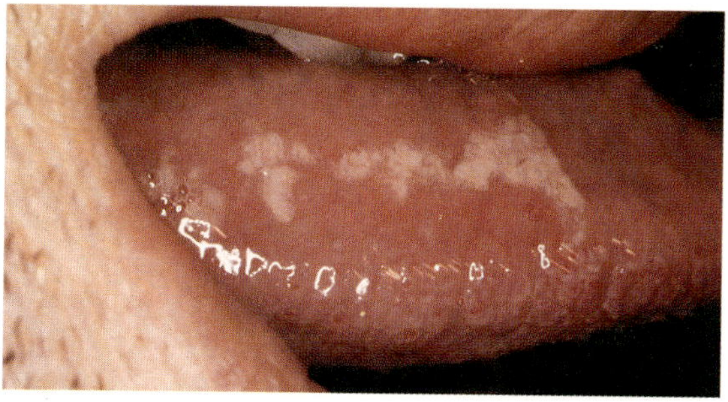

Abb. 12. Im Bereich des lateralen Zungenrandes finden sich weiße, nicht abwischbare, irregulär begrenzte Veränderungen, die trotz einer antimykotischen Therapie persistieren. Die Veränderung entspricht einer typisch sog. „hairy" leukoplakia. Diese Form der Leukoplakie wird fast ausschließlich bei männlichen Homosexuellen beobachtet

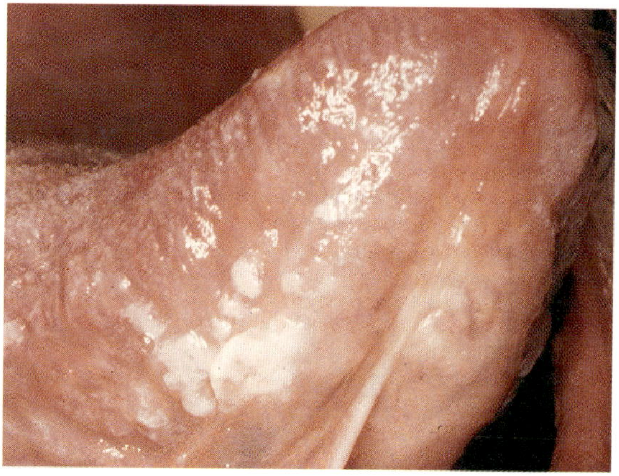

Abb. 13. „Hairy" leukoplakia bei einem AIDS-Patienten, wobei die Veränderung hauptsächlich sublingual lokalisiert ist. Diese Form der Leukoplakie wird selten auch in anderen Mundschleimhautbereichen beobachtet

(Belton C.M. et al., 1986) zeigten, daß die Haarleukoplakie im Gegensatz zu früheren Ansichten nur durch das Epstein-Barr-Virus hervorgerufen wird. Herpes-simplex-Viren bzw. humane Papillomviren scheinen mit der Pathogenese nicht assoziiert zu sein. In Untersuchungen der Mundschleimhaut gelang es allerdings, HIV bzw. HIV-Strukturproteine in der Haarleukoplakie nachzuweisen (Reichart P. et al., 1987). Insgesamt wurde die Haarleukoplakie bei etwa 30% der HIV-Infizierten beobachtet.

Longitudinaluntersuchungen von ARC-Patienten zeigten, daß die Haarleukoplakie ein Indikator für die weitere Entwicklung der Krankheit ist (Greenspan D. et al., 1987). Patienten mit einer Haarleukoplakie entwickelten eher das Vollbild der erworbenen Immunschwäche als solche, die diese Veränderung nicht aufwiesen.

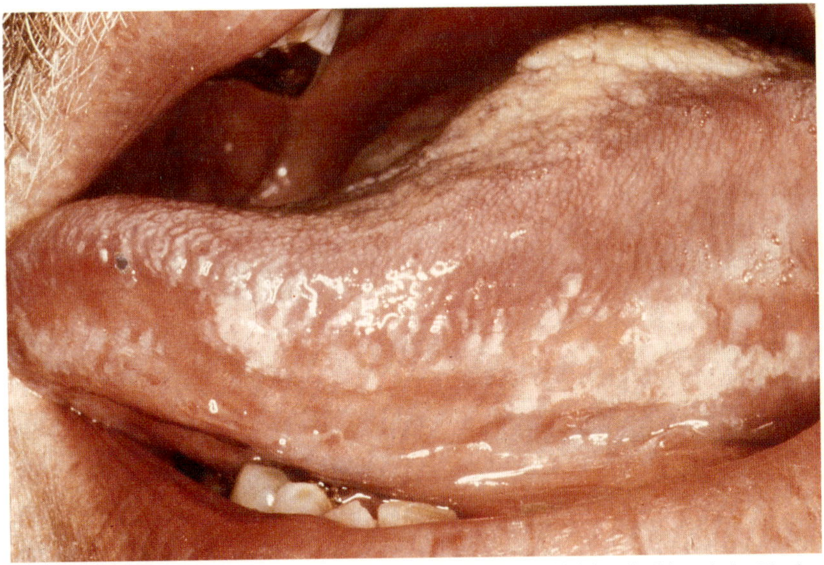

Abb. 14. Im Bereich des gesamten linken Zungenrandes weißliche, fleckige „hairy" leukoplakia-Veränderungen, wobei darüber hinaus noch eine weiße Haarzunge zu beobachten ist (homosexueller AIDS-Patient)

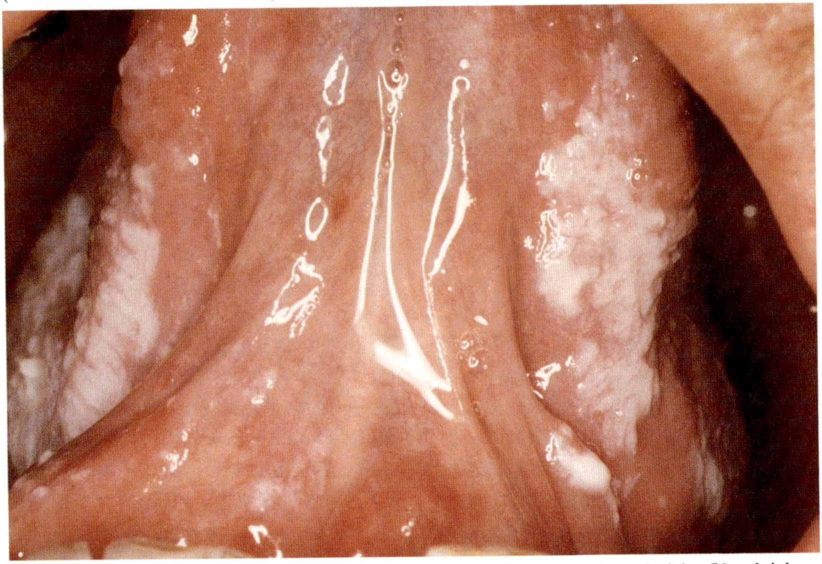

Abb. 15. Typische „hairy" leukoplakia beidseits am Zungenrand, wobei im Vergleich zu den anderen Bildern (Abb. 12 bis 14) die Oberfläche mehr haarähnlich ist. Die weißen Veränderungen sind nicht abwischbar, wie z.B. bei einer pseudomembranösen Candidiasis

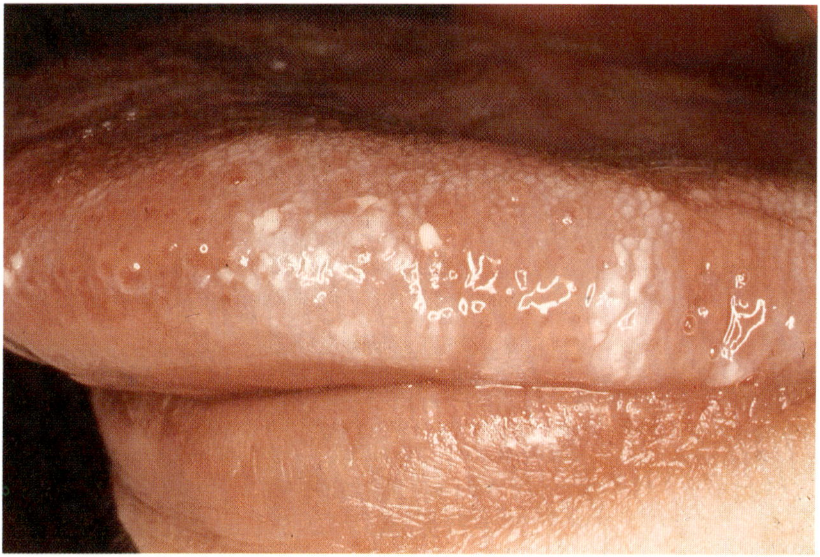

Abb. 16. Im Bereich des linken Zungenrandes besteht eine „hairy" leukoplakia bei einer Drogenabhängigen. Das klinische Bild ist identisch mit der „hairy" leukoplakia bei männlichen Homosexuellen

Die Haarleukoplakie muß als Infektion des oralen Epithels mit Epstein-Barr-Viren angesehen werden. Offenbar sind immunregulatorische Vorgänge im Epithel so gestört, eventuell auch durch die schon beobachtete Reduktion von Langerhans Zellen, daß die typische Hyperkeratose mit den entsprechenden Koilozyten im Epithel morphologisch zu beobachten ist.

Unter Therapie mit z.B. Acyclovir kommt es zur völligen Rückbildung der Haarleukoplakie; dies wurde als weiterer Beweis einer viralen Ätiologie angenommen (Friedman-Kien A.E. 1986). Die Haarleukoplakie ist nicht zu verwechseln mit tabakassoziierten Leukoplakien der Mundschleimhaut, dem Lichen planus oder dem Wangen- bzw. Zungenkauen (Morsicatio buccarum et linguam).

Andere Virusinfektionen

Verruca vulgaris sowie Condylomata accuminata der Mundschleimhaut werden seltener beobachtet, obwohl speziell in Dänemark Fälle von fokaler, epithelialer Hyperplasie bekannt wurden. Dagegen sind Herpes simplex Affektionen im Mund/Gesichtsbereich häufiger zu beobachten. Diese treten in typischer Form im Be-

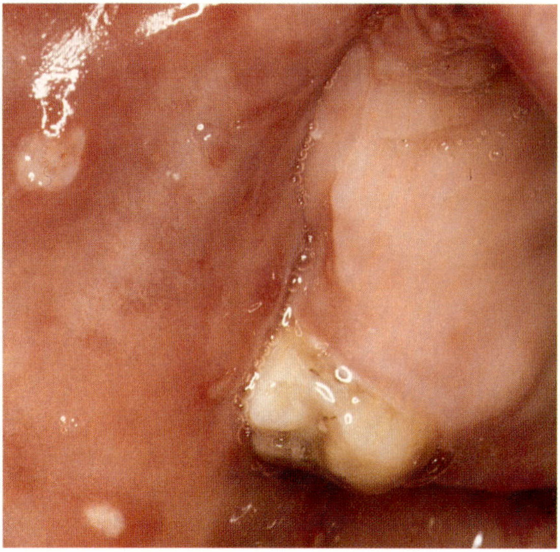

Abb. 17. Bei einem Teil der ARC- und AIDS-Patienten werden immer wieder Herpes simplex Infektionen, auch in der Mundhöhle, beobachtet. Diese sind charakterisiert durch relativ kleine, gelbliche, multiple, aphthoide Veränderungen, die hauptsächlich im Bereich der Lippen, der Zunge und Wangen gelegen sind

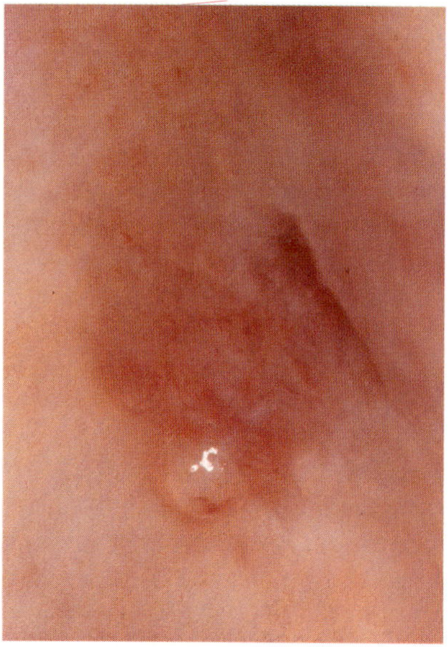

Abb. 18. Im Bereich einer kleinen Kaposi-Läsion am weichen Gaumen findet sich eine kleine geschlossene Blase als Zeichen einer Herpes simplex Infektion

reich der gesamten Mundschleimhaut auf, wobei kleine, aphthoide, etwa 2 bis 4 mm große multiple Veränderungen zur Beobachtung kommen. Diese sind schmerzhaft und bleiben für die Dauer von 10 bis 14 Tagen bestehen. Seltener werden intakte Bläschen enoral beobachtet.

Gelegentlich kommen Zosterinfektionen im Bereich des Nervus trigeminus zur Beobachtung. Dabei können sowohl extraoral als enoral im Versorgungsbereich des entsprechenden Nervastes Bläschen bzw. später Ulzerationen mit Verschorfungen auftreten.

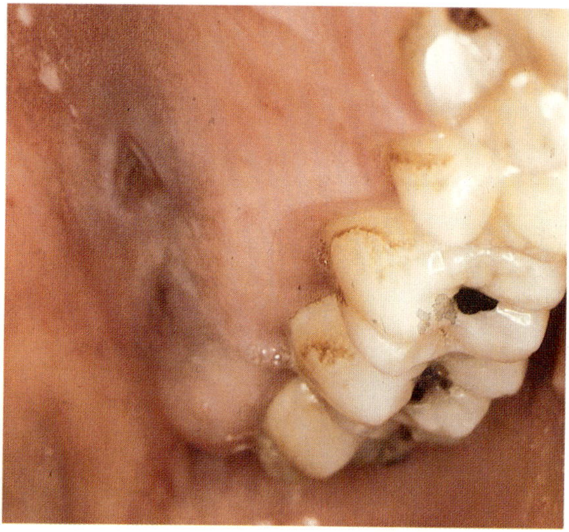

Abb. 19. Im Bereich des Überganges vom hartem zum weichen Gaumen links palatinal besteht eine etwa 3 bis 4 mm große Läsion der Schleimhaut, wie sie zum Teil auch bei Bißverletzungen oder anderen Verletzungen der Schleimhaut beobachtet werden kann. Die Veränderung stellt ein initiales Kaposi-Sarkom bei AIDS dar

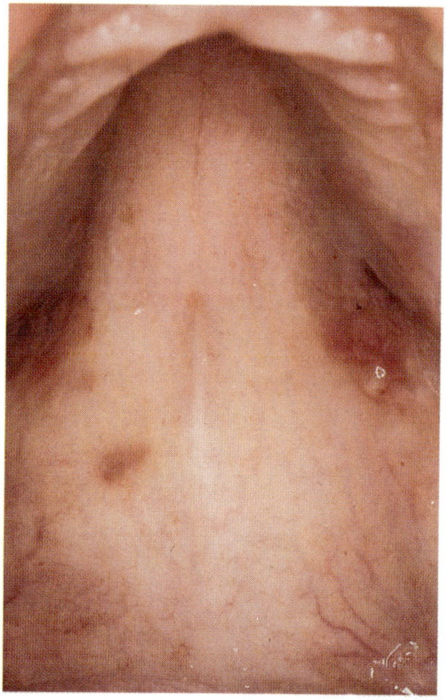

Abb. 20. Multifokale, initiale Kaposi-Sarkome bei einem neununddreißigjährigen AIDS-Patienten. Die hauptsächlichen Manifestationen finden sich bilateral palatinal am Übergang vom harten zum weichen Gaumen, etwa in der Region, wo die Arteria palatina in die Schleimhaut eintritt. Dies scheint eine charakteristische Lokalisation zu sein, wobei aber die Erklärung für das typische Auftreten hier bisher fehlt

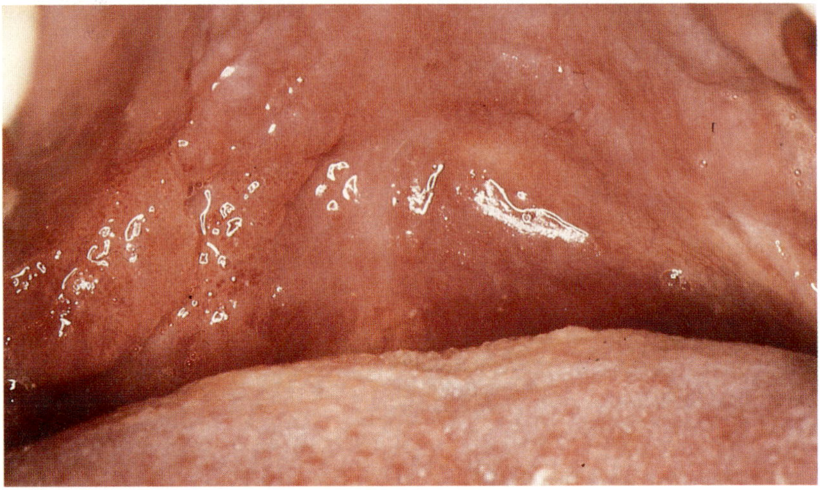

Abb. 21. Im Bereich des weichen Gaumens, vor allem auf der rechten Seite, findet sich eine unregelmäßig gestaltete tumoröse Veränderung mit unruhiger, lymphomartiger Oberfläche. Die Farbe ist nicht blaurot wie bei typischen AIDS-Kaposi-Sarkomen, sondern lediglich leicht gerötet. Histologisch fand sich hier auch ein Kaposi-Sarkom

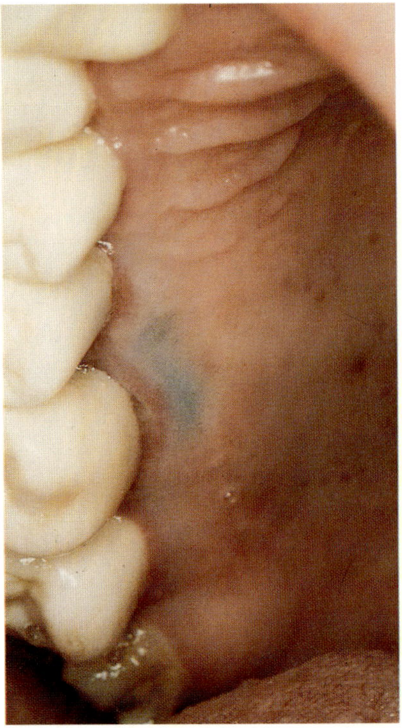

Abb. 22. Bei einem ARC-Patienten fand sich palatinal des Zahnes 16 eine schwärzlichblaue Veränderung im Niveau der Schleimhaut. Hierbei handelt es sich nicht um ein AIDS-Kaposi-Sarkom, sondern um eine sog. Amalgamtätowierung (wichtige Differentialdiagnose!)

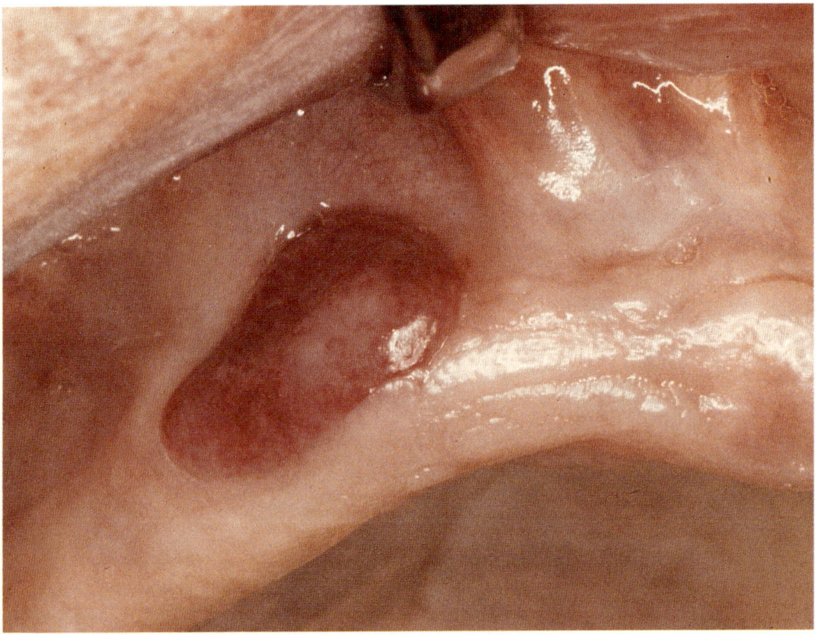

Abb. 23. Blaurote Veränderung im Bereich des Alveolarfortsatzes des Oberkiefers. Hierbei handelt es sich nicht um ein AIDS-Kaposi-Sarkom, sondern um ein Hämangiom. Differentialdiagnostisch sind verschiedene blaurote Veränderungen, wie z.B. Hämangiome, periphere Riesenzellgranulome oder pyogene Granulome zu berücksichtigen

Neoplasien

Die vierte Hauptgruppe umfaßt Neoplasien, die im Verlauf des Vollbildes der Erkrankung auftreten können. Vor allem Kaposi-Sarkome, aber auch Lymphome werden beobachtet. Assoziation einer Häufung oraler Plattenepithelkarzinome mit der HIV-Infektion gilt bisher nicht als gesichert.

Orales Kaposi-Sarkom

KS tritt bei etwa 30% der Erkrankten auf (Lozada F. et al., 1983). Etwa 70% der an disseminierten KS leidenden Patienten entwickeln auch orale Veränderungen (Reichart P. et al., 1986).

Der sorgfältige Blick in die Mundhöhle des AIDS-Patienten weist oft leicht zu übersehende, initiale Anzeichen sich entwickelnder KS auf. Oft nehmen diese Veränderungen die

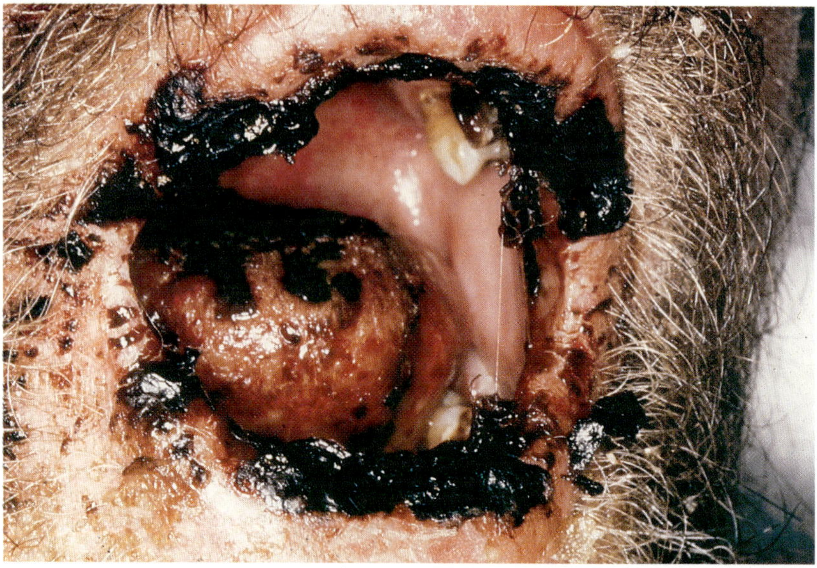

Abb. 24. In seltenen Fällen wird das Lyell-Syndrom beobachtet. Dabei kommt es zu einer Lysis der gesamten Haut und Schleimhaut, häufig mit tödlichem Ausgang. Bei diesen Patienten finden sich massive Krusten im Bereich der gesamten Mundhöhle und Lippen

Form kleiner Ulzerationen oder Verletzungen an, aus denen sich später dann typische tumoröse KS entwikkeln. Besonders häufig findet sich KS am Gaumen. Typischerweise liegen diese Veränderungen im Übergangsbereich vom harten zum weichen Gaumen, meist bilateral etwa der Austrittsstelle der Arteria palatina in die Schleimhaut entsprechend. Das häufige Auftreten des enoralen KS an dieser Stelle ist bisher nicht geklärt worden.

Seltener werden Kaposi-Sarkome der Gingiva beobachtet. Diese können ebenfalls als frühe, flache KS oder im Spätstadium als deutlich vorgewölbte blaurote Tumoren erscheinen. Für das enorale KS ist die bläulichrote bis schwarzbraune Farbe typisch. Im späteren, mehr tumorösen Zustand ulzerieren die Tumoren und bluten leicht. Gelegentlich können die KS auch unter dem klinischen Bild eines lymphoiden bzw. lymphogenen Tumors erscheinen. Sie haben dann nicht die typische Färbung, ebenso fehlt die charakteristische glatte Oberfläche. Die Überlebenszeit nach Feststellung enoraler KS beträgt etwa 4,2 Monate.

Therapeutisch wurde bisher meist eine enorale Radiatio durchgeführt

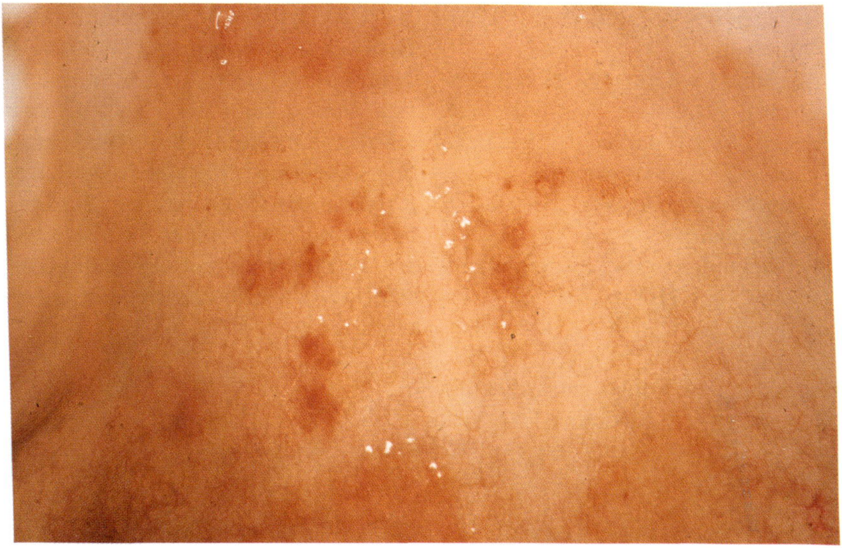

Abb. 25. Aufgrund einer oft bestehenden Thrombozytopenie findet sich immer wieder bei ARC- und AIDS-Patienten im Bereich der oralen Mukosa das Bild der punktuellen Petechien. Am weichen Gaumen sind bei diesem ARC-Patienten multiple, kleine, begrenzte petechiale Blutungen zu erkennen

(bis zu 20 gy). Ebenso wurden Zytostatika eingesetzt, die zur Reduktion von Läsionen führten.

Bei der Beurteilung blauroter bis schwarzer Veränderungen der Mundschleimhaut müssen verschiedene differentialdiagnostische Erwägungen angestellt werden. Häufig sind es sogenannte Amalgamtätowierungen, vor allem im Bereich von Kronenrändern oder Füllungen, die eine schwarzbräunliche Verfärbung der Mukosa verursachen. Veränderungen wie das Hämangiom oder das Lymphangiom können ein KS vortäuschen. Ebenso sind periphere Riesenzellgranulome, pyogene Granulome, Nävi und Melanome zu berücksichtigen.

Eine histologische Untersuchung zur endgültigen Abklärung ist meist unumgänglich.

Veränderungen unbekannter Ätiologie

Unter der Rubrik „unbekannte Ursache" wurden verschiedene heterogene Veränderungen zusammengefaßt. Aufgeführt wurden:

- rezidivierende, aphthöse Ulzerationen;

- progressive, nekrotisierende Ulzerationen;
- toxische Epidermolyse (Lyell-Syndrom);
- verzögerte Wundheilung, idiopathische Thrombozytopenie;
- Vergrößerung der Speicheldrüsen;
- Xerostomie;
- entwicklungsbedingte Anomalien, speziell bei HIV-infizierten Kindern.

Alle genannten Veränderungen sind selten, unter Umständen jedoch für die Diagnostik von Bedeutung. Die Beobachtung verzögerter Wundheilung, speziell nach operativer Zahnentfernung, kann auf eine HIV-Infektion hinweisen. Besonders eindrucksvoll sind Veränderungen im Rahmen der idiopathischen Thrombozytopenie, wobei es im Bereich des weichen Gaumens zu deutlichen petechialen Blutungen kommen kann.

III. 5. Dermatologische Manifestationen

M. Fröschl und O. Braun-Falco

Dermatologische Manifestationen

Einleitung

Im Verlauf der Infektion mit HIV kommt es zu einem breiten Spektrum dermato-venerologischer Krankheitserscheinungen. Symptome an Haut und Schleimhäuten können dabei besonders in den Frühphasen der Infektion diagnostisch Leitsymptomcharakter besitzen. Zudem manifestiert sich das Vollbild von AIDS nach den CDC-Kriterien häufig zuerst durch Krankheitserscheinungen der Haut.

Insbesondere bei erregerbedingten Erkrankungen in einer für eine gegebene Dermatose
- ungewöhnlichen Altersgruppe
- atypischer Lokalisation
- mit außergewöhnlicher morphologischer Ausprägung

sollte man heute eine Infektion mit Virus in differentialdiagnostische Überlegungen miteinbeziehen. Diese „diagnostische Trias" kann ein wichtiger Wegweiser zu Frühdiagnose der HIV-Infektion sein (Braun-Falco O. et al., 1987).
Dermatosen im Rahmen des erworbenen Immunmangelsyndroms weisen nicht selten Besonderheiten in der klinisch-morphologischen Erscheinung auf, so daß die Diagnosestellung sich häufig schwierig gestaltet. Jedoch kommt es gerade bei einem mehr oder weniger ausgeprägten Immundefekt auf ein schnelles Einsetzen einer gezielten Therapie an, um weitere Belastungen des Abwehrsystems gering zu halten.
Neben dem für das Vollbild von AIDS typischen disseminierten Kaposi-Sarkom, spielen erregerbedingte Erkrankungen durch Viren, Bakterien oder Pilze als opportunistische Infektionen eine bedeutende Rolle. Darüber hinaus ist eine Provokation von nicht infektiösen Dermatosen möglich. Ebenso können vorbestehende Haut- und Schleimhauterkrankungen im Rahmen der HIV-Infektion exazerbieren (Johnson T. et al., 1985; Warner L. et al., 1986).

Neoplastische Erkrankungen

Das disseminierte Kaposi-Sarkom (DKS)

Das vom ungarischen Dermatologen Moritz Kaposi 1872 zuerst beschriebene „Idiopathische multiple Pigmentsarkom der Haut" (Kaposi M.

1872) war bis zu Beginn der achziger Jahre in Amerika und Europa eine sehr seltene Erkrankung. Das Auftreten einer disseminierten Form des Kaposi-Sarkoms 1981 bei jungen homosexuellen Patienten, die gleichzeitig an einer Pneumocystis-carinii-Pneumonie litten, gab diesem Krankheitsbild eine neue Bedeutung (Krigel R. et al., 1985).

Der klassische M. Kaposi (Sarcoma idiopathicum multiplex haermorrhagicum) ist als eine Erkrankung älterer Männer mit häufig italienischer oder osteuropäischer jüdischer Abstammung bekanntgeworden. In Afrika können dagegen bereits drei Arten von Kaposi-Sarkom unterschieden werden: eine gutartige lokalisierte, eine lokal aggressive sowie eine disseminiert aggressive Form mit fast ausschließlich Lymphknotenbefall (Warner L. et al., 1986). Bei iatrogen immunsupprimierten Nierentransplantat-Empfängern wurde eine deutlich erhöhte Inzidenz des M. Kaposi beobachtet, der mit Organbefall auftritt (Krigel R. et al., 1985).

Eine Übersicht über die verschiedenen Formen des Kaposi-Sarkoms liefert Tabelle 1.

Klinik

Beginnend mit rötlichen, bräunlichen oder bläulichen, diskreten Flekken entwickeln sich größere Infiltrate, die in Knötchen, Knoten oder Tumoren mit Neigung zu Ulzeration übergehen können (Krigel R. et al.,

Tabelle 1. Manifestationsformen des Kaposi-Sarkoms

Typ	Klinik	Verlauf
Klassisch	ältere Männer Begrenzung auf die untere Extremität; wenige Herde	gutartig; Überlebenszeit 10–25 Jahre
Afrikanisch	junge erwachsene Männer lokalisiert oder große exophytische Tumoren	gutartig wenn lokalisiert; sonst langsam progressiv
	Kinder generalisierter Lymphknotenbefall	rasch progressiv
Nieren-transplantation	iatrogene Immunsuppression lokalisiert auf die Haut oder disseminiert mit systemischem Befall	gutartig oder rasch progressiv; Regression nach Absetzen der Therapie möglich
Epidemisch	junge AIDS-Patienten disseminierte mukokutane Veränderungen; systemischer Befall möglich	meist rasch progressiv

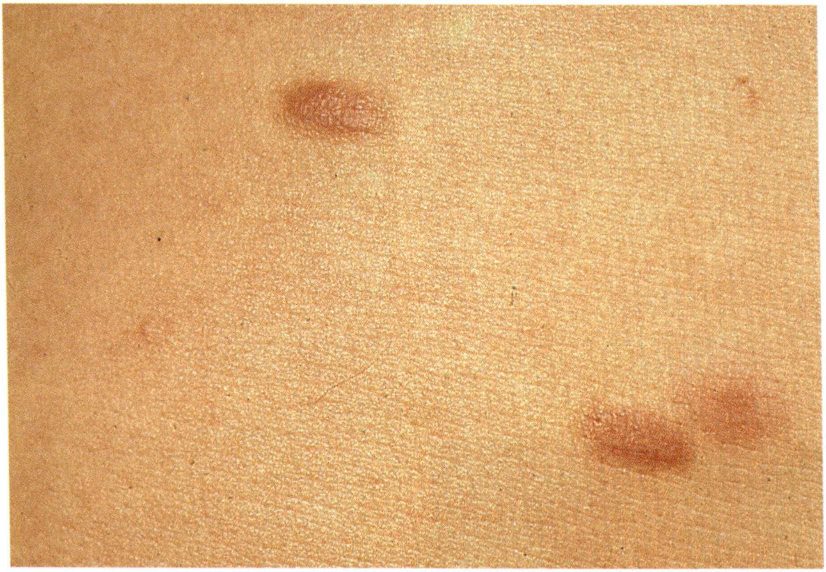

Abb. 1. Kaposi-Sarkom, frühe Veränderungen im Plaque-Stadium

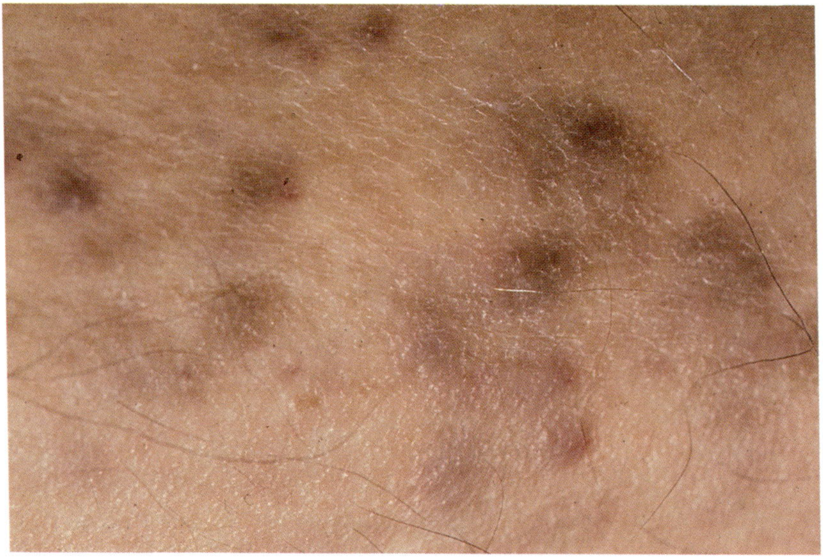

Abb. 2. Kaposi-Sarkom am Bein (H. Leu, Patholog. Inst., Univ. Zürich)

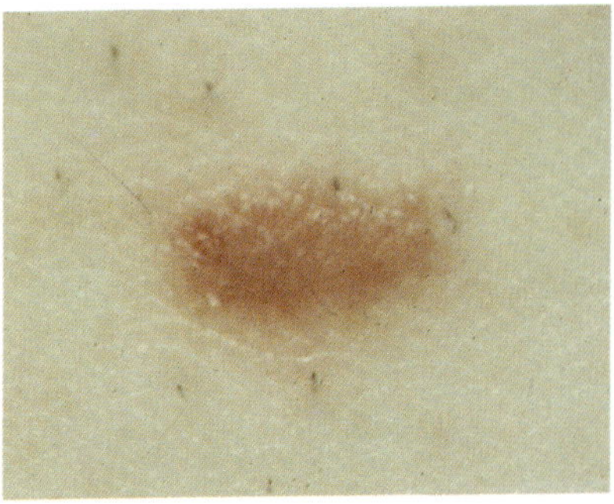

Abb. 3. Frühes Kaposi-Sarkom im Nacken (D. Lynch, Univ. of Texas, Houston)

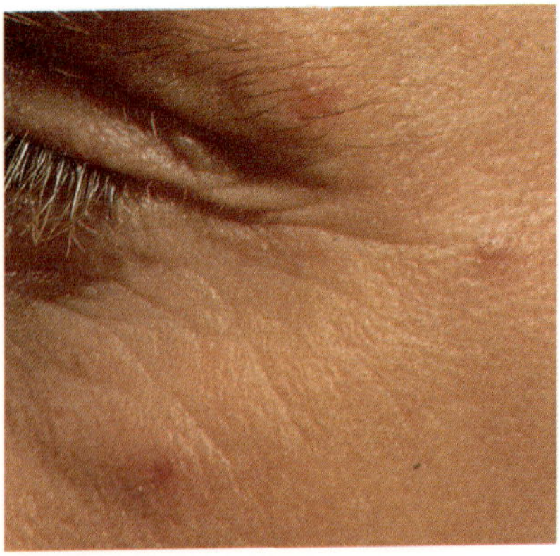

Abb. 4. Frühe Kaposi-Sarkom-Veränderungen im Gesicht eines finnischen AIDS-Patienten (SL. Valle, Aurora-Hospital, Helsinki)

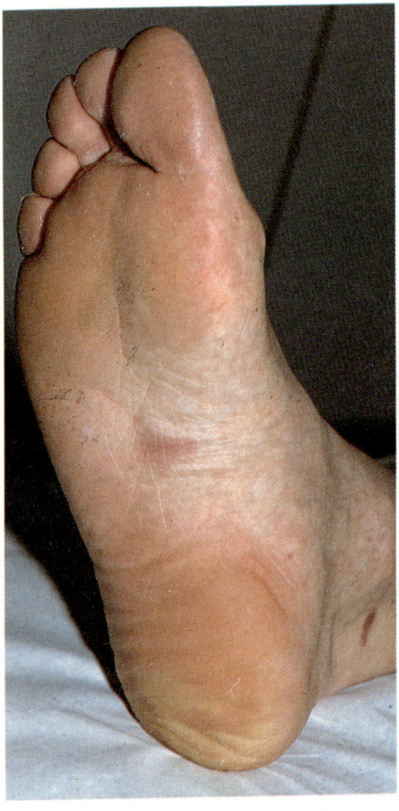

Abb. 5. Kaposi-Sarkom der Fußsohle

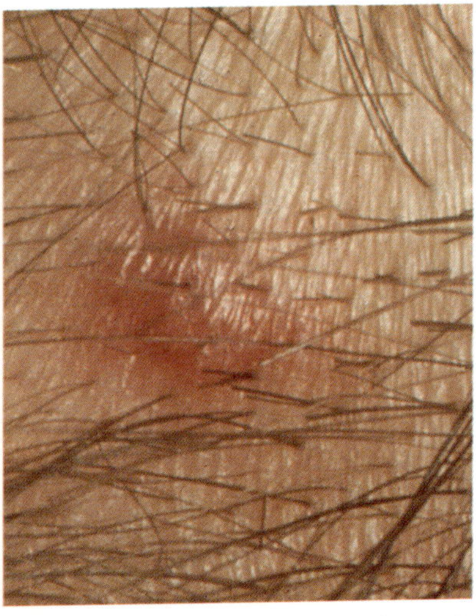

Abb. 6. Kleine, braunrote Veränderung in der Kopfhaut, frühes Kaposi-Sarkom (SL. Valle, Aurora-Hospital, Helsinki)

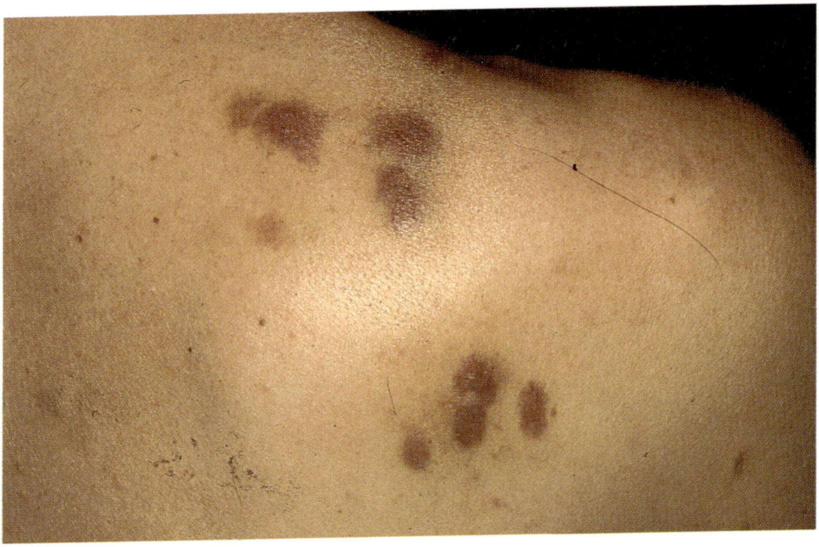

Abb. 7. Disseminietes Kaposi-Sarkom

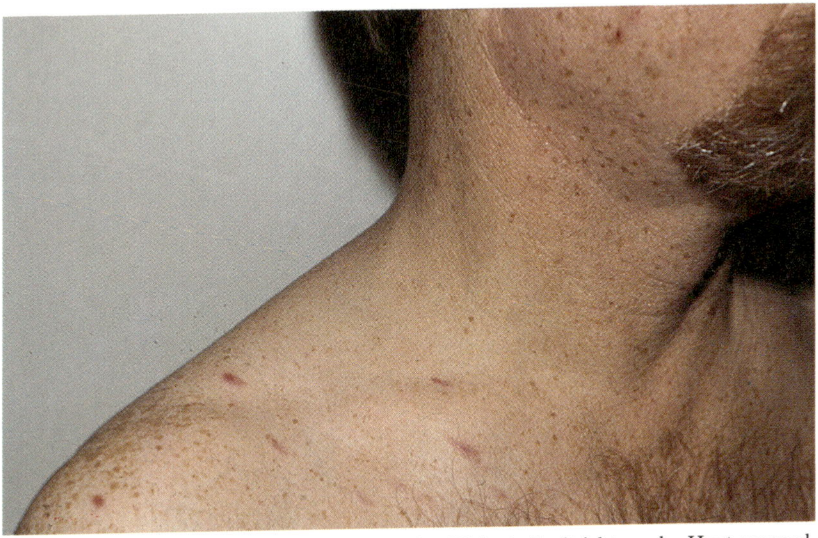

Abb. 8. Beginnendes Kaposi-Sarkom in typischer Weise in Spaltrichtung der Haut angeordnet

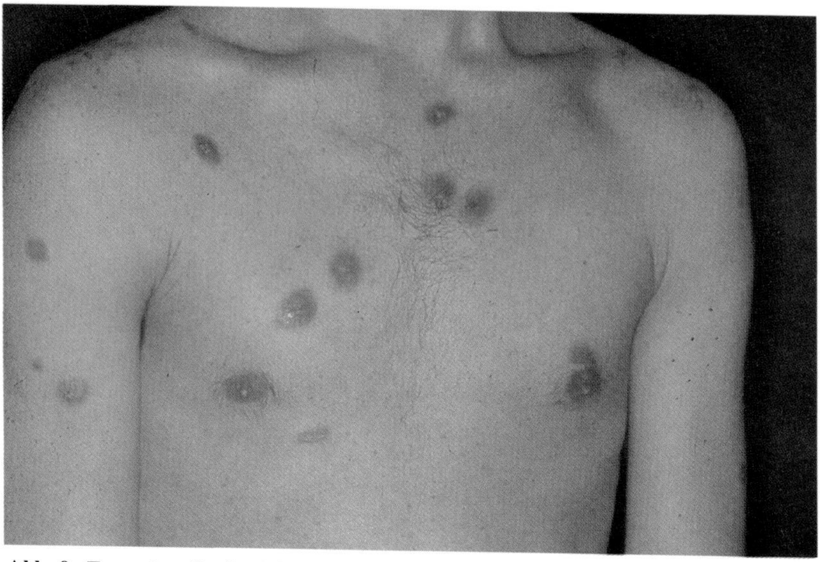

Abb. 9. Tumoröses Stadium des disseminierten Kaposi-Sarkom

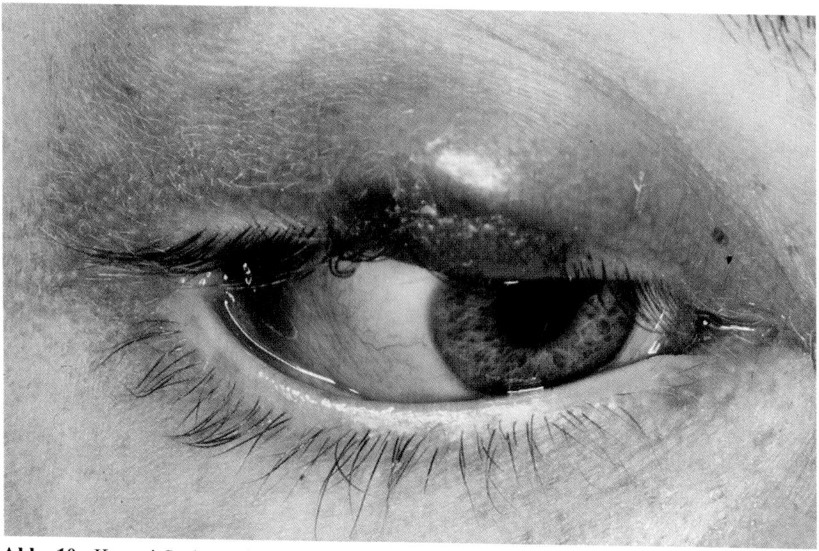

Abb. 10. Kaposi-Sarkom des Augenlides und der Konjunktiva (D. Eichenlaub, Rudolf-Virchow-Krankenhaus, Berlin)

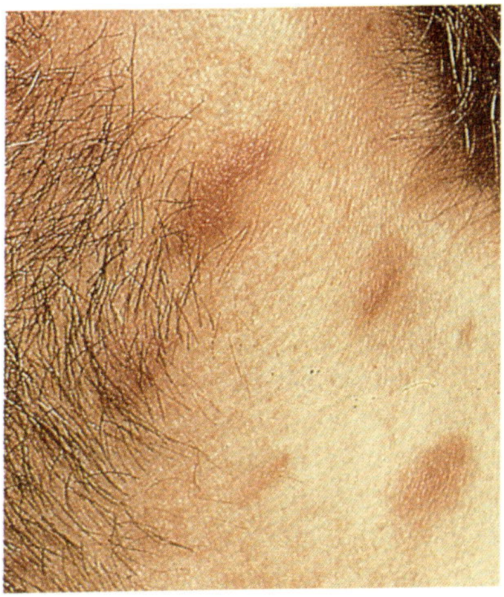

Abb. 11. Kaposi-Sarkom am Hals

1985; Warner L. et al., 1986). Die ersten Effloreszenzen entstehen häufig an den unteren Extremitäten, um dann auf Rumpf, Gesicht, Kopf oder Genitale überzugreifen. Im Verlauf ist es möglich, daß es relativ lange bei einzelnen Hauterscheinungen bleibt, eine Körperregion überwiegend befallen ist oder relativ rasch eine Dissemination auftritt. Das Genitale (Glans penis) ist nicht selten mitbetroffen. Im Bereich des Oberkörpers findet man die Veränderungen scheinbar den Hautspaltlinien zugeordnet. Bei flächenhaftem Befall besteht eine Neigung zu Ulzeration. Zudem kommt es infolge Behinderung des Lymphabflusses zu Ödembildung vor allem an den unteren Extremitäten und im Gesicht.
Neben der Lokalisation an Haut und Schleimhäuten kann sich das DKS auch an inneren Organen manifestieren. In abnehmender Häufigkeit sind der Gastro-Intestinaltrakt, Lunge, Lymphknoten, Leber, Milz sowie sehr selten das Gehirn betroffen (Krigel R. et al., 1985). Die Ausdehnung des DKS läßt sich mit der Stadieneinteilung nach Mitsuyasu (Mitsuyasu R. et al., 1986) beschreiben (Tabelle 2).

Tabelle 2. Stadieneinteilung des Kaposi-Sarkoms

I	kutan begrenzt (< 10 Herde oder nur in einer anatomischen Region)
II	kutan disseminiert (> 10 Herde oder in mehr als einer Region)
III	ausschließlich viszeral
IV	kutan und viszeral
Untergruppe	
A	keine Allgemeinsymptome
B	Allgemeinsymptome wie Fieber > 38°C oder Gewichtsverlust > 10% des Körpergewichtes

nach Mitsuyasu et al. 1986

Verlauf

Die Prognose von Patienten mit disseminiertem Kaposi-Sarkom bei HIV-Infektion hängt in der Regel vom Auftreten opportunistischer Infektionen an inneren Organen sowie einer viszeralen Beteiligung ab.

Diagnostik

Suspekte bläuliche Effloreszenzen bei einem Patienten mit HIV-Infektion sollten in dem Fall histologisch untersucht werden. Bei gesichertem Kaposi-Sarkom ist eine Gastroskopie sowie Rektoskopie zum Ausschluß einer Organmanifestation sinnvoll.

Differentialdiagnose

Im Anfangsstadium kann es schwierig sein, einzelne Hautveränderungen von einem Dermatofibrom oder einem kleinen Hämangiom zu unterscheiden. Darüber hinaus sollten Angiokeratome und das Angiosarkom abgegrenzt werden. Bei disseminierten Veränderungen kommt ein breites Spektrum von Dermatosen in Betracht, besonders Sarkoidose, maligne Lymphome oder Syphilis.

Therapie

Es empfiehlt sich ein differenziertes Vorgehen je nach Stadium der Erkrankung. Ist die Krankheitsausprägung lokalisiert, sollten lokale Maßnahmen bevorzugt werden. Hierzu stehen Exzision, Kryotherapie, Laserbehandlung oder Bestrahlung mit Röntgenweichstrahlen bzw. schnellen Elektronen zur Verfügung. Eine fraktionierte Gesamtdosis von 20Gy ist normalerweise ausreichend (Krigel R. et al., 1985). Auch bei disseminierter Ausprägung können einzelne ausgedehnte oder kosmetisch störende Herde (besonders bei Ulzerationsneigung) mit Hilfe von lokaler Behandlung angegangen werden. Rezidive in den behandelten Arealen sind jedoch möglich.

Bei disseminierten Hauterscheinungen oder viszeraler Beteiligung ist eine systemische Therapie mit rekombinatem alpha-2-Interferon (Intron A, Roferon) in steigender Dosierung oder Chemotherapie in Erwägung zu ziehen. Alpha-2-Interferon, das in Dosen von 30-50 Mio IE/m2 Körperoberfläche angewandt wird, ist bisher für die Behandlung des Kaposi-Sarkoms nicht zugelassen, so daß eine derartige Therapie im Rahmen klinischer Studien erfolgen sollte. Patienten ohne Allgemeinsymptome weisen bessere Ansprechraten auf, als Patienten mit B-Symptomatik (s. Tab. 2) oder opportunistischen Infektionen. Ebenso scheint sich eine Vorbehandlung in der Anamnese ungünstig auf den Behandlungserfolg auszuwirken. Ansprechraten von 60-88% im Frühstadium und 5-30% bei fortgeschrittenem Krankheitsbild sind publiziert (Krigel R. et al., 1985). Im Falle einer chemotherapeutischen Behandlung sollte eine Monotherapie mit z.B. Vinblastin (Velbe) in einer Dosierung von 7-10 mg i.v. pro Woche gegenüber einer Polychemotherapie bevorzugt werden, da der immunsupprimierende Effekt einer Mehrfachbehandlung höher liegen dürfte und damit das Auftreten von opportunistischen Infektionen begünstigt werden könnte (Krigel R. et al., 1985). Die Ansprechrate für Vinblastin in einem frühen Krankheitsstadium liegt bei ungefähr 75%, in späteren Stadien bei ca. 20% (Krigel R. et al., 1985). Ob eine Kombination von Azidothymidin = Zidovudine (Retrovir) mit Interferon größere Erfolge bringen kann wird die Zukunft zeigen. Die Frage, ob eine Lebensverlängerung mit lokaler oder systemischer Therapie zu erreichen ist, ist derzeit nicht sicher zu beantworten. Jedoch sind DKS-Veränderungen, besonders im Gesicht und an den anderen sichtbaren Körperstellen, kosmetisch äußerst störend und werden von Patienten als psychisch sehr belastendes Stigma gewertet. Zudem sind die Hautveränderungen häufig charakteristisch und von Mitmenschen in der Umgebung der Patienten leicht zu identifizieren. Ein aktives Vorgehen ist daher im Sinne einer Verbesserung der Lebensqualität sicherlich indiziert.

Kutane Manifestationen von malignen Lymphomen

Beschreibungen von Hautveränderungen im Rahmen von Lymphomen basieren bisher lediglich auf Einzelbeobachtungen. Bei einem Patienten mit DKS traten vom Aspekt etwas unterschiedliche bläuliche Knötchen auf, die bei histologischer Begutachtung ein Lymphom ergaben. Einige Hautveränderungen stellten lichtmikroskopisch sowohl ein Kaposi-Sarkom als auch ein undifferenziertes malignes Lymphom dar (Lind S. et al., 1985). In einem weiteren Fall ähnelten die Effloreszenzen einem traumatischen Hämatom (Ragni M. et al., 1985). Bei histologischer Begutachtung diskreter asymptomatischer Papeln an der Flanke eines weiteren Patienten mit HIV-Infektion zeigte sich ein atypisches lymphoretikuläres Infiltrat. Dieser Patient entwickelte im weiteren Verlauf ein Burkitt-ähnliches Lymphom (Penneys N. et al., 1985).

Andere maligne Neoplasien

Einzelbeobachtungen von Basaliomen, spinozellulären Karzinomen sowie eines malignen Melanoms dürften wohl auf eine zufällige Koinzidenz zurückzuführen sein (Kaplan M. et al., 1987; Warner L. et al., 1986) und bedürfen weiterer Beobachtung.

Erregerbedingte Erkrankungen

Infektionen an Haut und Schleimhäuten zeichnen sich im Rahmen der HIV-Infektion durch rezidivierendes, persistierendes, generalisiertes oder auch lokal destruierendes Auftreten auf. Erkrankungen durch Viren, Bakterien oder Pilze werfen zudem beim immungeschwächten Patienten oft große therapeutische Probleme auf.

Virale Erkrankungen

Erkrankungen durch Herpes simplex (HSV), humanes Papillomvirus (HPV), Quadervirus oder Varizella-Zoster-Virus (VZV) sind durch ihr oft atypisches Erscheinungsbild bei HIV-infizierten Patienten oft schwer zu diagnostizieren.

Herpes simplex

Klinik

Das klinische Spektrum der Infektion mit dem Herpes-simplex-Virus bei Patienten mit AIDS oder AIDS-Vorfeld-Erkrankungen ist sehr breit. Bei noch relativ intaktem Immunsystem treten in der Regel typische gruppiert stehende, polyzyklisch begrenzte, stecknadelkopfgroße Bläschen auf gerötetem Grund auf. Die charakteristische Lokalisation ist die Lippen- und Genito-Analregion. Ist jedoch der HIV-bedingte Immundefekt stärker ausgeprägt, so kommt es zu erosiven oder ulzerierenden Veränderungen ohne Spontanheilungstendenz (Herpes simplex persistens et exulcerans). Die ulzerösen Veränderungen sind meist genital oder anal lokalisiert und häufig (beispielsweise bei der Defäkation) sehr schmerzhaft. Erosive Veränderungen können polyzyklisch begrenzt und an atypischer Stelle z.B. an der Schulter zu finden sein. Ulzerationen weisen nicht immer die Herpes simplex typische, polyzyklische Begrenzung,

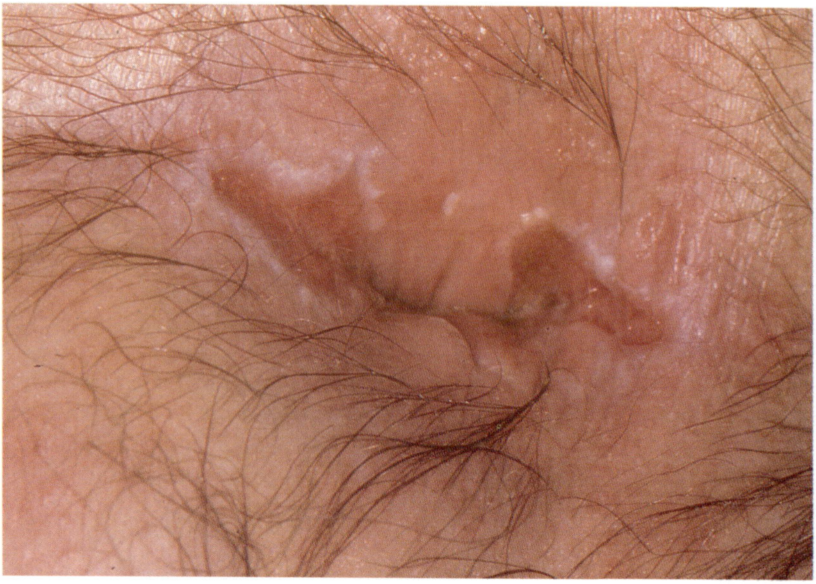

Abb. 12. Ulzerierender (und persistierender) Herpes simplex analis

aber gelegentlich einen aufgeworfenen Randsaum auf. Sekundärinfektionen erschweren die Diagnose zusätzlich. Die Maximalvariante stellt ein disseminierter Herpes simplex mit varizelliformer Anordnung der Bläschen am gesamten Integument dar (Braun-Falco O. et al., 1987; Kaplan M. et al., 1987; Krigel R. et al., 1985; Warner L. et al., 1986).

Verlauf

Die Ulzerationen können persistierend und lokal destruierend auftreten. Rezidive nach Absetzen antiviraler Therapie sind die Regel (Braun-Falco O. et al., 1987).

Diagnostik

Im Blasengrundausstrich eines frisch eröffneten Bläschens (Tzanck-Test) erkennt man in der Giemsa-Färbung multinukleäre epidermale Riesenzellen, die auf eine Virusinfektion hindeuten. Der schnellste Virusnachweis gelingt elektronenmikroskopisch mit der sog. Negativkontrastierung („negative staining“). Weitere Möglichkeiten sind der Immunfluoreszenz-Test sowie die kulturelle Anzüchtung des Herpes simplex-Virus.

Differentialdiagnose

Sie hängt von der Lokalisation und Erscheinungsform der Veränderungen ab. Bei Bläschenbildung kann gelegentlich die Abgrenzung vom beginnenden Zoster schwierig sein. Am Mundwinkel ist an Angulus infectiosus bei Soor zu denken. Bei Geschwürbildung im Mundbereich sollten ulzerös verlaufende Candidosen, aphtöse Veränderungen und sexuell übertragbare Erkrankungen erwogen werden. Im Genito-Anal-Bereich sind Geschlechtskrankheiten wie Ulcus molle und Primäraffekt bei Syphilis, aber auch Ekthymata, fixe Arneiexantheme, Leukosen oder Ergotismus-Gangrän durch Suppositorien zu unterscheiden. Bei disseminierten Formen sind Varizellen und generalisierter Zoster in Erwägung zu ziehen.

Therapie

Bei bläschenbildenden typischen Herpes simplex Affektionen können lokale Maßnahmen mit Vidarabin (Vidarabin 3% Thilo), Idoxuridinhaltigen Externa (z.B. Zostrum, Virunguent) oder Aciclovir (Zovirax) ausreichend sein. Bei erosiven oder ulzerierenden Formen kommt es unter einer oralen Behandlung mit 5 x 200 mg Aciclovir zu einer raschen Abheilung der Erscheinungen innerhalb von wenigen Tagen. Die Therapie sollte in jedem Fall über das vollständige Abheilen der Hautveränderungen hinaus noch einige Tage fortgeführt werden. Bei häufigen Rezidiven kann eine Dauerbehandlung mit niedrigeren Dosen (3 x 200 mg) erwogen werden. Bei disseminierten

Herpes simplex-Infektionen ist eine intravenöse Aciclovir-Therapie mit 5-10 mg/kg Körpergewicht alle acht Stunden indiziert.

Verrucae vulgares (gewöhnliche Warzen)

Klinik

Im Rahmen der HIV-Infektion treten die durch humane Papillomviren hervorgerufenen Verrucae vulgares (typischerweise in disseminierter Form) in ungewöhnlicher Lokalisation z.B. im Gesicht oder der Genito-Anal-Region auf. Vulgäre Warzen sind normalerweise hauptsächlich im Kindesalter anzutreffen; Immunität schützt Erwachsene weitgehend vor Rezidiven (Braun-Falco O. 1986; Braun-Falco O. et al., 1987).

Verlauf

Neben einer Neigung zu Dissemination sind Rezidive häufig.

Diagnostik

Die Diagnose wird in der Regel klinisch erstellt. Bei differentialdiagnostischen Schwierigkeiten kann die histologische Untersuchung weiterhelfen.

Differentialdiagnose

Abgrenzung von disseminierten Mollusca contagiosa ist gelegentlich schwierig.

Therapie

Warzen können einerseits chirurgisch oder kryotherapeutisch, andererseits mit hochprozentigem Salicylsäurepflaster (Salicyl-Guttaplast) und anschließender Nachbehandlung mit Demethylsulfoxid (Verrumal) angegangen werden. Um Rezidive zu vermeiden, sollen hautdesinfizierende Maßnahmen begleitend durchgeführt werden. Die sich bei Warzen im Bartbereich auch auf den Rasierapparat erstrecken müssen.

Condylomata acuminata

Klinik

Die ebenfalls durch humane Papillomviren hervorgerufenen spitzen Condylome sind weißlich, manchmal auch leicht rötliche, papillomatöse, blumenkohlartige Hautveränderungen, die hahnenkammartig auffältelbar sind. Sie sind besonders bei homosexuellen Männern genital oder perianal lokalisiert und zeichnen sich bei HIV-infizierten Patienten oft durch einen massiven Befall aus. Bei perianaler Lokalisation ist häufig die Rektumschleimhaut mitbetroffen (Braun-Falco O. 1986; Braun-Falco O. et al., 1987).

Verlauf

Rezidivneigung ist die Regel.

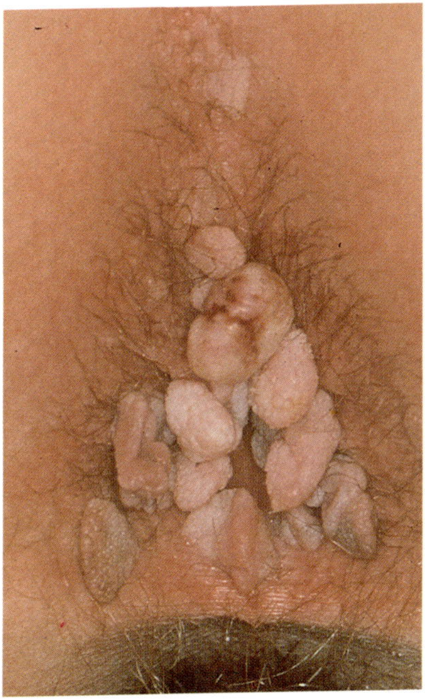

Abb. 13. Perianale Condylomata acuminata

Diagnostik

Bei perianalem Sitz ist eine Proktoskopie zum Ausschluß intraanaler Feigwarzen empfehlenswert. Auf hautmazerierende, begünstigende Faktoren wie Analekzem, Oxyuriasis oder Rektalprolaps ist zu achten. Zusätzlich vorliegende Infektionen (Urethris, Proktitis) durch Gonokokken, Chlamydien, Mykoplasmen oder Candida albicans sollten in jedem Fall berücksichtigt werden.

Differentialdiagnose

Wichtig ist die Abgrenzung von Condylomata lata bei sekundärer Syphilis sowie bowenoider Genitalpapulose.

Therapie

Als zytostatisch wirksame Substanz kommt 25%iges Podophyllin in alkoholischer Lösung zur Anwendung. In einer Sitzung sollten nicht mehr als 8-10 cm^2 Hautoberfläche behandelt werden, um eine Resorption und damit verbundene systemische Nebenwirkungen zu vermeiden. Die Substanz sollte nach vier bis sechs Stunden mit reichlich lauwarmen Wasser abgewaschen werden. Darüber hinaus können Condylomata acuminata chirurgisch, kryotherapeutisch oder mit dem CO_2-Laser behandelt werden.

Mollusca contagiosa (Dellwarzen)

Klinik

Die durch ein Quadervirus verursachten Dellwarzen sind im Erwachsenenalter, ähnlich den vulgären Warzen, nur sehr selten anzutreffen. Bei immungeschwächten Patienten ist atypische Lokalisation z.B. im Gesicht oder der Genitalregion mit rascher Progredienz bis zur disseminierten Aussaat ein charakteristisches Merkmal. Im Rahmen der HIV-Infektion weisen Mollusca contagiosa nicht immer das typische Aussehen in Form der perlartigen,

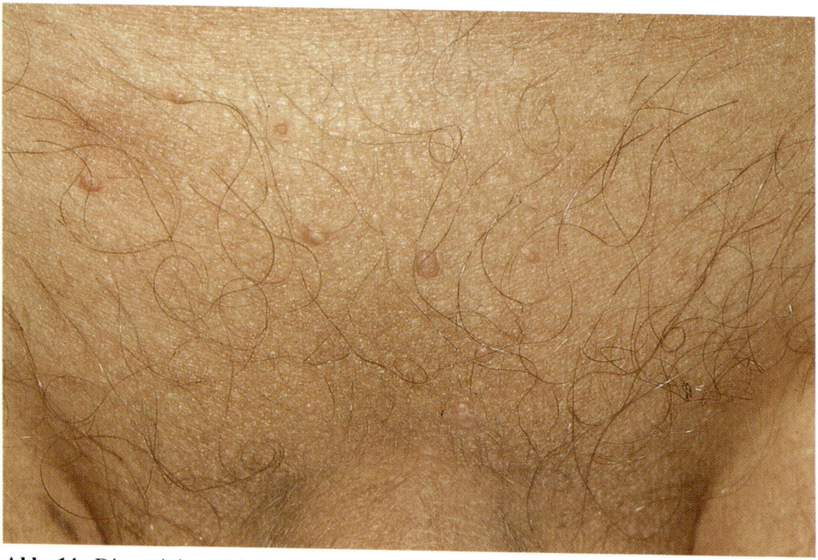

Abb. 14. Disseminierte Mollusca contagiosa, Genitalbereich

derben, zentral gedellten Papel auf, sondern können eine verruköse Oberfläche ohne zentrale Eindellung zeigen oder oberflächlich verkrusten (Warner L. et al., 1986).

Verlauf

Neigung zu Dissemination und Rezidiven sind typisch.

Diagnostik

Die Diagnose erfolgt in der Regel klinisch. Bei atypischem Aussehen kann die histologische Untersuchung weiterhelfen. Zudem erkennt man im Quetschpräparat typische Molluscumkörperchen.

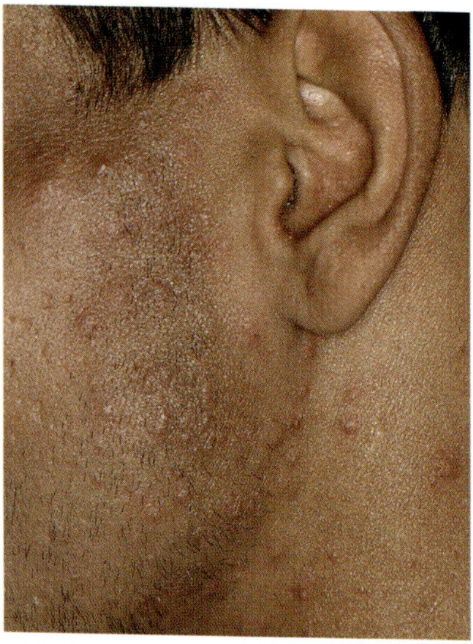

Abb. 15. Massiver Befall mit Mollusca contagiosa

Differentialdiagnose

In Betracht kommen Verrucae vulgares, Milien und Hidrokystome.

Therapie

Einzelne Effloreszenzen können in Lokalanästhesie mit der Eihautpinzette angegangen werden; bei Dissemination kann Allgemeinanästhesie erforderlich werden. Zusätzlich sollte auf eine gründliche Desinfizierung des betroffenen Areals mindestens einmal täglich durch den Patienten geachtet werden.

Zoster (Gürtelrose)

Klinik

Es kommt zu stecknadelkopfgroßen, prall gespannten, wasserklaren Bläschen auf gerötetem Grund in segmentaler Anordnung. Im Rahmen der HIV-Infektion sind ein mehrsegmentaler Befall sowie ein relativ weites Überschreiten der Medianlinie des Körpers zu beobachten. In Einzelfällen kann eine Generalisation auftreten. Die Gürtelrose tritt oft im Anschluß an eine zusätzliche Belastung des Immunsystems z.B. nach intensiver Sonnenbestrahlung auf (Braun-Falco O. 1987; Braun-Falco O. et al., 1987; Warner L. et al., 1986).

Verlauf

Zostererkrankungen stellen nach bisher vorliegenden Erfahrungen ein prognostisch ungünstiges Zeichen dar. Eine Studie an 112 Männern in Manhattan ergab (in Anwendung der Kaplan-Meier Überlebenszeitanalyse) eine kumulative Inzidenz an AIDS von

- 22,8% innerhalb von zwei Jahren nach Zoster,

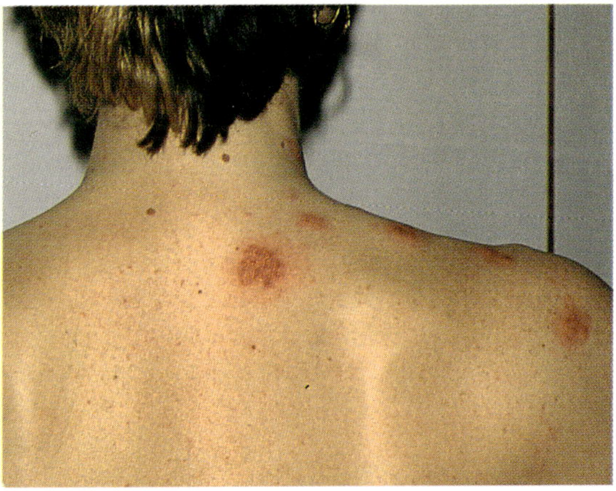

Abb. 16. Segmentaler Herpes zoster bei jungem Mann

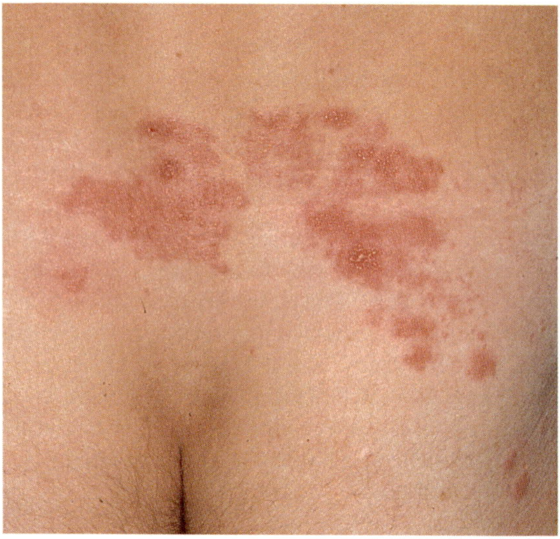

Abb. 17. Ungewöhnlicher, die Medianlinie überschreitender Zoster

- 45,5% innerhalb von vier Jahren und
- 72,8% (geschätzt) nach sechs Jahren (Biggemann B. et al., 1987).

In einer weiteren Untersuchung an 48 Patienten waren 21% der Fälle nach einem bis 28 Monaten nach einer Gürtelrose-Infektion am Vollbild des erworbenen Immundefektsyndroms erkrankt (Ziegler J.B. et al., 1985).

Diagnostik

In der Regel ist das klinische Bild typisch. Der Tzanck-Test kann wiederum hilfreich sein. Zudem ist der elektronenmikroskopische Virusnachweis im Negativkontrastverfahren möglich.

Differentialdiagnose

Im Anfangsstadium können gelegentlich Schwierigkeiten bestehen, Herpes simplex und Zoster voneinander abzugrenzen. Hämorrhagien und hämorrhagische Nekrosen sind für die Gürtelrose typisch. Darüber hinaus ist die Differentialdiagnose zwischen Zoster generalisatus und Windpocken problematisch.

Therapie

Nach Möglichkeit sollte zur Vermeidung von Komplikationen eine intravenöse Gabe von Aciclovir in einer Dosis von 5-10 mg/kg Körpergewicht angstrebt werden. Innerlich verabreichte Glukokortikoide sind kontraindiziert. Lokal ist im Anfangsstadium eine austrocknende Behand-

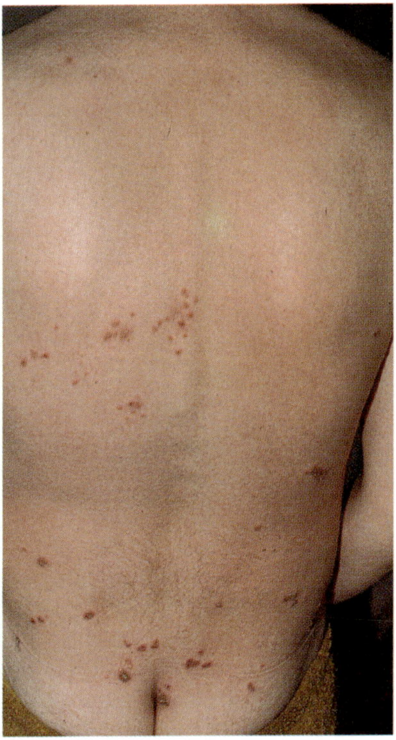

Abb. 18. Disseminierter Herpeszoster

lung mit Schüttelmixturen z.B. Lotio zinci mit 0,5% Vioform sinnvoll. Zum Abweichen der Krusten und Schorfe sind fettende Salben günstig.

Varizellen (Windpocken)

Als Erstinfektion mit dem Varizella-Zoster-Virus treten gewöhnlich Windpocken auf. Von 217 beobachteten Patienten mit HIV-Infektion waren in einer amerikanischen Untersuchung vier an Varizellen erkrankt (Kaplan M. et al., 1987).

Verlauf

Im einem Fall eines HIV-infizierten Patienten ist eine Varizellen-Pneumonie beschrieben; bei einem Kind kam es neben den Varizellen zur Entwicklung eines Zosters (Kaplan M. et al., 1987).

Diagnostik

Die Diagnose wird klinisch gestellt. Erregernachweis aus Bläschenflüssigkeit ist möglich.

Differentialdiagnose

Die Unterscheidung von Zoster generalisatus kann schwierig sein. Hilfreich ist der Befall des Capillitiums bei Windpocken.

Therapie

Eine intravenöse Therapie mit Aciclovir könnte sinnvoll sein.

Bakterielle Erkrankungen

Die Bedeutung bakterieller Infektionen der Haut im Rahmen der HIV-Infektion ist gegenwärtig noch nicht endgültig abzuschätzen. Bakterielle Superinfektionen bei ulzerierendem Herpes simplex oder einer Candida-Infektion sollten jedoch bedacht werden.

Akneiforme Exantheme

Die Ätiologie der akneiformen Exantheme im Rahmen der HIV-Infektion ist nicht eindeutig geklärt. Die Hauterscheinungen treten im allgemeinen nach Abklingen der Pubertätsakne neu auf. Bei bakteriologischen Untersuchungen findet man immer wieder Staphylococcus aureus; auch ein Zusammenhang mit Pityrosporon ovale oder Propionibacterium acnes wird diskutiert (Braun-Falco O. 1986; Braun-Falco O. et al., 1987).

Klinik

Im Bereich von Brust und oberem Rücken, sowie an Stirn und an Kinn treten Papeln und kleine Pustel in disseminierter Aussaat auf. Die für die Akne vulgaris tpyischen Komedonen fehlen meist.

Verlauf

Die Frequenz der Hauterscheinungen nimmt im Krankheitsverlauf ab, während die Sebostase, d.h. die Minderung der Talgbildung eher ausgeprägter wird (Braun-Falco O. et al., 1987).

Diagnostik

Die Diagnose wird klinisch gestellt. Eine bakteriologische und mykologische Untersuchung sollte durchgeführt werden.

Differentialdiagnose

Abzugrenzen sind andere akneiforme Exantheme (Arzneiexanthem, Syphilis).

Therapie

Eine lokale Behandlung mit Aknetherapeutika wie Benzoylperoxid (z.B. Aknefugoxid, Akneroxid) oder Vitamin-A-Säure (z.B. Eudyna, Airol) ist meist ausreichend.

Pyodermien

Sonstige bakterielle Infektionen der Haut, sog. Pyodermien, sind vor allem bei intravenös-drogenabhängigen Patienten zu finden (Warner L. et al., 1986). Nicht selten äußern sie sich als staphylogene Furunkulose oder Ekthymata mit geringer Heilungstendenz. Über eine Häufung von Pyodermien im Rahmen der HIV-Infektion können noch keine klaren Aussagen getroffen werden.

Pilzerkrankungen

Insbesondere Infektionen durch den Hefepilz Candida albicans gehören zu den häufigsten im Rahmen der HIV-Infektion auftretenden Dermatosen (Braun-Falco O. et al., 1987). Wiederrum sind eine Neigung zu Ausbreitung, atypischer Manifestationsform und Therapieresistenz sowie Rezidivneigung vor allem bei bereits erheblich immungeschwächten Patienten zu beachten.

Dermatophytosen

Infektionen durch Dermatophyten konnten in unserem Krankheitsgut bisher nicht gehäuft beobachtet werden, jedoch gibt es Hinweise in der Literatur, daß Tinea und Onychomykosen ebenfalls mit einer größeren Inzidenz bei HIV-Infektion zu beobachten sind (Braun-Falco O. et al., 1987; Kaplan M. et al., 1987; Warner L. et al., 1986).

Klinik

Die typische Erscheinungsform der Tinea corporis sind scharf begrenzte, rundliche, rote bis bräunliche Erytheme mit Schuppung oder Bläschenbildung und zentraler Abheilungstendenz bei zentrifugaler Progression. Jedoch gibt es kasuistische Berichte über ein atypisches Aussehen von Trichophytien bei HIV-Infektion. In einem Fall sei es zu Keratoma-blenorrhagicum-ähnlichen Hautveränderungen, wie sie bei M. Reiter beobachtet werden, gekommen. Bei einem anderen Patienten ähnelten die Effloreszenzen multiformen Erythemen (Kaplan M. et al., 1987; Penneys N. et al., 1985).

Diagnostik

Entscheidend ist der Erregernachweis im Nativpräparat und in der Pilzkultur.

Differentialdiagnose

Abzugrenzen sind Psoriasis vulgaris und trichophytiforme Ekzeme oder Ekzematide.

Therapie

Je nach Ausbreitung kann eine lokale antimykotische Behandlung ausreichend sein. In der Regel wird man jedoch systemisch mit Griseofulvin (z.B. Fulcin, Polygris) in üblicher Dosierung behandeln.

Pityriasis versicolor

Klinik

Im Bereich von Brust- und Rückenmitte sowie an den seitlichen Rumpfpartien findet man scharf begrenzte, hellbräunliche Flecke mit kleieartiger Schuppung; bei gebräunter Haut sind die betroffenen Areale gewöhnlich heller.

Verlauf

Bei Patienten mit HIV-Infektion zeichnet sich diese an sich harmlose Erkrankung durch Therapieresistenz und große Rezidivneigung aus (Kaplan M. et al., 1987).

Diagnostik

Im Nativpräparat von Schuppen oder im Tesafilm-Abriß-Präparat sind mikroskopisch kurze, segmentierte Hyphen und traubenartige Sporenhäufchen zu finden.

Differentialdiagnose

Zu erwägen sind gewöhnlich Vitiligo, Lichen sclerosus et atrophicus, Erythrasma und seborrhoische Ekzematide.

Therapie

Haarwäsche und Körperdusche mit Selendisulfid (Selsun, Ellsurex), täglich über mindestens fünf Tage. Das Kopfhaar sollte mitbehandelt werden (Erregerreservoir). Systemische Therapie mit Ketokonazol kommt bei rezidivierenden Verlaufsformen in Betracht (Kaplan M. et al., 1987).

Sonstige Mykosen

Kasuistische Mitteilungen betreffen Hauterscheinungen durch Cryptococcus neoformans, Histoplasma capsulatum und Sporothrix schenkii (Kaplan M. et al., 1987; Warner L. et al., 1986).

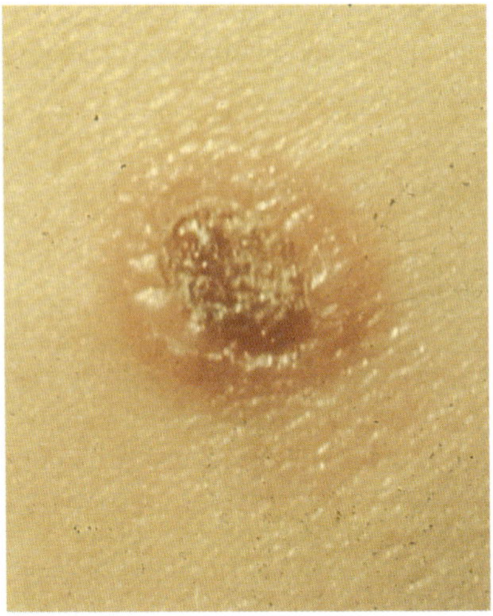

Abb. 19. Disseminierte Kryptokokken-Infektion, Hautveränderungen (CDC, Bildarchiv)

Provozierte, nicht-infektiöse Dermatosen

Zahlreiche weitere Haut- und Schleimhauterkrankungen sind im Rahmen der HIV-Infektion beschrieben. Kausale Zusammenhänge könnten zum einen mit dem durch das Virus induzierten Immundefekt, zum anderen mit einer Triggerung einer Dermatose durch das Virus selbst bestehen. In Tabelle 3 sind ergänzend zu den dargestellten Hauterkrankungen weitere seltene Dermatosen aufgeführt.

Rubeoliforme Exantheme

Klinik

Das akute Initialstadium der Erkrankung weist neben grippeähnlichen

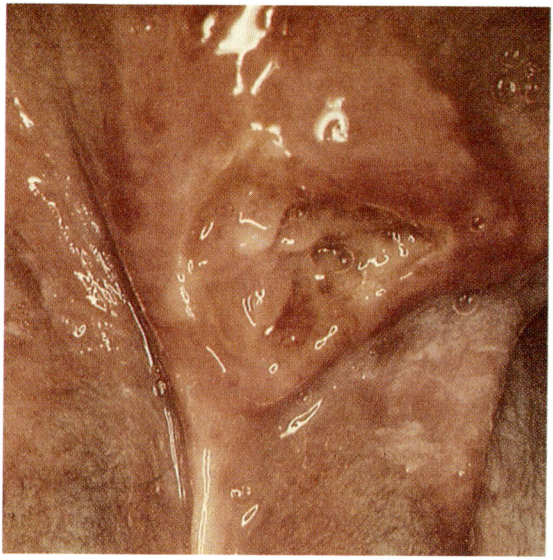

Abb. 20. Das sehr ungewöhnliche Bild einer *Histoplasma*-Infektion im Mundbereich dürfte zu erheblichen differentialdiagnostischen Schwierigkeiten führen (Greenspan et al., Copyright Munksgaard, Kopenhagen)

Tabelle 3. Provozierte, nicht-infektiöse Dermatosen im Rahmen der HIV-Infektion

- rubeoliforme Exantheme
- seborrhoisches Ekzematid und Ekzem
- Teleangiektasien
- Arzneiexantheme
- papulöse Exantheme
- Psoriasis vulgaris
- androgenetischer oder diffuser Haarausfall
- Sebostase, ichthyosiforme Hautveränderungen
- thrombozytopenische Purpura
- hyperalgesische Pseudothrombophlebitis

Symptomen auch Hautveränderungen auf. Von zwölf Patienten mit akuter HIV-Krankheit beschrieben (Cooper et al., 1985) in sechs Fällen exanthematische Hauterscheinungen. In einer dänischen Untersuchung wurde bei drei Patienten ein makulöses, stammbetontes Exanthem beobachtet. Der HIV-Antikörpernachweis war zu diesem Zeitpunkt negativ; die Serokonversion trat ungefähr fünf Wochen später auf (Wantzin G. et al., 1986).

Verlauf

Nach einigen Tagen bis Wochen klingen die Hauterscheinungen spontan ab; eine Therapie erscheint daher nicht nötig.

Diagnostik

Der Zusammenhang von rötelnähnlichen Exanthemen mit einer HIV-Infektion wird nur selten erkannt. Retrospektiv erlaubt eine Serokonversion die Diagnose.

Differentialdiagnose

Abzugrenzen sind vor allem Roseola bei sekundärer Syphilis; darüber hinaus Pityriasis rosea, Mononukleose, Röteln und makulöse Arzneiexantheme.

Seborrhoisches Ekzem

Ein Korrelation zwischen HIV-Infektion und dem seborrhoischen Ekzem bzw. Ekzematid erscheint äußerst wahrscheinlich, da diese Hauterkrankung zu den häufigsten Dermatosen bei HIV-infizierten Patienten zählt (Braun-Falco O. et al., 1987; Warner L. et al., 1986).

Klinik

Im Bereich von Capillitium, vorderer und hinterer Schweißrinne sowie besonders im Gesicht in den Augenbrauen und im Nasolabial-Bereich finden sich unregelmäßige, scharf begrenzte Erytheme mit gelblicher Schuppung, die gelegentlich Juckreiz verursachen. Darüber hinaus ist eine erhebliche kosmetische Beeinträchtigung möglich.

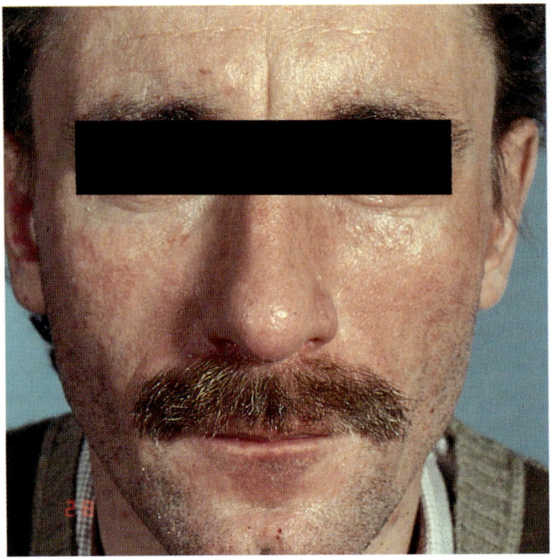

Abb. 21. Seborrhoisches Ekzem

Verlauf

Mit zunehmendem Immundefekt ist eine Häufung dieser Erkrankung zu beobachten. So wiesen in einer eigenen Untersuchung 38% der LAS-Patienten und 68,8% der AIDS-Patienten ein seborrhoisches Ekzem auf (Braun-Falco O. et al., 1987).

Diagnostik

In der Regel erfolgt die Diagnose klinisch.

Differentialdiagnose

Die Unterscheidung von Psoriasis vulgaris im Anfangsstadium kann schwierig sein. Desweiteren sollten Kontaktekzeme und Kandidose in Erwägung gezogen werden.

Therapie

Die Behandlung kann sich sehr schwierig gestalten. Bei Kopfherden empfehlen sich antiseborrhoische Externa mit keratolytischen und antimikrobiellen Zusätzen. Körperherde können mit abtrocknenden Aknetherapeutika behandelt werden. Azolhaltige Externa in Cremegrundlage oder Metronidazol-Creme sind erfolgsversprechend. In der Literatur ist ein gutes Ansprechen auf 2%ige Ketokonazol-Creme beschrieben, die jedoch in Deutschland noch nicht im Handel ist (Warner L. et al., 1986).

Teleangiektasien

Klinik

Feine rötliche, durch die Oberhaut durchscheinende Gefäßreiser können sich vor allem im Brustbereich entwickeln, teilweise in massiver, disseminierter Aussaat. In einer Untersuchung wiesen sechs von 14 asymptomatischen HIV-Trägern und 73% (Wantzin G. et al., 1986;) der Patienten mit LAS Teleangiektasien auf (Warner L. et al., 1986).

Arzneiexantheme

Klinik

Arzneiexantheme wurden bisher vor allem im Rahmen der Behandlung der Pneumocystis-carinii-Pneumonie mit Trimethoprim-Sulfomethoxazol beschrieben. Bei bis zu 30% der Fälle kommt es zu disseminierten, erythematösen Exanthemen (Warner L. et al., 1986).

Diagnostik

Die Diagnose ergibt sich aus dem Auftreten der Hauterscheinungen im Rahmen der Therapie.

Differentialdiagnose

Wichtig ist die Abgrenzung von infektiösen Exanthemen, Psoriasis vulgaris und seborrhoischem Ekzem.

Therapie

Bei gering ausgeprägten Formen kann der Einsatz von Antihistaminika oder evtl. Glukokortikoiden ausreichend sein. Ausgeprägte Erscheinungen erfordern ein Um- oder Absetzen der Therapie.

Papulöse Exantheme

Klinik

Es finden sich hautfarbene bis rötliche, disseminierte Papeln, die im Stammbereich, Kopf und Nacken lokalisiert sind und oft von starkem Juckreiz begleitet sind (Warner L. et al., 1986).

Verlauf

Die Hauterscheinungen können im Verlauf stark variieren; chronische Verläufe sind beschrieben (Warner L. et al., 1986).

Diagnose

Die Diagnose erfolgt klinisch.

Differentialdiagnose

Andere papulöse Dermatosen, besonders ein papulöses Syphilid sollten ausgeschlossen werden.

Therapie

Symptomatische Therapie des Juckreizes.

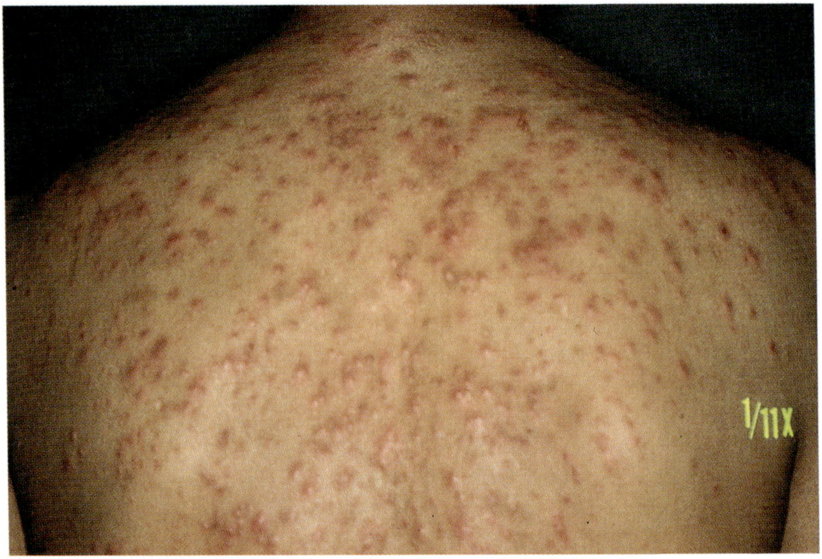

Abb. 22. Hautreaktion unter der Behandlung mit Rifampicin. 29jähriger Mann mit Ladouzi-Sepsis bei HIV-Infektion

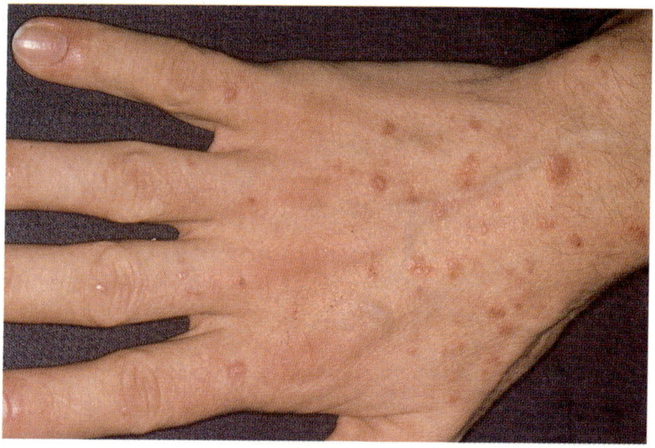

Abb. 23. HIV-provozierte Psoriasis vulgaris

Psoriasis vulgaris

Einerseits kann eine bereits vor der HIV-Infektion bestehende Schuppenflechte im Verlauf der Krankheit exazerbieren, andererseits ist eine Provokation einer Psoriasis vulgaris bei familiär nicht belasteten Patienten möglich (Braun-Falco O. et al., 1987; Johnson T. et al., 1985).

Klinik

Das klinische Bild variiert stark. So finden sich Manifestationsformen, die besonders bei Lokalisation im Gesicht und in talgdrüsenreichen Hautarealen (Capillitium, Brust- und Rückenmitte) an ein seborrhoisches Ekzem erinnern (sog. Seboriasis). Weiterhin sieht man typische erythematosquamöse Psoriasisherde in den Prädilektionsgebieten bis zu präerythrodermischen Formen (Braun-Fal-

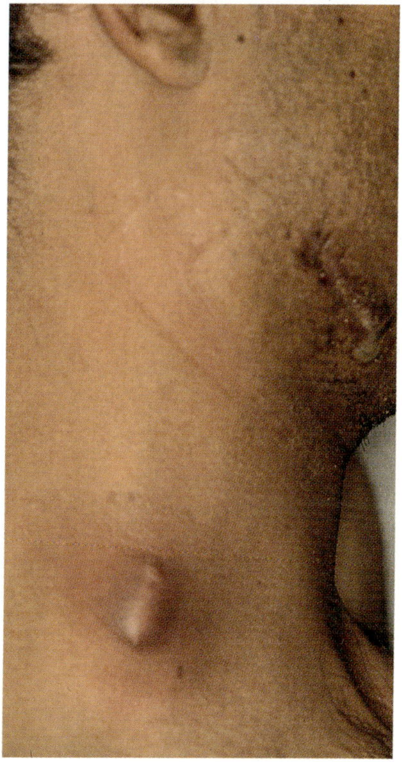

Abb. 24. Lymphknotentuberkulose bei 35jährigem AIDS-Patienten

co O. 1986; Braun-Falco O. et al., 1987).

Diagnostik

Probebiopsie ist empfehlenswert, da die klinische Diagnose meist schwierig ist.

Therapie

Bewährt hat sich nach unseren Erfahrungen die typische Psoriasis-Behandlung mit Cignolin in aufsteigender Dosierung. Die Behandlung ausgedehnter Hautveränderungen kann sich jedoch langwierig und problematisch gestalten.

Für die Überlassung der Abbildungen 5, 7, 8, 15, 16, 18, 21, 22 und 24 danken wir Helm et al., Universitätsklinik, Frankfurt

Zusammenfassung

1. Charakteristisch für Hauterkrankungen bei HIV-Infektion ist eine diagnostische Trias:
   - untypisches Alter
   - untypische Lokalisation
   - untypische Manifestationsform

2. Hauterkrankungen können diagnostische und prognostische Bedeutung besitzen

3. Zahlreiche nichtinfektiöse Dermatosen können durch die HIV-Infektion proviziert werden bzw. exazerbieren

4. Hauterkrankungen können – auch wenn sie harmlos sind – stigmatisierend für den Patienten sein

5. Das disseminierte Kaposi-Sarkom beginnt häufig mit diskreten bläulichroten Flecken

6. Typische Erkrankungen für Kinder (Warzen, Dellwarzen, Windpocken) treten z.T. in disseminierter Aussaat bei jungen Erwachsenen auf

7. Typische Alterserkrankungen wie Zoster oder das (klassische) Kaposi-Sarkom treten bei jungen Erwachsenen auf

8. Herpes simplex manifestiert sich bei Immundefekt nicht als typische Bläschen, sondern als Erosion oder schmerzhafte Ulzeration

9. Makulöse, mononukleose-ähnliche Exantheme bei grippaler Symptomatik können Ausdruck einer akuten HIV-Infektion sein

10. Fast immer bestehen mehrere Hauterkrankungen gleichzeitig

11. Rechtzeitige, gezielte Therapie ist von großer Bedeutung um Ausbreitung oder Generalisation zu vermeiden

III. 6. Pneumocystis carinii Pneumonie

S. Staszewski und E. B. Helm

Pneumocystis carinii Pneumonie

Einführung

Die Pneumocystis carinii Pneumonie ist im Zusammenhang mit der raschen Verbreitung der HIV-Infektion zu einer bedeutenden Erkrankung geworden. Sie ist in den westlichen Ländern die häufigste AIDS-Manifestation und eine der häufigsten Todesursachen von AIDS-Patienten. Die Kenntnis diese Krankheitsbildes ist eine Grundvoraussetzung für die Behandlung der HIV-Infektion.

Erreger

Pneumocystis carinii wurde Anfang dieses Jahrhunderts von Chagas in Meerschweinchen – und von Carinii in Rattenlungen entdeckt. Es handelt sich um ein vorwiegend pneumotropes Protozoon, das ausschließlich bei immundefizienten Patienten schwere, unbehandelt zum großen Teil letal verlaufende Pneumonien verursacht. Extrapulmonale Infektionen mit Befall von Lymphknoten, Milz und Leber sowie parasitämische Verlaufsformen sind äußerst selten.

Elektronenmikroskopische Untersuchungen von infiziertem Lungengewebe haben gezeigt, daß der Erreger verschiedene Erscheinungsformen hat. Es werden zystische und extrazystische Formen unterschieden. Der Durchmesser der sphärisch – oval oder rund geformten Erreger beträgt zwischen 1,5 und 4,5 μ. Die Zysten enthalten in der Regel bis zu 8 Innenkörper, die als Sporozoiten bezeichnet werden. Daneben kommen auch leere Zysten vor. Die extrazystischen Formen werden als Trophozoiten bezeichnet. Sie sind pleomorph und haben ein endoplasmatisches Retikulum, das von einer dünnen Zellmembran umgeben ist.

Infektionsweg

Der Übertragungsweg der Pneumocystis carinii Pneumonie ist noch weitgehend unklar. Tierexperimente an mit Cortison behandelten Ratten – unter Cortison bricht bei diesen Tieren die Pneumocystis carinii Pneumonie aus – lassen den Schluß zu, daß dieser Erreger wie viele andere Opportunisten die Eigenschaft hat latent im Wirtsorganismus zu verweilen. Erst wenn infolge eines schweren Grundleidens eine Immundefizienz auftritt, entwickelt sich

durch Aktivierung des latenten Erregers eine schwere Pneumonie.
Obwohl die Pneumocystis carinii Pneumonie in den meisten Fällen keine „de novo Infektion“ darstellt, muß diskutiert werden, ob sie nicht innerhalb eines Kollektivs immundefizienter Patienten durch Tröpfcheninfektion weitergegeben werden kann.

Klinik der Pneumocystis carinii Pneumonie

Selbst wenn die Pneumocystis carinii Pneumonie in ihrer vollen Ausprägung ein sehr eindrucksvolles Krankheitsbild ist, beginnt sie selten akut. Meistens entwickelt sie sich über mehrere Wochen mit einer an Foudroyanz zunehmenden Symptomatik. Leitsymptom der Anfangsphase ist ein trockener Husten. Dieser beginnt völlig uncharakteristisch als diskreter Reizhusten und wird häufig vom Patienten selbst aber auch von Ärzten bagatellisiert. Im weiteren Verlauf nimmt der Husten an Intensität zu. Gleichzeitig treten Allgemeinsymptome wie Fieber, Nachtschweiß, Gewichtsabnahme und eine deutliche Minderung der Leistungsfähigkeit auf. Oft werden diese Allgemeinsymptome als bedrohlicher empfunden als der Husten.

Leitsymptom der fortgeschrittenen Pneumocystis carinii Pneumonie ist die Dyspnoe. Die Atemnot macht sich zunächst bei Belastung, dann aber auch in Ruhe bemerkbar. Charakteristisch ist die Tachypnoe. Meist besteht in dieser Phase auch Fieber, nicht selten mit Spitzen bis 40°. Der Allgemeinzustand verschlechtert sich zusehens.

Da AIDS-Patienten häufig mehrere pulmonale Komplikationen gleichzeitig haben, kann das an sich typische klinische Bild der PcP verwischt sein. Pleuraergüsse sind ein Hinweis auf ein Kaposi-Sarkoms oder ein malignes Lymphom. Nicht selten wird das Krankheitsbild durch eine Zytomegalo- oder Herpes-Virus-Pneumo-

Tabelle 1. Mykobakterien-Infektionen bei Patienten mit AIDS

Jahr der Diagnose	1982–1985	1986	1987	30. 6. 88
Zahl der Patienten mit AIDS	50	62	100	55
Zahl der Patienten mit AIDS und Tuberkulose (M. tuberculosis)	4	3	12	8
Zahl der Patienten mit AIDS und ubiquitär vorkommenden Mykobakterien, Infektionen	1	2	20	11

nie kompliziert. In diesem Zusammenhang hat besonders die Tuberkulose an Bedeutung gewonnen. Nach eigenen Beobachtungen (Tabelle 1) erkrankten 1987 fast 33% der Patienten zusätzlich an einer Mykobakteriose. Auffällig ist der zeitliche Zusammenhang zwischen beiden Erkrankungen. Häufig geht die Tuberkulose der Pneumocystis carinii Pneumonie um einige Monate voraus. Aber auch während und nach erfolgreicher Behandlung der PcP kann eine Tuberkulose auftreten.

Körperliche Untersuchung

Die physikalische Untersuchung der Lunge ergibt sowohl in der Anfangsphase als auch im fortgeschrittenem Zustand der Erkrankung häufig keinen richtungsweisenden Befund. Auskultatorisch läßt sich gelegentlich ein verschärftes Atemgeräusch oder ein leises Knisterrasseln feststellen. Das wichtigste klinische Zeichen, das dem Geübten schon bei der Inspektion auffällt, ist die Tachypnoe.

Bildgebende Verfahren

Angesichts der wenig aussagekräftigen physikalischen Untersuchungsbefunde sollte bei Personen mit HIV-Infektion und Husten möglichst umgehend eine Thorax-Röntgenaufnahme durchgeführt werden. Der charakteristische Röntgenbefund der Lunge ist eine beidseitige basalbetonte interstitielle Pneumonie. In weiter fortgeschrittenen Fällen können auch die oberen Lungenabschnitte betroffen sein. Da in der Anfangsphase die Röntgenaufnahme der Lunge auf den ersten Blick unauffällig sein kann, sollte in solchen Fällen die bei einem Vergleich mit einer Voraufnahme diskrete Zunahme der Zeichnungsvermehrung und ein Zwerchfellhochstand als Ausdruck der verminderten Inspiration besonders beachtet werden. Bei unauffälliger Thorax-Röntgenaufnahme und weiterhin klinischem Verdacht werden andere bildgebende Verfahren z. B. ein Galliumzintigramm und eine Computer-Tomographie zur Klärung der Diagnose beitragen.

Laborbefunde

Die Routine-Laboruntersuchungen ergeben keine für eine PcP richtungsweisenden Befunde. Die Patienten haben aber häufig eine Leukopenie, vor allem eine absolute Lymphopenie. Doch auch eine Erhöhung der Leukozyten, die gelegentlich beobachtet wird, spricht nicht gegen eine PcP. Häufig besteht eine mittelgradige Anämie, eine deutliche BSG-Erhöhung und eine Erhöhung der LDH. Die absolute Helferzell-Zahl beträgt selten mehr als 150 mm^3.

Erregernachweis

Der Erregernachweis ist in der Regel nur durch eine invasive Maßnahme möglich. Sputum-Untersuchungen und serologische Nachweismethoden sind häufig unzureichend. Ein Fortschritt in der serologischen Diagnostik zeichnet sich durch die Entwicklung monoklonaler Antikörper gegen Pneumocystis carinii ab.

Pneumocystis carinii läßt sich mit gängigen Routineverfahren nicht anzüchten. Entscheidend für den Erregernachweis ist die mikrokopische Diagnostik. Als Untersuchungsmaterial eignet sich sowohl transbronchial gewonnenes Biopsiematerial als auch bronchoalveoläre Lavageflüssigkeit. Beide Materialien lassen sich durch Fieberglas-Bronchoskopie gewinnen. Die diagnostische Effizienz der bronchoalveolären Lavage ist ebenso groß wie die der Lungenbiopsien. Sie ist aber mit einem geringeren Risiko behaftet. Das Prinzip der Materialgewinnung bei der Lavage besteht darin, daß ein bestimmtes Lungensegment mit einer ausreichend großen Menge (ca. 200 ml) physioligischer Kochsalzlösung gespült wird. Die Parasiten lassen sich im Zentrifugat der abgesaugten Spülflüssigkeit nachweisen. Die bronchoalveoläre Lavage ist vor allen Dingen bei Patienten mit Gerinnungsstörungen die Methode der Wahl.

Der Parasitennachweis im histologischen Präparat ist nur mittels einer Spezialfärbung möglich. Während sich die intrazystitischen Einschlußkörperchen am besten mit der Giemsa- oder Wrightfärbung nachweisen lassen, kommt zur Darstellung der Zystenwand die Methenamin-Silbernitrat-Färbung nach Gommory und Grocott und die Gram-Weigert-Färbung in Frage.

Mit den letztgenannten Färbemethoden stellen sich die dickwandigen Zysten in den Alveolen dar. Ohne eine dieser Spezialfärbungen ist die Diagnose einer Pneumocystis carinii Pneumonie praktisch nicht zu stellen. Während die Grocott-Färbung mehrere Stunden dauert, läßt sich die Gram-Weigert-Färbung in weniger als 30 Minuten anfertigen. Die Gram-Weigert-Färbung sollte daher in allen Fällen, bei denen es auf ein schnelles Vorgehen ankommt, durchgeführt und das Ergebnis ggf. durch Silbernitratfärbung nach Grocott abgesichert werden.

Therapie

Für die Therapie der Pneumocystis carinii Pneumonie stehen heute zwei Standard-Substanzen zur Verfügung: Trimthoprim-Sulfamethoxazol (Co-Trimoxazol) und Pentamidin-Isethionat. Eine weitere Substanz, Eflornitin wird gegenwärtig klinisch geprüft. Ihr Einsatz beschränkt sich z. Z. auf Therapie-resistente Fälle bzw. auf Patienten, die auf die Standard-Therapie mit schweren Nebenwirkungen reagieren.

Trimethoprim (TMP) / Sulfamethoxazol (SMX)

TMP/SMX ist bei der Pneumocystis carinii Pneumonie die Therapie der Wahl, vorausgesetzt die Substanz wird in der Dosis von 20 mg TMP plus 100 mg SMX/kg/Tag gegeben. Niedrigere Dosierungen können unwirksam und für Therapieversagen verantwortlich sein. Der Vorteil von TMP/SMX besteht in einer geringeren Nebenwirkungsrate und der Möglichkeit der oralen Applikation. In der Akutphase der Erkrankung ist die intravenöse Therapie der oralen vorzuziehen. Die Nebenwirkungen bestehen in gastrointestinalen Symptomen (Appetitlosigkeit, Übelkeit) und allergisch toxischen Exanthemen, die um den 10. Tag auftreten können. Gelegentlich wird auch Fieber sowie Trombo- und Leukopenie beobachtet.

Die Behandlung der allergisch toxischen Hautreaktion besteht entweder in Reduzierung der Dosis bzw. Therapiepause oder auch in der zusätzlichen Gabe von mittleren Steroiddosen. Nach eigenen Erfahrungen muß die Behandlung mit TMP/SMX wegen Nebenwirkungen nur sehr selten abgebrochen werden. Aus der Literatur geht allerdings hervor, daß Patienten mit AIDS häufiger schwere Nebenwirkungen als Immunkompetente erleiden. Nach Gordin et al. 1984 entwickeln AIDS-Patienten unter TMP/SMX 10mal häufiger Exantheme als andere Patienten mit einer Pneumocystis carinii Pneumonie. In einer Studie wird berichtet, daß bei 19 von 37 Patienten dieses Medikament durch Pentamidin wegen Nebenwirkungen ersetzt werden mußte.

In einem fortgeschrittenem Stadium der Pneumonie benötigen die Patienten in der Regel eine Sauerstoffmaske. Bei weiterer Verschlechterung kann eine maschinelle Beatmung notwendig werden. Häufig jedoch kann durch die gleichzeitige Gabe von hohen Dosen von Steroiden die respiratorische Situation gebessert werden, so daß auf eine Beatmung verzichtet werden kann.

Pentamidin

Pentamidin gehört zur Gruppe der Diamidine und wird seit etwa 40 Jahren zur Behandlung der Schlafkrankheit und der Leishmaniose eingesetzt. Erstmals 1958 wurde diese Substanz mit gutem Erfolg zur Behandlung der Pneumocystis carinii Pneumonie bei Säuglingen benutzt. Verschiedene Studien haben seither immer wieder die Wirksamkeit von Pentamidin bei Patienten mit Immundefizienz belegt. Heute sollte statt Pentamidin Mesylat (Lomidin) Pentamidin-Isethionat in der Dosis von 4 mg/kg/Tag i.v. oder i.m. gegeben werden.

Pentamidin hat auf Pneumocysten eine destruierende Wirkung. Ab dem 6. Tag sieht man mikroskopisch zunehmende Degenerationszeichen, ab dem 10. Tag sind die Mikroorganismen verformt und desintegriert. Später können sie überhaupt nicht mehr nachgewiesen werden. Der klinische Effekt tritt bereits 4-6 Tage nach der ersten Injektion auf. Für eine komplette Heilung ist eine Therapiedauer von mindestens 9 Tagen erforderlich.

Pentamidin hat eine Reihe von Nebenwirkungen. Sie können lokal oder generalisiert sein und sofort nach der ersten Dosis auftreten. Unmittelbar nach der Injetktion wurden Tachykardien, gastrointestinale Beschwerden und Blutdruckabfall beobachtet. Als Lokalreaktion treten Schmerzen an der Injektionsstelle, Abszesse und Nekrosen auf. Häufige generalisierte Nebenwirkungen sind: Niereninsuffizienz, Hypo- und Hyperglykämien sowie Leberfunktionsstörungen. Die Nebenwirkungen sind in der Regel nach Absetzen reversibel.

Pentamidin-Isethionat-Inhalation

Eine vielversprechende neue Form der Pneumocystis-Therapie stellt die Inhalation von aerosolisiertem Pentamidin dar. In einer ersten Studie konnten 13 von 15 AIDS-Patienten mit einer Pneumocystis carinii Pneumonie durch die Inhalation von Pentamidin-Isethionat erfolgreich behandelt werden. Da Pentamidin pulmonal nicht resorbiert wird, bleiben die sonst häufigen Nebenwirkungen der Substanz aus.

Prophylaxe

Nach erfolgreich behandelter Pneumocystis carinii Pneumonie besteht für die Patienten eine relevante Gefahr, an einem Rezidiv zu erkranken, meist nicht vor 8 Wochen nach erfolgreicher Therapie. Um dieser Erkrankung vorzubeugen, wurden Prophylaxe-Schemata entwickelt. Die beiden wichtigsten sind: 1,92 g Co-Trimoxazol/d oral und Pyrimethamin-Sulfamethoxydiazin (Fansidar) 2 Tabletten/d. Neuerdings wird die Inhalation mit Pentamidin-Isethionat in 4-wöchentlichen Abständen als Prophylaxe geprüft.

Verlauf

Die Pneumocystis carinii Pneumonie hat bei Patienten mit AIDS unbehandelt eine Letalität von nahezu 100%. Pulmonale Symptome, die zu Beginn der Behandlung bereits länger als 4 Wochen bestanden hatten und ein progredienter Gewichtsverlust von mehr als 10% des Körpergewichts vor Ausbruch der Pneumonie sind prognostisch ungünstige Zeichen.

Die Überlebenschancen bei Pneumocystis carinii Pneumonie haben sich in den letzten Jahren deutlich verbessert. Während wie aus Tabelle 2 hervorgeht, 1987 90% der Betroffenen die erste Episode der PcP überlebten, waren es in den Jahren 1982-

Tabelle 2. Überlebenschancen bei der ersten Episode einer PcP (AIDS-Manifestation) in Abhängigkeit vom Jahr der Diagnose

Jahr der Diagnose	1982–1985	1986	1987
Zahl der Patienten	14	24	41
An der 1. PcP verstorben	7 = 50%	8 = 33%	4 = 10%

Tabelle 3. Überlebenszeit nach der ersten Pneumocystis carinii Pneumonie (AIDS-Manifestation) in Abhängigkeit vom Jahr der Diagnose. Wegen der geringen Fallzahlen sind die Patienten der Jahre 1982–1985 zusammengefaßt.

Jahr der Diagnose	1982–1985	1986	1987
Zahl der Patienten mit PcP als AIDS-Manifestation	14	24	41
Medianwert der Überlebenszeit in Wochen	12,5	27	>52

Tabelle 4. Ergebnis der Behandlung der 1. Episode einer Pneumocystis-carinii-Pneumonie in Korrelation zu den einweisenden Institutionen

Eingewiesen		1. Episode überlebt	bei 1. Episode gestorben
Hausarzt/Notarzt	n = 12	6 (50,0%)	6 (50,0%)
AIDS-Ambulanz	n = 11	10 (91,0%)	1 (9,0%)
Ausw. Krankenhaus	n = 9	1 (11,1%)	8 (88,9%)

1985 nur 50%. Auch der Medianwert der Überlebenszeit aller Patienten, bei denen sich AIDS mit einer PcP manifestiert hatte, hat sich deutlich verlängert (Tabelle 3). 1986 waren es 27 Wochen gegen mehr als 52 Wochen im vergangenen Jahr.

Bei relevanten Infektions-Risiko muß heute bei Auftreten von trockenem Husten und Atemnot immer auch an eine Pneumocystis carinii Pneumonie gedacht werden. Dies gilt auch dann, wenn zuvor Symptome eines Lymphadenopathie-Syndroms nicht bemerkt worden waren. Immer wieder kommt es vor, daß die Pneumocystis carinii Pneumonie die erste Krankheitserscheinung im Rahmen der HIV-Infektion ist. Häufig wird das Krankheitsbild in diesen Fällen als Mycoplasmen-Pneumonie gedeutet und entsprechend behandelt. die Folge ist eine unnötige Verzögerung einer wirksamen Behandlung zum Schaden des Patienten. Die Bedeutung der frühen Diagnose und Therapie geht aus Tabelle 4 hervor, in der gezeigt wird, daß zwischen den Überlebenschancen und der einweisenden Stelle eine Beziehung besteht. Patienten, die durch Ärzte, die mit der Problematik sehr vertraut sind, z. B. die Ärzte in der AIDS-Ambulanz der Universitäts-Klinik Frankfurt am Main – betreut werden, überlebten zu 90% gegenüber nur 11% der Erkrankten, die aus anderen Krankenhäusern wegen therapieresistenter Pneumonie überwiesen wurden.

Schlußfolgerung

Wie bei anderen opportunistischen Infektion auch hängt die Überlebenschance bei Pneumocystis carinii Pneumonie Erkrankten von der raschen Diagnose und von der möglichst früh einsetzenden wirksamen Therapie ab. Um auch in den Anfangsstadien die richtige Diagnose stellen zu können, ist es erforderlich, daß die Ärzte sich mit diesem Krankheitsbild intensiv vertraut machen. Sicherlich sind die Möglichkeiten, die Überlebenschancen dieser Patienten weiter zu verbessern noch nicht ausgeschöpft. Solange eine wirksame kausale Therapie der HIV-Infektion nicht zur Verfügung steht, ist die Behandlung von Komplikationen die wichtigste ärztliche Maßnahme.

Um Ärzten zu ermöglichen, sich mit der rationellen Diagnostik und Therapie der Pneumocystis carinii Pneumonie rasch vertraut zu machen, sind die wichtigsten Fakten in Tabelle 5 noch einmal zusammengestellt.

Tabelle 5. Rationelle Diagnostik und Therapie der Pneumocystis carinii Pneumonie (PcP) bei HIV-Infektion

Beschwerden	hohes Fieber Reizhusten retrosternales Brennen zunehmende Dyspnoe Abgeschlagenheit
Körperliche Untersuchungsbefunde	Tachypnoe Dyspnoe Perkussion unauffällig Auskultation zunächst unauffällig, im weiteren Verlauf diskret feinblasige Rasselgeräusche

Tabelle 5. (Fortsetzung)

Technische Untersuchungsmethoden und dabei typische Befunde	Röntgen-Thorax anfänglich unauffällig, später interstitielle Zeichnungsvermehrung, fast immer beidseitig Vitalkapazität und PO_2 im Blut erniedrigt weiterer Abfall nach körperlicher Belastung (Kniebeuge) für PcP typisch
Differentialdiagnosen	Viruspneumonie, z. B. CMV; sonstige Pneumonien, Mykoplasmen, Pneumokokken; Mykobakteriose; pulmonale Manifestation bei Kaposi-Sarkom; pulmonale Infiltration durch ein malignes Lymphom
Diagnostische Maßnahmen	Bronchoskopie mit bronchoalveolärer Lavage bzw. transbronchiale Lungenbiopsie; offene Lungenbiopsie; Spezialfärbungen (Giemsa, Grocott, Gram-Weigert) veranlassen.
Verlauf	unbehandelt: in 100% letal behandelt: Entfieberung in 3–5 Tagen, Vitalkapazität und PO_2 auch nach Belastung ansteigend
Therapie	20 mg Trimethoprim + 100 mg Sulfamethoxazol/kg Körpergewicht täglich. Als Infusion auf 3 Dosen verteilt. Dauer 21 Tage. Bei sehr ausgeprägter Verschattung (sog. „weißer Lunge“) zusätzlich hohe Dosen von Steroiden, bei Allergie oder Versagen Pentamidin-Isethionat 4 m/kg/d Eflornitin (s. Text)
Nebenwirkungen	1. Arzneimittelexanthem meist nach dem 7. Behandlungstag; wenn möglich weiterbehandeln. Je nach Schwere Antihistaminika, evtl. zusätzlich Corticosteroide in mittlerer Dosis 2. Panzytopenie; wenn möglich weiterbehandeln (Absetzen erst bei Leuko < 1000). Versuch mit Leucoverin 1 Tbl./Tag. Bei Anämie Ery-Konzentrat Als Folge der Steroidbehandlung kann eine CMV, ein Herpes-Zoster und eine Mykobakteriose aufflackern
Verlaufskontrolle	Fieberkurve, PO_2 (arteriell) Vitalkapazität 3 x pro Woche BB, Labor nach Tag 7–14–21 Rö-Thorax nach Tag 7–14–21
Rezidivprophylaxe	1. 1,92 g Co Trimoxazol/d oral 2. 2 Tabletten Fansidar^R/Woche 3. Inhalation mit Pentamidin Isethionat in 4wöchentlichen Abständen, z. Z. wird die Effektivität dieser Maßnahme an verschieden Stellen geprüft

III. 7. Opportunistische Infektionen der Lunge

H. S. Füeßl

III.7 Opportunistische Infektionen der Lunge

H. S. Füeßl

Opportunistische Infektionen (OI) der Lunge

Mehr als 50% der Patienten mit AIDS haben während ihrer Erkrankung eine Lungenaffektion (Hopewell PC, 1985). Etwa 40% sterben an pulmonalen Komplikationen (Stover DE et al., 1985).

Spektrum und Inzidenz pulmonaler Komplikationen

In einer Studie des National Heart, Lung, and Blood Institute der USA wurden bei 1067 Patienten mit AIDS in 441 Fällen (41%) Lungenkomplikationen (s. Tabelle 1) beobachtet (Murray JF et al., 1984), bei denen die Pneumocystis carinii mit 85% überwog (s. Kapitel Pneumocystis-carinii-Pneumonie), in 118 Fällen wurden zusätzlich zur P. carinii auch andere Erreger nachgewiesen, in 93 Fällen wurden die Komplikationen ohne Beteiligung von P. carinii hervorgerufen. In Deutschland, wo hierzu noch keine größeren Studien durchgeführt wurden, dürfte die PCP – ähnlich, wie dies die Centers for Disease Control ermittelt haben, bei AIDS-Patienten mit einer Häufigkeit von 58% vorkommen.

Tabelle 1. Lungenkomplikationen bei 441 Patienten mit AIDS

Infektionen[1]	n	%
Pneumocystis carinii	373	85
Mycobacterium avium-intrazellulare	79	17
Cytomegalievirus	74	17
Mycobacterium tuberculosis	19	4
Legionella	19	4
pyogene Bakterien	11	2
Cryptococcus neoformans	9	2
andere Pilze	2	<1
Herpes simplex	2	<1
Toxoplasma gondii	1	<1
Kaposi-Sarkom	36	8

[1] mehrere Infektionen beim gleichen Patienten möglich

Die Vielfalt der möglichen Erreger und das gleichzeitige Vorliegen mehrerer Infektionen bringen zahlreiche diagnostische und therapeutische Probleme mit sich. Mit der weiteren Ausbreitung von AIDS könnte sich das Spektrum pulmonaler Infektionen auf der jeweiligen epidemiologischen Basis noch verschieben oder erweitern, wie dies für die Tuberkulose und Histoplasmose bei AIDS-Patienten aus Haiti bzw. dem US-Bundesstaat Indiana bereits deutlich wurde, wo diese Infektionskrankheiten endemisch sind.

Diagnostische Verfahren

Die Anamnese ist oft wenig ergiebig, das klinische Bild unspezifisch, und die radiologischen Befunde sind vieldeutig. Gängiges Lehrbuchwissen trifft für die Klinik der AIDS-Patienten in vielen Fällen nicht zu, da der immunsupprimierte Organismus auf die meisten Erreger anders reagiert, als dies beim immunkompetenten Patienten der Fall ist. Selbst dem Pathologen ist die Diagnose wegen fehlender, abgeschwächter oder veränderter Gewebsreaktionen erschwert.

Anamnese

Bei der Anamnese werden vom Patienten lange bestehender, nicht oder nur wenig produktiver Husten verbunden mit Atemnot, Fieberschübe bis 40°C, teilweise mit Schüttelfrost, Gewichtsabnahme, Nachtschweiß und allgemeines Krankheitsgefühl angegeben. Dieser Zustand kann über ein halbes Jahr oder länger stabil bleiben, aber auch jederzeit in ein foudroyantes Geschehen mit rasch progredienter respiratorischer Insuffizienz übergehen.

Klinischer Befund

Die Auskultation der Lunge ist initial häufig unauffällig; allenfalls ist ein verschärftes Atemgeräusch zu auskultieren. Keinesfalls schließt jedoch ein normaler klinischer Lungenbefund eine Pneumonie mit opportunistischen Erregern aus. Bei entsprechendem klinisch-anamnestischen Verdacht ist auch bei regelrechtem Auskultationsbefund eine Röntgenaufnahme des Thorax in zwei Ebenen unerläßlich.

Bei jedem HIV-Infizierten müssen in regelmäßigen Abständen das gesamte Integument und die Schleimhäute auf das Vorliegen von Kaposi-Sarkom untersucht, der Lymphknotenstatus komplett erhoben und die Körperöffnungen sorgfältig inspiziert werden.

Röntgenuntersuchung des Thorax

(s. Kapitel Radiologische Diagnostik)

Das Röntgenbild ist bei OI der Lunge in immerhin 20% der Fälle normal oder zeigt nur minimale Veränderungen. In den meisten Fällen stellen sich bilateral und perihilär lokalisierte, interstitielle Infiltrate dar, jedoch auch einseitige interstitielle, seltene alveoläre Infiltrate treten auf. Bei entsprechendem klinischen Verdacht muß auch bei normalem Röntgenbild mit Hilfe invasiver diagnostischer Verfahren eine Klärung des Krankheitsbildes versucht werden. Zudem ist die Röntgenuntersuchung unabdingbare Voraussetzung zur Erhöhung der diagnostischen Ausbeute bei der Bronchoskopie.

Sputumuntersuchung

Die übliche Sputumuntersuchung liefert meist keinen Beitrag zur Diagnosefindung. Um den, in der Regel schwerkranken Patienten eine invasive Diagnostik zu ersparen, wird von mehreren Autoren die Untersuchung des induzierten Sputums empfohlen.

Bei der PCP erreicht man damit in etwa 50% der Fälle den Erregernachweis und kann die Bronchoskopie bzw. Bronchiallavage umgehen.

Der Patient atmet dabei über einen Zeitraum von 10 bis 20 Minuten 3-5%ige Kochsalzlösung mit Hilfe des Ultraschallverneblers ein und wird während dieser Zeit zum Husten angehalten. Findet man keinen Erreger, muß eine Bronchoskopie folgen.

Lungenfunktionsprüfung

Häufig weisen Patienten mit OI der Lunge Veränderungen der Lungenfunktion auf, die jedoch unspezifisch sind und keinen Rückschluß auf den Erreger zulassen. Meist findet man eine Verminderung der Vitalkapazität und der totalen Lungenkapazität sowie eine Erhöhung des Quotienten aus FEV1/FEV (FEV1 = 1-Sekunden-Volumen bei forcierter Expiration, FEV = forcierte Vitalkapazität). Die Diffusionskapazität für Kohlenmonoxid ist in der Ein-Atemzug-Methode reduziert.

Blutgasanalyse

Im Hinblick auf die vitale Bedrohung des Patienten und die Prognose der Krankheit ist der arterielle Sauerstoffpartialdruck (pO_2) ein wertvoller Parameter, der besonders bei unauffälligem oder nachhinkendem Röntgenbefund einfach zu kontrollieren ist und Aussagen über den Verlauf einer OI ermöglicht. Bei schweren opportunistischen Infektionen ist er bis auf Werte um 50 mm Hg bei normalem pCO_2 vermindert.

Zuverlässiger als der erniedrigte pO_2-Wert weist ein vergrößerter alveolo-arterieller O_2-Gradient unter Belastung auf einen Lungenbefall hin.

Gallium-67-Szintigraphie

Insbesondere bei normalem Röntgenbefund weist eine Mehranreicherung im Gallium-67-Szintigramm auf eine entzündliche Affektion hin. Die Sensitivität dieser Methode liegt über 90%, allerdings bei geringer Spezifität. Die mit dieser Methode lokalisierten pathologischen Veränderungen können dazu beitragen, die diagnostische Ausbeute einer nachfolgenden Biopsie zu verbessern. Auch zur Verlaufskontrolle unter Therapie bzw. zur Entdeckung eines Rezidivs ist das Gallium-Szintigramm ein wertvolles Hilfsmittel (s. Abb. 1a u. b).

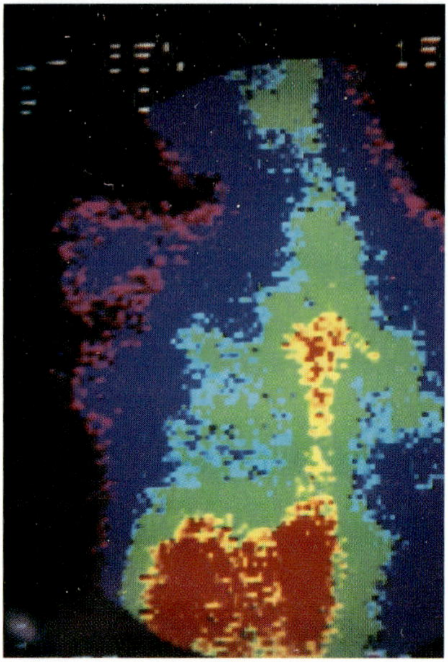

Abb. 1a. Gallium-67-Szintigramme eines AIDS-Patienten; Nuklidanreicherung im Bereich des rechten Lungenunterfeldes (Pneumocystis-carinii-Pneumonie) und der Hiluslymphknoten beidseitig (atypische Mykobakteriose)

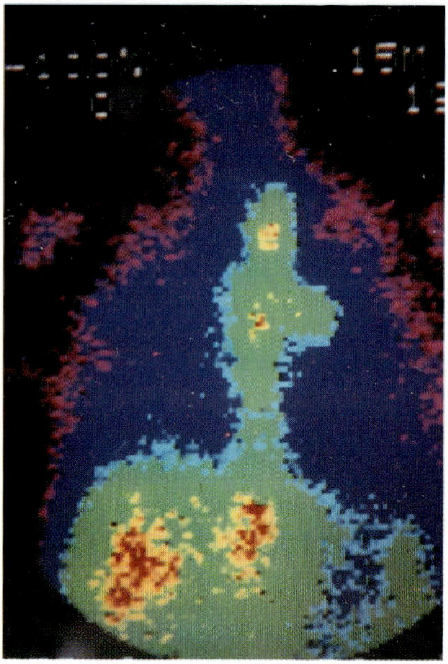

Abb. 1b. Gallium-67-Szintigramme eines AIDS-Patienten; nach Behandlung der PCP bleibt die Anreicherung im Hilusbereich bestehen

Bronchoskopie, transbronchiale Biopsie, bronchoalveoläre Lavage (BAL), offene Lungenbiopsie

Die nur wenig invasive – allerdings unter stationären Bedingungen durchzuführende – Bronchoskopie mit flexiblen Instrumenten hat die früher in der Diagnostik der OI der Lungen angewendete offene Lungenbiopsie weitgehend verdrängt. Im Zuge der Bronchoskopie werden die transbronchiale Biopsie mit Zangen und die BAL zur Gewinnung von Gewebe bzw. zum Erregernachweis verwendet. Durch Kombination dieser beiden Verfahren kann zumindest die PCP in über 95% richtig diagnostiziert werden: hierbei entdeckte Pneumozysten machen die Diagnose sicher. Kann Pneumocystis carinii auf diese Weise nicht nachgewiesen werden, bleibt der Erreger in maximal 8% der Fälle unentdeckt.

Für die anderen opportunistischen Keime liegt die Nachweisrate etwas ungünstiger. Jedoch hat sich die BAL bei der Diagnostik der atypischen Mykobakteriose bewährt.

Bei der transbronchialen Biopsie sind Blutungen und Pneumothorax in etwa 5% der Eingriffe die wichtigsten Komplikationen. Eine nicht korrigierbare Gerinnungsstörung gehört daher zu den absoluten Kontraindikationen, hier wird nur eine BAL durchgeführt. Fast alle Patienten weisen nach der Bronchoskopie und insbesondere nach der BAL eine unter assistierter Beatmung rasch reversible Verschlechterung der arteriellen Blutgase auf.

Die offene Lungenbiopsie sollte nur dann veranlaßt werden, wenn auch wiederholte Bronchoskopien, Biopsie und BAL nicht zur Diagnose geführt haben, eine nicht korrigierbare Koagulopathie vorliegt und der Patient eine rasch progrediente Lungenerkrankung hat.

Erregernachweis

Um entsprechende Spezialfärbungen zum Nachweis einer OI veranlassen zu können, bedarf es einer engen Kooperation zwischen dem Mikrobiologen und dem bronchoskopierenden Arzt.

Algorithmus zur Diagnose von OI der Lunge

Bei Verfügbarkeit der Methoden und modifizierbar nach dem klinischen Bild empfiehlt sich der in Abb. 2. dargestellte Algorithmus zur Diagnose von OI der Lunge.

Notwendigkeit der Diagnostik bei OI der Lunge

a) Bei bekanntem Erreger wird man eine häufig nebenwirkungsreiche Therapie dem Patienten gegenüber besser rechtfertigen und ihn zur Kooperation gewinnen können,
b) andererseits kann man ihm eine solche Therapie bei fehlendem Erregernachweis ersparen.
c) Der Nachweis von Pneumocystis carinii oder anderen opportunistischen Keimen sichert per definitionem die Diagnose AIDS. Unter bestimmten Voraussetzungen ist seit der letzten Revision der CDC-Definition für manifestes AIDS (siehe Anhang) auch der klinisch begründete Verdacht auf PCP ohne Erregernachweis ausreichend.
d) Entwickelt sich bei einem AIDS-Patienten ein respiratorisches Versagen, so wird man bei nachgewiesener PCP wegen der infausten Prognose auf eine assistierte Beatmung verzichten; dies gilt nicht für Pneumonien anderer Genese.

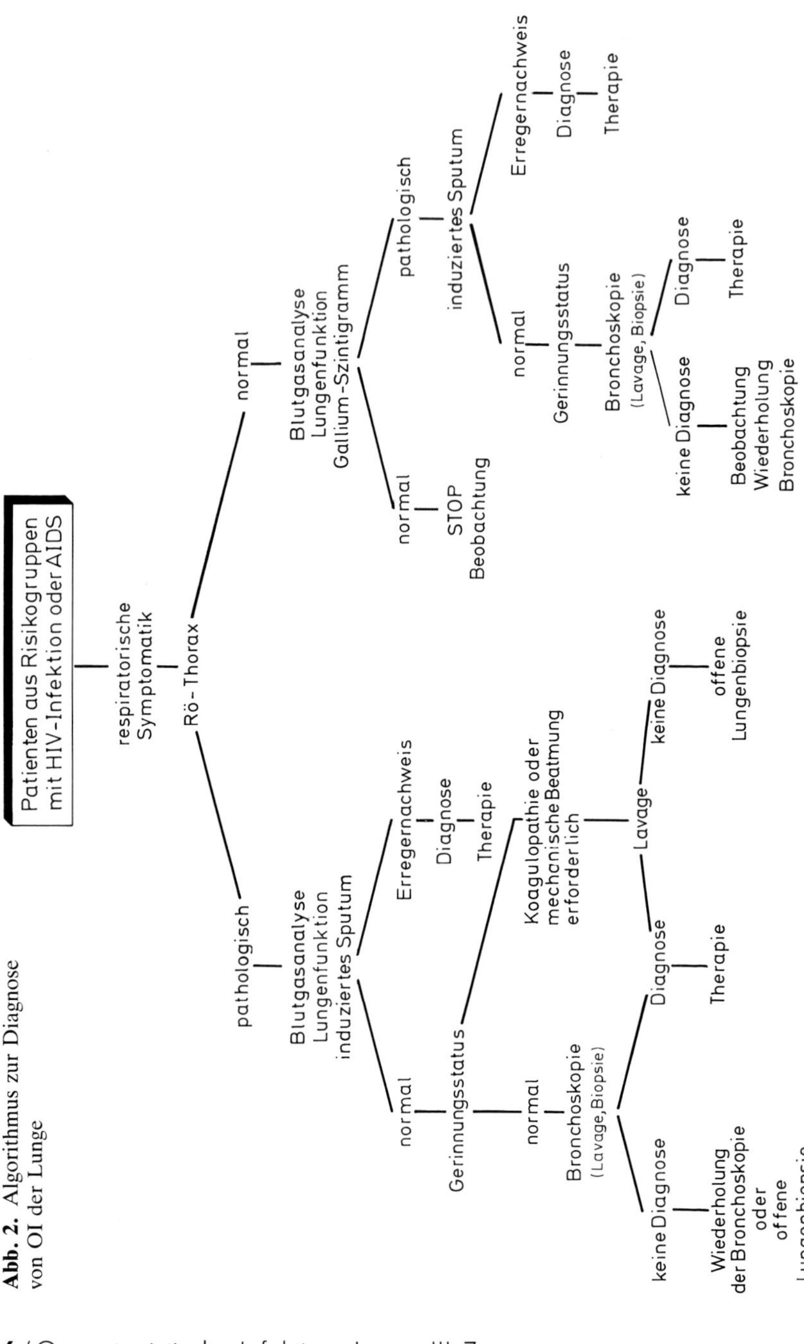

Abb. 2. Algorithmus zur Diagnose von OI der Lunge

Epidemiologie, Klinik, Diagnostik und Therapie von Lungenkomplikationen

Pneumocystis-carinii-Pneumonie (PCP)

(s. dort)

Atypische Mykobakteriose (aM)

Epidemiologie

Die zweithäufigste opportunistische Infektion wird durch atypische Mykobakterien, insbesondere Mykobakterium avium intracellulare (MAI), bei 10-20% aller AIDS-Patienten intra vitam und bei 50% im Sektionsgut diagnostiziert. Neben M. avium intracellulare wurden bislang M. kansasii, M. xenopi, M. malmoense, M. asiaticum, M. flavescens, M. gordonae, M. fortuitum, M. siniae und M. haemophilum beobachtet. Vor der AIDS-Ära waren atypische Mykobakterien als Krankheitserreger beim Menschen in Deutschland eine Seltenheit.

Klinisches Bild

Der pulmonale Befall mit atypischen Mykobakterien verursacht ein schleichendes und unspezifisches Krankheitsbild mit leichten pulmonalen Symptomen wie Husten und Kurzatmigkeit (Marinelli DL et al., 1986), sowie Fieber, Gewichtsverlust und ein allgemeines Krankheitsgefühl. Diese Symptome bestehen in der Regel mehrere Monate, ehe die Diagnose „atypische Mykobakteriose" gestellt wird. Da die Patienten oft wechselnde Kombinationen von PCP, CMV-Infektionen und Kaposi-Sarkom haben, ist eine Zuordnung der Symptomatik schwierig. So hatten in einer Studie von Stover et al., 1985 von 130 AIDS-Patienten 21% nur dann pulmonale Symptome, wenn eine durch einen anderen Erreger bedingte zusätzliche Lungeninfektion vorlag. MAI allein verursachte keine Symptomatik.

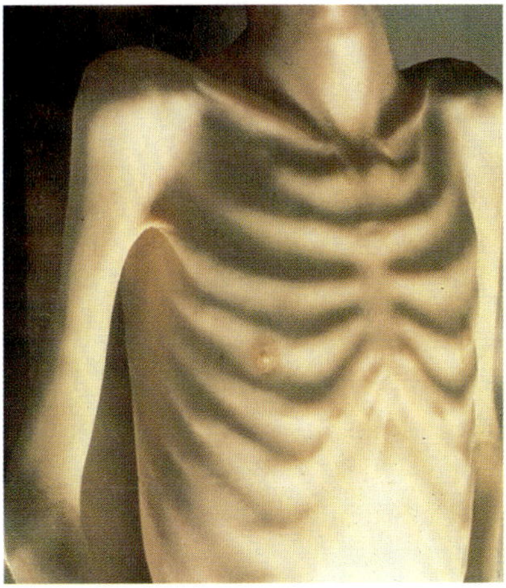

Abb. 3. Kachexie eines 34jährigen AIDS-Patienten mit disseminierter atypischer Mykobakteriose

Diagnostik und Erregernachweis

Nach den in der Tabelle 2 zusammengefaßten Ergebnissen sollte bei Verdacht auf eine aM an erster Stelle die Abnahme einer Blutkultur ste-

Tabelle 2. Häufigkeit positiver Kulturen von Mycobacterium avium-intracellulare bei 46 AIDS-Patienten (intra vitam) mit disseminierter Infektion (nach Kaplan LD et. al. 1987)

Gewebe/ Flüssigkeit	Gesamtzahl der untersuchten Personen n	Patienten mit positiven Kulturen n (%)
Blut	46	45 (98)
Knochenmark	14	14 (100)
Leber	6	6 (100)
Lymphknoten	3	3 (100)
Bronchial/ Trachealsekret	18	15 (78)
Sputum	22	16 (73)
Urin	28	12 (43)
Stuhl	36	13 (36)
Darm	3	3 (100)

Tabelle 3. Antimikrobielle Empfindlichkeit von Isolaten von M. avium-intracellulare bei 62 Patienten mit AIDS (nach Kaplan LD et. al. 1987)

Tuberkulostatikum	Serum-Konzentration µg/ml	% empfindlicher Isolate
Ansamycin	2	100
Clofazimin	1	100
Cycloserin	30	95
	60	100
Ethambutol	5	8
	7,5	46
	15	81
Isoniazid	0,2	0
	1	0
	5	22
Rifampicin	1	0
	5	31
	10	42
Streptomycin	2	0
	10	60

hen. Zusätzlich sollten eine Sputum-Untersuchung, Sternalpunktion oder Beckenkammbiopsie und Bronchoskopie mit Lavage durchgeführt werden. Ein Erregernachweis in normalerweise nicht-sterilen Körperflüssigkeiten ist zwar nicht beweisend für eine disseminierte Infektion, liefert aber wertvolle Hinweise. Der klinische Verdacht auf eine aM muß dem Pathologen mitgeteilt werden, da infolge des zellulären Immundefekts die typische Granulombildung in den Geweben fehlen kann und die makroskopische Untersuchung möglicherweise unergiebig ist, die HE-Färbung läßt keine Veränderungen erkennen. Erst in der Auramin-Färbung sind die Zellen z.B. der Leber oder des Darms voll angefüllt mit atypischen Mykobakterien.

Therapie

Mycobacterium avium intracellulare reagiert auf eine Reihe von Tuberkulostatika empfindlich. Tab. 3 zeigt den Prozentsatz empfindlicher Isolate für verschiedene Konzentrationen häufig angewendeter Tuberkulostatika. Eine standardisierte Therapie bei Infektionen mit MAI gibt es nicht. In einigen Situationen wird die Infektion überhaupt nicht mehr behandelt (Kaplan LD et al., 1987), da die Patienten häufig zwar nicht an MAI, sondern an anderen Infektionen auf grund des fortgeschrittenen Immundefekts sterben, und die MAI nur noch als „signum maliominis“ von AIDS betrachtet wird.

In vitro Untersuchungen haben gezeigt, daß die Konzentrationen von Rifabutin und Clofazimin, die unter den höchstmöglichen Dosierungen erreicht werden können, nur eine Bakteriostase, aber keine Bakterizidie hervorrufen. Mit dem Gyrasehemmer Ciprofloxacin (Ciprobay) konnten dagegen in den üblichen pharmakologischen Konzentrationen fünf von sieben MAI-Stämmen getötet werden. Kontrollierte Studien zur Wirksamkeit von Ciprofloxacin bei der atypischen Mykobakteriose liegen noch nicht vor.

Tuberkulose der Lunge

Obwohl die Tuberkulose (Tb) der Lunge und Lymphknoten nicht zu den OI im eigentlichen Sinne zählt, soll sie dennoch besprochen werden, da sie bei AIDS-Patienten gehäuft auftritt, in der Differentialdiagnose eine bedeutende Rolle spielt und gut behandelbar ist. Zudem ergeben sich wichtige Konsequenzen für den Infektionsschutz des Personals, das AIDS-Patienten betreut, sowie für die öffentliche Gesundheitsfürsorge.

Epidemiologie

Epidemiologische Untersuchungen zur Häufigkeit des gemeinsamen Auftretens von AIDS und Tb liegen in Deutschland noch nicht vor. Nach persönlicher Mitteilung von Mitarbeitern des Max-von-Pettenkofer-Instituts in München stieg aber die Zahl der kulturellen Nachweise von M. tuberculosis in den letzten Jahren deutlich an.

Seit 1985 ist in den USA ein Anstieg der Tb-Fälle, vor allem in den Bundesstaaten mit der größten Prävalenz von HIV-Infektionen, registriert worden. Durch Vergleich der Datenregister von AIDS und Tb konnte die CDC eindeutig beweisen, daß AIDS-Patienten unabhängig von sozioökonomischen Faktoren ein, gegenüber der Normalbevölkerung 100fach erhöhtes Risiko tragen, an Tb zu erkranken, was auch der klinischen Erfahrung entspricht. Unbekannt ist noch, ob HIV-infizierte Patienten, die noch nicht das Vollbild von AIDS entwickelt haben, ebenfalls in ähnlich hohem Ausmaß Tb-gefährdet sind. Unter der Annahme, daß auf jeden AIDS-Patienten 50-100 HIV-Infizierte kommen, könnte sich hier ein gewaltiges Infektionsproblem für die Bevölkerung und den staatlichen medizinischen Apparat anbahnen.

Klinisches Bild

Die Tb wird am häufigsten im Zeitraum 30 Monate vor und sechs Monate nach der Diagnose „AIDS" diagnostiziert. Anamnese und körperliche Untersuchung sind unspezifisch und wenig ergiebig. Fieber, Gewichtsabnahme, Nachtschweiß und Husten weisen auf eine pulmonale Infektion hin, doch kann ein Teil dieser Symptome auch durch jede andere Infektion bedingt sein. Wegen der fehlenden Neigung zu Kavernenbildung kommt es nicht zu der aus alten Lehrbüchern geläufigen „maulvollen Expektoration“ (s. Abb. 4).

Diagnostik

AIDS-Patienten mit Tb weisen in etwa 50% einen extrapulmonalen Befall mit M. tubercolosis auf, während bei Nicht-HIV-Infizierten dies nur in 10% der Fälle vorkommt. Es müssen daher alle verfügbaren Körperflüssigkeiten und Organe kulturell und mikroskopisch auf säurefeste Stäbchen untersucht werden. Die Immunitätslage jedes HIV-Infizierten sollte durch Tuberkulin- oder Tine-Test überprüft werden. Obgleich bei HIV-Infizierten aufgrund der anergen Reaktionslage die Rate der falsch-negativen Tests hoch ist, muß bei positivem Test eine Röntgenaufnahme des Thorax gemacht werden. Jedes Lungeninfiltrat bedarf der invasiven Abklärung, auch wenn das radiologische Bild mit einer Tb nicht vereinbar ist (s. Abschnitt Radiologische Diagnostik). Bei Patienten mit dem Vollbild von AIDS spielt der Tuberkulintest wegen des fast regelhaft negativen Ergebnisses keine Rolle mehr.

Röntgendiagnostik

(s. auch Kapitel Radiologische Diagnostik)

Das radiologische Bild der Lungen-Tb weicht beim AIDS-Patienten signifikant vom gewohnten Bild des Immunkompetenten ab. Im Vordergrund stehen eine Vergrößerung der mediastinalen oder hilären Lymphknoten, lokalisierte Infiltrate, die nicht die Lungenspitzen, sondern die Mittel- und Unterfelder betreffen, gelegentlich auch diffuse miliare oder interstitielle Infiltrate. Der Röntgenbefund erinnert an die primäre Tb im Kindesalter. Auch ein normales Röntgenbild schließt eine Tb nicht aus. Die veränderte Gewebereaktion beim AIDS-Patienten zeigt sich nicht nur in der fehlenden Neigung zu Kavernenbildung, sondern auch im vollständigen Verschwinden pulmonaler tuberkulöser Infiltrate, ohne die Bildung der üblichen Residuen, wenige Monate nach Therapiebeginn.

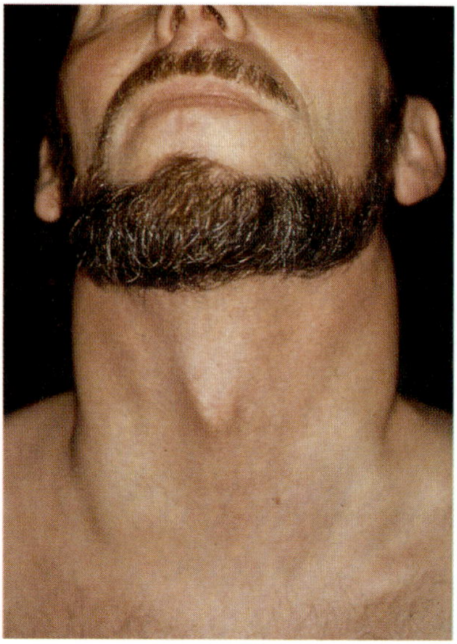

Abb. 4. Halslymphknotenschwellung bei generalisierter Tuberkulose eines AIDS-Patienten

Tabelle 4. Vergleich der Röntgenbefunde von Patienten mit pulmonaler Tuberkulose mit und ohne AIDS (nach Pitchenik AE et. al. 1985)

Befunde	Patienten mit AIDS (n = 17) n (%)		Patienten ohne AIDS (n = 30) n (%)	
Hilus- oder Mediastinal-Lymphknoten	10	59%	1	3%
umschriebene Infiltrate Mittel- und Unterfelder	5	29%	1	3%
umschriebene Infiltrate Oberfelder	3	18%	29	97%
diffuse interstitielle Infiltrate	1	6%	0	0%
Kavernenbildung	0	0%	20	67%
keine Infiltrate	6	35%	0	0%
Pleuraergüsse	2	12%	2	7%
Normalbefund	2	12%	0	0%

Erregernachweis

M. tuberculosis wird auch bei AIDS-Patienten mit pulmonaler Tb am häufigsten im Sputum oder in der Tracheallavage gefunden, wobei der fehlende mikroskopische Nachweis im Sputum eine Tb nicht ausschließt. Bei AIDS-Patienten sollten bei klinisch-radiologischem Verdacht wegen des häufigen extrapulmonalen bzw. generalisierten Befalls alle Körperflüssigkeiten, vergrößerte Lymphknoten, das Knochenmark, transbronchiale Lungenbiopsien und m.E. die Milz, mikroskopisch und kulturell untersucht werden (s. a. Tabelle 5). Dem untersuchenden Institut müssen zur Auswahl geeigneter Kulturverfahren und Färbetechniken alle klinischen Details mitgeteilt werden (s. Abb. 5).

Tabelle 5. Nachweis von Mycobacterium tuberculosis bei 24 AIDS-Patienten mit Tuberkulose (nach Hopewell PC et. al. 1985)

Material	Anzahl der Patienten mit positivem Befund
Sputum	16
Tracheallavage	7
Lymphknoten	7
Knochenmark	4
Urin	2
transbrochiale Biopsie	2
Pleuraerguß	2
Pleura	1
Liquor cerebrospinalis	1
Haut	1
Stuhl	1
Blutkultur	1

Therapie und Prophylaxe

Die Tb-Behandlung bei AIDS-Kranken unterscheidet sich nicht von der

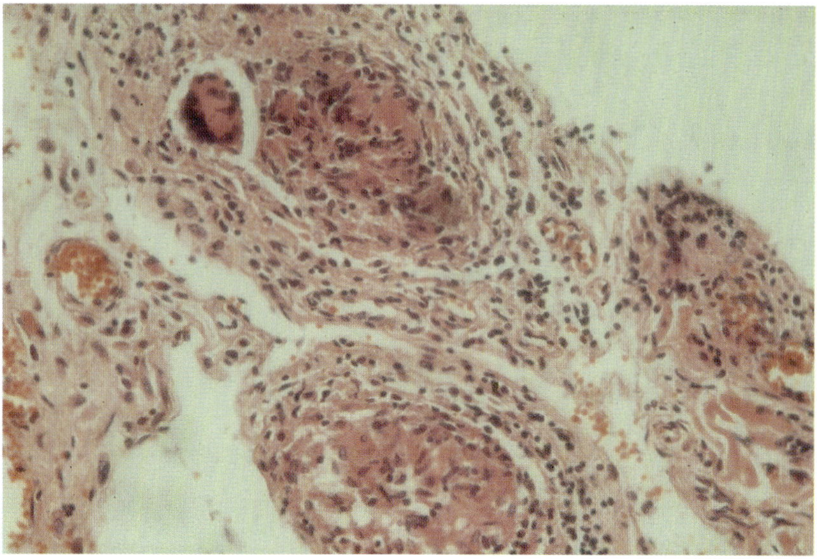

Abb. 5. Granulomatöse Tuberkulose der Lunge mit Langhansscher Riesenzelle

bei anderen Patienten. In einer amerikanischen Studie (Sunderam G. et al., 1986) kam es unter einer Therapie mit 300 mg Isoniazid und 600 mg Rifampicin täglich, verabreicht über neun Monate, und 1,5-3 g Pyrazinamid (oder Ethambutol) in den ersten zwei Monaten bei 12 von 21 behandelten Patienten zu klinischer Besserung, Sputumkonversion und Verschwinden der Lungeninfiltrate. Zwei Patienten sprachen auf die Behandlung nicht an und entwickelten eine rasch fortschreitende Tb des ZNS. Etwa die Hälfte der Patienten verstarb im Behandlungszeitraum an weiteren opportunistischen Infektionen, nur ein Patient verstarb an Tb. Bei ZNS-Beteiligung, disseminierter Tb oder Verdacht auf INH-Resistenz sollte noch ein viertes Tuberkulostatikum gegeben werden. In jedem Fall ist eine Resistenzprüfung erforderlich.

Die Behandlung sollte neun Monate nicht unterschreiten und über wenigstens ein halbes Jahr nach der dokumentierten kulturellen Konversion fortgeführt werden. Wenn Isoniazid oder Rifampicin nicht angewendet werden, sollte die Therapie wenigstens über 18 Monate und 12 Monate nach kultureller Konversion kontinuierlich fortgesetzt werden. Nach Abschluß der Behandlung sind die Patienten engmaschig klinisch zu kontrollieren und Sputum, Magensaft, Urin usw. bakteriologisch zu untersuchen.

Trotz des deprimierenden Gesamtergebnisses in der o.g. Studie muß eine Tb bei AIDS-Patienten mit pulmonaler oder allgemeiner Symptomatik ausgeschlossen werden, da die Tb eine übertragbare, behandelbare aber möglicherweise vermeidbare Infektionskrankheit ist. Die üblichen Umgebungsuntersuchungen müssen unbedingt durchgeführt und das die Patienten betreuende Personal vor einer Ansteckung geschützt werden.

Wie alle AIDS-Patienten auf das Vorliegen einer Tb untersucht werden sollten, sollte umgekehrt bei allen Tuberkulösen und allen Patienten mit einer Organtuberkulose ein HIV-Antikörpertest durchgeführt werden. Bei positvem HIV-Testergebnis sollten alle tuberkulösen Infizierten auch ohne Krankheitszeichen präventiv mit Isoniazid behandelt werden, ohne die sonst übliche Altersgrenze von 35 Jahren zu beachten.

Zytomegalievirus-Infektion

Epidemiologie

Das Zytomegalievirus (CMV) ist ein streng spezies-spezifisches Herpesvirus, das ubiquitär vorkommt und bei immunkompetenten Personen zu meist stummen Infektionen führt. Das Virusgenom kann aber in morphologisch unauffälligen Zellen persitieren und reaktiviert werden. Der Durchseuchungsgrad der Normalbevölkerung liegt zwischen 40 und 50%, bei nicht-HIV-infizierten Homosexuellen sogar bei etwa 80%. CMV-Pneumonien sind als Komplikationen bei immunsuppressiver Therapie und Bestrahlung nach Organ- oder Knochenmarktransplantation bekannt. Bei AIDS-Patienten wurde in einer großen multizentrischen Studie bei 74 von 441 Patienten (s. Tabelle 1) eine CMV-Infektion der Lunge festgestellt. Wie die 50 Fälle, bei denen die CMV-Infektion als Begleiterkrankung anderer opportunistischer Infektionen der Lunge auftrat, zeigen, ist es wahrscheinlich, daß die CMV-Infektion als Kofaktor für die Progression des Immundefekts und Indikator für die schlechte Prognose eine Rolle spielt.

Klinisches und radiologisches Bild

Die CMV-Infektion verursacht eine interstitielle Pneumonie mit Fieber, Husten und Dyspnoe. Das Röntgenbild des Thorax zeigt eine diffuse, milchglasartige Trübung. Allerdings werden Klinik und radiologisches Bild durch die häufig vorliegenden Mehrfachinfektionen verwischt.

Diagnose

Zum Nachweis einer CMV-Infektion stehen drei Methoden zur Verfügung:

1. Identifizierung von CMV-Einschlußkörperchen („Eulenaugen-Zellen“) oder CMV-Antigen in infizierten Geweben mittels indi-

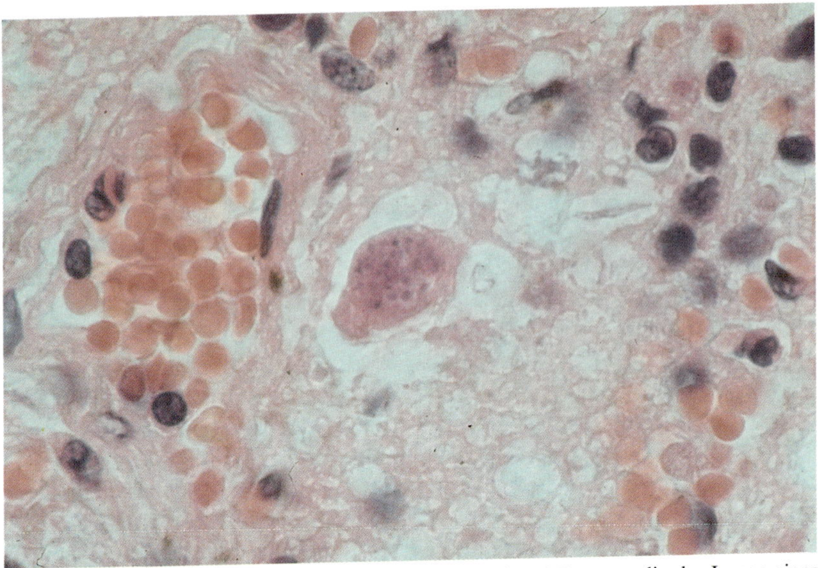

Abb. 6. Zytomegale Riesenzellen („Eulenaugenzellen") bei Zytomegalie der Lunge eines AIDS-Patienten

rekter Immunfluoreszenz: Geeignet für die Diagnose innerhalb der ersten 24 Stunden.

2. Kultureller Virusnachweis in Zellkulturen, die mit infizierten Geweben oder Körperflüssigkeiten inokuliert werden:
   Der Virusnachweis – obgleich die empfindlichste Methode – bedeutet nicht, daß eine CMV-Pneumonie vorliegt. Beweisend sind nur die typischen zytopathischen Veränderungen, die ausschließlich im histologischen Präparat erkennbar sind.
3. Nachweis eines spezifischen IgM-Antikörpers oder eines Antigens von IgG-Antikörpern gegen CMV im Serum: Da die Zellkultur mehrere Tage dauert und IgM-Antikörper erst 1-2 Wochen nach Infektion nachweisbar sind, müssen bei Verdacht auf eine CMV-Infektion Bronchoskopie und transbronchiale Biopsie durchgeführt werden.

Therapie

Die Behandlung der CMV-Pneumonie ist unbefriedigend, da sich CMV-Hyperimmunglobulin und andere übliche virustatische Substanzen bei AIDS-Patienten nicht bewährt haben. Das noch nicht zugelassene azyklische Nukleosid-Analog (9-2-[Hydroxy-1-(hydroxymethyl)-ethoxymethyl]-Guanin, DHPG, Ganciclovir) scheint die Virusreplikation zu hemmen und zeigte bei CMV-Chorioretinitis und -Kolitis Erfolge. Auch konnte eine Besserung der pulmonalen Symptomatik bei entsprechender Dosierung (Laskin OL et al., 1987) festgestellt werden. Eine vollständige Ausrottung des CMV im latenten Stadium gelingt offensichtlich auch mit dieser Behandlung nicht, denn innerhalb eines Monats nach Beendigung der Therapie kam es zum Rezidiv. Fragen der Dosis und der Therapiedauer der Ganciclovir-Behandlung sind noch ungeklärt. Eine Leukopenie ist die wichtigste unerwünschte Wirkung.

Cryptococcus-neoformans-Pneumonie

Epidemiologie

Cryptococcus neoformans (C. neoformans) kommt ubiquitär in der Erde, in der Luft, aber vor allem in Vogelfäkalien (Taubenmist) vor. AIDS-Patienten sind nahezu selektiv für eine Infektion mit Cryptococcus neoformans empfänglich, während Infektionen mit anderen potentiell pathogenen Pilzen kaum vorkommen. Der oro-ösophageale Befall mit Candida kommt bei fast allen AIDS-Patienten vor, Candida-Pneumonien oder -Septikämien dagegen sind eine Rarität.

Klinisches Bild

Kryptokokkosen wurden intra vitam bei 8-10%, autoptisch bei 17% aller AIDS-Patienten festgestellt. Die Erreger dringen durch Inhalation in die Lunge ein, wo es in den Alveolarlumina und Alveolarsepten zur Bildung von Kryptokokkomen kommt (Staib F. et al., 1986). Wegen der lediglich katarrhalischen Beschwerden suchen die Patienten in diesem Stadium noch keinen Arzt auf. Die hämatogene Streuung in ZNS, Milz, Leber, Niere, Lymphknoten, Knochen und Haut führt dann zur disseminierten Kryptokokkose. 60-85% dieser Patienten haben eine Kryptokokken-Meningitis mit Kopfschmerzen und hohem Fieber, doch ist bei Husten und Dyspnoe auch an eine Kryptokokkeninfektion der Lunge zu denken. Meistens liegt aber noch mindestens eine weitere Lungeninfektion vor.

Diagnostik

Das Röntgenbild zeigt eine diffuse Verschattung, ähnlich der PCP, unterscheidet sich aber von ihr durch vergrößerte hiläre oder mediastinale Lymphknoten. Damit ergibt sich die Differentialdiagnose zur Tuberkulose. Läßt sich C. neoformans nicht im Sputum oder Trachealsekret nachweisen, muß eine Bronchoskopie mit transbronchialer Biopsie und bronchoalveolärer Lavage durchgeführt werden. Im Fall einer Meningitis kann C. neoformans im Tuschepräparat des Liquors oder u. U. durch extrem erhöhte Antigentiter im Serum nachgewiesen werden. Eine generalisierte Kryptokokkose ist gesi-

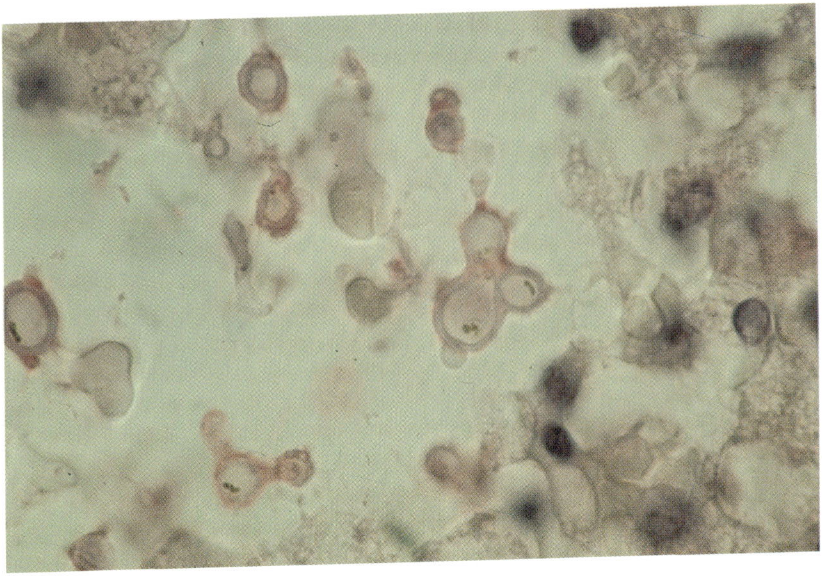

Abb. 7. Kryptokokkose der Lunge

chert, wenn der Pilz gleichzeitig aus Trachealsekret, Liquor, Urin und Stuhl angezüchtet werden kann.

Therapie

Die disseminierte Kryptokokkose wird mit Amphotericin B (Amphotericin B „Squibb") und Flucytosin (Ancotil) behandelt. Da die Verträglichkeit von Amphotericin B individuell verschieden ist, muß die Dosierung bei jedem Patienten verschieden eingestellt werden. Toxische Nebenwirkungen sind im wesentlichen Brechreiz, Erbrechen und ein Anstieg harnpflichtiger Substanzen. Wegen der myelotoxischen Wirkungen verbietet sich Flucytosin bei Patienten mit ausgeprägter Knochenmarksdepression.

Da auch nach erfolgreicher Therapie die vermehrungsfähigen Hefezellen im Liquor nachweisbar bleiben und der Antigentiter über Monate stark erhöht sein kann, ist zwei Wochen nach Therapiebeginn die Untersuchung von Liquor, Sputum oder Bronchiallavage angezeigt, da zur Verlaufskontrolle der mikroskopische und kulturelle Befund ausschlaggebend ist. Eine Rezidivprophylaxe mit 100 mg Amphotericin B einmal pro Woche wird angeraten. Insgesamt ist aber die Prognose der Kryptokokkose bei AIDS-Patienten schlecht.

Seltene opportunistische und fraglich opportunistische Infektionen

Das Spektrum der opportunistischen Erreger, die bei AIDS-Patienten Pneumonien hervorrufen können, erweitert sich laufend. Die im folgenden genannten Keime und Parasiten sind bislang in unter 1% der AIDS-Fälle Ursache von Lungenaffektionen.

Herpes-simplex-Virus (HSV)

Während die kutane Manifestation von HSV bei AIDS-Patienten häufig vorkommt, tritt nur sehr selten eine Generalisation der Infektion mit Lungenbeteiligung auf. Klinik und Röntgenbild sind von der PCP nicht zu unterscheiden. Die diagnostischen Maßnahmen sind die gleichen wie bei den übrigen pulmonalen Erkrankungen, die Diagnose wird durch den kulturellen Virusnachweis gesichert.

Die Behandlung erfolgt über mindestens zwei Wochen durch i.v.-Gabe von Aciclovir (Zovirax) und anschließender oraler Therapie mit Aciclovir. Die Prognose ist schlecht.

Pulmonale Toxoplasmose

Das häufigste Manifestationsorgan der Toxoplasmose beim AIDS-Patienten ist das Gehirn, doch wurden

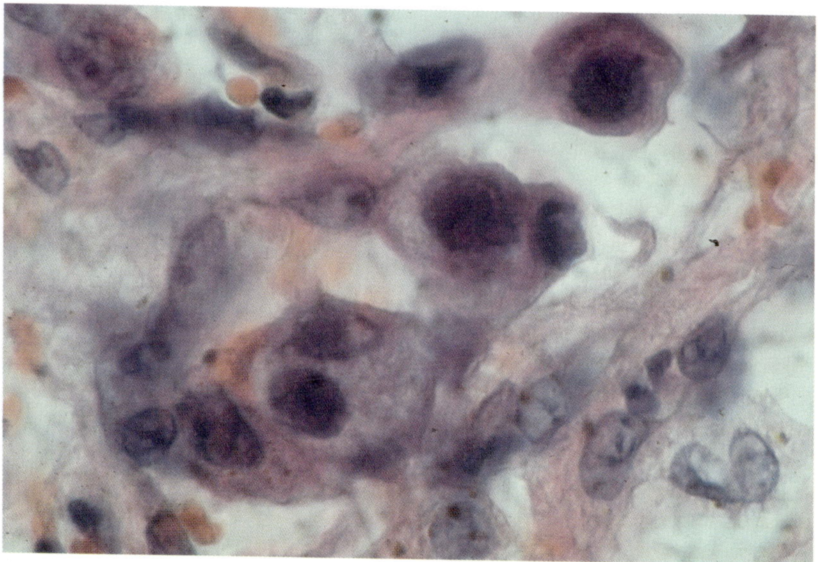

Abb. 8. Toxoplasmose der Lunge

auch Toxoplasmen aus der Lunge isoliert. Bezüglich der Therapie wird auf das Kapitel Therapieübersicht opportunistischer Infektionen verwiesen.

Nokardiose

Nocardia asteroides kann bei AIDS-Patienten eine opportunistische Infektion der Lunge hervorrufen. Die Diagnose wird bronchoskopisch oder aus der Lavage gestellt. Die Therapie der Wahl ist, wie bei der häufig gleichzeitig auftretenden PCP, die langdauernde Anwendung von Sulfmethoxazol. Beim Auftreten schwerer Nebenwirkungen durch die Therapie kann alternativ mit Minocyclin (Klinomycin) und Amikacin (Biklin) oder Minocyclin und Cycloserin (Sero-Mycin) behandelt werden. Eine Therapiedauer von wenigstens sechs Monaten ist erforderlich.

Rhodococcus equi (Corynebacterium equi)

Der vorwiegend tierpathogene, den Mykobakterien nahestehende Erreger kommt ubiquitär in der Erde vor und führt nur bei Immungeschwächten zu Pneumonien in den Oberlappen mit Infiltraten, die zur Einschmelzung und Abzeßbildung neigen. Der Erreger kann aus Sputum, Blutkultur, Bronchiallavage und transbronchialer Biopsie gewonnen werden. Er spricht gut auf Penicillin, Doxycyclin, Erythromycin, Lincomycin und Aminoglykoside an. Die Behandlung muß über mehrere Monate erfolgen. Durch die Neigung zur Einschmelzung bestehen häufig lokale Penetrationshindernisse für das Antibiotikum, die dann eine Lobektomie erforderlich machen.

Kryptosporidiose

In einzelnen Kasuistiken wurden Kryptosporidien, die als tierpathogene Protozoen bekannt sind, auch als Auslöser von Pneumonien bei AIDS-Patienten beschrieben. Eine effektive antibiotische Behandlung ist derzeit nicht bekannt. Vereinzelt wurde über fragliche Behandlungserfolge mit dem Makrolidantibiotikum Spiramycin (Rovamycine, Selectomycin) berichtet.

Kokzidioidomykose

Die durch Coccidioides immitis hervorgerufene Pilzinfektion wird, da sie auch bei immunkompetenten Personen vorkommen kann, nicht als opportunistisch eingestuft, gilt aber laut CDC Falldefinition als diagnostisches Kriterium für das Vollbild von AIDS. Disseminierte Kokzidioidomykosen treten bei AIDS-Patienten um ein Vielfaches häufiger auf, als bei Patienten aus anderen Gruppen. Eine Verbreitung der in einigen Teilen der USA endemischen Infektion nach Europa scheint möglich zu sein.

Die Symptomatik besteht in Fieber, Dyspnoe, Nachtschweiß und Thoraxschmerzen. Das Röntgenbild zeigt beidseitig diffuse noduläre oder retikulonoduläre Infiltrate. Der erfolgreiche Erregernachweis in Blutkultur, Sputum, bronchoalveolärer Lavage und transbronchialer Biopsie sichert die Diagnose. Die Behandlung erfolgt mit Amphotericin B i.v. und anschließender Dauerprophylaxe mit Ketoconazol. Patienten mit AIDS sollten endemische Gebiete von C. immitis (z.B. Arizona, New Mexico, Südkalifornien) meiden.

Histoplasmose

Abgesehen von seltenen Fällen mit massiver Exposition gegenüber Histoplasma capsulatum verläuft die pulmonale Histoplasmose bei Immunkompenten asymptomatisch oder als leichte respiratorische Erkrankung. Eine Dissemination kommt bei ihnen im Gegensatz zu AIDS-Patienten, die in Endemiegebieten (Indiana, Ohio) leben oder durch solche reisen, nicht vor. Für Diagnose und Therapie gilt das gleiche wie für die Coccidioidomykose.

Auch durch H. influenzae, Legionellen und Pneumokokken hervorgerufene Pneumonien sind bei AIDS-Patienten häufiger als bei Immunkompetenten. Bezüglich Diagnose und Therapie entspricht das Vorgehen dem bei Patienten ohne Immundefekt.

Kaposi-Sarkom der Lunge

Epidemiologie

Während etwa 35% aller AIDS-Patienten ein mukokutanes KS entwikkeln, ist die Lunge nur in etwa 8% beteiligt (Murray JF et al., 1984). Bei Patienten mit generalisiertem KS kommt es zwischen 18% und 47% zu einem Lungenbefall. Der große Unterschied in der Häufigkeitsangabe weist auf die diagnostischen Schwierigkeiten hin das pulmonale KS intra vitam sicher zu diagnostizieren. Da mukokutanes und pulmonales KS nicht unbedingt korrelieren, kann man aus der Ausdehnung und raschen Progredienz eines kutanen KS nicht auf die erhöhte Wahrscheinlichkeit eines Lungenbefalls schließen.

Klinisches Bild

Die Symptomatik von AIDS-Patienten mit ausschließlich KS unterscheidet sich nicht von der bei OI der Lunge: Fieber, Dyspnoe und nichtproduktiver Husten stehen im Vordergrund. Einige klinische Hinweise, mit allerdings geringer Sensitivität, sind Stridor, Giemen, atemabhängige Thoraxschmerzen und Hämoptysen, die durch Bronchialobstruktionen infolge des KS, Pleuritiden mit Pleuraergüssen (s. Abschnitt Radiologische Befunde) und kleinen Hämorrhagien aus Sarkomknoten bedingt sind. Mindestens die Hälfte der Patienten mit pulmonalem KS hat gleichzeitig eine OI und im Verlauf der Krankheit Pleuraergüsse (Ognibene FP et al., 1985).

Radiologische Befunde

Das KS der Lunge geht meist mit bilateralen interstitiellen und/oder alveolären Infiltraten einher. Die Vergrößerung hilärer oder mediastinaler Lymphknoten wird unterschiedlich beurteilt: einige Autoren (Meduri GV et al., 1986) konnten keine Vergrößerung feststellen, andere (Zibrak JD et al., 1986) betrachten die ein-oder beidseitige Schwellung der Hiluslymphknoten als geradezu typisch für das KS. Im Gegensatz dazu hat nur einer von 53 AIDS-Patienten mit PCP eine Hilusvergrößerung. Ein normales Thoraxbild schließt ein pulmonales KS nicht völlig aus.

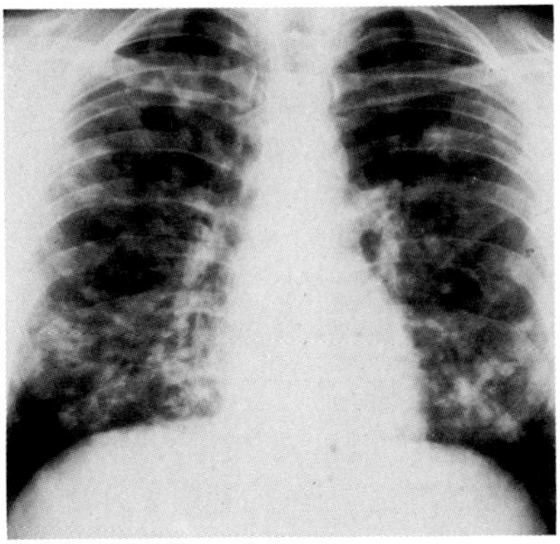

Abb. 9. Kaposi-Sarkom der Lunge (histologisch gesichert)

Diagnose

Obwohl das KS makroskopisch bei der Bronchoskopie als kirschrote makulöse Veränderung gesehen werden kann, führen bronchiale Biopsie und Bürstenbiopsie ebenso wie Pleurapunktion und Pleurabiopsie kaum je zur Diagnose. Diese kann in der Regel nur durch eine offene Lungenbiopsie aus einem großen Gewebestück durch den Pathologen gesichert werden. Trotzdem sollte immer eine Bronchoskopie zum Ausschluß opportunistischer Infektionen durchgeführt werden.

Therapie und Prognose

Da die Lebenserwartung der meisten AIDS-Patienten eher durch die OI als durch das KS limitiert ist, ergibt sich die grundsätzliche Frage nach dem Sinn einer Therapie. Die Behandlung des KS wird immer dann geboten sein, wenn schmerzhafte, raumfordernde und obstruierende Tumormassen das Befinden des Patienten beeinträchtigen oder zu Entstellungen führen. Bei der pulmonalen KS können vor allem massive rezidivierende Pleuraergüsse zu einer ausgeprägten Dyspnoe führen. Es kann bei vitaler Indikation mit einer Kombination aus Vinblastin, Adriamycin, Vincristin und Dacarbazin behandelt werden. Unter dieser Therapie wurden in Einzelfällen rasche, aber nur kurz anhaltende Besserungen gesehen (Ognibene FP et al., 1985). Alternativ kommt auch eine

totale Lungenbestrahlung in Frage, mit der zwar eine Besserung des akuten Zustandes, aber keine Verlängerung der Lebenserwartung erzielt werden kann.
Die mittlere Überlebenszeit von Patienten mit systemischem KS und OI beträgt 11 Monate, liegt nur ein systemisches KS vor, 15 Monate. Treten pulmonale Symptome auf, deren Ursache ein KS der Lunge ist, reduziert sich die mittlere Überlebenszeit auf 3,8 Monate.

Die Abbildungen 5-8 verdanke ich Herrn Dr. Ch. Zietz, Pathologisches Institut der Universität München

III. 8. Gastroenterologische Krankheitsbilder

W. Heise und M. L'age

Gastroenterologische Krankheitsbilder

Einleitung

Der Gastrointestinaltrakt ist neben Lunge, ZNS und Haut das am häufigsten betroffene Organsystem bei AIDS. Die Prävalenz gastrointestinaler Symptomatik ist in der Risikogruppe homosexueller Männer weit häufiger anzutreffen als bei heterosexuellen Drogenabhängigen, Hämophilen oder Intimpartnern von HIV-Infizierten.

In der Bundesrepublik Deutschland, in der derzeit die Risikogruppe der Homosexuellen unter den HIV-Infizierten weit überwiegt, geben etwa 50% aller Patienten im Stadium IV A und IV C der CDC-Klassifikation (CDC Classification System for HIV Infections MMWR, 1986) gastrointestinale Symptome an.

Bei 98 Patienten wurden als häufigste Symptome
Gewichtsabnahme (ca. 50%),
chronische Diarrhoe (ca. 50%),
Abdominalschmerzen (ca. 50%) und
Schluckbeschwerden (ca. 15%)
oft als Mehrfachsymptome registriert. Ikterus, Symptome der gastrointestinalen Blutung oder des akuten Abdomens sind selten, aber von besonderer klinischer Relevanz.

Grundsätzlich kann der gesamte Gastrointestinaltrakt von der Mundhöhle bis zum Analbereich einschließlich des hepatobiliären Systems und des Pankreas durch HIV-assoziierte Tumoren (vor allem Kaposi-Sarkom, Non-Hodgkin-Lymphom) oder durch opportunistische Erreger befallen sein (Tabelle 1).

Die meisten dieser „Opportunisten“ gehören zu den sexuell übertragbaren Erregern bei homosexuell aktiven Männern und können ursächlich verantwortlich sein für die Symptomatik des sog. „gay bowel Syndroms“ mit Diarrhoe, Abdominalschmerz und Gewichtsverlust.

Bei intaktem Immunsystem verlaufen Infektionen mit diesen Erregern oft asymptomatisch oder nach leichter Symptomatik selbstheilend ab. Bei zunehmender Zerstörung des Immunsystems durch die HIV-Infektion können jedoch diese Erreger zu schwersten, lebensbedrohlichen Krankheitsbildern mit ausgedehnten Defekten am Gastrointestinaltrakt führen.

Organmanifestationen im Verlauf der HIV-Infektion: Gastrointestinaltrakt

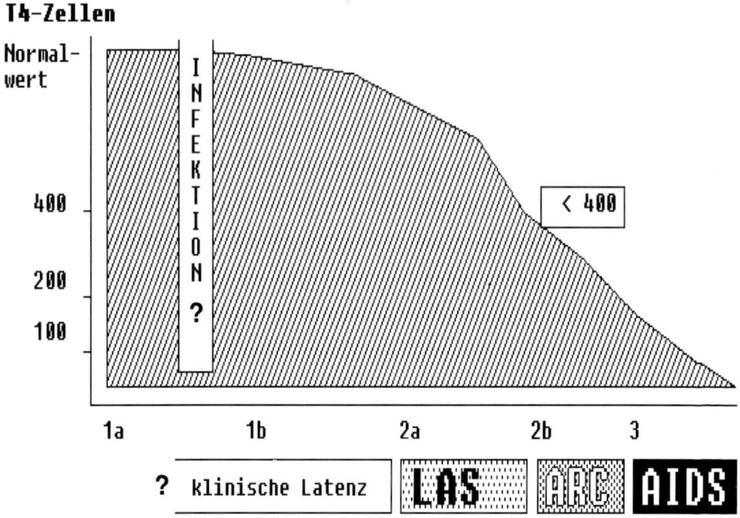

Soorösophagitis

Ulcera in Ösophagus, Magen, Duodenum, ferner Gastritis, Duodenitis durch CMV, Herpesviren

Ileitis, Colitis durch: CMV, Adenoviren, Kryptosporidien, Campylobacter, Clamydien, Salmonellen, Mykobakterien o. ä.

?

Tabelle 1. Opportunistische Erreger bei der HIV-Infektion mit Manifestation im Gastrointestinaltrakt

A) BAKTERIEN
Mykobakterium avium-intrazellulare (MAI)
Mykobakterium tuberkulosis
Salmonella spec.
Shigella flexneri
Chlamydia trachomatis
Campylobacter-like-organs (CLO)
Treponema pallidum
Neisseria gonnorhoeae
B) VIREN
Cytomegalie (CMV)
Herpes-Virus-Gruppe
Adenovirus
C) PROTOZEN
Kryptosporidium
Giardia lambliasis
Entamöba histolytica
Isospora belli
Strongyloides stercoralis
Mikrosporidien
u.a.
D) PILZE
Candida
Histoplasma capsulatum

Da viele der opportunistischen Infektionen einer gezielten Chemotherapie zugänglich sind, müssen HIV-infizierte Patienten mit gastrointestinaler Symptomatik einer konsequenten gastroenterologischen Diagnostik zugeführt werden, wobei den endoskopischen Techniken mit Gewebeentnahmen zur histologischen und mikrobiologischen Aufarbeitung und der mikrobiologischen Stuhluntersuchung eine besondere Bedeutung zukommt.

Trotz intensiver Diagnostik ist bei einem Teil der Patienten die Ursache der Symptomatik bisher nicht zu klären. Diese Patienten mit „idiopathischer Enteropathie" leiden häufig an schwerer Malabsorption mit Gewichtsverlust. Wegen des Fehlens eines wirksamen Behandlungsprinzips stellt die Betreuung dieser Patienten eine außergewöhnliche Herausforderung an den behandelnden Arzt dar.

Organmanifestationen

Ösophagus

Symptomatik

Die häufigsten opportunistischen Infektionen des Ösophagus durch Candida, Cytomegalievirus und Viren der Herpesgruppe sind gekennzeichnet durch die klassischen Symptome der Oesophagitis: Dysphagie, Retrosternalschmerz, Sodbrennen, Erbrechen, selten durch Hämatemesis. Das Beschwerdebild kann sich in seiner Intensität so steigern, daß eine Nahrungs- und Flüssigkeitsaufnahme unmöglich wird. Schwerer Gewichtsverlust und Exsikkose sind die Folgen. (siehe Diagramm und Legende S. 5.)

Diagnostik

Außer Anamnese und klinischem Untersuchungsbefund ist die wichtigste Untersuchung die Ösophagoskopie. Da Läsionen häufig im oberen Bereich des Ösophagus anzutreffen sind, sind der obere Sphinkter und die proximalen Abschnitte des Ösophagus mit besonderer Sorgfalt zu inspizieren. Aus Läsionen sollten grund-sätzlich Biopsate zur histologischen und mikrobiologischen Aufarbeitung (Kulturen oder immunhistochemische Untersuchungen auf Candida, Herpesvirus, Cytomegalievirus, Mykobakterien, Chlamydien) entnommen werden.

Als weitere Untersuchungsmethoden stehen die röntgenologische Kontrastmitteluntersuchung des Ösophagus und ggf. die Computertomographie des Thorax zur Verfügung.

Endoskopische Befunde

Häufigster Befund bei symptomatischen HIV-positiven Patienten ist die Sooroesophagitis, die in etwa 50% bei Patienten mit Mundsoor angetroffen wird. Endoskopisch imponiert sie durch umschriebene, weißlich-pelzige, zum Teil großflächig konfluierende Beläge (Abb. 1). Schwere Krankheitsbilder sind durch blutende, zum Teil konfluierende, gelegentlich die gesamte Ösophagusschleimhaut einbeziehende Ulzerationen gekennzeichnet.

Isolierte, wie ausgestanzt wirkende Ulcera werden durch Cytomegalievirus (Abb. 2 und 3) oder Herpesvirus verursacht. Bei schwerer CMV-Infektion wurden tiefe Penetrationen und großflächige Schleimhautdefekte beobachtet. Die CMV-Ulzerationen neigen zu Blutungen, in seltenen Fällen zur Perforation. Leitsymptome sind Dysphagie und retrosternaler Schmerz.

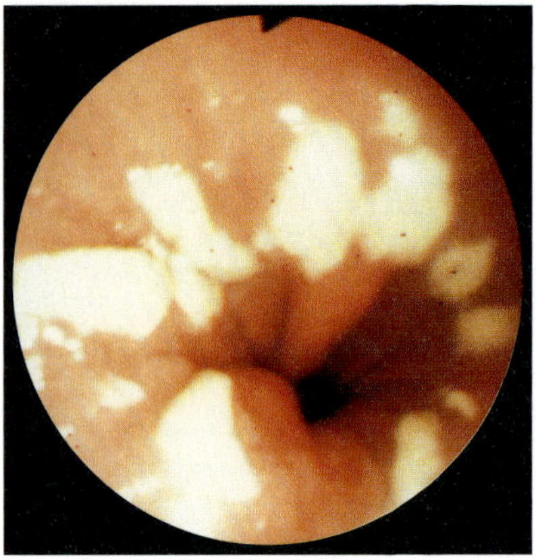

Abb. 1. Sooroesophagitis

Das Kaposi-Sarkom des Oesophagus zeigt ein charakteristisches Erscheinungsbild, eine zum Teil scharf begrenzte livide Schleimhautverfärbung. Wegen des submukösen Wachstums wird der Tumor mit der Biopsiezange häufig nicht erreicht, die Biopsie erbringt deshalb häufig keine histologische Bestätigung.

Therapie
(s. Tabelle 2)

Die Sooroesophagitis ist häufig einer Therapie mit Antimykotika zugänglich. Herpesulcera werden mit Aci-

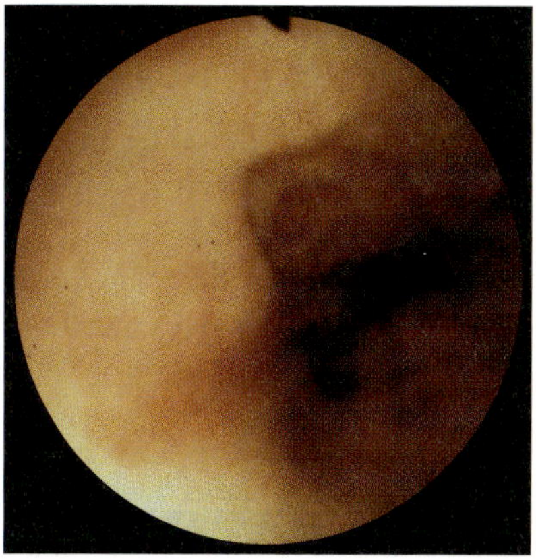

Abb. 2. CMV-Ulkus im distalen Ösophagus

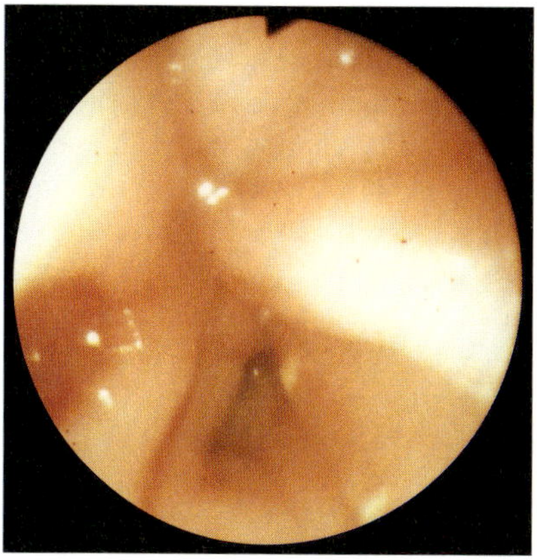

Abb. 3. CMV-Ulkus im distalen Ösophagus

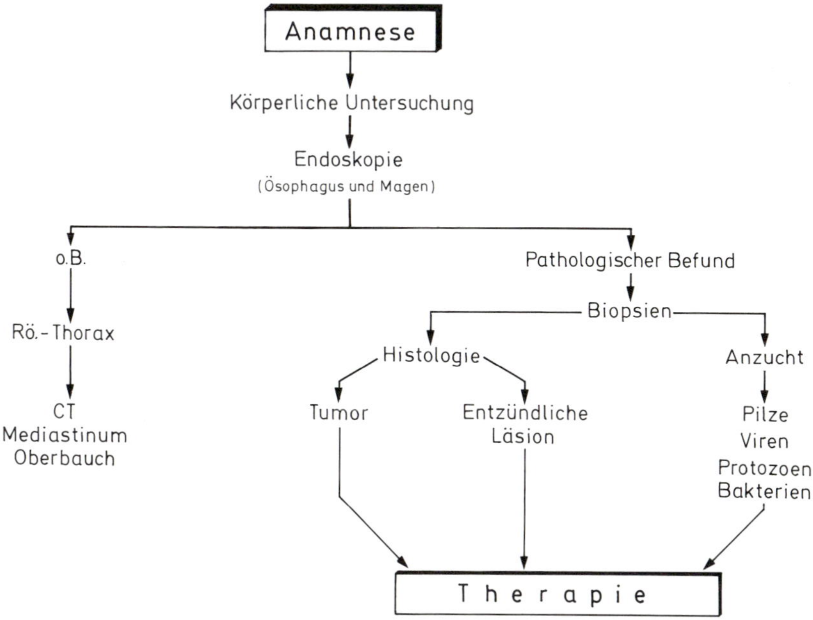

Diagramm 1. Rationelles Vorgehen zur Abklärung von Dysphagie und retrosternalem Schmerz

clovir, CMV-Ulzera mit Ganciclovir (DHPG) behandelt; Ganciclovir ist bisher nicht zugelassen und kann nur unter den Auflagen einer Phase-II-Studie eingesetzt werden.

Magen und Duodenum

Symptomatik

Bei der Manifestation einer HIV-Infektion in Magen und Duodenum stehen Oberbauchbeschwerden, Übelkeit und Erbrechen, Hämatemesis und Teerstuhl im Vorder-

Tabelle 2. Therapie wichtigster opportunistischer Erreger mit intestinaler Manifestation bei der HIV-Infektion

1. Candida	Amphotericin B (Amphomoronal) Miconazol (Daktar) Ketokonazol (Nizoral)
2. Mykobakterium avium-intrazellulare	Keine gesicherte Therapie, Versuch mit: Ansamycin, Clofazimin, Cycloserin
3. Mykobakterium tuberkulosis	Isoniazid, Rifampicin, Pyrazinamid (u.a. Tuberkulostatika)
4. Salmonella spec.	Ciprofloxacin (Ciprobay), Ampicillin
5. Shigella	Ampicillin
6. Cytomegalievirus	Therapieversuch mit: DHPG (Phase I-Bedingung)
7. Herpes simplex	Aciclovir (Zovirax)
8. Kryptosporidien	Keine gesicherte Therapie, Versuch mit: Spiramycin (Selektomycin) oder Ciprofloxacin (Ciprobay)
9. Giardia lambliasis	Metronidazol, Ornidazol
10. Entamöba histolytica	Metronidazol, Diloxanidfuroat
11. Strongyloiden	Thiabendazol

grund. Diese Symptome können manchmal Erstsymptom der HIV-Infektion sein; sie werden aber grundsätzlich in allen Stadien beobachtet. Gerade weil es bei einem Befall des oberen Gastrointestinaltraktes mit opportunistischen Erregern, z.B. mit CMV, zu gastrointestinalen Blutungen kommen kann, sind Hämatemesis, Teerstuhl oder ein akutes Abdomen bei der HIV-Infektion nicht selten Leitsymptom und Indikation für die klinische Einweisung.

Diagnostik

An erster Stelle der Diagnostik zur Abklärung der genannten Symptome steht die Gastroduodenoskopie. Ziel der endoskopischen Untersuchung ist der Nachweis von Schleimhautläsionen und die Biopsie aus diesen Läsionen für die histologische und mikrobiologische Aufarbeitung (Kulturen oder immunhistochemische Untersuchungen auf Candida, Herpes- und Cytomegalieviren, Mykobakterien u.a.).

Im Bedarfsfall kann die Röntgenuntersuchung ergänzend hinzugezogen werden.

Endoskopische und mikrobiologische Befunde

Das Erscheinungsbild endoskopisch nachweisbarer Läsionen ist sehr variationsreich.

Bei der Gastroduodenoskopie findet sich neben einem makroskopischen Normalbefund eine Vielzahl pathologischer Schleimhautveränderungen. Oberflächengastritis oder Duodenitis, aphthöse, erosive oder ulzeröse Läsionen (Abb. 4) werden ebenso beobachtet wie polypoide Veränderungen oder punkt- und plaqueförmige submuköse Blutungen. Unabhän-

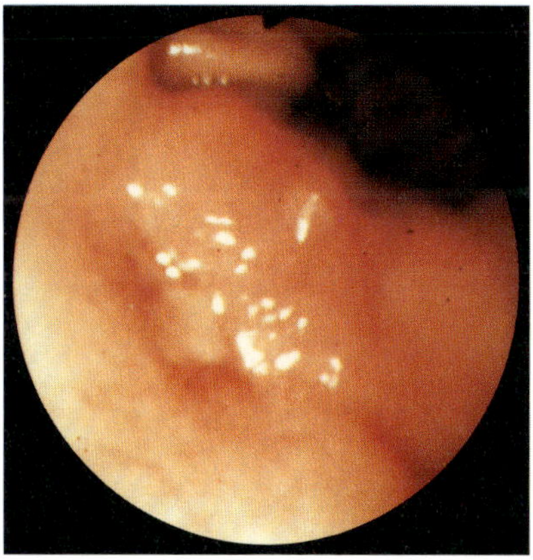

Abb. 4. CMV-Ulkus im Antrum des Magens

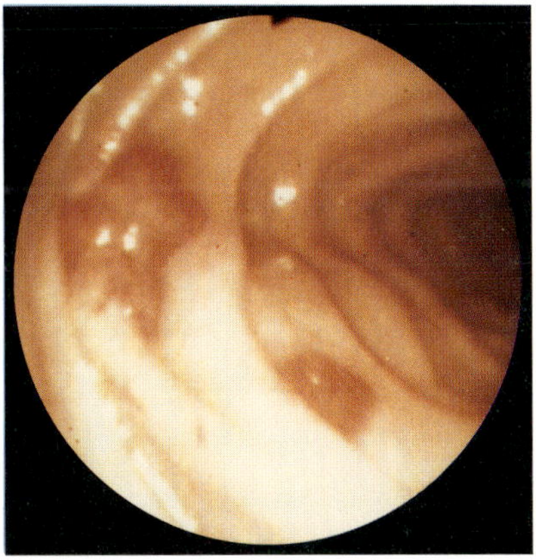

Abb. 5. Kaposi-Sarkom im Duodenum

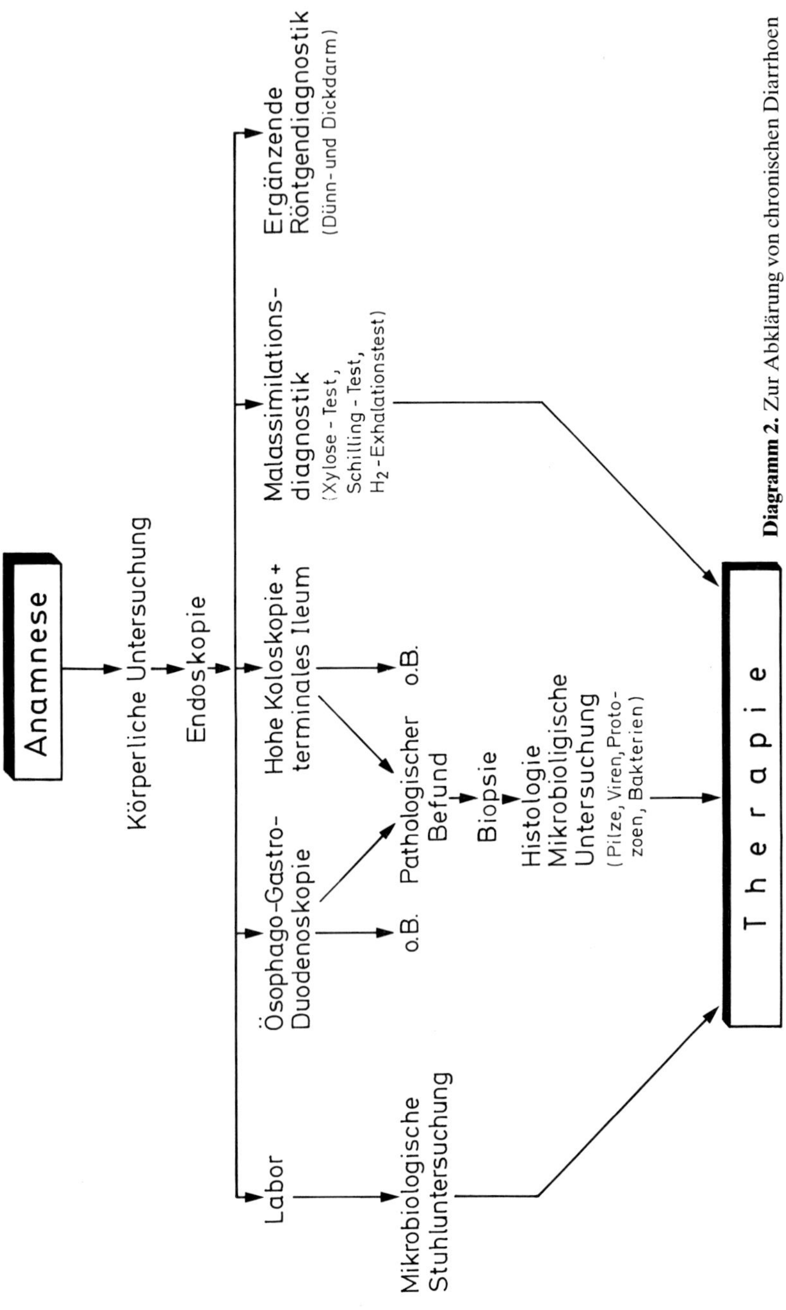

Diagramm 2. Zur Abklärung von chronischen Diarrhoen

gig vom Erregernachweis sind die Läsionen ohne ein bestimmtes Verteilungsmuster vertreten. An Tumoren treten bei der HIV-Infektion vorwiegend das Kaposi-Sarkom (Abb. 5) und das Non-Hodgkin-Lymphom in Magen und Duodenum auf. Die histologische Sicherung des Kaposi-Sarkoms gelingt oft nur bei tiefer submuköser Biopsie.

Beziehungen zwischen morphologischen Veränderungen im oberen Gastrointestinaltrakt, opportunistischen Erregern und klinischer Symptomatik:

Bei 40 endoskopierten Patienten wurden bei 26 eine orale Candidiasis gesehen, achtmal begleitet von einer Sooroesophagitis. In 18 Fällen gelang ein CMV-Nachweis aus Ulzera (4mal), Erosionen (3mal), hämorrhagischer Gastritis (3mal), Gastritis/Duodenitis (8mal). Alle Patienten mit CMV-Infektionen gaben eine abdominale Symptomatik an; Leitsymptome sind Abdominalschmerz und Dysphagie.

MAI wurde zwar bei 11 Patienten aus Biopsaten angezüchtet, jedoch nur bei einem Patienten durch histologischen Nachweis bestätigt. Es muß zum jetzigen Zeitpunkt offenbleiben, ob diesem Befund eine klinische Bedeutung zukommt.

Invasive Sooroesophagitis und CMV-Läsionen treten häufig schon bei den Patienten auf, die nach ihrem Immunstatus und der Klinik noch kein manifestes AIDS haben. Die endoskopische Untersuchung führt zusammen mit der histologischen und mikrobiologischen Aufarbeitung der gewonnenen Biopsate in mehr als 20% der Fälle zu einer Korrektur des HIV-Stadiums, zur Sicherung des AIDS.

Therapie

(s. Tabelle 2)

Die Therapie der schweren Gastritis und Ulcerationen ohne Erregernachweis sollte in typischer Weise mit Antazida, H2-Blockern o.a. erfolgen. Die Therapie der durch opportunistische Infektionen verursachten Läsionen sollte erregerbezogen sein. Eine Therapie der durch CMV-verursachten Läsionen kann unter Berücksichtigung der strengen Auflagen für eine Phase-II-Prüfung mit dem noch nicht zugelassenen Ganciclovir (DHPG) versucht werden.

Dünndarm

Symptomatik

Neben Fieber, Lymphknotenschwellungen und Gewichtsabnahme ist die Diarrhoe eines der Leitsymptome bei der fortgeschrittenen HIV-Infektion. Von 80 in unserer Klinik endoskopierten HIV-Patienten gaben 54 eine seit Monaten bestehende Diarrhoe an, die wäßrig, breiig und auch blutig beschrieben wurde und bis zu 15 Stuhlentleerungen pro Tag erreichte. Die chronische Diarrhoe geht meist mit einer erheblichen Gewichtsabnahme einher.

Finden sich opportunistische Infektionen des Gastrointestinaltraktes als Ursache der Durchfälle, können zusätzlich Abdominalschmerzen und Fieber bestehen; Kachexie, Ödeme, Anämie, Steatorrhoe, hämorrhagische Diathese oder Vitaminmangelsymptome werden bei schwerer Malabsorption beobachtet.

Diagnostik

Für die Diagnostik einer möglichen Dünndarmbeteiligung beim gastrointestinalen Symptomenkomplex der HIV-Infektion ist zwangsläufig eine Vielzahl von Untersuchungen notwendig, um infektiöse Ursachen von tumorösen zu trennen, um mit Funktionstests den Wirkmechanismus der Enteropathie zu erfassen und um ggf. eine gezielte Therapie einleiten zu können.

An erster Stelle der Diagnostik stehen wegen der Häufigkeit opportunistischer Infektionen im Gastrointestinaltrakt bakteriologische, virologische und parasitologische Stuhluntersuchungen (Nativpräparat, Kultur), um Kryptosporidien, Lamblien, Isospora belli, Mykobakterien, Salmonellen, Shigellen, Amöben und Strongyloides zu erfassen.

Die Aussage von serologischen Untersuchungen ist für den Nachweis der wichtigsten opportunistischen Erreger im Gastrointestinaltrakt unzuverlässig.

Die Endoskopie kann mit der Ösophagogastroduodenoskopie den oberen Abschnitt des Dünndarms und mit der Ileoskopie das terminale Ileum erfassen. Mittels dieser endoskopischen Verfahren sollen einerseits makroskopische und histologische Schleimhautveränderungen erfaßt werden. Andererseits sollten Biopsien aus normaler wie aus veränderter Schleimhaut kulturell auf opportunistische Erreger untersucht werden, um opportunistische Infektionen besonders im frühen Stadium zu erfassen.

Als röntgenologische Methode der Wahl zur Dünndarmdarstellung gilt die Kontrastmitteldarstellung nach Sellink, die morphologische Schleimhautveränderungen oder die relativ häufig vorkommenden intestinalen Lymphome im Dünndarm aufdecken kann. Eine wesentliche Rolle spielen diverse Funktionstests, die bei bestehender Diarrhoe mit einem Malabsorptionssyndrom eine Aussage zur Art der Funktionsstörung des Dünndarms machen können.
Als wichtigste sind zu nennen: D-Xylose-Test, Schilling-Test, H2-Exhalations-Test.

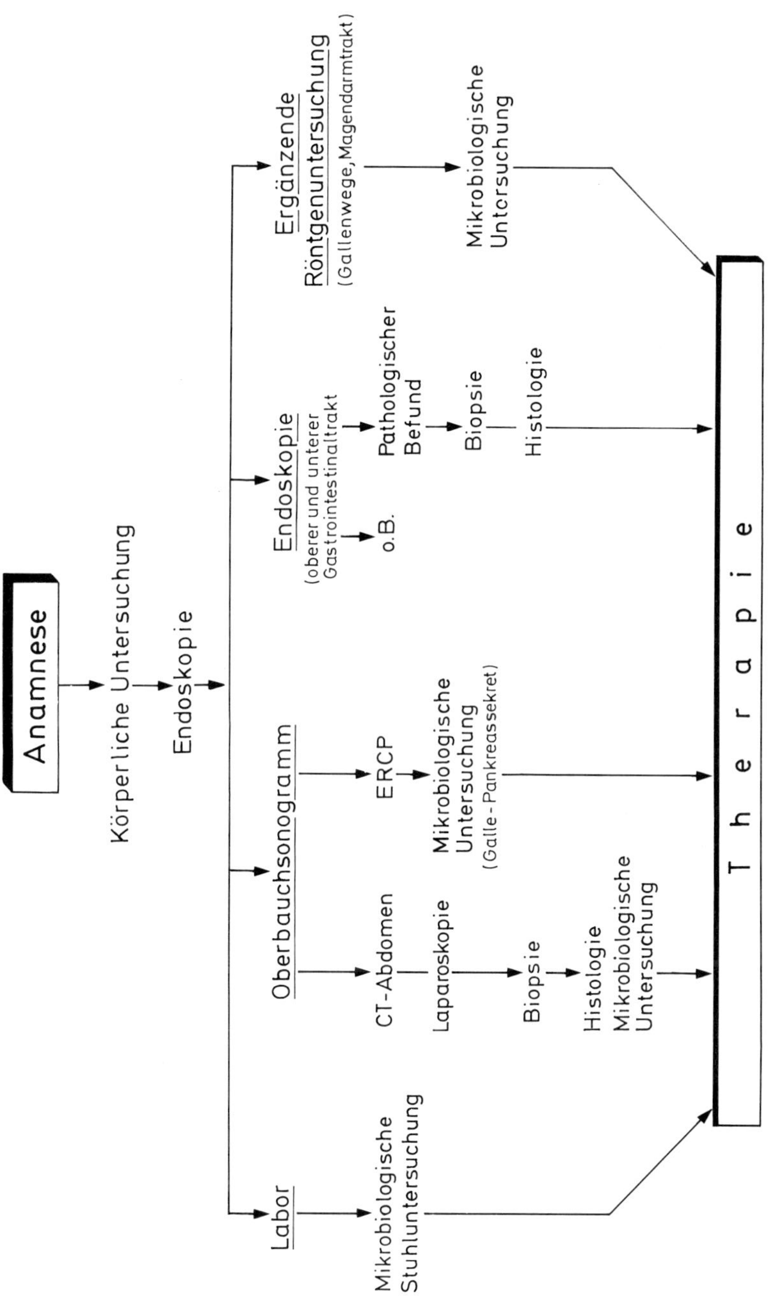

Diagramm 3. Zur Abklärung von chronischen Abdominalschmerzen

Befunde

Bei je 40 Endoskopien des oberen und unteren Gastrointestinaltraktes bei der HIV-Infektion war die Zahl pathologischer Dünndarmveränderungen im Vergleich zu Ösophagus-, Magen- und Kolonveränderungen erwartungsgemäß geringer. Die kulturellen mikrobiologischen Befunde aus dem Duodenum entsprachen in ihrer Häufigkeit und ihrem Verteilungsmuster im wesentlichen denen des Magens. Bei einem Patienten mit einer CMV-Retinitis fand sich bei leichter Bulbitis Mycobakterium avium-intracellulare im Duodenum. Ein Patient mit einem disseminierten Kaposi-Sarkom der Haut hatte auch einen Befall des Duodenums (Abb. 5).

Die Ileoskopie zeigte bei unseren Untersuchungen meistens einen endoskopischen und mikrobiologischen Normalbefund. Bei 3 von 40 Patienten fanden sich schwere ulcerierende Veränderungen im terminalen Ileum (Abb. 6), die erst durch die Histologie und den Erregernachweis (Kryptosporidien, MAI, CMV) von einem Morbus Crohn abgegrenzt werden konnten. Die CMV-Infektion des terminalen Ileums führte bei einem Patienten zu einer gedeckten Darmperforation.

Dickdarm und Rektum

Symptomatik

Chronische, länger als einen Monat anhaltende Diarrhoen im Stadium IV A (ARC) gehen häufig mit ausgeprägtem Gewichtsverlust und remittierendem bzw. intermittierendem Fieber einher. Die Durchfälle sind vorwiegend wäßrig, die Frequenz

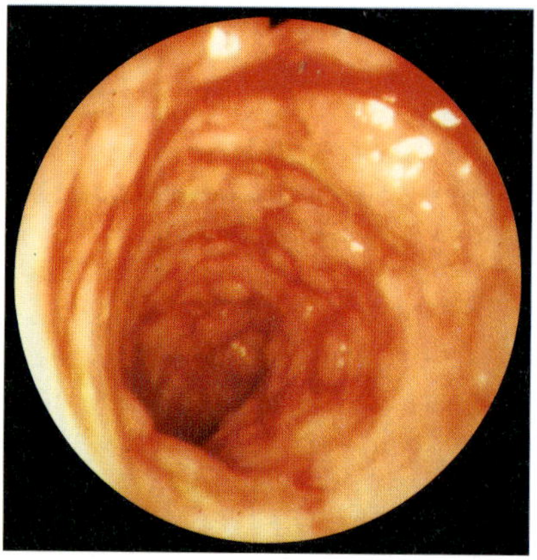

Abb. 6. Ileitis terminalis bei Kryptosporidiose und MAI-Nachweis

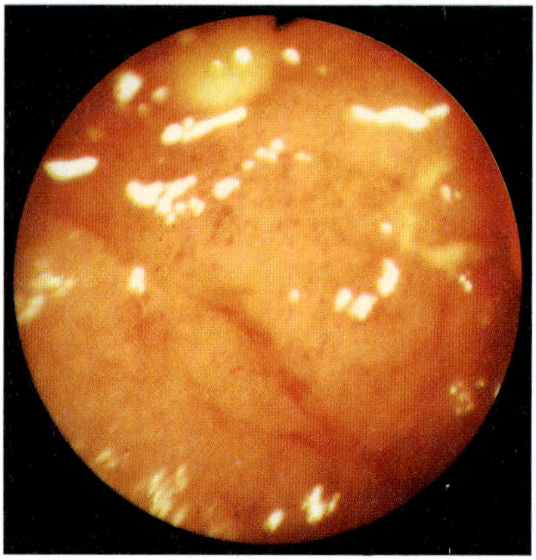

Abb. 7. Sigma bei Kryptosporidiose

übersteigt nicht selten 6-8 Darmentleerungen am Tag.

Der Übergang zum Stadium IV C, dem Vollbild der Erkrankung, vollzieht sich von der Klinik her fließend. In diesem Stadium kann den wäßrigen Stühlen blutig tingierter Schleim beigemengt sein, Tenesmen können sie begleiten. Dumpfe oder krampfartige Abdominalschmerzen können auch ohne Diarrhoen auftreten.

Die Symptomatik allein erlaubt keinen Rückschluß auf das Stadium der Erkrankung, hierüber entscheidet allein der Nachweis opportunistischer Erreger oder Tumoren.

Diagnostik

An diagnostischen Methoden kommt bei HIV-positiven Patienten vorzugsweise die hohe Koloskopie mit Inspektion des terminalen Ileums zum Einsatz. Rektoskopie oder partielle Koloskopie sind unzureichende Untersuchungen, da sich Läsionen häufig in höheren Darmabschnitten nachweisen lassen; ggf. muß als ergänzende Methode die Röntgenuntersuchung des Dickdarms im Doppelkontrastverfahren eingesetzt werden.
Die Endoskopie hat nicht nur eine vorrangige Bedeutung für die Diagnose bei morphologischen Veränderungen der Mukosa, sondern zudem einen hohen Stellenwert für den Nachweis von opportunistischen Erregern aus Biopsaten, die mittels der Endoskopie gezielt entnommen werden können. Bei HIV-positiven Patienten sollten aus Läsionen und auffälligen Schleimhautarealen Biopsate zur histologischen, immunhistochemischen und mikrobiologischen Aufarbeitung zum Nachweis von opportunistischen Erregern entnommen werden (CMV, Adenoviren, Herpesviren, Mycobakterium tuberculosis, MAI, Kryptosporidien, Candida sp.). In Ergänzung hierzu erfolgen Stuhluntersuchungen auf Salmonellen, Shigellen, Campylobacter, Yersinien, Kryptosporidien, Entamoeba histolytica, Pilze, Viren.

Endoskopische und mikrobiologische Befunde

Beziehungen zwischen morphologischen Veränderungen, opportunistischen Erregern und klinischer Symptomatik:

Von 40 koloskopierten Patienten hatten 35 eine gastrointestinale Symptomatik mit den Leitsymptomen Diarrhoe, Gewichtsverlust (> 5 kg) und Abdominalschmerzen, die häufig als Mehrfachsymptome auftraten. Die Koloskopie erbrachte bei 22 von 40 Patienten einen pathologischen Schleimhautbefund mit unterschiedlichen Schweregraden:

Grad I: Submuköse, punktförmige Blutungen (6mal)

Grad II: Ödem, flächenhafte Rötung, flächenhafte submuköse Blutungen, aphthöse Läsionen (12mal)

Grad III: Ödem, intraluminale flächenhafte Blutung, Ulzera, blutig-eitrige Beläge (4mal)

Die Läsionen sind regional angesiedelt, ohne gesetzmäßige Verteilung im terminalen Ileum, im Kolon oder Rektum anzutreffen. Eine schwere Entzündung des gesamten Dickdarms und Rektums, wie sie bei der Colitis ulcerosa angetroffen werden kann, wird selten beobachtet.

Schwere Entzündungen (Grad III) können durch CMV, Mykobakterium tuberkulosis, Kryptosporidien, Campylobacter sp., Lamblien, Amoeben, Salmonella sp. u.ä. hervorgerufen werden, sie gehen meist mit schwerer abdomineller Symptomatik einher.

Aus dem endoskopischen Erscheinungsbild ist eine Zuordnung zu einem Erreger nicht möglich, die Läsionen sind unspezifisch und häufig differentialdiagnostisch nur durch sorgfältige histologische, immunhistochemische und mikrobiologische Aufarbeitung der Biopsien und durch Erregernachweis im Stuhl von Colitis ulcerosa oder der Colitis granulomatosa (Morbus Crohn) abzugrenzen.

Wegen der therapeutischen Konsequenzen kommt dem Erregernachweis eine entscheidende Bedeutung zu. Meist gelingt der Nachweis aus Biopsaten, seltener aus Stuhluntersuchungen. Bei Kombination beider Methoden liegt die Gesamtausbeute bei 70%.

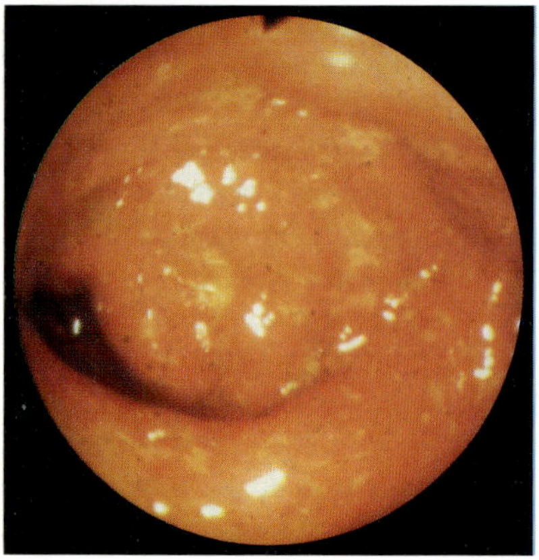

Abb. 8. Girlandenförmige, z.T. konfluierende flache Ulzera im Sigma bei CMV-Infektion

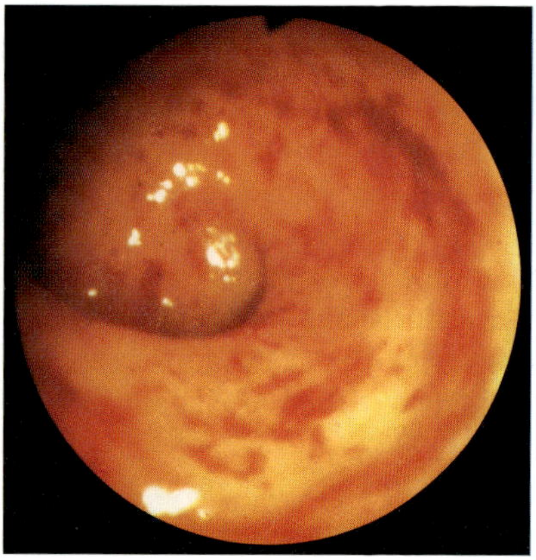

Abb. 9. Flächenhafte submuköse Blutung im Sigma bei CMV-Infektion

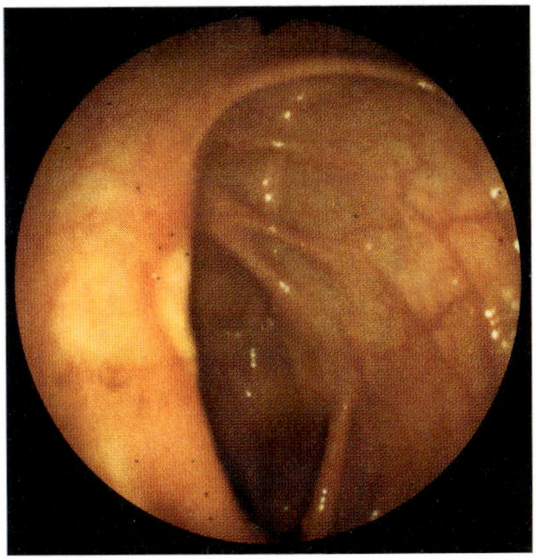

Abb. 10. Ulkus im Colon ascendens bei CMV-Infektion

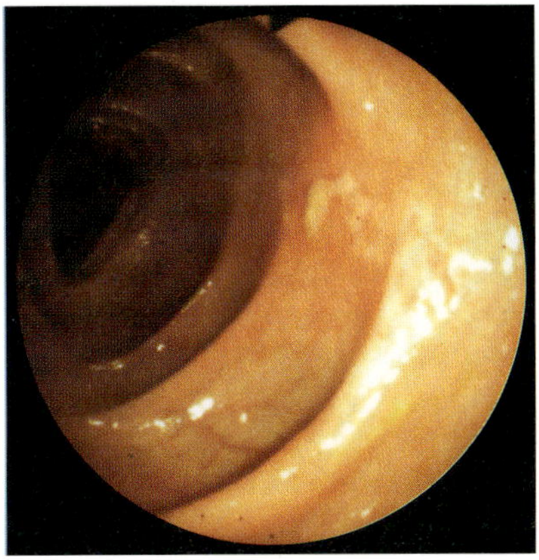

Abb. 11. Ulkus im Colon transversum bei CMV-Infektion

Erscheinungsbild endoskopisch nachweisbarer Läsionen im Dickdarm bei verschiedenen opportunistischen Erreger:

CMV (Cytomegalievirus)

CMV kann aus makroskopisch unauffälliger Schleimhaut aus Biopsaten angezüchtet werden. Seltener gelingt der Nachweis histologisch. Die bei CMV-Infektion des Darmes auftretenden Läsionen sind unspezifisch und vielgestaltig (Abb. 8–11): Punktförmige, flächenhafte Blutungen, Aphthen, isolierte Ulzera mit und ohne Blutungen, schwere ulzerierende Entzündungen wie bei Colitis ulcerosa oder Colitis granulomatosa (M. Crohn).

Mycobakterium avium-intrazellulare und Mycobakterium tuberculosis

MAI wird aus Biopsaten unauffälliger Schleimhaut angezüchtet, wobei nur selten ein histologischer Nachweis gelingt.Bei der Darmtuberkulose werden initial Ulzera gesehen, in deren Bereich sich im weiteren Verlauf Stenosen ausbilden.

Kryptosporidien

Kryptosporidien können ebenso wie CMV und MAI in Biopsaten aus makroskopisch unauffälliger Schleimhaut histologisch nachgewiesen werden. An Darmläsionen wurden girlandenförmige Ulzera (Abb. 7) sowie großflächige ulzerierende Läsionen (Abb. 6) gesehen.

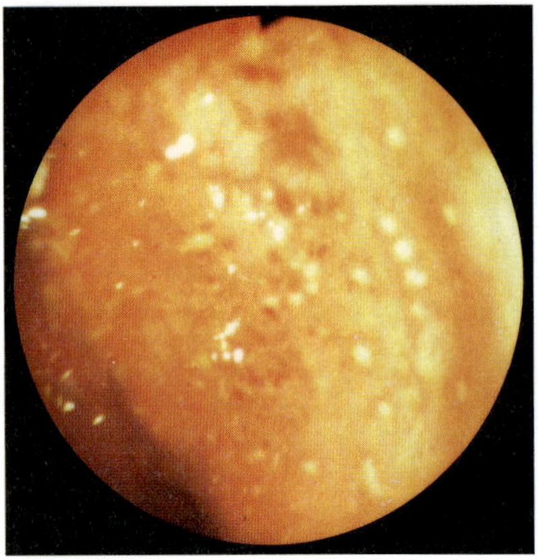

Abb. 12. Aphthöse Läsionen im Sigma bei Shigellose

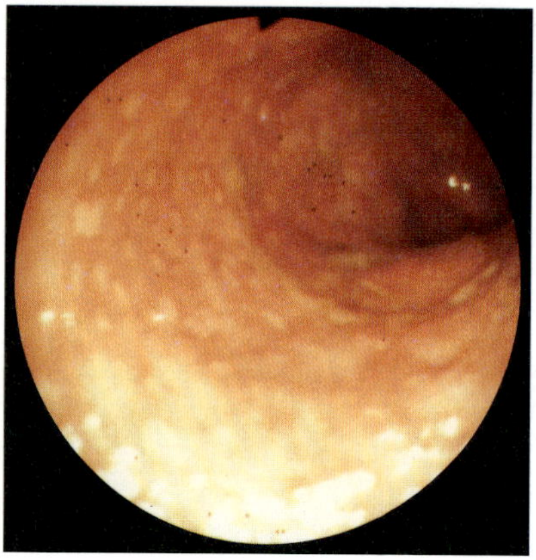

Abb. 13. Disseminierte aphthöse Läsionen im Sigma bei Lambliasis

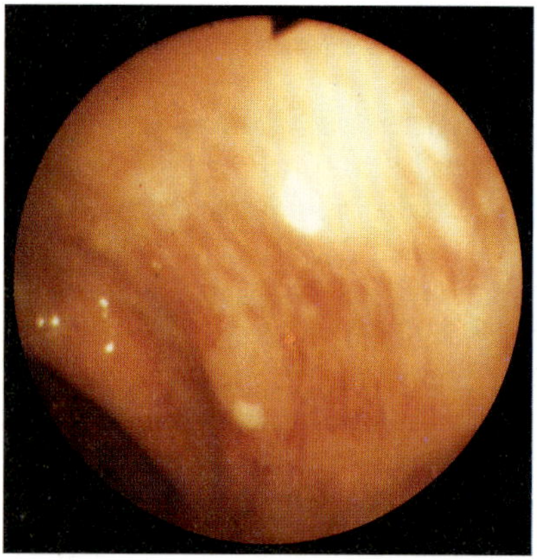

Abb. 14. Submuköse flächenhafte Blutung im Sigma bei HIV-Infektion ohne opportunistische Erreger

Andere Erreger

Ähnliche, unspezifische Bilder einer Colitis fanden sich bei Infektionen mit Shigellen (Abb. 12), Lamblien (Abb. 13), aber auch ohne Erregernachweis (Abb. 14).

Akute Komplikationen

Neben Diarrhoen und krampfartigen Abdominalschmerzen sieht man neben leichten Sickerblutungen vereinzelt auch schwere Blutungen und das klinische Bild des akuten Abdomens. Dörfler et al. (1987) berichteten über drei Darmperforationen, die durch das Fehlen einer entzündlichen Reaktion des Peritoneums gekennzeichnet waren.

Therapie

Die Therapie der Diarrhoe in den fortgeschrittenen Stadien der HIV-Infektion ohne Erregernachweis stellt ein schwieriges Problem dar. Adsorbentien wie z.B. hochdisperses Siliciumdioxyd (Entero-Teknosal) oder medizinische Kohle (Kohle-Kompretten) als auch Motilitätshemmer wie Loperamid (Imodium) sind

in ihrer Wirkung häufig unzureichend.
Erste Berichte über eine spezifische Behandlung der gastrointestinalen CMV-Infektion mit Ganciclovir (DHPG; Syntex) wurden von Chachoua et al. (1987) in einer prospektiven Studie bestätigt.

Die Darmtuberkulose wird in typischer Weise initial mit einer Dreifachtherapie behandelt (z.B. Isoniazid, Rifampicin, Pyrazinamid).

Als *nicht behandelbar* gelten Darminfektionen mit Kryptosporidien und Mycobakterium avium-intracellulare.

Eine Übersicht über die Therapie der wichtigsten opportunistischen Erreger mit gastrointestinaler Manifestation zeigt Tabelle 2.

Tumoren

Ebenso wie die opportunistischen Infektionen zeichnen sich einige maligne Tumoren durch ihr gehäuftes Vorkommen bei der HIV-Infektion auch mit einer Manifestation im Gastrointestinaltrakt aus.

An erster Stelle ist hier das Kaposi-Sarkom zu nennen, das wiederum besonders oft im Oropharynx und im Anorektalbereich lokalisiert ist, ansonsten aber den gesamten Gastrointestinaltrakt einschließlich Leber und Pankreas befallen kann. Manifestationen im Magendarmtrakt können sowohl unilokulär als auch multilokulär sein und einem kutanen Befall zeitlich vorausgehen. Sie sind meist symptomlos, bieten selten Komplikationen, z.B. eine Gastrointestinale-Blutung oder eine Obstruktion. Endoskopisch imponieren Kaposi-Herde als makulöse oder livide verfärbte Areale z.T. mit submukösen Blutungsherden, gelegentlich auch als polypoide Form (Abb. 5). Die Histologie eines Kaposi-Sarkoms bleibt wegen des submukösen Wachstums bei intakter Schleimhaut oft negativ.

Daneben finden sich im Gastrointestinaltrakt gehäuft maligne Lymphome, seltener das squamöse Karzinom besonders im Anorektum.

Leber und Gallenwege

Eine Beteiligung des hepatobiliären Systems bei der HIV-Infektion bietet ein breites Spektrum an Erkrankungen, das von einer Fettleber über Cholangitis, Herde eines Kaposi-Sarkoms, Infiltrate eines Non-Hodgkin-Lymphoms bis zu disseminierten Veränderungen bei Mykobakteriosen und Kryptokokkose oder mikrobiellen Abszessen reicht. Da gerade disseminierte opportunistische Infektionen häufig keine richtungsweisenden Organsymptome bieten und gleichzeitig Fieber, erhöhte Transaminasen und die Hepatomegalie auch durch andere Infektionen, deren Therapie oder die Grundkrankheit selbst erklärt merden können, ist die Diagnostik oft erschwert. Bei klinischem Verdacht auf einen Befall der Leber bzw. der Gallenwege sollte deshalb eine invasivere Diagnostik unbedingt eingeleitet werden, denn häufig erbringt erst die intra vitam entnommene Leberbiopsie den Erregernachweis und ermöglicht (wie bei einer Tuberkulose oder einer Kryptokokkose) eine gezielte Therapie.

Symptomatik

Häufigstes Symptom bei Veränderungen des hepatobiliären Systems im Rahmen der HIV-Infektion ist Fieber, das nicht durch andere opportunistische Infektionen zu erklären ist. Grundsätzlich werden alle Fiebertypen beobachtet; die Dauer des Fiebers kann mehrere Wochen oder Monate erreichen. Patienten mit einer Hepatomegalie geben manchmal ein Druckgefühl im rechten Oberbauch an. Bei einer Cholangitis können die abdominellen Schmerzen Kolikcharakter haben und neben Fieber mit einem Ikterus einhergehen. Liegt der Cholangitis eine intestinale Kryptosporidiose zugrunde, können Diarrhoen im Vordergrund stehen.

Diagnostik

Neben der üblichen Labordiagnostik steht die Oberbauchsonographie an erster Stelle. Außer Lebergröße und diffusen Leberveränderungen (z.B. Fettleber) lassen sich fokale intrahepatische Läsionen (z.B. Abszesse, Lymphominfiltrationen, Kaposi-Herde) ebenso darstellen wie die Ursache einer extrahepatischen Cholestase mit Aufweitung der Gallengänge, Gallenblasenhydrops oder Pankreasveränderungen. Da eine ätiologische Zuordnung von Läsionen nicht immer möglich ist, sollte die Sonographie als orientierende Untersuchung bei jedem HIV-Patienten mit entsprechender Klinik durchgeführt werden, um anschließend Befunde durch CT, ERCP oder Laparoskopie zu verifizieren.

Die Computertomographie des Abdomens ist zusätzlich für die Diagnostik abdomineller Lymphome, intrahepatischer Raumforderungen oder von Gallengangsveränderungen wichtig.

Die endoskopisch-retrograde Cholangiopankreatikographie (ERCP) wird erforderlich, wenn klinisch, laborchemisch und sonographisch eine extrahepatische Cholestase vermutet wird. Da Cholangitiden und Gallengangsstenosen bei CMV-, MAI- und Kryptosporidien-Infektionen vorkommen können, ist die ERCP in diesem Fall Methode der Wahl, um ggf. auch therapeutisch wirksam zu werden (z.B. Papillotomie).

Eine Leberbiopsie muß angestrebt werden, wenn ein Befall der Leber mit opportunistischen Erregern oder einem Tumor wie dem Kaposi-Sarkom angenommen oder wenn die oben genannte Diagnostik lokalisierte intrahepatische Läsionen nachgewiesen hat und eine histologische Sicherung nötig ist. In diesem Fall sollte allerdings statt einer Leberblindpunktion eine Laparoskopie durchgeführt werden, zumal hiermit neben gezielten Biopsien aus verändertem Lebergewebe auch abdominelle Lymphome histologisch untersucht werden können. Wie auch bei den übrigen intra vitam entnommenen Biopsien aus dem Gastrointestinaltrakt ist eine mikrobiologische Aufarbeitung von Leberbiopsien (Nativ, Spezialfärbungen, Kultur) zur Erfassung opportunistischer Erreger unbedingt notwendig.

Befunde

Folgende Befunde gehören zu den häufigsten Manifestationen im hepatobiliären System: Steatosis hepatis, Cholangitis, Mykobakteriosen (M. tuberculosis, M. avium-intracellulare), mikrobielle Abszesse, Kryptokokkose, Histoplasmose, Kaposi-Sarkom, Non-Hodgkin-Lymphom.
Eine Steatosis hepatis läßt sich laparoskopisch relativ oft finden, ebenso werden gehäuft chronische Hepatitiden aller Schweregrade bei HIV-Infizierten beobachtet. Intrahepatische Granulome können Zeichen einer Mykobakteriose (MAI, Mycobakterium tuberculosis) oder gelegentlich auch Ausdruck einer Histoplasmose sein.

Mit einer Leberbeteiligung bei Non-Hodgkin-Lymphom und Kaposi-Sarkom muß gerechnet werden.

Genannt werden soll an dieser Stelle auch die disseminierte Kryptokokkose, die bei unklarem Fieber oft erst durch die Leberbiopsie diagnostiziert wird. Gedacht werden sollte weiterhin an eine Cholangitis, besonders wenn CMV, MAI oder eine Kryptosporidieninfektion im Gastrointestinaltrakt bereits nachgewiesen ist.

Akutes Abdomen

Der Begriff „akutes Abdomen“ ist unscharf und soll hier in Anlehnung an Siewert et al. (1985) als Symptomenkomplex von
- akutem schweren Abdominalschmerz
- klinischen Zeichen der Peritonitis
- Kreislaufschock

definiert sein.

Bei AIDS tritt das Symptom des akuten Abdomens gehäuft auf. Bei diesen Patienten sollten die differentialdiagnostischen Überlegungen zur Ursache unbedingt die gedeckte oder offene Perforation der abdominalen Hohlorgane bei CMV-Infektion des Gastrointestinaltraktes einbeziehen.
Der perakute Verlauf zwingt auch bei CMV-Infektion zur raschen Laparotomie. Sollte aber ein subakuter Verlauf ein konservatives Vorgehen rechtfertigen, so sollte bei gesicherter CMV-Infektion die weitere Dia-

gnostik unter einer Therapie mit DHPG (siehe Abschnitt „Therapie“) selektiv durchgeführt und die Therapie nach dem diagnostischen Befund ggf. umgestellt werden.
Die akute Symptomatik bildet sich oft vollständig unter DHPG zurück. Diese ersten klinischen Erfahrungen bedürfen der Bestätigung durch weitere Erfahrungsberichte anderer Arbeitsgruppen.

Empfehlungen zum praktischen diagnostischen Vorgehen bei häufigen gastrointestinalen Leitsymptomen von Patienten mit fortgeschrittener HIV-Infektion

Die Schwere des Krankheitsbildes bei ARC und AIDS erlaubt meist nicht den Einsatz des ganzen Spektrums gastroenterologischer Untersuchungsmethoden zur Klärung einer anstehenden Symptomatik. Die folgenden Empfehlungen beschränken sich deshalb auf die wichtigsten Methoden (s. Diagramme 1–3).
Es sei nochmals auf die besondere Bedeutung der CMV- Infektion hingewiesen, die sich häufig zuerst am Auge manifestiert. Bei Verdacht auf eine CMV-Infektion des Gastrointestinaltraktes sollte deshalb grundsätzlich frühzeitig eine ophthalmologische Untersuchung zum Nachweis einer CMV-Infektion des Auges erfolgen. Ein solcher Befund ist dann in die differentialdiagnostischen Überlegungen zur Klärung der abdominellen Symptomatik mit einzubeziehen, da die Sicherung der gastrointestinalen CMV-Erkrankung durch Histologie und Virusnachweis oft schwierig und zeitaufwendig ist.

Hygienemaßnahmen in der Endoskopie

Chemische Desinfektion von Endoskopen

Um eine einwandfreie Desinfektion von Endoskopen gewährleisten zu können, sollten ausschließlich voll verkapselte Geräte zum Einsatz kommen, die zur Desinfektion vollständig in die Desinfektionslösung eingelegt werden können. Zuvor sind die Geräte mechanisch von Blut-, Sekret- und Gewebespuren zu reinigen.
Für die Untersuchung von HIV-Patienten sollte ein separater Satz von Endoskopen zur Verfügung stehen.
Zur Desinfektion von Geräten sind Präparate auf der Wirkstoffbasis von Formaldehyd oder Glutardialdehyd geeignet (Desinfektionsmittel-Liste der DGHM, Stand 31.07.1981). Verwendet werden kann z.B. Gigasept (Wirkstoffkomplex aus Bernsteinsäuredialdehyd, 2,5-Dimethoxytetrahydrofuran und anderen Aldehyden). Dabei ist zu empfehlen:
Konzentration: 10%,
Einlegezeit: 30 Minuten,
Erneuerung des Desinfektionsbades: Einmal pro Woche.

Wischdesinfektion und Händedesinfektion

Der Arbeitsplatz ist nach jeder Untersuchung einer Wischdesinfektion und dann einer gründlichen Reinigung zu unterziehen. Eingehende Empfehlungen hierzu sind der Arbeit von Peters und Spicher (J. Peters et al., 1987) zu entnehmen. Der gleiche Hinweis gilt für die Händedesinfektion.

Schutzkleidung

Endoskopeur, Assistent, Endoskopieschwester haben Haarschutz, Brille, Mundschutz, Kittel, Plastikschürze und Schutzhandschuhe anzulegen.

Zusammenfassung

1. Etwa 50% der Patienten mit HIV-Infektion im Stadium IV A und IV C haben eine gastrointestinale Symptomatik

2. Leitsymptome sind: Dysphagie, Retrosternalschmerz, chronischer Durchfall, Abdominalschmerz, Gewichtsverlust

3. Etwa 30-50% der Patienten mit Mundsoor, haben gleichzeitig eine Sooroesophagitis

4. Schluckbeschwerden oder Retrosternalschmerz sind verdächtig auf schwere Sooroesophagitis oder Ösophagusulzera, verursacht durch CMV oder Herpesvirus

5. Abdominalschmerzen sollten durch obere und untere Endoskopie mit Biopsie aus Läsionen abgeklärt werden; diese sind histologisch und mikrobiologisch aufzuarbeiten

6. Chronische Diarrhoen sollten Anlaß zur hohen Koloskopie mit Inspektion des terminalen Ileum geben, Biopsate aus Läsionen sollten histologisch und mikrobiologisch aufgearbeitet werden; zusätzlich sind mikrobiologische Stuhluntersuchungen einzuleiten
   Cave: Differentialdiagnose Colitis-ulcerosa, M. Crohn

7. Serologische Untersuchungen zum Nachweis von opportunistischen Erregern sind wenig aussagekräftig

8. CMV-Ulcera von Ösophagus, Magen, Duodenum sowie die CMV-Kolitis sind einer Therapie mit Gancylovir (DHPG) zugänglich, Herpesvirus-Läsionen einer Therapie mit Aciclovir

9. CMV-Ulzera des Gastrointestinaltraktes können zur Perforation von Magen und Darm führen

10. Bei Verdacht auf eine gastrointestinale CMV-Manifestation sollte obligatorisch eine augenärztliche Untersuchung zum Ausschluß einer CMV-Retinitis erfolgen

11. Endoskopische Untersuchungen von HIV-Patienten setzen die strikte Einhaltung von strengen Hygienemaßnahmen voraus

III. 9. Mit einer HIV-Infektion assoziierte Neoplasien

P. Mitrou

III. 9. Mit einer HIV-Infektion assoziierte Neoplasien

P. Mitrou

Mit einer HIV-Infektion assoziierte Neoplasien

Einleitung

Angeborene und erworbene Immundefekte sind mit einer erhöhten Tumorinzidenz assoziiert. Patienten mit angeborenen Immundefekten haben trotz ihrer kurzen Lebenserwartung ein hohes Risiko, an Tumoren zu erkranken (Tabelle 1). Die am häufigsten vorkommenden Tumoren sind akute Leukämien und maligne Lymphome. Der durch Immunsuppression bedingte iatrogene Immundefekt ist ebenfalls mit einer hohen Tumorrate assoziiert (Tabelle 1). 2% bis 13% der nierentransplantierten

Tabelle 1. Tumorinzidenz bei Immundefekten und bei immunsupprimierten Patienten

Syndrom	Defekt(e)	Tumor-risiko (%)	Tumoren
Schwere kombinierte Immundefizienz	Stammzelle, T- u. B-Ly.	1,5	Leukämien, NHL, HD
Ataxia teleangiektasia	T- u. B-Ly.	12	ALL, NHL, NS, Ovar, Magen
Angeborene Agammaglobulinämie, Bruton-Typ	B-Ly.	0,7	ALL, NHL
Wiskott-Aldrich-Syndrom	T- und B-Ly.	15-30	NHL, AML
Common variable immunodeficiency	T- und B-Ly.	2,5-8,5	NHL, Magen
Nierentransplantierte Patienten	–	2-13	NHL, Kaposi-Sarkom, Leberzellkarzinom, Gallenwegskarzinome, sonstige solide Tumoren* und Hauttumoren*

NHL=Non-Hodgkin-Lymphome, HD=M. Hodgkin, ALL=akute lymphatische Leukämie, NS=Nervensystem, AML=akute myeloische Leukämie
* = ursächlicher Zusammenhang nicht gesichert

Patienten erkranken an einem Tumor, in erster Linie an Hautkarzinomen, non-Hodgkin-Lymphomen und Kaposi-Sarkom. Bei einigen Patienten können konsekutiv zwei verschiedene Tumoren auftreten, als erster ein Kaposi-Sarkom gefolgt von einem mittleren Zeitintervall von 14 Monaten von einem non-Hodgkin-Lymphom (Levine AM., 1987). Es ist deswegen verständlich, daß auch Patienten mit einem Immundefekt nach HIV-Infektion häufig an einem Tumor erkranken. In der überwiegenden Mehrzahl der Fälle (80-85%) liegt ein Kaposi-Sarkom vor, gefolgt von non-Hodgkin-Lymphomen (Tabelle 2), die wahrscheinlich eine zunehmende Inzidenz aufweisen (Levine AM et al., 1984, Ziegler JL et al., 1984).

Tabelle 2. Mit einer HIV-Infektion assoziierte Tumoren

1. Tumoren, die sicher zum Krankheitsspektrum des AIDS gehören
   - Epidemisches Kaposi-Sarkom
   - Maligne Non-Hodgkin-Lymphome (NHL)
2. Tumoren, die wahrscheinlich zum AIDS-Spektrum gehören
   - M. Hodgkin
3. Tumoren, die bei HIV-Infizierten beschrieben wurden, jedoch nicht zum Krankheitsspektrum des AIDS gehören
   - Anorektale Karzinome
   - Karzinome im Hals-Kopf-Bereich
   - Hodentumoren
   - B-ALL

Non-Hodgkin-Lymphome (NHL)

Die bei HIV-infizierten Patienten beobachteten NHL weisen einige Besonderheiten auf. Es handelt sich vorwiegend um NHL hohen Malignitätsgrades, in erster Linie um immunoblastische und Burkitt-Typ-Lymphome (Ahmed T et al., 1987; Dancis A et al., 1984; Fauci AS et al., 1984; Gill PS et al., 1985; Groopman JE et al., 1986; Kalter SP et al., 1985; Levine AM et al., 1984; Levine AM et al., 1985; Levine AM., 1987; Ross RK et al., 1985; Ziegler JL et al., 1984). In einer multizentrischen Studie (Ziegler JL et al., 1984) wurde bei 56% der Patienten ein hochmalignes und bei weiteren 29% ein Lymphom mittleren Malignitätsgrades diagnostiziert. Niedrig maligne Lymphome waren mit 7% selten. Immunologische bzw. immunhistochemische Untersuchungen zeigten, daß es sich um Lymphome aus der B-Zellreihe handelte. Einige Fälle einer akuten lymphatischen Leukämie der B-Zellreihe (B-ALL) sind ebenfalls beschrieben worden (Ernberg I et al., 1986; Gill PS et al., 1986). Eine weitere Besonderheit der NHL bei HIV-Infektion ist die hohe Rate extralymphatischer Manifestationen zum Zeitpunkt der Diagnose. Gehirn, Meningen, Knochenmark, Haut, Darm, Lunge und Leber sind bevorzugte Manifestationsorte (Burkes L et al., 1986; Gill PS et al., 1985; Levine AM et al., 1984; Levine AM et al., 1985; Levine AM., 1987; Ziegler JL et al., 1984).

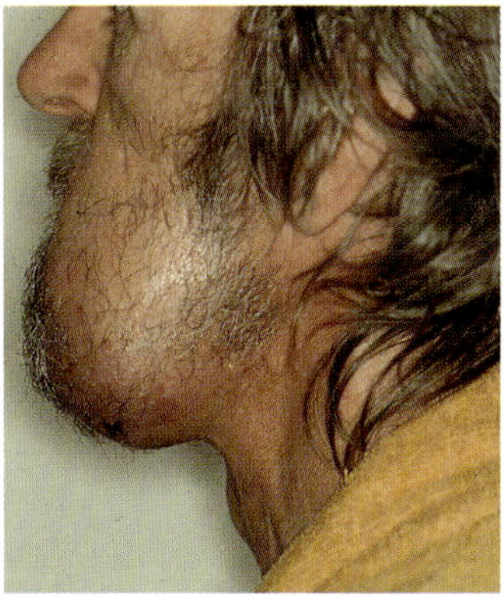

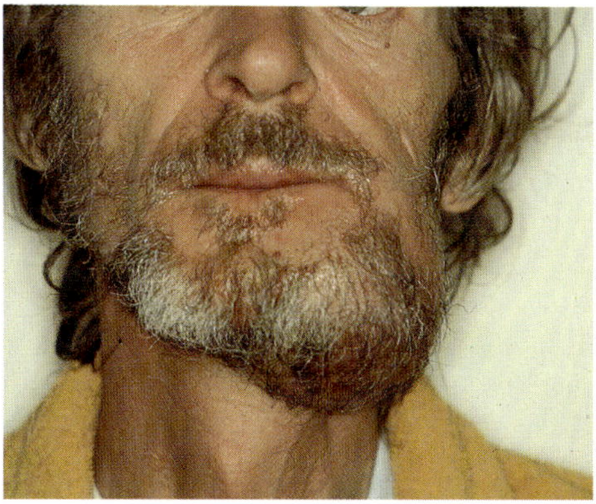

Abb. 1a u. b Malignes Lymphom

Während bei gleichartigen histologischen Formen ohne HIV-Infektion die Häufigkeit eines primären ZNS-Befalls ca. 2% beträgt, wurde diese Manifestation bei 42% der HIV-infizierten Patienten beobachtet (Levine AM., 1987), siehe Abb. 1.

Die *intra vitam* diagnostizierten NHL können sowohl bei symptomlosen HIV-Infizierten im Stadium des AIDS-related complex als auch im Stadium des vollentwickelten AIDS auftreten. Die Hälfte der Patienten mit AIDS und NHL haben ein präexistentes Kaposi-Sarkom (Levine AM., 1987; Ziegler JL et al., 1984).

Therapie

Die Therapie dieser Lymphome wird durch den Immundefekt, die häufig vorliegende Einschränkung der Knochenmarkreserve, die vorangegangenen opportunistischen Infektionen und das fortgeschrittene Stadium des Tumors mit extranodalen Manifestationen erschwert. Der primäre ZNS-Befall wird als ein besonders ungünstiges prognostisches Kriterium angesehen (Levine AM., 1987). In den frühen Stadien I und II (Frankfurter Staging) kann durch die Strahlentherapie eine Remission er-

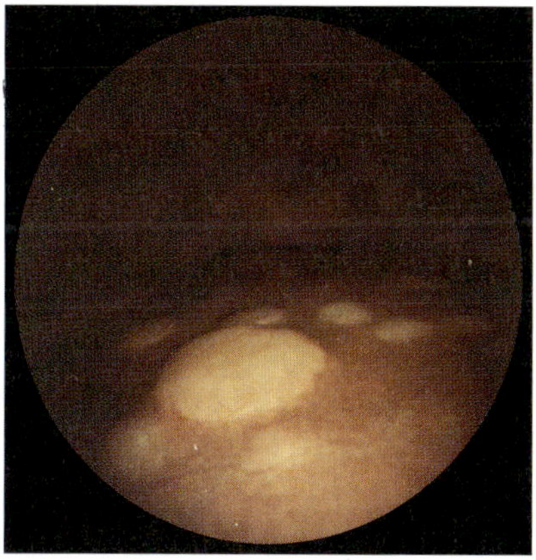

Abb. 2. Bei der Laparskopie entdeckte multiple Lymphome. (D. Eichenlaub, Rudolf-Virchow-Krankenhaus, Berlin)

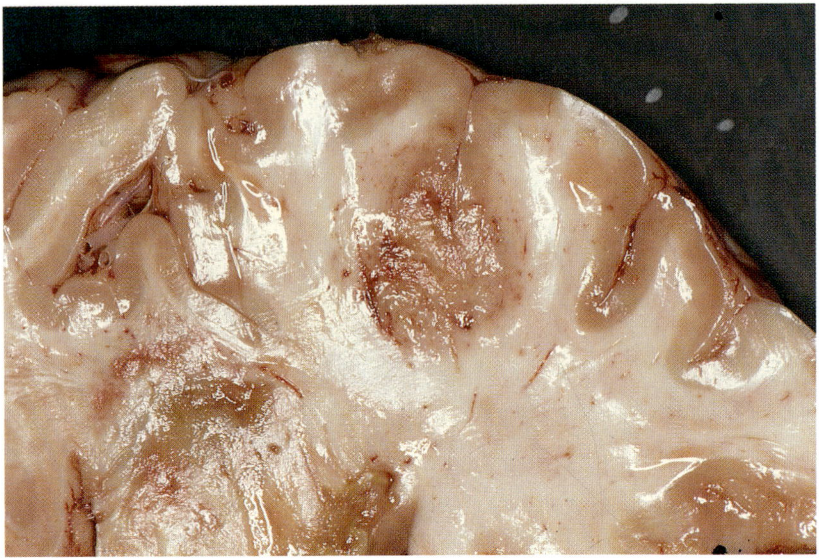

Abb. 3. Zerebrales Lymphom bei einem AIDS-Patienten. (L. Morfeldt-Månson, Roslagstulls-Krankenhaus, Stockholm)

zielt werden. In den fortgeschrittenen Stadien induzieren die klassischen Chemotherapiekombinationen, beispielsweise CHOP (Cyclophosphamid, Vincristin, Adriamycin, Prednison) bei bis zu 50% der Patienten komplette Remissionen (Gill PS et al., 1986; Kalter SP et al., 1985; Ziegler JL et al., 1984). Die Remissionsdauer ist jedoch unabhängig von der verwendeten Therapieform kurz, die mediane Lebenserwartung ist bei NHL hoher und mittlerer Malignität mit vier bis sechs Monaten niedrig (Ziegler JL et al., 1984). Lange Remissionszeiten sind bei einzelnen Patienten beschrieben worden (Kalter SP et al., 1985; Ziegler JL et al., 1984). In Anbetracht der oben erwähnten Probleme dieser Patientengruppe erscheint es ratsam, die üblichen Chemotherapiekombinationen in reduzierter Dosierung einzusetzen und auf einen (realistischen) palliativen Effekt hinzuarbeiten. Dies um so mehr, als es nach den bisherigen Erfahrungen anzunehmen ist, daß eine komplette Remission des NHL keine Verlängerung der Lebenserwartung des HIV-infizierten Patienten bedeutet.

Morbus Hodgkin

Die Assoziierung des M. Hodgkin (HD) mit der HIV-Infektion wird kontrovers diskutiert (Levine AM.,

1987). In den USA sind mehrere Berichte über das Vorkommen von Hodgkin disease (HD) bei HIV-positiven Patienten (Dancis A et al., 1984; Mitsuyashu RT et al., 1986; Robert NJ et al., 1984; Schoeppel SL et al., 1986) erschienen.

Das gleichzeitige Vorkommen von typischen Lymphogranulomatoseinfiltraten und Kaposi-Sarkom in einem Lymphknoten wurde ebenfalls beschrieben (Mitsuyashu RT et al., 1986). Es wird trotzdem die Meinung vertreten, daß der M. Hodgkin keine mit der HIV-Infektion assoziierte Neoplasie ist (Levine AM., 1987). Möglicherweise liegt in Europa eine andere Situation vor. Monfardini et al. berichten, daß 12 von 50 Patienten mit malignen Lymphomen einen M. Hodgkin hatten (Monfardini S et al., 1987). Bei einer Umfrage wurden in Frankreich zwischen 1983 und 1987 68 hämatologische Tumoren bei HIV-positiven Patienten erfaßt (Andrieu, JM, 1987). In 15 Fällen lag ein HD vor. In unserem Patientenkollektiv wurde bis Dezember 1986 bei 12 Patienten ein malignes Lymphom diagnostiziert. Bei drei von ihnen handelte es sich um ein M. Hodgkin im Stadium IIIB oder IVB vor (Einzelheiten siehe Tabelle 3). Es wird übereinstimmend berichtet, daß ca. 80% der HIV-positiven Hodgkin-Patienten bei Diagnosestellung ein fortgeschrittenes Stadium der Krankheit aufweisen.

Tabelle 3. Klinische Charakteristika der Patienten mit M. Hodgkin (KM = Knochenmark)

Patient	Alter Jahre	CD4+Ly. /µl	Erstsymptome	Lymphome peripher	Abdomen	Mediastinum	Leber/Milz in cm	KM	Andere Organe	CDC-Stadium
H. H.	45	132	Fieber Nachtschweiße	0	0	(+)	3/5	+	Lunge	IV B
R. L.	28	584	Lymphome Nachtschweiße	+++	0	++	2/0	0	0	III B
M. M.	34	225	Fieber	0	0	0	3/3	+	0	IV B

Therapie

Wie bei den Non-Hodgkin Lymphomen ist bei der Lymphogranulomatose des HIV-positiven Patienten im fortgeschrittenen Stadium eine Chemotherapie in reduzierter Dosis zu empfehlen. Während der noch geringen Erfahrungen sind konkrete Empfehlungen zur Zeit nicht möglich.

Sonstige Tumoren

Das epidemische Kaposi-Sarkom und die malignen Lymphome machen 95% aller Tumoren der HIV-infizierten Patienten aus. Die restlichen 5% sind Tumoren verschiedener Lokalisation und Histologien wie Plattenepithelkarzinome im Hals-Kopfbereich, anorektale Karzinome, Hodentumoren (Tabelle 2), deren Beziehung zu der HIV-Infektion noch ungeklärt ist.

Vor kurzem wurde bei vier HIV-positiven Kindern eine lymphoproliferative Krankheit beschrieben (Joshi VV et al., 1987), die auf Grund der Polyklonalität der Zellen nicht als Lymphom einzuordnen ist. Klinisch jedoch zeigt die Krankheit durch ihre diffuse und noduläre Infiltration des lymphatischen Gewebes sowie extralymphatischer Organe einen tumorartigen Verlauf. Die Beziehung dieser Krankheit zu den malignen Lymphomen und zur HIV-Infektion ist noch nicht definiert.

Zusammenfassung

Nach dem epidemischen Kaposi-Sarkom sind maligne Lymphome die zweithäufigste Tumorgruppe bei HIV-infizierten Patienten. Die NHL sind histologisch von hoher Malignität und haben eine ungünstige Prognose. Auffällig sind die häufigen primär extranodalen Manifestationen, besonders im ZNS. Dieser Befund entspricht der ebenfalls häufigen primären ZNS-Manifestation von NHL bei Patienten mit angeborenen Immundefekten oder unter Immunsuppression nach Transplantation.
Die Ätiologie der NHL bei HIV-Infizierten ist ungeklärt und wurde deswegen nicht diskutiert. Der M. Hodgkin hat nach HIV-Infektion wahrscheinlich eine erhöhte Inzidenz und ist bei Diagnosestellung in der Regel in einem fortgeschrittenen Stadium.

Auch andere Tumoren sind bei HIV-infizierten Patienten beschrieben worden. Eine sichere Beziehung zu AIDS liegt jedoch nicht vor.

III. 10. HIV und Schwangerschaft

E. J. Hickl

HIV und Schwangerschaft

Ausgangssituation

In der Bundesrepublik wurden bis jetzt mehr als 2300 AIDS-Fälle registriert. Schätzungsweise 100000 Personen sind HIV-positiv, darunter vermutlich etwa 10000 junge Frauen, die schwanger werden können. (Zum Vergleich: Schweiz ca. 500 AIDS-Fälle, Österreich ca. 200, Luxemburg 10, DDR 7.) Wir haben also allen Anlaß, in der Bundesrepublik Deutschland die überhaupt möglichen Vorsichtsmaßnahmen auch wirklich rasch zu ergreifen und sinnvolle hygienische Vorschriften schon heute gewissenhaft zu beachten.

Vor der Schwangerschaft

Alle Frauen im gebärfähigen Alter sollten nicht nur durch Broschüren der Gesundheitsbehörden, sondern auch durch das persönliche Gespräch beim Arzt, besonders beim Gynäkologen, eine Basisaufklärung erhalten. Dies gilt ganz besonders dann, wenn Fragen der Familienplanung angesprochen werden. Das Angebot einer HIV-Testung ist obligatorisch gegenüber Personen mit erhöhtem Infektionsrisiko. Dies sind vor allem:

- injizierende Drogenabhängige,
- Prostituierte,
- Einwanderer aus Zentralafrika oder Haiti,
- Empfänger multipler Transfusionen oder Infusionen anderer Blutprodukte,
- Personen, deren Sexualpartner eine positive HIV-Serologie aufweist oder seinerseits zu einer Risikogruppe gehört.

Außerdem empfiehlt sich eine HIV-Testung grundsätzlich auch bei Unsicherheit oder Ängsten verschiedenster Art.

Wichtig: Auch die beste Broschüre kann das persönliche Gespräch nicht ersetzen, ist aber als Basis für eine ausführliche Information unerläßlich. Zur Vermeidung der psychischen Folgen falsch-positiver HIV-Teste muß bei positiven Befunden grundsätzlich das Ergebnis der zweiten, bestätigenden Untersuchung (etwa durch den Konfirmationstest Western Blot) abgewartet werden, ehe ein definitiver Bescheid gegeben werden kann.

Empfehlungen für die Schwangerschaft

Generelles Screening auf HIV ist bei allen Schwangeren dringend zu empfehlen, weil die Schwangerschaft eine Situation ist, bei der ein positiver HIV-Test praktische Konzequenzen hat. Für ein generelles HIV-Screening in der Schwangerschaft gibt es eine Reihe von guten Gründen.

1. Die Screening-Situation besteht bereits (Schwangerschaftsüberwachung, Routinekontrollen, Sprechstundenpersonal).
2. Die Frauen sind durch die Schwangerschaft hochmotiviert für Untersuchungen.
3. Routinemäßige Blutentnahme ohnehin obligatorisch (Blutgruppe, Röteln, etc.).
4. Die Schwangerschaft ist eine allogenstimulierte Situation mit gesteigertem Risiko eines Krankheitsausbruches bei einer HIV-Infektion.
5. Es handelt sich um ein heterosexuell aktives Kollektiv.
6. Bei einem Screening werden gleich drei potentielle Patienten erfaßt (Mutter, Kind, Sexualpartner).
7. Ein HIV-positiver Befund hat klinische Konsequenzen (Schwangerschaftsabbruch, Geburtsleitung, Neugeborenenüberwachung, gewisse Vorsichtsmaßregeln für das medizinische Personal).
8. Die Schwangeren sind (außer im Hinblick auf ihr Alter) einigermaßen repräsentativ für die Gesamtbevölkerung (Berufsgruppen, Wohnorte, Sozialschichten).

Voraussetzung für eine reibungslose Zusammenarbeit ist eine gute Information der Schwangeren. Die HIV-Testung sollte, wenn irgend möglich, bei der ersten Schwangerschaftsvorsorgeuntersuchung erfolgen, möglichst in den ersten 8 Wochen. Wegen der Gefahr für die Gesundheit der Mutter und wegen der hohen Wahrscheinlichkeit einer HIV-Übertragung auf das Kind ist ein *Schwangerschaftsabbruch* bei HIV-positivem Befund in jedem Einzelfall ernsthaft zu erwägen. Der Zeitpunkt sollte so *früh* wie möglich gewählt werden.

Hierbei ist eine gewissenhafte *ärztlich-psychologische* Führung besonders wichtig (Aufklärung über den aktuellen Wissensstand, Kontakt- und Hilfsangebote).

Die Schwangere muß – wie bei Röteln – über die *hohe Wahrscheinlichkeit der kindlichen Schädigung informiert* werden. Eine Unterlassung dieser Information bzw. des Angebots einer Testung auf HIV-Antikörper kann Schadenersatzansprüche an den Arzt zur Folge haben!

Die *Progression zum AIDS-Stadium* scheint bei HIV-infizierten Frauen durch eine Schwangerschaft beschleunigt zu werden, eine Beobachtung, die jedoch nicht von allen Autoren bestätigt wird.

Das *kindliche Risiko* einer materno-fetalen Übertragung ist sehr hoch (30 bis 70%). Die Prognose des infizierten Kindes ist sehr schlecht. Die Überlebenszeiten sind im Durchschnitt deutlich kürzer als bei erwachsenen Patienten.

Aber auch wenn ein *Test in der Frühschwangerschaft* versäumt wurde, ist er dennoch im weiteren Fortgang der Schwangerschaft noch zu empfehlen, weil nur so rechtzeitig alle Überwachungsmaßnahmen *unter der Geburt* und für das Neugeborene geplant werden können.

Nach einem eventuellen Schwangerschaftsabbruch müssen individuell angepaßte Verhaltensrichtlinien über sichere *kontrazeptive Methoden* angeboten werden.

Verhaltensrichtlinien in der Schwangerschaft beziehen sich auch auf *Schutz- und Sicherheitsmaßnahmen bei Risikopartnern.*

Das Weiterbestehen einer Schwangerschaft bei gleichzeitiger HIV-Infektion stellt an alle Beteiligten besondere Ansprüche. Insbesondere muß die jeweilige individuelle, meist ungewöhnliche Situation der Patientin und ihres Umfeldes berücksichtigt werden.

Ein Einsatz *adäquater diagnostischer Maßnahmen* (z. B. Immunstatus etc.) sollte am besten in Absprache und in Zusammenarbeit mit einer darauf spezialisierten Einrichtung erfolgen. Besondere Berücksichtigung verdienen vor allem auch psycho-soziale Aspekte sowie im Einzelfall individuelle Zusatzprobleme (z. B. protrahierter Drogenentzug etc.).

Eine *spezielle medikamentöse Prophylaxe* kann bei dem derzeitigen Stand unseres Wissens nicht empfohlen werden. Bei den zur Zeit diskutierten Verfahren ist die Nutzen-Risiko-Relation nicht bekannt.

Die *Vorsorgeuntersuchung* in der Schwangerschaft sollte durch eine Zusatzkontrolle des *zytologischen Portioabstriches* im letzten Trimenon erweitert werden. Neueste Untersuchungen (Spurrett et al., 1988) weisen darauf hin, daß *Frauen mit HIV-Infektion eine Hochrisikogruppe für zervikale intraepitheliale Neoplasien* (CIN) darstellen. Danach ist es denkbar, daß eine HIV-Infektion eine günstige Situation für das menschliche Papilloma-Virus darstellt, entweder als direkter Kofaktor für die Entwicklung einer CIN oder über eine Beeinflussung der Immunreaktion. Einiges spricht sogar dafür, daß derartige Veränderungen der Cervix bei HIV-infizierten Frauen bzw. eine CIN selbst eine der frühen klinischen Manifestation dieser Krankheit darstellen könnte.

Wichtig ist, daß HIV-infizierte Frauen sich *rechtzeitig* in einer auf diese Krankheit eingerichteten Klinik oder bei *Ärzten*, die *besondere Erfahrung* mit dieser Infektion haben, *zur Entbindung anmelden*, damit die organisatorischen Voraussetzungen für eine optimale Betreuung gegeben sind. Dazu gehört auch die Vermeidung von psychologischem Fehlverhalten seitens eines nicht ausreichend aufgeklärten oder informierten Krankenhauspersonals.

Empfehlungen für die Geburt

Allgemeine Vorbereitung

Wie erwähnt, sollte die HIV-Testung bereits in der frühesten Schwangerschaft stattfinden. Wurde dies versäumt, sollte dies spätestens vor der Entbindung nachgeholt werden. Das gilt besonders für Personen mit erhöhtem Infektionsrisiko.

Wichtig ist eine sorgfältige Unterrichtung und Schulung des in die Betreuung von HIV-positiven Schwangeren eingebundenen Personals. Besonders angelegen ist – und dagegen wird immer wieder verstoßen – die konsequente Beachtung der Schweigepflicht, auch und gerade gegenüber anderen Patienten!

Generelle Vorsichtmaßnahmen

Bei der Entbindung einer HIV-positiven Frau sollten eine Reihe genereller Vorsichtsmaßnahmen grundsätzlich beachtet werden. Das medizinische Personal muß wissen, daß bei der Beachtung dieser Vorschriften die Infektionswahrscheinlichkeit äußerst gering ist.

Noch nicht genügend bekannt ist die Tatsache, daß die in vielen Krankenhäusern und Praxen angewendeten PVC-Handschuhe nicht hinreichend dicht sind, um optimalen Schutz zu gewährleisten, und infolgedessen das Personal unnötig gefährden. Handschuhe aus Latexmaterial sind obligatorisch (Näheres siehe im Kapitel „Hygienemaßnahmen).

Spezielle Vorsichtsmaßnahmen

Bei der Entbindung sind konsequent Überschürzen, Handschuhe und Schutzbrillen zu tragen. Bei einer operativen Entbindung (Sectio) sind doppelte Handschuhe zu empfehlen.

Wenn möglich, sollten Mutter und Kind unter und nach der Geburt nicht gemeinsam mit anderen Patienten betreut werden. Das Neugeborene sollte bis nach dem ersten Bad mit Handschuhen und Überschürze gepflegt werden.

Zur Reanimation sollten keinesfalls Absauggeräte verwendet werden, bei denen abgesaugtes Material in den Mund des Reanimierenden gelangen kann (also apparatives Absaugen). Preisgünstige Geräte sind im Handel. Nach dem ersten Bad brauchen beim

Neugeborenen nur noch für Blutentnahmen oder beim Umgang mit blutigen Ausscheidungen Handschuhe getragen zu werden. Das Wickeln eines asymptomatischen Säuglings bei guter Handhygiene ist unbedenklich.

Vorsicht ist selbstverständlich bei offenen Läsionen an den Händen des Pflegepersonals geboten. Vorlagen mit Blut oder Lochien sollten in Behältern gesondert gesammelt und entsorgt werden. Für diagnostische und therapeutische Eingriffe bei Mutter und Kind sollen, soweit möglich, Einwegmaterialien verwendet werden.

Um eine Blut-zu-Blut-Übertragung der HIV-Infektion von Mutter zu Kind zu vermeiden, sollte z. B. bei Übertragung des Feten möglichst nur externes Monitoring eingesetzt werden (keine Kopfschwartenelektrode, keine Mikroblutuntersuchung). Wegen der eingeschränkten Möglichkeiten der fetalen Überwachung oder bei zusätzlichen Risiken und auch zur Vermeidung von vaginal-operativen Eingriffen, wie Vakuumextraktion oder Zange, sollte bei HIV-positiven Frauen eine großzügige Indikation zur Sectio gestellt werden. Für die von manchen Autoren empfohlene primäre Sectio bei allen HIV-positiven Frauen steht der Beweis für die Wirksamkeit dieser Strategie noch aus. Diese Frage ist kaum ohne exaktere Vorstellungen von den noch nicht geklärten Übertragungsmechanismen zu beantworten.

Wenn irgend möglich, sollte eine Entbindung bei HIV-positiven Frauen gemeinsam mit dem Neonatalogen geplant werden, damit auch von deren Seite alle Vorsorgemaßnahmen vorbereitet werden können. Eine generelle Untersuchung des Nabelschnurblutes auf HIV-Antigen sowie ein Versuch der Virusanzucht ist bei HIV-positiven Frauen generell zu empfehlen.

Empfehlungen für das Wochenbett

HIV kann durch Muttermilch und direkt durch die Brustwarze übertragen werden. Deshalb sollte primär abgestillt werden. Falls aus psychologischen Gründen nicht auf die Muttermilch verzichtet werden soll, muß die Milch abgepumpt und pasteurisiert werden.

Die Objektivierung einer HIV-Infektion des Neugeborenen ist, wie einleitend erläutert, außerordentlich schwierig. Die Neugeborenen HIV-positiver Mütter müssen daher von darauf spezialisierten Neonatalogen und Kinderärzten langfristig überwacht werden. Bei einer zweijährigen Beobachtung von 15 scheinbar uninfizierten (HIV-negativen) Neugeborenen in Berlin fanden 6 Serokonversionen statt. Weitere Kinder entwickelten Syndrome (Prä-AIDS oder AIDS), so daß man annehmen muß, daß etliche dieser seronegativen Kinder doch infiziert sein können (Grosch-Wörner et al. 1987).

Besonders bei folgenden Krankheitsbildern besteht der Verdacht auf eine HIV-Infektion des Neugeborenen:
- Gedeihstörungen
- Generalisierte Lymphadenopathie
- Hepatosplenomegalie
- Chronisch rezidivierende Durchfälle
- Persistierender Soor
- Rezidivierende Fieberschübe
- Anämie
- Thrombopenie
- Chronische Pneumonie
- Parotis-Schwellung
- Rezidivierende andere bakterielle Infekte (Otitis media etc.)

Impfungen des Neugeborenen

Ein generelles HIV-Screening aller Schwangeren ist auch schon deswegen zu empfehlen, weil sonst unter Umständen eine *BCG-Impfung* vorgenommen wird, die *bei HIV-infizierten Neugeborenen kontraindiziert* ist. Die nach dem bisherigen Stand unseres Wissens geltenden Regeln für die Impfungen von Kindern HIV-positiver Mütter sind im Kapitel „HIV-Infektion bei Kindern" nachzulesen.

Beratung und Betreuung der Eltern

Eine ausführliche Beratung und Betreuung von Eltern bzw. Bezugspersonen ist unverzichtbar. Die psychosozialen Hilfsmöglichkeiten sollten ausführlich erörtert werden. Wegen der Besonderheit des Krankheitsbildes, besonders auch bei den Kindern, müssen langfristige Angebote für eine adäquate medizinische und psychosoziale Betreuung geboten werden. Hierbei sind in den Bundesländern die Gesundheitsbehörden behilflich.

Schweigepflicht

Da eine HIV-Infektion oder auch nur die Zugehörigkeit zu einer Risikogruppe schwerwiegende diskriminierende soziale Konsequenzen haben kann, ist es unerläßlich, daß durch gewissenhafte Wahrung der gebotenen ärztlichen und erweiterten medizinischen Schweigepflicht die Voraussetzungen für eine Diskrimination so gering wie möglich gehalten werden. Auch aus diesem Grund ist die Betreuung HIV-positiver Frauen in entsprechend eingerichteten und von erfahrenem Personal betriebenen Institutionen dringend zu empfehlen.

III. 11. HIV-Infektion und AIDS bei Kindern und Neugeborenen

C. Rosendahl

HIV-Infektion und AIDS bei Kindern und Neugeborenen

Einleitung

HIV-Infektion und AIDS-Erkrankungen verlaufen bei Kindern in einigen Bereichen in typischer Weise anders als bei Erwachsenen ab. unterschiedlich sind:

- die Infektionswege,
- die CDC-Falldefinion für pädiatrisches AIDS,
- das Krankheitsspektrum,
- die neurologischen Störungen,
- die immunologischen Veränderungen,
- die Prophylaxe von Sekundärerkrankungen,
- die Impfung,
- die Therapie-Versuche

Infektionswege

Kinder können die HIV-Infektion auf folgenden Wegen erworben haben:
- über Transfusionen mit infizierten Blutprodukten (Curran J.W. et al., 1984),
- über Substitution von Gerinnungsfaktoren (Evatt B.L. et al., 1984), die aus infiziertem Ausgangsmaterial gewonnen wurden,
- durch vertikale Transmission von einer infizierten Schwangeren auf ihr Neugeborenes:
  diaplazentar (Jovaisas E. et al., 1985; Lapointe N. et al., 1985)
  bei der Geburt (Pahwa S. et al., 1986)
  über das Stillen (Ziegler J.B. et al., 1985).

Durch diese speziellen Infektionswege kommt es in der Pädiatrie zu ganz bestimmten Patientengruppen:

Bluttransfusionen

Zu den kindlichen Transfusionspatienten, die der Gefahr ausgesetzt waren, eine infizierte Konserve zu erhalten, gehören solche mit chronischen hämatologischen Erkrankungen wie z.B. Thalassämie, Blackfan-Diamond-Anämie u.a., die auf regelmäßigen Blutersatz angewiesen sind. Auch Frühgeborene brauchen in vielen Fällen Erythrozyten-Konzentrat und/oder Frischplasma (Lange J.M. et al., 1986). In den operativen Bereichen der Kinder-Kardiologie und -Orthopädie waren ebenfalls durch notwendige Bluttransfusionen Möglichkeiten der HIV-Infektion gegeben.

Wieviele Kinder in der Bundesrepublik Deutschland über Bluttransfusionen infiziert wurden ist nicht bekannt. Es dürfte aber – seit die Blutbanken ihre Spender und Blutprodukte testen (spätestens seit Oktober 1985) – kaum noch zu Neuinfektionen kommen. Mit einer Vergrößerung dieser Gruppe ist also in der Bundesrepublik Deutschland nicht zu rechnen.

Gerinnungsfaktoren

Über Gerinnungsfaktoren waren die ersten kindlichen Patienten in der Bundesrepublik Deutschland infiziert worden. Die hämophilen Jungen hatten Präparate erhalten, die aus infiziertem Ausgangsmaterial hergestellt worden waren. Virusinaktivierende Herstellungsverfahren waren nur bei einigen Präparaten zur Hepatitis-Sicherheit (HBV und Non-A Non-B – Viren) angewendet worden und hatten die Empfänger (zufällig) auch vor der HIV-Infektion bewahrt.

Jünger als 15 Jahre sind von den an das zentrale AIDS-Fallregister des BGA als AIDS-krank gemeldeten Hämophilen etwa ein Drittel. Unter den Kindern mit schwerer Hämophilie (definiert als s 1% Restaktivität von Faktor VIII), bei denen der Faktorersatz häufig oder in großen Mengen nötig ist, sind die meisten Infizierten und auch die meisten der bereits symptomatischen Patienten.

Alle Faktor-VIII-Präparate durchlaufen jetzt Virus-inaktivierende Herstellungsschritte, so daß auch diese Betroffenen-Gruppe nicht mehr anwachsen wird.

Vertikale Transmission

Die Gruppe kindlicher AIDS-Patienten, die in Zukunft zahlenmäßig am stärksten steigen wird, ist die der Neugeborenen HIV-positiver Mütter. Bekannt sind in der Bundesrepublik bisher 200 Fälle, tatsächlich dürften es mehr sein (Stand Ende 1987).
Der erste AIDS-kranke Säugling wurde in den USA vor Entdeckung des HIV beschrieben. Es war das Kind einer i.v.-drogensüchtigen Mutter (Gupta A. et al., 1982). Auch in der Bundesrepublik Deutschland sind bisher 80% der HIV-positiven Neugeborenen Kinder von i.v.-drogensüchtigen Müttern. Mit zunehmender Ausbreitung der HIV-Infektion in die weibliche Bevölkerung, die keiner Risikogruppe angehört, verschieben sich die Anteile aber zu den nicht-drogensüchtigen Frauen. Zur Zeit berichten die Zentren, an denen HIV-positive Neugeborene betreut werden, daß drei Viertel der Mütter sich beim i.v.Drogenabusus infiziert haben.

Pädiatrische Klassifikation

Die ersten von den CDC veröffentlichten AIDS-Falldefinitionen wurden für Erwachsene erstellt und sind auf Säuglinge und Kleinkinder aus folgenden Gründen nicht anwendbar:

Durch den passiven diaplazentaren Übergang von Antikörpern der IgG Klasse von der Mutter auf ihr Kind, kann der positive HIV-Antikörper-Befund bei Neugeborenen nicht der HIV-Infektion gleichgesetzt werden. Es ist – wie auch bei anderen Viruserkrankungen der Mutter – der passive Übergang von Antikörpern auf den Feten möglich, ohne daß eine Virusübertragung stattgefunden hat. Im Falle der HIV-infizierten Mutter ist denkbar, daß während der Schwangerschaft keine Virämie bestanden hat, das Kind also nur die mütterlichen Antikörper übernommen hat. Dies führt zu einem „Leihtiter" bei dem Neugeborenen, der nach einigen Monaten abgefallen sein müßte (hier werden bei HIV 15 Monate unterstellt), wenn keine aktive, eigene kindliche Antikörperproduktion besteht. Hat nur geringer Viruskontakt bestanden, oder ist es zu spät in der Schwangerschaft zu diaplazentarem Virusübergang gekommen, so kann zwischen dem Abfallen des Leihtiters und dem neuen Nachweis von eigenen kindlichen Antikörpern eine gewisse Zeit vergehen, in der das Kind HIV-Antikörper-negativ erscheint. Denkbar ist auch, daß einige Kinder – trotz Viruskontakt – keine Antikörper bilden (ähnlich den „Impfversagern" bei aktiven Immunisierungen).

Der Nachweis von Antikörpern der IgM Klasse gelingt bisher nicht zuverlässig nach frischer Infektion (Centers for Disease Control 1985). Daher schließt ein negativer IgM-Antikörperbefund eine kindliche Infektion nicht aus.
Ein positiver Nachweis von HIV-spezifischen Antikörpern der IgM-Klasse beim Neugeborenen wäre allerdings ein Beweis für eine kindliche HIV-Infektion.

Die Revision der Fall-Definition des Acquired Immunodeficiency Syndromes der CDC (Pyun K.H. et al., 1987) berücksichtigt diese in den letzten Jahren gewonnenen Erkenntnisse.

Wenn ein Patient eine auf AIDS hinweisende Krankheit aufweist, spricht demnach

für die Infektion:

a) eine HIV-Antikörper-positive Serumprobe, wenn sie von einem über 15 Monate alten Patienten stammt, oder von einem Kind unter 15 Monaten, dessen Mutter in der Perinatalperiode Hinweise für eine HIV-Infektion hatte;
b) wenn in einer Serumprobe von einem Kind unter 15 Monaten, erhöhte Immunglobulinspiegel nachweisbar sind und zusätzlich eine der folgenden immunologischen Auffälligkeiten besteht: Erniedrigte absolute Lymphozyten-

zahl, oder erniedrigte CD4/CD8 (Helfer/Suppressor)-Rate;
c) der HIV-Antigen-Nachweis im Serum;
d) die positive HIV-Kultur, bestätigt durch den Nachweis der Reversen Transkriptase und den spezifischen Antigen-Test oder in situ Hybridisierung einer HIV-spezifischen Nukleinsäure;

gegen die Infektion:

ein nicht reaktiver HIV-Antikörper-Screeningtest, insbesondere, wenn kein Antigen-Nachweis, keine Viruskultur o.ä. gelingt.

Weder für noch gegen die Infektion spricht:

Nachweis von HIV-Antikörpern im Serum eines Kindes unter 15 Monaten, dessen Mutter in der Perinatalzeit HIV-infiziert war.

Krankheitsspektrum

Bei kindlichen HIV-Patienten ist das Spektrum der klinischen Erkrankungen anders als bei Erwachsenen. Die meisten dieser Kinder erkrankten an Dermatitiden, Stomatitiden, Otitiden, Parotitiden. Bakterielle Infekte treten häufiger als bei Erwachsenen auf (Bernstein L.J. et al., 1985). Die typischen opportunistischen Infektionen werden als Erstmanifestationen seltener diagnostiziert. Neben der Pneumocystis carinii Pneunomie (PCP) wird am häufigsten die lymphozytäre, interstitielle Pneumonie (LIP) gesehen, die bei etwa 50% der HIV-kranken Kinder auftritt (Joshi V.V. et al., 1987). Häufig sind auch hartnäckige orale, perianale oder generalisierte Candida-Mykosen. Auch chronische Diarrhoen und Lymphadenopathien, Entwicklungsverzögerungen und Gedeihstörungen gehören zur typischen Symptomatik.

Peristierende Viruserkrankungen, am häufigsten durch Epstein-Barr-Virus- (EBV), Zytomegalie-Virus-(CMV), Herpes-Simplex- (HSV), Hepatitis B Virus- (HBV) und Adenovirus-Infektionen ausgelöst, werden beobachtet.
Die Toxoplasmose tritt, wie bei Erwachsenen, als cerebrale Form auf.
Das Kaposi-Sarkom und B-Zell-Lymphome sind bei Kindern nur sehr selten beschrieben.

Neurologische Störungen

Der CD4-Oberflächenmarker, der die Virusaufnahme ermöglicht, wird nicht nur auf T-Lymphozyten, sondern auch auf der Oberfläche anderer Zellen gefunden. Aufgrund dieser Tatsache gelang der Nachweis von HIV inzwischen u.a. aus verschiedenen Gehirnzellen: wie Astrozyten, Gliazellen und Neuronen. HIV konnte aus fetalem Neuralgewebe der 13. Schwangerschaftswoche angezüchtet werden. Da Wachstum,

Ausreifung und Differenzierung des Gehirns mit der Geburt noch nicht abgeschlossen sind, besteht für Kinder – mehr als für Erwachsenen – die Gefahr direkter HIV-Vermehrung im Gehirn und Zell-Zerstörung beim postpartalen Gehirnwachstum.

Tatsächlich machen die neurologischen Auffälligkeiten auch einen großen Bereich der kindlichen Symptome aus (Biggemann B. et al., 1987). Im ersten und zweiten Lebensjahr können unklare stato-motorische Entwicklungsverzögerungen bis zur progressiven, subakuten Enzephalopathie auftreten. Es werden Pyramidenbahnzeichen und fortschreitende Entwicklung von Mikrozephalie beschrieben. Im Computertomogramm dieser Kinder sieht man Rindenatrophien, Ventrikelerweiterungen und Verkalkungen der Basalganglien.

HIV-Embryopathie

Von der Gruppe um Arye Rubinstein wurde 1985 ein HIV-assoziiertes cranio-faziales Dysplasie-Syndrom beschrieben. Die Stigmata sind: Balkonstirn, flache Nasenwurzel, weiter Augenabstand, langes Philtrum, blaue Skleren u.a. Zu diesen Auffälligkeiten könnte es bei sehr früher intrauteriner HIV-Infektion kommen. Da diese Stigmata sich teilweise mit denen des embryo-fetalen Alkoholsyndroms überschneiden, und auch die Mütter – insbesondere die der Risikogruppe der i.v. Drogensüchtigen – in dieser Richtung ihre Kinder belastet haben können, werden weitere exakte Beobachtungen zur Bestätigung dieses Syndroms nötig sein.

Immunologische Veränderungen

HIV-infizierte Kinder haben als erstes einen B-Zell-Defekt (Epstein L.G. et al., 1986). Die Immunoglobulinspiegel im Serum sind, sind ebenso wie zirkulierende Immunkomplexe, zunächst erhöht. Charakteristischerweise zeigen aber Lymphozyten dieser Kinder in vitro nur eine geringe Antigen-Stimulierbarkeit, d.h. auf gewisse Bakteriophagen oder Pneumokokkenantigene erfolgt keine Antikörper-Antwort. In vivo wirkt sich die HIV-Infektion offenbar als polyklonale B-Zell-Stimulation aus, mit Ausschüttung von „Nonsens"-Antikörpern, die aber keine Antigenspezifität und damit keine Schutzfunktion haben. Die Natural-Killer-(NK)-Zellen sind sehr früh erniedrigt, die T4-Zellen sinken etwas später ab. Im Hauttest zeigt sich dann eine Hypo- bis Anergie auf multiple Recall-Antigene. Erst in sehr fortgeschrittenem Krankheitsstadium stellt sich bei Kindern die Umkehr der T4/T8-Rate ein. Die absolute T4-Zahl sinkt erst unter 500/μl, wenn klinisch schon ein moribunder Zustand erreicht worden ist. In diesem Stadium sind auch die B-Zellen und die Serum-Immunglobulinspiegel extrem niedrig.

Prophylaxe von Sekundärerkrankungen

Aus der schon vor der AIDS-Epidemie dargestellten Überlegung heraus, daß man durch regelmäßige Zufuhr von Immunglobulinen die immunologisch noch inkompetenten Neugeborenen vor vielen bakteriellen und viralen Infektionen schützen könnte, hat Oleske schon 1985 ein Behandlungskonzept für Neugeborene HIV-positiver Mütter vorgeschlagen.

Die z.Zt. diskutierten Therapieziele für eine Infektionsprophylaxe mit 400 mg/kg/KG eines polyvalenten i.v.-Immunglobulins (z.B. Intraglobin, Gammagard, u.a.) alle 4 Wochen sind:

- die geringere T-Zell-Aktivierung und damit Vergrößerung der Virusreplikation,
- der Ausgleich des B-Zell-Defektes,
- die Auflösung von Immunkomplexen,
- die Verbesserung der Natural-Killer-Zellen-Aktivität,
- die verbesserte Opsonisierung,
- eine Überbrückung von Impflükken.

Mit entsprechenden Gaben an drei aufeinanderfolgenden Tagen konnten auch Thrombopenien, die offensichtlich auf autoimmunen Vorgängen im Zusammenhang mit der HIV-Infektion beruhen, erfolgreich – allerdings nur temporär – behandelt werden.

Polyvalente IgM-haltige Immunglobulinpräparate (z. B. Pentaglobin) könnten zur Toxinbindung gram-negativer Bakterien beitragen.

Impfungen

Die Indikation für Impfungen, die im ersten und zweiten Lebensjahr eines gesunden Kindes durchgeführt werden, muß bei HIV-infizierten Kindern sehr gut abgewogen werden (Centers for Disease Control 1986): Zum einen sollen Infektionen mit natürlichen pathogenen Erregern vermieden werden, da sie besonders schwere Krankheitsverläufe auslösen können. Seit 1983 sind in den USA nur 2 Masern-Todesfälle aufgetreten – beide Kinder hatten AIDS. Andererseits stimulieren die Impfstoffe selbst ja auch das Immunsystem und führen damit zur T-Zell-Stimulation und HIV-Replikation. So wurde in-vitro eine Amplifikation von HIV-induzierter T-Zell-Infektion durch Tetanus-Toxoid beobachtet. Oder die Impfungen führen nicht zur gewünschten Antikörperproduktion. Die Serokoversion z.B. nach Diphtherie-Impfung bei HIV-Infizierten lag nur bei 50%.

Nach den WHO-Empfehlungen vom 19.Sept. 1987 sollen bei symptomlos HIV-infizierten Kindern die Standard-Impfpläne durchgeführt wer-

den. Bei bereits symptomatischen Kindern aber darf die BCG-Impfung nicht gegeben werden, die anderen Lebendimpfungen können gegeben werden.
Diese Empfehlungen haben für die Länder der dritten Welt sicherlich ihre Berechtigung.
Für die Bundesrepublik Deutschland schlägt die Ständige Impfkommission allerdings ein vorsichtigeres Verhalten vor (Immunisierungsausschuß der Deutschen Vereinigung zur Bekämpfung der Viruskrankheiten e.V., Sitzung vom 25.6.1987):

BCG-Impfung

- sie soll bei Neugeborenen HIV-positiver Mütter nicht durchgeführt werden.

Diphterie- und Tetanus-Impfung

- sie erfolgt zweimal im ersten Lebensjahr, mit 3 und 4 Monaten

Hepatitis B-Impfung

- hier wird nur bei Indikation geimpft (passiv-aktiv, direkt postpartal), nämlich im Falle eines chronischen Trägerstatus der Mutter. Eine Komplettierung der Aktivimpfung erfolgt nach einem und sechs Monaten.

Influenza-, Pneumokokken- und FSME-Impfung

- Impfstoffe gegen diese Erreger sind verfügbar, werden aber nicht grundsätzlich empfohlen.

Masern-Mumps-Röteln-Impfung

- Diese Lebendvirusimpfung wird normalerweise ab dem 15. Lebensmonat durchgeführt, soll bei HIV-infizierten Kindern aber bereits bei geringsten immunologischen Auffälligkeiten nicht mehr gegeben werden. Zur Überbrückung der entstehenden Impflücke sind diese Kinder der regelmäßigen Immunglobulin-Prophylaxe monatlich 400 mg/kg i.v. zuzuführen.

Pertussis-Impfung

- auf diese stark immunogene Impfung soll möglichst verzichtet oder die Indikation sehr streng gestellt werden.

Polio-Impfung

- sie wird dreimal im ersten Lebensjahr mit dem Totimpstoff (Salk) i.m. durchgeführt. Schluckimpfungen mit dem SABIN-Lebendimpfstoff sollen nicht durchgeführt werden.

Windpocken-Impfung

- diese Impfung ist gegen die Möglichkeit einer bei Erkrankung frühzeitigen Acyclovir-Behandlung (Zovirax) und/oder Varicella-Immunglobulineingabe abzuwägen.

Kausale Therapie-Versuche

Von den verschiedenen antiviralen Substanzen, die an erwachsenen

ARC- und AIDS-Patienten weltweit erprobt werden, liegen für Kinder nur Einzelfall-Untersuchungen vor.

In der Bundesrepublik Deutschland wird Azidothymidin z. Zt. – außerhalb kontrollierter klinischer Studien – bei bisher ca. 10 kindlichen AIDS-Patienten eingesetzt.

Eine nationale, multizentrische Studie zur prospektiven Betreuung aller HIV-positiven Kinder ist im Juli 1987 angelaufen.

IV. 1. Prinzipien der antiviralen Therapie

M. G. Koch

IV. 2. Klinische Aspekte der kausalen HIV-Therapie

H. Deicher

IV. 3. Behandlung mit Azydothymidin (AZT)

S. Staszewski

IV. 4. Medikamente in der Forschung

Quelle: CDC-AIDS-Weekly

IV. 5. Behandlungsmöglichkeiten opportunistischer Infektionen

W. Stille und E. B. Helm

Prinzipien der antiviralen Therapie

Einleitung

Die Schwierigkeiten aller antiviralen Therapie liegen in der grundsätzlichen Identität des Metabolismus der Wirtszelle mit dem der viralen Reproduktion. Retroviren sind, bis hin zur Behandlung chromosomalen Materials und der Benutzung zellulärer Polymerasen, ungewöhnlich gut in den internen Zellstoffwechsel integriert. Es sind ideal angepaßte „Zellschmarotzer", die sich der metabolischen Produkte und Schritte bedienen, die in der Zelle sowieso ablaufen.

Die Prozesse, die das Virus benutzt, sind gar nicht schwer zu stören (etwa durch 20%-igen Alkohol oder durch eine Temperatur von 60 Grad Celsius), die Wirtszelle jedoch hält ebenso wenig aus.

Im folgenden ist eine ausführlichere Beschreibung der Wirkungskonzepte zu finden. Es handelt sich dabei um eine Darstellung der prinzipiellen Mechanismen, nicht der jeweils laufenden Forschung oder Erprobung. Nur solchen Substanzen, die zunehmend in die klinische Erprobung kommen oder aus anderen Gründen aktuell sind, wird ein eigener Abschnitt gewidmet.

Therapeutische Ansätze ergeben sich vor allem aus den virusspezifischen Strukturen, Signalsubstanzen und Funktionsschritten, wie sie in Abb. 1 zusammengestellt sind. (Die Ziffern in den Klammern vor jedem Absatz beziehen sich auf die Numerierung der jeweiligen Angriffspunkte im Lebenszyklus des Virus.)

Therapeutische Angriffspunkte

(1,20) Viruspartikel, virusinfizierte und virusreplizierende Zellen können attackiert werden etwa durch Antikörper und Komplement (humorale Immunität) oder verschiedene Arten von zellulärer Immunität (darunter Makrophagen, Killerzellen und zytotoxische T-Zellen). Auf die Aktivierung dieser Prozesse zielen die vielfältigen Bemühungen um einen Impfstoff, die folgende prinzipielle Schwierigkeiten zu überwinden haben:

- ausgeprägte Antigendrift (antigenic shift)
- Abwerfen (shedding) der Hüllenglykoproteine reifer Virionen

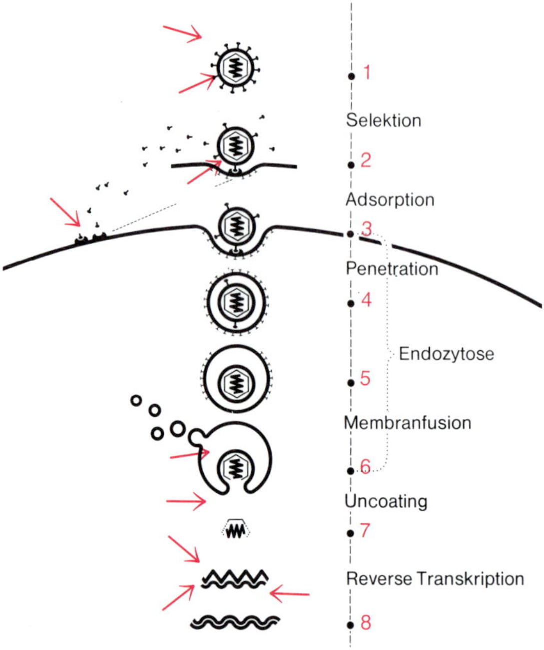

- Strukturhomologien mit zellulären Rezeptoren oder Antigenen (Il-2, HLA)
- sterische Unzugänglichkeit (Canyon-Position) konstanter Regionen
- überwiegend intrazelluläre Existenz der Viren und Infektion anderer Zellen über Interzellularbrücken bei der Zellfusion (Synzytienbildung)
- Makrophagotropismus, Resistenz gegen phagozytäre Prozesse
- Ausnutzen von Antikörpern und Komplement zur beschleunigten Zellinvasion (antibody-dependent virus enhancement, ADE)

(Die sich unter diesem Gesichtswinkel ergebenden Probleme bei der Impfstoffentwicklung werden im folgenden Impfstoffartikel ausführlich besprochen.)

(1,20) Oberflächenaktive, membranschädigende Substanzen (z.B. gewisse Lipoide) werden untersucht, wirken jedoch wenig spezifisch. (Zu diesen gehört die aus Eigelb gewonnene Lipidmischung AL-721.

(2) Die für die Selektion der Zielzellen verantwortlichen gp120-Moleküle können durch einen Überschuß an CD4-Rezeptoren blockiert werden.

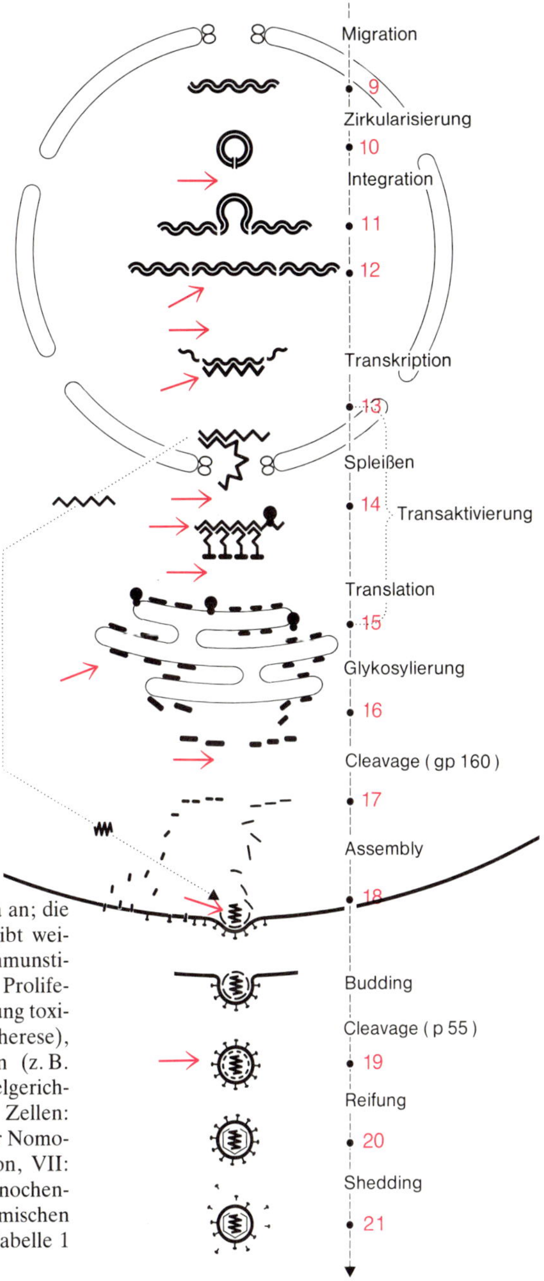

Die möglichen Angriffspunkte für therapeutische Substanzen durch rote Pfeilspitzen markiert. Die Zahlen rechts markieren die unterschiedlichen Stadien des Zyklus; sie sind in der Tabelle 1 als Verweise auf die entsprechenden Wirkungsorte benutzt. Viele Medikamente und Verfahren greifen nicht direkt an einem genau bestimmbaren Punkt in diesem Schema an; die folgende Zusammenstellung gibt weitere Wirkungsweisen an: I. Immunstimulation und -modulation, II: Proliferationshemmung, III: Entfernung toxischer Produkte (z. B. Plasmapherese), IV: Selektion von Antigenen (z. B. durch Magnetosphären, V: zielgerichteter Transport in infizierte Zellen: (z. B. durch Immuntoxine oder Nomopertilu), VI: Immunsuppression, VII: Substitutionstherapie (etwa Knochenmarkstransplantation). Die römischen Ziffern sind ebenfalls in der Tabelle 1 benutzt

In-vitro-Versuche mit gentechnologisch hergestellten Bruchstücken von CD4-Rezeptoren ergaben positive Resultate, klinische Versuche hingegen nicht.

(3) Die Blockade der T4-Rezeptoren, etwa durch Strukturanaloge des viralen gp120, ist versucht worden. Hierhin gehören Versuche mit dem „Peptid T", das einem HIV-spezifischen Pentapeptid entsprechen soll. Bisher aber sind die Ergebnisse wenig reproduzierbar. Ein grundsätzliches Problem dabei ist, daß alle Rezeptoren blockiert werden müßten, um ein Viruseindringen zuverlässig zu verhindern, und daß deren Ausfall sicher starke Nebenwirkungen hätte.

(4,5,6,7) Theoretisch können Eindringen und Uncoating gestört werden. Ansätze gibt es (Amantadin), erfolgversprechende Ergebnisse fehlen. Auch interne Strukturproteine (p18, p24) können blockiert werden, was zumindest in vitro nicht ohne Wirkung zu sein scheint.

(5-6) Die Membranfusion (bei der Integration der viralen Hülle in das zelluläre Membransystem) kann gestört werden, womit vermutlich auch die Synzytienbildung mit nachfolgendem Zelluntergang verhindert würde. Für diese Fusion scheint das in vitro schon blockierbare transmembranöse gp41 verantwortlich zu sein.

(7-8) Spezifisch für Retroviren ist der Schritt der reversen Transkription. Es sind heute etwa 40 verschiedene RT-Hemmer in der Erforschung, darunter Suramin, Ribavirin, Foscarnet, HPA 23 und zahlreiche weitere Schwermetallkomponenten. Bisher sind die meisten sehr toxisch für zelluläre Polymerasen. Die klinischen Ergebnisse sind nicht überzeugend. Zahlreiche weitere RT-Hemmer sind zu erwarten.

(7-8) Der Aufbau von Provirus-DNA kann durch falsche Nukleoside gestört werden. Hierhin gehören Substanzen wie Azidothymidin (AZT), Didesoxycytidin (DDC) und etwa weitere 20 Nukleosidanaloga, die jedoch alle noch ziemlich toxisch sind. Klinische Wirksamkeit, auch Lebensverlängerung, ist für AZT (Retrovir) erwiesen. Limitierend ist etwa die beobachtete, dosisabhängige Knochenmarksdepression mit transfusionsbedürftiger Anämie. Es erscheint nach neuesten Ergebnissen in Tierversuchen auch zweifelhaft, ob AZT überhaupt die Blut-Hirn-Schranke überwindet. Zahlreiche weitere Substanzen für die klinische Erprobung sind zu erwarten; Nebenwirkungen bleiben aus prinzipiellen Gründen wahrscheinlich das Hauptproblem. (So führt etwa DDC zu kaum tolerierbaren peripheren Neuropathien.)

(8,9,10,11) Antagonisten des Replikationsenzyms RNAse-H könnten die Herstellung eines integrationskompetenten DNA-Doppelstranges verhindern, Antagonisten des Integrase-Komplexes die Integration.

(12) Antisense-DNA und -RNA können noch nach erfolgter Integration der proviralen DNA wirksam werden. Beide Ansätze werden verfolgt; klinisch verwertbare Therapeutika sind aber noch in weiter Ferne. Ein Versuch in ähnlicher Richtung wird gemacht mit sog. „mismatch-RNA" (Ampligen), die zumindest in vitro virusinhibierend zu wirken scheint.

(13-15) Prinzipiell, besonders auf lange Sicht, viel erfolgversprechender sind Ansätze, in die Wirkung der viralen Steuergene (etwa tat, art/trs, sor/F, 3'orf/Q, X, R, orf-U) einzugreifen und damit die Virusreplikation zu blockieren. Bei den Proteinprodukten dieser Abschnitte handelt es sich offenbar um virusspezifische Substanzen, die nebenwirkungsarm attackiert werden könnten. Es ist dabei sowohl an Antagonisten von Starter-Funktionen (art, tat) zu denken, als auch etwa an Analoge oder Synergisten eines Suppressors (3'-orf)

(15-16) Während in die Wirkung zellulärer Polymerasen kaum ohne unakzeptable Nebenwirkungen eingegriffen werden kann, sind die spezifische Glykosylierung oder Myristylierung leichter störbar. Es laufen Versuche mit zahlreichen Substanzen, darunter mit in vitro sehr effektiven Glykosiden.

(16-17) Die vor und während der Virus-Assembly erforderliche Aufspaltung (Cleavage) der Vorläuferproteine (Präkursoren) in fertige Strukturproteine wird durch virale Proteasen gesteuert, die durch spezifische Proteasenhemmer ausgeschaltet werden können. Dies ist ein sehr interessanter Weg, da der eigentliche Zellstoffwechsel davon wenig berührt wird.

(14-18) Interferone, z.Zt. insbesondere Gammainterferon und rIFN-alpha, werden als antivirale Substanzen erprobt, die mehrere Schritte des Replikationsprozesses hemmen. Im Ansatz werden auch Lymphokine wie etwa TNF oder GM/CSF erprobt, was jedoch schon zu der folgenden Gruppe von Substanzen überleitet.

Andere Therapieansätze

Neben den auf einzelne Schritte des viralen Lebenszyklus abzielenden Interventionen gibt es als weitere therapeutische Möglichkeiten die

Ausschaltung infizierter Zellen, etwa durch
- gezielte (T- und K-Zell vermittelte) Cytotoxizität,
- monoklonale Antikörper (Mab),
- gerichteten Transport therapeutischer Substanzen in infizierte Zielzellen (Immuntoxine, Nanopartikel),

sowie die Wiederherstellung oder wenigstens Stärkung der geschädigten Immunfunktionen. Hier gibt es

- eine Reihe verschiedener immunstimulierender bzw. „-modulierender“ Substanzen – vor denen, sofern es sich um eine generelle Immunstimulation handelt, unter dem Eindruck negativer klinischer Erfahrungen zunehmend gewarnt wird (von Thymusextrakten und Laevamisole bis zu Imreg und Gammalinolensäure), darunter die spezifische Beeinflussung einzelner Zellfunktionen durch den Einsatz von Il-2 oder anderen Lymphokinen (etwa von Makrophagen durch den stimulierenden Faktor GM-CSF),
- Zufuhr von Hyperimmunseren, Immunglobulinen, Komplement oder Substitution durch Lymphozytenübertragung oder Knochenmarkstransplantation,
- Entfernung von Autoantikörpern, Lymphotoxinen und Immunkomplexen etwa durch Plasmapherese oder durch Magnetpartikel,
- Proliferationshemmung oder gar Immunsuppression,
- und allgemeine Maßnahmen zur Roburierung des Immunsystems.

Das Problem bleibt grundsätzlich immer die Überführung von in-vitro-Ergebnissen auf die in-vivo-Situation und das Heranführen effektiver Substanzen an alle infizierten Zellen (Blut-Hirn-Schranke) und an die intrazellulären Positionen der jeweiligen Zielpunkte. Ein intrachromosomal integriertes Retrovirus auszuschalten, ist notwendigerweise sehr schwierig; es zu eliminieren, ist nur über die Ausschaltung aller virusgenomtragenden Zellen möglich.

Unkonventionelle Therapieansätze

Abschließend seien einige prinzipielle Bemerkungen zu jenen Phänomenen erlaubt, die sich immer dort einstellen, wo erprobte und erfolgreiche Behandlungsmethoden fehlen. Es handelt sich dabei um jene Geschäfte mit der Hoffnung, die mit allen unbehandelbaren Krankheiten regelmäßig gemacht werden.

Alle Menschen hoffen, und gerade die bei chronischen Krankheiten langsam verstreichende Zeit gibt den Gedanken und Träumen Nahrung, man könne dem unausweichlich erscheinenden Schicksal vielleicht doch entrinnen. Auch wer sonst realistisch und kritisch zu sein pflegt, kann in so einer Situation zu jedem Strohhalm greifen. Das Fehlen effektiver Therapiemöglichkeiten gibt zudem Versuchen mit unkonventionellen („alternativen“) Methoden einen natürlichen Auftrieb.

Quacksalber und Betrüger haben längst entdeckt, daß jene Hoffnung, wenn schon nicht Berge versetzt, so doch größere Geldsummen von einer Tasche in eine andere verschieben kann. Wie Motten das Licht umschwirren sie die Betten der schwer und chronisch Kranken.

Tabelle 1. Zusammenstellung von Medikamenten, die zur AIDS-Therapie eingesetzt werden (sollen), und ihrer Wirkungen. Die rechte Spalte gibt an, ob die Substanzen auf ein Stadium (etwa 19) oder einen Schritt (etwa 7–8) des HIV-Zyklus oder allgemeiner (römische Ziffern) auf den Organismus einwirken (vgl. Abb. 1)

Substanz	Erläuterung, Synonym	Wirkung (z.T. behauptet, ungeprüft)	Angriffspunkt (Abb. 1a u. b)
ABPP	Amino-bromo-phenylpyrimidon	Anti-Tumor-Wirkung, induziert Interferonproduktion	I, II
Acyclovir	Guanosinphosphatanalogen	falsches Nucleotid (hemmt DNA-Synthese)	7–8
AL 721	Lipidkomplex	greift die Virushülle an, macht sie „flüssig"	1, 19 ff.
α-IFN	Alpha-Interferon, rIFNaA, Roferon, Intron A	immunstimulierend, antiviral (blockiert Proteinsynthese)	I
AM3	Glykophosphopeptid	immunstimulierend	I
Amantadin		hemmt das *„Uncoating"*	5–6–7
Ampligen	RNA-Polymer („mismatched" oder *„Nonsense"*-RNA)	immunstimulierend, vermindert Synthese viraler RNA, stimuliert Interferon-Produktion	I, 14–15
Ansamycin	LM427, Rifabutine	hemmt die Reverse Transkriptase	7–8
Antagonisten der/des RNAse H		verhindert Abbau der RNA und Bildung des DNA-Doppelstranges	7–8
Integrase		verhindert Integration des DNA-Provirus	10–11
Polymerase	zahlreiche Cytostatika	stören Transkription und RNA-Synthese	12–13–14
Protease		verhindert Spaltung der Präkursoren, Virus-Assembly und -reifung	16–17, 19–20
tat-Protein		behindern Virusreplikation und Transaktivierung	13–14–15
art-Protein		behindern Virusreplikation	12–13
orf-Protein		??	
sor-Protein etc.		??	
Anti-α-IFN-IgG	Antikörper gegen Alpha-Interferon	antiproliferativ	II
Antikörper, neutralisierende	(auf verschiedenste Weise erzeugt)	Inaktivierung des Virus, Markierung infizierter Zellen für zytotoxische Aktivität und Komplement	1, 18–19, 19ff

Tabelle 1. (Fortsetzung)

Substanz	Erläuterung, Synonym	Wirkung (z.T. behauptet, ungeprüft)	Angriffspunkt (Abb. 1a u. b)
Anti-Sense-DNA		macht virale DNA unschädlich	12
Anti-Sense-RNA		macht virale RNA unschädlich	12–13
Anti-T4	T4-Rezeptor-Blocker, T4-Ak, anti-TAC	blockiert T4-Rezeptor	2–3
AS 101	organische Metallverbindung	hemmt die Reverse Transkriptase	7–8
Ascorbinsäure	Vitamin C, Reduktions-Coenzym	stützt Infektabwehr	I, II
Aurintricarbonsäure		hemmt die Reverse Transkriptase	7–8
Avarol	Chinon des Meeresschwammes *Dysidea avara*	hemmt die Reverse Transkriptase und T-Zellen, stimuliert B-Zellen, antimutagen	7–8, I, II
Avarone	Hydrochinon von *Dysidea avara*	hemmt die Reverse Transkriptase und T-Zellen, stimuliert B-Zellen, antimutagen	7–8, I, II
Azimexone	AZ, Cyanaziridin-Derivat	vermindert T8-Zellen	I
AZT	Azido(desoxy)thymidin, Zidovudin, (*Compound S,* Retrovir), Thymidinanalogon	falsches Nucleosid	7–8, 12–13
β-IFN	Beta-Interferon, Fibroblastinterferon	immunstimulierend, antiviral, Anti-Tumor-Wirkung	I, II
Carrisyn	Polymannoacetat	immunstimulierend, antiviral	I
Castanospermine	CAS, Tetrahydrox-Octahydroindolizine, Alkaloid der Australischen Kastanie	hemmt Glucosidase I, stört die Glykosylierung	15–16
CD4	T4-Rezeptormolekül, gentechnologisch hergestellt	blockiert virales Oberflächenantigen	2
Chloroquin	lysosomotrope Substanz	hemmt Ansäuerung und „*Uncoating*“	5–6–7
Ciamexone	Cyanaziridin-Derivat	hemmt B-Zell-Proliferation	II
CL-246, -738	Acridintrihydrochlorid	immunstimulierend, Anti-Tumor-Wirkung	I, II

Tabelle 1. (Fortsetzung)

Substanz	Erläuterung, Synonym	Wirkung (z.T. behauptet, ungeprüft)	Angriffspunkt (Abb. 1a u. b)
Contracon		beeinflußt die Zellmembran, hemmt *Budding*	18–19
CS 85	Azidodidesoxyethyluridin, Uridinanal	falsches Nucleosid	7–8, 12–13
CS 87	Azidodidesoxyuridin, Uridinanalogon	falsches Nucleosid	7–8, 12–13
Cyclosporin A	zyklisches Undecapeptid, Sundimmune	immunsupprimierend, vermindert T-Zell-Zytotoxizität	VI
D4C	ungesättigtes Derivat des DDC	falsches Nucleosid	7–8, 12–13
DDA	Didesoxyadenosin	falsches Nucleosid	7–8, 12–13
DDC	Didesoxycytidin, ddC, DOC	falsches Nucleosid	7–8, 12–13
ddeThd	Didesoxythymidin	falsches Nucleosid	7–8, 12–13
DHPG	Ganciclovir	antiviral	?
DNCB	Dinitrochlorobenzen	immunstimulierend, T-Zell-stimulierend	I
DOC	siehe DDC		
Doxorubizin	Adriamycin	hemmt die Reverse Transkriptase, Anti-Tumor-Wirkung	7–8, II
D-Penicillamin	Antirheumamittel, DPA	inaktiviert cysteinreiche Proteine	14–15
DPH	Phenytoin, Diphenylhydantoin	hemmt Virusaffinität zu Lymphozyten	1–2–3
DTC	siehe Imuthiol		
Evans Blau	Diazofarbstoff	hemmt die Reverse Transkriptase	7–8
Extrakt der japanischen Goyoh-Kiefer-Zapfen			I
Foscarnet	Phosphonoformiat, PFA	hemmt die Reverse Transkriptase	7–8
γ-IFN	Gamma-Interferon, rIFNg	antiviral, Anti-Tumor-Wirkung, immunstimulierend	I, II
Gammaglobulin	IgG, Immunglobulin	erhöht das Antikörperniveau	I, 19ff

Tabelle 1. (Fortsetzung)

Substanz	Erläuterung, Synonym	Wirkung (z.T. behauptet, ungeprüft)	Angriffspunkt (Abb. 1a u. b)
Gammalinolensäure		immunstimulierend	I
Glucan	Polyglycan aus *Saccharomyces cerevisiae*	immunstimulierend (makrophagenstimulierend)	I
GM-CSF	*colony stimulating factor* (Lymphokin)	makrophagenstimulierend	I
Gossypol	polyphenolisches Aldehyd	destabilisiert die Virushülle	1, 19ff
HIVA	natürliches Produkt von Mikroorganismen	hemmt die Reverse Transkriptase	7–8
HPA 23	Antimonwolframat, Heteropolyanion 23	hemmt die Reverse Transkriptase	7–8
HGP-18, -30	Proteinanaloga (pl 7), anti-Thymosin-α 1	induzieren Antikörper, hemmt die Reverse Transkriptase	1, 7–8, 19ff
IgG	siehe Gammaglobulin		
IL-2	Interleukin-2, TCGF	stimuliert T-Zellen	I
ImmunAct	Pflanzenwurzelextrakt (Peru)	immunstimulierend	I
Immuntoxine	an Immunglobuline gekoppelte Toxine	selektiver Transport von Zellgiften in Zellen mit bestimmten Oberflächenmarkern	V
Impfstoffe	aktive und passive Vakzine (verschiedenster Genese)	erhöhen das Antikörperniveau (werden auch als Therapie erprobt)	1, 18–19, 19ff
Imreg-1, -2	Leukozytendialysat	immunstimulierend (steigern IFN-Produktion)	I
Imuthiol	Diethyldithiocarbamat (DTC, DDTC)	stimuliert T-Zellen	I
Isoprinosine	INPX, Inosine Pranobex	antiviral, immunstimulierend	I
Laevamisole	Thymusextrakt	lymphozytenstimulierend	I
Lentinan	Pilzextrakt (*Lentinus edodes*)	antiviral	?
Lithiumcarbonat	Psychopharmakon	immunstimulierend	I
LM427	siehe Ansamycin		

Tabelle 1. (Fortsetzung)

Substanz	Erläuterung, Synonym	Wirkung (z.T. behauptet, ungeprüft)	Angriffspunkt (Abb. 1a u. b)
Luzopeptin C		hemmt die Reverse Transkriptase	7–8
Met-Enk	Methionin-Enkephalin	immunstimulierend	I
Magnetosphären	monoklonale Antikörper an magnetischen Mikrokügelchen	Selektion von Antigenen	IV
Monensin	lysosomotrope Substanz	hemmt Ansäuerung und „*Uncoating*“	5–6–7
MTP-PE	Muramyl-Tripeptid, CGP 19835 A	immunstimulierend	I
Naltrexone	Morphin-Antagonist, Trexan	stimuliert Endorphin- und Enkephalinproduktion	I
Neurotropin		immunstimulierend	I
Nonoxynol-9	Präventivmittel	spermizid	1, 19ff
Peptid T	Oktapeptid (Pentapeptid TTNYT)	blockiert die Bindungsstelle des gpl 20 an den T4-Rezeptoren	2, 2–3
Phospholipide, aktive		schädigen die Membran infizierter Zellen	18–19
Reticulose	Nucleophosphoprotein	antiviral, interferonstimulierend	I
Retrovir	siehe AZT		
Ribavirin	Guanosinanalogon, Virazole	falsches Nucleosid, hemmt Synthese viraler Proteine durch falsches „*Capping*“	7–8, 12–13, 14–15
Rifabutine	siehe Ansamycin		
Sakyomycin A		hemmt die Reverse Transkriptase	7–8
Sodium Oxychlorosene		antiviral	?
ST	Silicowolframat (*-tungstate*)	blockiert Virusadsorption und -penetration, hemmt die Reverse Transkriptase?	2–3, 7–8
Suramin	*Trypanosoma*-Therapeutikum	antiviral, hemmt die Reverse Transkriptase	7–8

Tabelle 1. (Fortsetzung)

Substanz	Erläuterung, Synonym	Wirkung (z.T. behauptet, ungeprüft)	Angriffspunkt (Abb. 1a u. b)
Swainsonine	Indolizidin-Alkaloid	hemmt die α-Mannosidase (stört die Glykosylierung)	15–16
TF 5	Thymosinfraktion V	immunstimulierend	I
THF	*thymic humoral factor* (Peptidhormon)	immunstimulierend	I
Thymosin-α-1	Polypeptid aus TF 5	T-Zell-stimulierend	I
Thymosinfraktion V	siehe TF 5		
Thymostimulin	siehe TP-1		
TNF	*tumor necrosis factor*	zytotoxisch	II, V
TP-1	Thymostimulin (Thymusextrakt)	immunstimulierend	I
TP-5	Thymopentin (Thymopoietin-Pentapeptid)	immunstimulierend	I
Transferfaktor	*leucocyte transfer factor*	immunstimulierend	I
Vidarabin	Adenosinanalogon	falsches Nucleosid	7–8, 12–13
Vitamin C	siehe Ascorbinsäure		
Xanthogenat	D609, Tricyclodecanylxanthat, *Xanthate Compound*	hemmt (mit Fettsäure C 11) das *Budding*	18–19
Zidovudin	siehe AZT		

Die Betroffenen der AIDS-Epidemie sind jünger und aktiver als so schwerkranke Patienten sonst zu sein pflegen, weshalb das Interesse an allem, was möglicherweise Heilung verspricht, auch ungewöhnlich intensiv ist. Das sonst schon weite Spektrum von Unsicherem wird um Dutzende von Arzneimitteln in der Erprobung erweitert. So bereiten hoffnungsvolle und enttäuschende Nachrichten über neue Therapien den Hoffenden ein ständiges Wechselbad. In der aktuellen, verzweifelten Lage muß jedem, auch dem schwachen, Hoffnungsschimmer zumindest forschend nachgegangen werden.

Schon vor vielen Jahren wurden aus Japan große Erfolge mit dem Wundermittel „Lentinan" (einem Extrakt des Pilzes Lentinus edodes) berichtet. Die Patienten hätten das Krankenhaus sogar seronegativ und beschwerdefrei verlassen. Da man später nie wieder etwas konkretes über dieses Mittel hörte, ist es vermutlich eine ebenso verfrühte Hoffnung gewesen, wie so viele andere.

Es gibt ein weites Feld zwischen dem Erfolgversprechenden und dem nur möglicherweise Wirksamen. Viele anfangs als sehr effektiv beschriebene Substanzen (etwa HPA 23, Cyclosporin, Ribavirin, Suramin, Foscarnet und Peptid-T) haben enttäuscht, obwohl mit ihnen hier und da noch gearbeitet wird. Andere, darunter die membranaktiven Lipide, bleiben interessant, zahlreiche falsche Nukleoside sogar erfolgversprechend. Daneben bieten obskure Herbalinstitute ihre Produkte an, werden Mistelpräparate wie Iscador vermarktet, zahlreiche Thymuspräparate, chinesische Schwalbennester (sic!), Ozontherapie und paramagnetische Heilverfahren angepriesen, darunter auch die fatale Frischzellen-Therapie (die vermutlich mehr schadet als nützt und jetzt endlich verboten worden ist). Die merkwürdigsten Dekokte, aus Mexico oder der Karibik stammend, sind auf dem Markt. Die Vorstellung, daß unter primitiven Umständen gelänge, was den großen, multinationalen pharmazeutischen Firmen mißlingt, ist romantisch – leider aber falsch.

Der Markt für unsolide therapeutische Versuche wächst rasch (Velimirovic, 1988). Es mag das Fazit reichen, daß in den USA im letzten Jahr für mehrere Milliarden Dollar AIDS-Mittel auf dem schwarzen Markt umgesetzt wurden – auch das nur ein Anfang. In Deutschland wurde kürzlich für ein Mittel von den Bahamas namens Novomycellin geworben, das für mehr als tausend Mark pro Fläschchen als Heilmittel angeboten wurde; mit „garantierter" Wirkung, erprobt im Selbstversuch durch Transfusion infektiösen Blutes (sic!). Es enthielt, zeigte sich, destilliertes Wasser und Roßkastanienextrakt.

Dies ist der notwendige Hintergrund für die fortgesetzte und unausweichliche Debatte um ständig auftauchende neue Sterne am Firmament der Hoffnung auf eine effektive AIDS-Therapie. Die Infizierten sind gut beraten abzuwarten und die Kranken, nicht übereilt auf eigene Faust zu handeln. Hier sind Wissenschaft und Erfahrung vonnöten, auch Geduld und Hoffnung – aber eine Hoffnung, die sich nicht allzu sehr ausnutzen läßt.

Klinische Aspekte der kausalen HIV-Therapie

Hemmung der Virusvermehrung

Nukleosidanaloga

Die Anwendung von Nukleosidanaloga, die in phosphorylierter Form in die wachsende DNS-Kette in der Zelle eingebaut werden und die Virusreplikation durch Unterbrechen der DNS-Kette blockieren können, stellt den bisher erfolgversprechendsten Therapieansatz bei der HIV-Infektion dar. Unter den verschiedenen in vitro wirksamen 3'-substituierten Nukleosiden wurde das 3'-Azido-2',3'-Dideoxythymidin (Azidothymidin, Handelsname Retrovir), dessen virushemmende Potenz in der Zellkultur bereits vor mehr als 12 Jahren nachgewiesen wurde, in größeren klinischen Studien untersucht (Fischl, M.A. et al., 1987, Australian-European AZT-Study, in Auswertung).

Eine signifikante Verbesserung sowohl der Überlebensrate als auch der Häufigkeit opportunistischer Infektionen konnte für AIDS- und ARC-Patienten über einen durchschnittlichen Behandlungszeitraum von 4 Monaten mit einer Dosierung von 1500 mg AZT täglich nachgewiesen werden. Diese Ergebnisse wurden jedoch mit einer massiven Toxizität, insbesondere einer ausgeprägten Myelotoxizität, erkauft: Ein Drittel der Patienten wurde transfusionsbedürftig und signifikante Granulozytopenien fanden sich bei mehr als der Hälfte der Behandelten (Richmann, D.D. et al., 1987). Es bleibt abzuwarten, ob durch Reduktion der Dosis – die minimal wirksame Dosis liegt bei 800 mg/Tag – eine signifikante Reduktion dieser hohen Toxizitätsrate bei erhaltener Wirksamkeit erreicht werden kann. In Prüfung sind vor allem verschiedene Drogenkombinationen, so z. B. mit Acyclovir (Australian-European AZT-Study, in Auswertung) oder mit Probenecid, das die Halbwertzeit von AZT verlängert (Yarchoan, R., et al., 1987). Weiteren klinischen Erfahrungen und Dosierungsvorschlägen zur AZT-Therapie ist das folgende Spezialkapitel gewidmet.

Reverse Transkriptasehemmer

Die klinische Prüfung einer Reihe weiterer Drogen, die die reverse Transkriptase inhibieren können, ist noch nicht abgeschlossen. Hierzu zählen das Phosphonoformat (Foscarnet; Sandström EG, et al., 1985). Ribavirin, das gegen verschiedene Viren in vitro aktiv ist, konnte bisher wegen Myelotoxizität und immunsuppressiver Wirksamkeit keinen Eingang in die Therapie finden. Ebenso mußten Versuche mit Suramin wegen schwerer Toxizität bei zweifelhaftem Effekt aufgegeben werden.

Methoden, weitere Schritte der Virusreplikation zu hemmen, sind nur in Ansätzen bekannt. Eine interessante Substanz, Ampligen (polyI): poly (c12,U), eine sogenannte „mismatch" – Doppelstrang-RNS, zeigt in vitro sowohl eine Hemmung der Virusreplikation als auch gleichzeitig eine immunrestaurative Wirkung. In einer Pilotstudie mit einer Dosierung von 2 x 250 mg/Woche i.v. konnten beide Effekte auch bei Patienten nachgewiesen werden (Carter, W.A., et al., 1987). Ampligen wird zur Zeit in mehreren größeren Studien prospektiv geprüft und zeichnet sich durch gute Verträglichkeit aus; es ist in Europa vorläufig nicht verfügbar.

Eine andere Substanz, die in posttranskriptionelle Prozesse bei der Virusreplikation eingreifen soll, ist das Avarol, ein auch zytostatisch wirksames, aus einem Meeresschwamm gewonnene Substanz, die in vitro eine Induktion von Gamma-Interferon bewirkt (Müller, W.E.G., et al., 1987). Wirksamkeitsuntersuchungen sind bisher nicht bekannt. Ungeklärt ist der Wirkungsmechanismus von Polyanionen vom Dextransulfattyp, das in vitro eine gute antivirale Wirksamkeit mit in vivo erreichbaren Dosen zeigt (Ueno, R., et al., 1987).

Bei etwa der Hälfte der Patienten im fortgeschrittenen Stadium einer HIV-1-Infektion (AIDS) findet sich eine Alpha-Interferon-ämie. Der naheliegenden Möglichkeit, Alpha-Interferon zur Behandlung einer HIV-Infektion einzusetzen, erscheint aus diesem Grunde wenig erfolgversprechend. Rekombinantes Interferon-alpha wurde bisher vorwiegend zur Behandlung des Kaposi-Sarkoms eingesetzt, teilweise in sehr hohen Dosen bis zu 50 x 106 IE intravenös.

Verschiedene Autoren haben über Remissionsraten bis zu 45% berichtet (Volberding, P.A. et al., 1987), eine lebensverlängernde Wirkung wurde jedoch bis jetzt nicht nachgewiesen.

Hinweise, daß spezifische Peptide („Peptid T" und Analoge) aus dem CD4-Rezeptorprotein in vitro die HIV-Infektion der Zielzelle blockieren können (Pert, C.B. et al., 1986), konnten von mehreren Seiten nicht bestätigt werden (Sodroski, J., et al., 1987, Hunsmann, G. et al.), so daß eine praktische Anwendung dieses Prinzips – Neutralisation des Virus durch Rezeptorpeptide – zur Zeit nicht möglich erscheint.

Wiederherstellung defekter Immunfunktionen

Immunstimulation

Der sekundäre Immundefekt ist ein weiteres potentielles Ziel der Therapie; mit dem zunehmenden Ausfall der „Helfer"-Funktion nehmen zelluläre und humorale Abwehrfunktionen ab und es kommt zum Auftreten der schließlich tödlichen Häufung opportunistischer Infektionen. Substanzen wie Inosine pranobex (INPX) und Dithiocarb sind deshalb als „Immunstimulanzien" in begrenzten Studien eingesetzt worden, ohne daß bisher – trotz Berichten über eine vorübergehende Besserung des klinischen Allgemeinzustandes – eine nachweisbare Verlängerung der Überlebenszeit bei AIDS- oder ARC-Kranken erreicht werden konnte (Brunner, R., 1988). Eine Reihe zur Zeit noch laufender prospektiver Studien muß abgewartet werden, ehe der Einsatz solcher Substanzen gerechtfertigt erscheint. Dabei muß davon ausgegangen werden, daß unter den Bedingungen einer HIV-Infektion der Umsatz von T-Lymphozyten im lymphatischen System wesentlich beschleunigt ist, und daß die Stimulation von T-Lymphozyten ohne gleichzeitige wirksame virostatische Behandlung zu einer verstärkten HIV-Replikation führen kann. Auch andere „immunmodulierende" Substanzen wie z.B. Interferon-gamma oder Interleukin-2 konnten bisher in Pilotstudien nicht überzeugen. Die auf den ersten Blick scheinbar einleuchtende Anwendung sogenannter Immunstimulanzien kann daher zur Zeit nicht als erfolgsversprechende Behandlung angesehen werden.

Tabelle 1. Anforderungen an ein optimales Medikament zur Behandlung der HIV-Infektion

Effektive Hemmung der Virusreplikation in vivo (Dosis, Pharmakokinetik)
Keine immunsuppressive Nebenwirkung
Minimale Toxizität, auch bei Langzeitbehandlung
Liquorgängigkeit
Orale Wirksamkeit
Lange Halbwertszeit
Billige Herstellung

Immunglobuline

Bei HIV-1-infizierten Kindern konnte erstmals über eine signifikant lebensverlängernde Wirkung einer regelmäßigen Substitution mit intravenösem Immunglobulin G berichtet werden (Oleske, J.M. et al., 1985). In einer 20-monatigen randomisierten prospektiven Studie wurde kürzlich gezeigt, daß bei AIDS-Patienten die hochdosierte intravenöse Substitution mit 200 mg/kg Ig G in zweiwöchigem Abstand zu einer hochsignifikanten Verlängerung der Überlebenszeit führt (Brunkhorst, U., et al.). Der Wirkungsmechanismus dieser Substitution ist nicht endgültig geklärt; möglicherweise kommt es zu einer Reduktion der Stimulation von T-Lymphozyten als Folge eines verminderten Antigeneinstroms und damit zu einer Verminderung der Virusreplikation. Eine sichere Wirksamkeit bei früheren Stadien der HIV-Infektion (ARC) konnte bisher nicht nachgewiesen werden.

Indikation für die Behandlung mit Azidothymidin (AZT)

Einführung

AZT (Zidovudine, Retrovir)ist seit Mai 1987 für die Behandlung der HIV-Infektion im Handel erhältlich. Es ist ein bisher noch wenig erprobtes Medikament, das schwere Nebenwirkungen verursachen kann. Bei der Verschreibung und den erforderlichen Therapiekontrollen sollte der niedergelassene Arzt stets die Zusammenarbeit mit Zentren suchen, die Erfahrungen in der Therapie von AIDS-Patienten haben.

Wirkungsweise

AZT gehört von seiner Wirkungsweise her zur Gruppe der Reverse-Transkriptase-Inhibitoren. Es ist ein Analogon der Nuklein-Säure Thymidin. Bei der Transkription von RNS in DNS wird es als „falscher Baustein" in die DNS eingebaut und bewirkt auf diese Weise den Abbruch der weiteren DNS-Synthese. AZT behindert somit die Bildung der pro-Virus-DNS aus Virus RNS.

Bei Patienten in einem fortgeschrittenem Stadium der HIV-Infektion kann AZT zu einer Verbesserung des Allgemeinzustandes führen. In den meisten Fällen kommt es zu einer Gewichtszunahme, zu einer Verbesserung der Leistungsfähigkeit und zu einer Verminderung des Mundsoors. Es muß jedoch bedacht werden, daß AIDS durch AZT nicht geheilt werden kann. Alle Manifestationen des AIDS, insbesondere die Pneumocystis carinii Pneumonie, können auch unter einer AZT-Therapie auftreten. Bekannt sind eine Reihe von Nebenwirkungen, die z.T. schwerwiegend verlaufen können. Die gefährlichsten Nebenwirkungen entstehen durch den knochenmarksuppressiven Effekt der Substanz. Zu befürchten sind schwere Anämien und Leukopenien. Während man die Anämien durch die Gabe von Bluttransfusionen und eventuell durch Dosisreduktion beherrschen kann, stellen die Leukopenien unter Umständen eine limitierenden Faktor für die weitere Therapie dar. Wegen der erwähnten Nebenwirkungen sind engmaschige, therapiebegleitende Kontrolluntersuchungen unerläßlich.
In einigen Fällen treten vor allem in der Anfangsphase Kopfschmerzen und Übelkeit auf. Es handelt sich hierbei um Symptome, die sich meistens spontan, ohne spezifische The-

rapie zurückbilden. Gelegentlich beschriebene Verwirrtheits- und Benommenheitszustände können unter Umständen eine Dosisreduktion erforderlich machen.

Untersuchungen über den Langzeitverlauf unter AZT haben gezeigt, daß die anfänglichen Therapieerfolge nicht von Dauer sind. Nach ca. 200 Tagen klagt ein großer Teil der Patienten über eine Abnahme der Leistungsfähigkeit, über eine Zunahme der Allgemeinsymptome und über einen Gewichtsverlust, der drastisch sein kann. Auch der initiale Helferzellanstieg ist nicht mehr nachweisbar. Die Helferzellen fallen nach ca. 100 Therapietagen wieder ab und sinken zum Teil unter den Ursprungswert. Dennoch kommen die meisten Therapiestudien zu dem Schluß, daß sich unter AZT die Lebenserwartung der AIDS-Patienten deutlich verlängert.

Da auch unter der AZT-Therapie HIV aus Patientenblut isoliert werden kann, muß man davon ausgehen, daß Patienten unter AZT weiterhin infektiös sind.

Entgegen ersten Annahmen, daß Patienten unter AZT nicht mehr infektiös seien, wissen wir heute, daß auch unter der AZT-Therapie das Virus isoliert werden kann.

Indikationen für die AZT-Therapie

Nach heutigem Kenntnisstand (Juni 1988) können folgende Patientengruppen von der AZT-Therapie profitieren:

1. Patienten mit dem Vollbild AIDS
2. Patienten mit symptomatischem Stadium 2 b (WR 3-5)
3. Patienten mit progredientem HIV-Dementia-Komplex
4. Patienten mit schwerer, HIV-bedingter Thrombozytopenie

Zu 1: Grundsätzlich können alle Patienten, die sich im Stadium AIDS befinden, nach Ausschluß entsprechender Kontraindikationen, mit AZT behandelt werden. Dies gilt sowohl für solche, die eine opportunistische Infektion durchgemacht haben, als auch für solche, die im Rahmen von AIDS einen Tumor entwikkelt haben.

Die AZT-Therapie sollte möglichst rasch nach erfolgreicher Behandlung der ersten Episode einer opportunistischen Infektion (OI) beginnen. Bei Auftreten einer Pneumocystis carinii Pneumonie (PcP) bzw. einer ZNS-Toxoplasmose wird die AZT-Therapie für die Dauer der Behandlung der akuten Infektion unterbrochen. Im Anschluß an die Behandlung wird die Therapie wieder fortgesetzt. Obwohl AZT das Auftreten neuer opportunistischer Infektionen nicht verhindern kann, deuten die bisherigen Erfahrungen darauf hin, daß zumindest die Pneumocystis carinii Pneumonie unter der AZT-Therapie rascher und mit weniger Komplikationen ausheilt. Bei Auftreten einer Herpes Simplex- bzw. Zoster-

Infektion, einer Soor Oesophagitis bzw. einer Tuberkulose ist das Absetzen von AZT für die Dauer der Behandlung der akuten Infektion meistens nicht erforderlich.

Bei Patienten mit einem Kaposi-Sarkom (KS), das nicht chemotherapeutisch behandelt wird, kann ebenfalls AZT eingesetzt werden, wobei AZT aber nicht direkt auf das Kaposi-Sarkom selbst wirkt. Man erhofft sich bei diesen Patienten vor allem eine Verbesserung der Allgemeinsymptome. Patienten mit malignen Lymphomen können nach erfolgreicher Chemotherapie in der Remissionsphase mit AZT behandelt werden.

Zu 2: Bei Verschlechterung der immunologischen Parameter, bei Zunahme von Allgemeinsymptomen und bei persistierendem Mundsoor sollten ebenfalls AZT eingesetzt werden.

Zu 3: Bei Patienten, die an einem HIV-Dementia-Komplex leiden, sollte ein Versuch mit einer AZT-Therapie gemacht werden. In einigen Fällen ist es unter dieser Behandlung zu deutlicher Besserung der mentalen Funktionen gekommen.

Dosierung

AZT ist eine Substanz mit einer niedrigen therapeutischen Breite. Zu hohe Dosierungen führen zu unerwünschten Nebenwirkungen. Bewährt hat sich eine Tagesdosis zwischen 800 und 1.200 mg/die verteilt auf 5 Dosierungen. Eine Nachtdosis ist nach heutigem Kenntnisstand nicht unbedingt erforderlich. Mit einer kurzfristigen Änderung der Dosierungsempfehlungen muß gerechnet werden. Wegen den z.T. schweren Nebenwirkungen müssen die Patienten regelmäßig in etwa 14-tägigen Abständen untersucht werden. Der Arzt muß hierbei besonders auf Veränderungen des Blutbildes und auf das Auftreten neuer behandlungsbedürftiger opportunistischer Infektionen achten. Bei Auftreten von schweren Anämien kann die Gabe von Blut bzw.eine Dosisreduktion oder eine Therapiepause erforderlich sein. Auch schwere Leukopenien (<1 000) können ein Grund für eine Therapiepause sein. Die Behandlung kann nach Anstieg des HBs auf mehr als 10 g% bzw. der Leukozyten auf über 2000 in der Regel mit einer geringeren Dosis fortgeführt werden.

Kontraindikationen

Bei der schon vor der Therapie bestehender Anämie (Hb < 10 g%), Fieber unklarer Genese und Symptome, die auf eine OI hinweisen, sollte zuerst die Klärung dieser Befunde erfolgen.

Die Frage, ob eine Unverträglichkeit von AZT mit anderen Medikamenten besteht, ist wegen der geringen Erfahrung mit dieser Substanz noch nicht klar.

Keine Bedenken bestehen gegen die Kombination mit Ketokonazol und

Aciclovir. Kombinationen mit Tuberkulostatika bzw. mit Aspirin werden meisten gut vertragen, allerdings sind in Einzelfällen allergische Reaktionen beobachtet worden. AZT sollte nach heutigem Kenntnisstand nicht mit Parazetamol, Psychopharmaka, Cotrimoxazol (hochdosiert), DHPG kombiniert werden.

Da für die Prophylaxe der Pneumocystis carinii Pneumonie, bzw. der Hirntoxoplasmose häufig Folsäureantagonisten wie Cotrimoxazol, Pyrimethamin/Sulfadoxin (Fansidar) gegeben werden, stellt sich hier im besonderen Maße die Frage nach der Verträglichkeit einer Kombination dieser Substanzen mit AZT. Nach heutigem Kenntnisstand können solche Kombinationen versucht werden. Allerdings ist darauf zu achten, daß die Dosierung der Folsäureantagonisten, die für die Prophylaxe empfohlenen Richtwerte nicht überschreitet. Engmaschige Kontrollen des Blutbildes sind erforderlich.

Nebenwirkungen

Kopfschmerzen und Magenunverträglichkeit können in den ersten Tagen nach Therapiebeginn auftreten. Sie verschwinden zumeist nach kurzer Zeit und sind kein Grund zur Therapieunterbrechung. Gelegentliche Exantheme sind ebenfalls kein Grund zum Absetzen von AZT. Selten werden schwere Hautallergien und Verwirrtheitszustände beobachtet. Die Frage einer Weiterführung der Therapie ist individuell zu klären.

Beobachtungen über Interaktionen mit anderen Medikamenten sowie bislang nicht bekannte Nebenwirkungen sollten unbedingt rasch gemeldet werden (Arzneimittelkommission der Deutschen Ärzteschaft, Dieselstr. 2, 5000 Köln 40).

Zusammenfassung

Die AZT-Therapie kann die HIV-Infektion nicht heilen und bewirkt auch nicht, daß die Betroffenen das Virus nicht weitergeben können. Sicher ist aber, daß die Lebensqualität unter AZT bei Patienten mit AIDS und fortgeschrittenem Immundefekt verbessert werden kann. Nicht sicher dagegen ist, ob die bisher vorliegenden Studien den Schluß zulassen, daß AZT zumindest bei AIDS-Patienten lebensverlängernd wirkt.

Wegen der Nebenwirkung und dem noch nicht ausreichend gesicherten positiven Effekt sollte die AZT-Therapie nur in Zusammenarbeit mit Kollegen, die mit diesem Medikament bereits Erfahrung haben, gegeben werden.

Medikamente in der Forschung

(Übersetzung aus CDC AIDS Weekly)
p.o.box 5528, Atlanta, Georgia 30307-0528, USA

ACICLOVIR

(Auch bekannt als: ACV. Chemischer Name: 9-(2-Hydroxyethoxy)-methyl)guanin-Natrium. Handelsname: Zovirax. Hersteller: Deutsche Wellcome, Burgwedel 1. FDA-Status: zugelassen als Arzneimittel zur Behandlung von Herpes-simplex-Infektionen.)

Aciclovir ist das erste Produkt aus der Reihe der Nukleosid-Analoga (s.d.) mit antiviraler Aktivität, das als Arzneimittel zugelassen wurde; es wird üblicherweise gegen Herpes genitalis verordnet. Ferner wurde es eingesetzt zur Therapie von opportunistischen Herpes-Infektionen bei AIDS-Patienten.

Aciclovir zeigte zwar weder in vitro noch in vivo eine Anti-HIV-Aktivität, doch neuere Forschungsarbeiten deuten darauf hin, daß die Substanz die antivirale Wirkung von Azidothymidin (AZT) um immerhin 300% steigern kann.

Zwei Phase-1-Studien von AZT und Aciclovir laufen zur Zeit in den USA: eine Pilotstudie an Patienten mit AIDS und AIDS-related-Komplex (ARC) an den National Institutes of Health (NIH) in Bethesda, MD, und eine Wirksamkeitsstudie der AIDS Treatment Evaluation Unit (ATEU) des National Institute of Allergy and Infectious Diseases (NIAID) an Patienten mit ARC und persistierender generalisierter Lymphadenopathie (PGL) an der University of Washington in Seattle.

Dieses Behandlungsschema wird außerdem in einer placebokontrollierten klinischen Doppelblindprüfung an AIDS- und ARC-Patienten sowie HIV-positiven Personen in mehreren europäischen Klinikzentren unter Federführung von Burroughs Wellcome (Hersteller von Aciclovir und AZT) untersucht.

Weitere Informationen siehe bei: Bach, M.: N. Engl. J. Med. 1987, 316(9): 547 (AZT/Aciclovir-Wechselwirkung).

AL-721

(Chemischer Name: Lipidgemisch. Hersteller: Ethigen Corp. (früher: Praxis Pharmaceuticals), Los Angeles, CA. FDA-Status: Neues Forschungspräparat.)

AL-721 ist ein einfaches Gemisch von sieben Teilen neutraler Glyzeride, zwei Teilen Phosphatidylcholin (Lecithin) und einem Teil Phosphatidylethanolamin; diese Komponenten werden aus Hühner-Eidottern extrahiert. Die Substanz wird vom Hersteller als aktivierte Lipide im Verhältnis von 7:2:1 beschrieben, daher ihr Name.

AL-721 wurde von Forschern am Weizmann Institute of Science in Israel entwickelt, als man nach Möglichkeiten suchte, die Rigiditit von Zellmembranen bei älteren Menschen zu verringern. Man stellte fest, daß das AL-721-Gemisch ganz wesentlich wirksamer war als Lecithin-Liposomen, um Cholesterin aus Zellmembranen zu extrahieren und den Solzustand der Membran zu verbessern.

Der Befund, daß HIV eine starre, hochvisköse Lipidmembran mit ungewöhnlich hohen Cholesterinspiegeln besitzt, führte zu Experimenten, aus denen hervorgeht, daß AL-721 die Virusmembran verflüssigt und es ihr unmöglich macht, sich an den T4-Rezeptor von Wirtszellen anzulagern. Diese In-vitro-Studien lassen erkennen, daß AL-721 die HIV-Hüllenmembran verändert und die Virus Übertragung von Zelle zu Zelle wie auch von Virion zu Zelle blockiert. Es wird hypothetisiert, daß AL-721 wegen seiner Fettlöslichkeit die Blut-Hirn-Schranke passieren kann, eine Eigenschaft, die im allgemeinen als notwendig für Anti-HIV-Therapeutika betrachtet wird.

Vorläufige Untersuchungen an älteren Patienten zeigten keine Toxizität oder Nebenwirkungen, die auf AL-721 zurückzuführen wären. Bei den betreffenden Personen war die lymphozytäre Proliferationskapazität wiederhergestellt.

Klinische Prüfungen der Phase 1 und Phase 2 an 8 HIV-seropositiven Personen mit progressiver generalisierter Lymphadenopathie (PGL) wurden am St. Luke's/Roosevelt Hospital Center in New York durchgeführt. Nach einer achtwöchigen Pilotstudie der Phase 1 verstarb ein Patient, doch fünf der anderen sieben Personen zeigten signifikante Reduktionen der reversen Transkriptase-Aktivität in viralen Kokultur-Assays, und vier von fünf Patienten mit Immunmangelzuständen wiesen eine ausgeprägte Besserung der Immunfunktion auf, wie anhand der durch Pokeweed-Mitogen induzierten lymphoproliferativen Reaktion demonstriert wurde. In der sechsmonatigen Phase-2-Prüfung (jetzt auf 12 Monate erweitert) kam es bei den Patienten zu einem Rückgang der reversen Transkriptase-Aktivität um 60% und zu anhaltender immunologischer Besserung; Nebenwirkungen traten nicht auf.

Bei einem Krebs-Symposium in Nizza, Frankreich, berichteten im April 1987 Yehuda Skornick und Meir Shinitzky vom Rokach Hospital in Israel über klinische Prüfungen von AL-721 in der Behandlung von 14 AIDS-Patienten, 13 ARC-Kranken und einem Patienten mit progressiver generalisierter Lymphadenopathie (PGL). Wie es hieß, ließen Fieber und Nachtschweiß bei den Patienten nach, das Gewicht stieg an, und opportunistische Infektionen traten seltener auf. Ein Anstieg der CD4+ Lymphozyten wurde nicht beobachtet.

Nach einem Bericht aus dem Kaplan Hospital in Rehovot, Israel, zeigten fünf AIDS-/ARC-Patienten nach zweimonatiger Behandlung mit AL-721 eine klinische Besserung.

Großangelegte Versuche mit AL-721 mußten zunächst warten, bis der Hersteller in der Lage war, die Produktionskapazität zu erweitern; diese Vorbereitungsarbeiten wurden jetzt abgeschlossen. Eine placebokontrollierte Doppelblindstudie an ARC- und PGL-Patienten wird zur Zeit von den AIDS Treatment Evaluation Units (ATEU) des National Institute of Allergy and Infectious Diseases (NIAID) in New York durchgeführt. Eine weitere breitbasige Pilotstudie mit AIDS- und ARC-Patienten läuft gegenwärtig in New York und in Israel.

Da alle Inhaltsstoffe von AL-721 natürliche Nahrungsbestandteile sind und da die positiven Ergebnisse der ersten Pilotstudie in der Öffentlichkeit starke Beachtung fanden, nahmen viele AIDS- und ARC-Patienten sowie HIV-seropositive Personen Generika-Zubereitungen von AL-721 ein. Diese generischen Formen der Substanz, manche auf der Basis von Ei-Lecithin, andere von Soja-Lecithin, werden nun von einer Reihe von Herstellern bereits angeboten; eine Ei-Lecithin-Version wird von der „Persons With AIDS Health Group“ in New York zum Selbstkostenpreis vertrieben. Wissenschaftliche Informationen über die Wirksamkeit dieser generischen Versionen von AL-721 als AIDS-Therapeutika liegen nicht vor. In einer informellen Übersicht, durchgeführt von „Project Inform“ in San Francisco, wurden von 898 Fragebögen, die man an die Abonnenten des Nachrichtenblattes dieses Projektes verschickt hatte, 147 zurückgeschickt. Von den 110 Antwortenden, die angaben, irgendeine Form von AL-721 drei Wochen oder länger benutzt zu haben, berichteten 55 (50%), daß die Behandlung geholfen habe, 38 (34,5%) hielten die Wirkung für ungewiß, und 17 (15,5%) sahen die Behandlung als nutzlos an. Diejenigen, die Ei-Lecithin-Produkte verwendeten, meinten seltener, daß die Behandlung zwecklos sei.

Weitere Informationen siehe bei: Crews, Fulton T., et al., in: J. Cell Biochem. 1987 (Suppl. 11D):64, und Sarin, P.S., et al. in: N. Eng. J. Med. 1985, 313 (20):1289-1290 (In-vitro-Studien).

AMPLIGEN

(Auch bekannt als: Poly I:C, poly IC12U. Chemischer Name: Poly(I)-Poly(C12,U). Hersteller: HEM Research, Rockville, Md. Die Vertriebsrechte wurden verkauft an die Firma Dupont Co., Wilmington, DL, die auch eine Minoritätsbeteiligung an HEM erworben hat. FDA-Status: Neues Forschungsarzneimittel.)

Ampligen ist ein Mismatch-Doppelstrang-RNA-Polymer, d.h., ein Polynukleotid-Derivat von Poly(I)-Poly(C) mit vereinzelten Uracilresten im Polypyrimidin-Strang, um Aufspaltungsstellen für RNase-L bereitzustellen, das Enzym, das die Doppelstrang-RNA abbaut. Diese Einbringung von Uracil in die Polycytidyl-Kette eines hochtoxischen parentalen RNA-Komplexes führt zu einem untoxischen Polymer (Ampligen), das eine Stimulation des nichtmitogenen Immunsystems bewirkt.
Indem Ampligen als biologischer Reaktionsmodifikator wirkt, steigert es die intrazelluläre antivirale Aktivität durch Anregung der Interferon-Produktion, durch Aktivivierung natürlicher Killerzellen (NK) und durch Verstärkung des internen antiviralen Mechanismus der Zellen, die antivirale 2'-5'-Oligadenylat/RNase-L-Wirkbahn.
Forscher, die an der Entwicklung von Ampligen beteiligt waren, erklärten in der Lancet-Ausgabe vom 6. Juni 1987, daß auf der Basis einer Pilotstudie an zehn Patienten, davon fünf mit AIDS, zwei mit ARC und drei mit dem Lymphadenopathie-Syndrom (LAS), „Ampligen, kurzfristig gesehen, sowohl die Fähigkeit zu besitzen scheint, die immunologische Funktion wiederherzustellen als auch die HIV-Replikation unter Kontrolle zu bringen."

Die meisten AIDS-Patienten zeigten zwar nur eine gewisse Besserung (ein Patient starb nach siebenwöchiger Behandlung an einem zweiten Ausbruch einer PCP), doch bei den ARC-/LAS-Patienten kam es zu deutlich besseren T-Zellen-Quotienten und zu anhaltenden Reduktionen von HIV-RNA- und HIV-Infektionsherden. Diese Patienten zeigten außerdem eine verbesserte T- und B-Zellen-Immunfunktion. Bei drei der fünf LAS-Patienten wurde ein Rückgang der Lymphadenopathie beobachtet.

Frühere Untersuchungen hatten ergeben, daß Ampligen synergistisch mit AZT wirkt, indem es dessen Wirksamkeit steigert und die für den therapeutischen Effekt notwendige Dosierung reduziert. Über synergistische Wirkungen mit Alpha-Interferon wurde ebenfalls berichtet.

Vorläufige Ergebnisse von klinischen Prüfungen der Phase 1 an Krebskranken ließen keine unerwünschten Nebenwirkungen von Ampligen erkennen.

Eine offene klinische Prüfung der Phase 3 an 200 ARC-/LAS-Patienten läuft zur Zeit an der Hahnemann University in Philadelphia, PA. Doppelblinde, placebokontrollierte klinische Prüfungen mit ARC-Patienten sind gegenwärtig am George Washington University Medical Center in Washington, DC, der Hahnemann University in Philadelphia und dem Institute of Immunology in Houston, Texas, im Gange. Die letztgenannte Institution führt eine kleinere Pilotstudie durch. Das ATEU-Programm des NIAID entwickelt zur Zeit ein Protokoll für klinische Prüfungen von Ampligen.

Weitere Informationen siehe bei: Carter et al. in: Lancet 1987, i(8545):1286-1295 (Pilotstudie); D.R. Strayer et al. in: J. Cell Biochem. 1987 (Suppl. 11 D):70 (Pilotstudie); Mitchell et al. in: Lancet 1987, i(8538):890-2 (Ampligen/AZT-Synergie); Brodsky et al. in: J. biol. Resp. Mod.1985, 4:669-75 (erste klinische Prüfungen).

AZT

(Auch bekannt als: Azidothymidin, Zidovudine, BW A509U, Compound S. Chemischer Name: 3'-Azido-3'-Desoxythymidin. Handelsname: Retrovir (AZT ist ebenfalls ein eingetragenes Warenzeichen von Burroughs Wellcome). Hersteller: Burroughs Wellcome Co., Research Triangle Park, NC. FDA-Status: zugelassen als neues Arzneimittel. Vertrieb in Bundesrepublik: Deutsche Wellcome, Burgwedel.)

AZT ist die erste Substanz aus der großen Reihe der Nukleosid-Analoga (s.d.) mit Anti-HIV-Potential, das in die klinische Prüfung gelangte, und das erste Mittel, bei dem der Nachweis gelang, daß man damit bei bestimmten AIDS- und ARC-Patienten eine bedeutsame klinische Besserung erreichen kann. Es wurde erstmals von dem Forscher Jerome Horowitz der Michigan Cancer Foundation bei Arbeiten synthetisiert, die teilweise vom National Cancer Institute (NCI) finanziert worden waren. Da begrenzte Tests keine therapeutische Verwendbarkeit für das Arzneimittel aufzeigten, lag es sozusagen in der Schublade, bis 1981 Burroughs Wellcome die Substanz als ein potentielles antibakterielles Mittel resynthetisierte.

Auf der Suche nach ausrangierten Substanzen, die eine Anti-HIV-Aktivität besitzen könnten, schickte Burroughs Wellcome AZT an die Duke University und an das NCI. Die Anti-HIV-Effekte wurden in vitro bestätigt, und klinische Prüfungen der Phase 1 an Menschen begannen 1985. Die inzwischen berühmten, aber kontroversen placebokontrollierten Phase-2-Prüfungen mit AZT begannen Anfang 1986. Als neues Arzneimittel wurde AZT von der FDA im März 1987 zugelassen. Heute wird AZT mehr als 10 000 Patienten mit AIDS und ARC verordnet; weitere 2000 Personen nehmen das Arzneimittel in laufenden klinischen Prüfungen ein. Wegen seiner hohen Toxizität (siehe unten) und wegen seiner Kosten, die nach Schätzungen des Herstellers zwischen $ 7000 und $ 10 000 pro Patient pro Jahr liegen (wobei die Firma ihre Entwicklungskosten auf $ 80 Millionen beziffert), bleibt das Medikament umstritten.

Die Wirkung von AZT beruht wie die anderer Nukleosid-Analoge auf seiner begrenzten Phosphorylierung innerhalb von Wirtszellen. Diese 5'-Triphosphat-Form von AZT konkurriert dann mit der reversen Transkriptase von HIV, wodurch die DNA-Synthese beendet und somit die HIV-Replikation gehemmt wird. Bei den doppelblinden, placebokontrollierten klinischen Prüfungen von AZT, die im Februar 1986 begannen, wurden 160 AIDS- und 122 ARC-Patienten aus 12 amerikanischen Klinikzentren rekrutriert. Als die Prüfungen im September 1986 auf Empfehlung des NIAID Data Safety and Monitoring Board gestoppt wurden, waren 19 Patienten unter Placebo und einer unter AZT-Behandlung gestorben. Im Anschluß daran erhielten alle Teilnehmer an der Studie AZT. Bis März 1987 starben 16 weitere Personen der Placebogruppe (von denen vier niemals AZT erhalten hatten) und 10 Patienten unter AZT-Therapie.

Abgesehen davon, daß die Überlebenswahrscheinlichkeit größer war, ergaben sich bei den Patienten, die AZT mindestens 6 Wochen lang erhielten, eine verzögerte Progredienz von ARC zu AIDS, eine allgemeine klinische Besserung mit Gewichtszunahme und weniger opportunistische Infektionen.
Eine schwere Knochenmarkssuppression erforderte bei 34% der AZT-Patienten eine Dosisreduzierung oder ein Absetzen der Therapie; eine Neutropenie entwickelte sich bei 39% der Patienten unter AZT. Eine Anämie mit Abfall der Hämoglobinspiegel um 25% trat bei 24% der AZT-Behandelten auf, und 21% derjenigen unter AZT bedurften multipler Bluttransfusionen.
Die Untersucher fanden heraus, daß es zahlreichen Teilnehmern an der Studie gelang, das Prüfprotokoll zu hintergehen. Nachdem man ihnen während des Aufklärungsprozesses zu Beginn gesagt hatte, daß sie bestimmte Nebenwirkungen zu erwarten hätten, konnten die Probanden erstaunlich genau abschätzen, wer von ihnen das Medikament und wer Placebo erhielt. Andere Teilnehmer ließen ihre Medikation privat analysieren. Viele Probanden teilten die Dosen untereinander auf, um die Wahrscheinlichkeit zu erhöhen, den tatsächlichen Wirkstoff zu bekommen.

Allerdings bestätigten andere klinische Prüfungen die thera-peutische Wirksamkeit von AZT. In einer sechswöchigen Dosisfin-dungsstudie wiesen 15 von 19 Probanden erhöhte Zahlen von CD4-Lymphozyten auf. Bei sechs anergischen Personen entwickelte sich eine Überempfindlichkeit vom verzögerten Typ; bei acht weiteren stellten sich Zeichen einer klinischen Besserung ein. Bei Dosierungen von 10 mg alle 4 Stunden wurden mononukleäre Zellkulturen des peripheren Blutes HIV-negativ.
Drei von vier Patienten mit HIV-assoziierter neurologischer Erkrankung besserten sich ebenfalls nach AZT-Therapie. Der Patient ohne Besserung wies eine Paraplegie auf. Studien an Patienten mit AIDS-Demenz laufen zur Zeit noch.

Wegen der Toxizität von AZT wurden die Ärzte angewiesen, das Mittel nur solchen Patienten zu verschreiben, die in der Packungsbeilage ausdrücklich erwähnt sind. Darin heißt es, daß AZT „indiziert ist zur Behandlung bestimmter erwachsener Patienten mit symptomatischer HIV-Infektion (AIDS und fortgeschrittenem ARC), die die Anamnese einer zytologisch bestätigten Pneumocystis-carinii-Pneumonie (PCP) oder eine absolute CD4-Lymphozytenzahl (T4-Helfer-/Inducerzellen) von weniger als 200/mm^3 im peripheren Blut aufweisen, bevor die Therapie begonnen wird."

Eine Synergie mit AZT, die die Wirksamkeit des Medikaments steigert und die für den therapeutischen Effekt notwendige Dosis senkt (und dadurch die Toxizität vermindert), wurde für Ampligen und für Alpha-Interferon mitgeteilt. Derartige Resultate wurden ferner mit Dextransulfat berichtet, auch wenn diese Daten später von anderen Forschern in Frage gestellt wurden.

Befunde aus sechs separaten Experimenten lassen vermuten, daß Ribavirin die Wirksamkeit von AZT herabsetzt. Ein anderer Bericht deutete an, daß Aciclovir unerwünschte Reaktionen bei Patienten unter AZT-Therapie hervorrufen kann.

Da eine Glukuronidierung in der Leber der hauptsächliche Eliminationsweg des Körpers für AZT ist, wurde eine Kombinationstherapie mit solchen Arzneimitteln wie dem Gichtmittel Probenecid als Möglichkeit vorgeschlagen, die Halbwertszeit von AZT zu verlängern. Diese Arzneimittel könnten allerdings auch die AZT-Toxizitit erhöhen.

Zahlreiche klinische Prüfungen von AZT in verschiedenen Dosierungen und mit einer Reihe anderer Arzneimittel laufen zur Zeit.

Weitere Informationen siehe bei: Fischl et al. in: N. Eng. J. Med. 1987, 317(4): 185-191 (klinische Prüfung); Broder, S., in: Ann. int. Med. 1987, 106:571-573 (Bericht an die NIH-Konferenz über eine klinische Prüfung); CDC AIDS Weekly 9/28/87, S. 2 (Warnhinweise für die Verschreibung von AZT); CDC AIDS Weekly, S. 5 (ethische Bedenken zu Formfehlern in klinischen Prüfungen); Richmanet al. in: N. Eng. J. Med. 1987, 317 (4):192- 197 (Toxizität); Ueno, R., und Kuno, S., in: Lancet i (8545):1379 (Synergie mit Dextransulfat); Berenbaum, M., in Lancet ii (22. August):461 (Synergie mit Dextransulfat fraglich); Yarchoan, R., und Broder, S., in: N. Eng. J. Med. 317 (10): 629-630 (virale DNA-Ketten-Endigung); CDC AIDS Weekly 1. 6. 1987 (Alpha-Interferon-Synergie); Schooley, R., et al. in: Science 1987, 13. März (Ribavirin-Antagonismus der AZT-Wirkung); Bozzette et al. in: J. Cell Biol. 1987 (Suppl. llD) :64 (hämatologische Toxizität).

DESCICLOVIR

(Auch bekannt als: DCV und BW A 515 U. Chemischer Name: 9-((2-Hydroxyethoxy-)methyl)-2-aminopurin. Hersteller: Burroughs Wellcome Co., Research Triangle Park, N.C. FDA-Status: Neues Forschungsarzneimittel. Vertrieb in Deutschland: Deutsche Wellcome GmbH, Burgwedel.)

Das 6-Desoxy-Derivat von Aciclovir, Desciclovir, ist eine der neuen Substanzformen, die man „Prodrugs" nennt. Sie werden durch metabolische Prozesse zu aktiven Arzneimitteln umgewandelt. Desciclovir wird durch das Enzym Xanthinoxidase zu Aciclovir umgewandelt. Da es löslicher ist und besser resorbiert wird als Aciclovir, erwartet der Hersteller, daß es wirksamer ist als seine Muttersubstanz.

Bei der Dritten Internationalen Konferenz über AIDS 1987 be-richteten Deborah Greenspan et al. über doppelblinde, placebo-kontrollierte klinische Prüfungen der Wirksamkeit einer Behandlung der Haarzellen-Leukoplakie (HL) im Mund, eines AIDS-assoziierten Prozesses, bei dem Epstein-Barr-Viren (EBV) mit voller Replikation nachgewiesen wurden. Keiner der 14 Patienten dieser Studie hatte AIDS, als die Prüfungen begannen. Alle sieben Patienten, die 250 mg/Tag Desciclovir oral einnahmen, zeigten eine vollständige oder erhebliche klinische Besserung der HL-Prozesse, Während bei den sieben Patienten unter Placebo keine Veränderung festgestellt wurde. Ein „dramatischer" Rückgang der EBV-Infektion in der Arzneimittelgruppe wurde ebenfalls mitgeteilt.

Eine klinische Phase-1-Prüfung von Desciclovir und AZT als Kombinationstherapie läuft zur Zeit im San Francisco General Hospital und im Veterans Administration Center in San Diego.
Klinische Prüfungen der Phase 2 werden gegenwärtig von der Herstellerfirma bei immungeschwächten Patienten durchgeführt.

DEXTRANSULFAT

über Dextransulfat und andere Polyanionen wird in der nächsten Folgelieferung berichtet.

DHPG

(Auch bekannt als: Ganciclovir, 2'-NDG, BIOLF-62, BW B759U. Chemischer Name: 9((1,3-Dihydroxy-2-propoxy)methyl)guanin. Hersteller: Burroughs Wellcome, Research Triangle Park N.C., und Syntex Laboratories Inc., Palo Alto, Kalifornien. FDA-Status: neues Forschungspräparat.)

DHPG, eng verwandt mit Aciclovir, ist ein Purin-Analog, das anscheinend in die Virus-DNA inkorporiert wird und die Virus-Replikation beendet. Es wurde nachgewiesen, daß DNPG in vitro eine Wirkung gegen Herpesviren besitzt, darunter auch Epstein-Barr-Virus und Zytomegalievirus (CMV).

Klinische Studien zeigten, daß DHPG wirksamer ist zur Therapie einer CMV-Retinitis als zur Behandlung von CMV-Infektionen anderer Organe. Nach Mitteilungen der Collaborative DHPG Treatment Study Group sprach eine CMV-Retinitis auf DHPG-Therapie an, nicht dagegen eine CMV-Kolitis bei demselben Patienten.

Noch laufende klinische Studien zeigten, daß DHPG nützlich ist in der Behandlung einer CMV-Retinitis, auch wenn eine Retina-Nekrose eine Wiederherstellung der verlorenen Sehkraft bei den meisten Patienten verhindert.

Nebenwirkungen sind Neutropenie, offenbar als Reaktion auf hohe Arzneimittelspiegel während der Erhaltungstherapie, sowie bei manchen Patienten Löcher im dünnen, atrophischen Retina-Gewebe bei in Regression befindlichen Prozessen.

Neue In-vitro-Studien zeigen eine synergistische Anti-CMV-Wirkung von DHPG in Kombination mit Difluoromethylornithin (DFMO), einer Versuchssubstanz, die als potentielles Therapeutikum gegen eine AIDS-bedingte Pneumocystis-carinii-Pneumonie (PCP) geprüft wird. Ein Protokoll zur Untersuchung der In-vivo-Wirksamkeit dieser Arzneimittelkombination wird zur Zeit vorbereitet.

Weitere Informationen siehe bei: Holland et al. in: Ophthalmology 1987, 94(7):815-822, und Diskussion von D.J. D'Amico, 822-823 (Behandlung der CMV-Retinitis); N. Eng. J. Med. 1986, 314:801-805 (Bericht der Collaborative DHPG Study Group über die Behandlung einer AIDS-bedingten CMV-Infektion); Rush, J., und Mills, J., in: J. med. Virol. 1987, 21:269-276 (DHPG/DFMO- Synergie).

DOXORUBICIN

(Chemischer Name: Doxorubicin-HCl. Handelsname: Adriblastin. Hersteller: Farmitalia, Freiburg. FDA-Status: Zugelassen als rezeptpflichtiges Pharmakon zur Anwendung als antineoplastisches Antibiotikum.)

Forscher der Hiroshima-Universität und der Yamaguchi-Universität in Japan untersuchten verschiedene Antibiotika auf ihre Fähigkeit, die Aktivität der reversen Transkriptase zu inhibieren. Von drei Antibiotika – Doxorubicin, Sakyomicin A und Luzopeptin C – wurde nachgewiesen, daß sie die HIV-Replikation in vitro hemmen können, und zwar in Dosierungen, die die Lebensfähigkeit von Wirtszellen-Kulturen nicht wesentlich veränderten. Nach Ansicht dieser Forscher waren alle drei Antibiotika weit weniger toxisch (und wirksamere Hemmer der reversen Transkriptase) als Bleomycin, das in Frankreich zur Behandlung des AIDS-bedingten Kaposi-Sarkoms (KS) eingesetzt wurde.

Doxorubicin hemmte in vitro die HIV-Infektiosität und Replikation in Konzentrationen von 0,01 pg/ml bis 0,1 pg/ml.

Offene Phase-2-Prüfungen der Wirksamkeit von Doxorubicin in der Behandlung des AIDS-assoziierten KS laufen zur Zeit bei 48 Patienten in mehreren Kliniken als Teil des ATEU-Programms des NIAID.

Bei der Anwendung von Doxorubicin als antineoplastisches Medikament treten bei manchen Patienten Nebenwirkungen in Form von Knochenmarkssuppression, Kardiotoxizität, Übelkeit und Fieber auf. Neuere Befunde lassen jedoch vermuten, dan Doxorubicin, das in Liposomen eingekapselt ist, gut vertragen wird und daß die liposomale Doxorubicin-Gabe viele dieser toxischen Wirkungen abschwächt.

Weitere Informationen siehe bei: Nakashima et al. in: J. Antibiotics 1987, 40(3):396-399 (Doxorubicin); Ferradini, L., et al. in: Lancet 1987, ii(8559):624-625 (liposomale Doxorubicin- Gabe); Tanaka, N., in: Jap. J. Canc. Res. 1986, 77:324-326 (Sakyomicin A); Inouye, Y., in: J. Antibiotics 1987, 40(1):100-104 (Luzopeptin, Bleomycin).

FOSCARNET

(Auch bekannt als: Phosphonoformat, Phosphono-Ameisensäure und PFA. Chemischer Name: Trinatrium-Phosphonoformat. Handelsname: Foscarnet und Foscavir. Hersteller: Astra Pharmaceuticals, Södertälje, Schweden, bzw. Astra Chemicals, Wedel/Holstein. FDA-Status: Neues Forschungspräparat.)

Foscarnet, ein Pyrosphosphat-Analog, wirkt durch nichtkompetitive Hemmung von Substraten und Matrizen der reversen Transkriptase. In niedrigeren Konzentrationen als denen, die auf die Wirtszellen-Polymerase einwirken, hemmt Foscarnet die DNA-Polymerase von Herpesviren einschließlich des Zytomegalievirus (CMV).

Nach In-vitro-Studien hat Foscarnet einen Anti-HIV-Effekt. Andere Laboruntersuchungen zeigten, daß Foscarnet die Koloniebildung in T-Zellen, die man von AIDS-Patienten in Kulturen anlegte, verstärkt und daß es einen Alpha-Interferon-Synergismus aufweist.

In einer britischen Pilotstudie wurden acht AIDS-Patienten, bei denen nach der AIDS-Diagnose der Verdacht auf CMV-Pneumonie aufkam, 8 bis 26 Tage lang mit intravenösen Dauerinfusionen von Foscarnet behandelt, wobei die Serumspiegel des Arzneimittels bei 150 pg/ml gehalten und die Infusionsgeschwindigkeit entsprechend den Serum-Kreatinspiegeln eingestellt wurden.

Alle acht Patienten besserten sich innerhalb von 2 Wochen nach Einleitung der Foscarnet-Therapie. Ein Patient mit gleichzeitiger Toxoplasmose-Pneumonie verschlechterte sich dann; es stellte sich heraus, daß sich eine Pneumocystis-carinii-Pneumonie (PCP) bei ihm entwickelt hatte. Die übrigen sieben Patienten wurden aus der Klinik entlassen; bei drei davon klang die Pneumonie vollständig ab, die anderen vier besserten sich. Im weiteren Verlauf traten allerdings bei zwei Patienten letale Rezidive

auf, und zwei weitere Patienten starben später an anderen opportunistischen Infektionen.
Nebenwirkungen waren Thrombophlebitis, erhöhtes Serum-Kreatin und herabgesetzte Hämoglobinspiegel; sie waren nach Absetzen der Therapie reversibel. Diese Forscher führen gegenwärtig eine placebokontrollierte Prüfung von Foscarnet bei AIDS-Patienten mit Pneumonie durch, die gleichzeitig mit Co-Trimoxazol behandelt werden.
Eine klinische Prüfung der Phase 1, unterstützt vom ATEU-Programm des NIAID, ist zur Zeit ebenfalls in Gange bei Patienten mit AIDS und CMV-Retinitis.
Weitere Informationen siehe bei: Farthing, C., et al. in: J. med. Virol. 1987, 22:157-162 (klinische Prüfung); Vaghefi, M.M., et al. in: J. med. Chem. 1986, 29:1389-1393 (antivirale Aktivität); Beldekas, J.C., et al. in: Lancet 1985, ii:128-129 (T-Zellen-Kulturen); Hartshorn, K.L., et al. in: Antimicrob. Ag. Chem. 1986, 189-191 (Alpha-Interferon-Synergie).

HPA-23

(Auch bekannt als: Antimontungstat, Heteropolyanion-23. Chemi-scher Name: Ammonium-21-tungsto-9-antimoniat. Hersteller: Rhone-Poulec Pharma, Norderstedt, in Lizenz des Pasteur-Instituts. FDA-Status: Neues Forschungspräparat.)

HPA-23, ein polyanionische Ammonium-Salz von Tungstoantimoniat, wirkt als kompetitiver Hemmer der reversen Transkriptase von Retroviren bei Mäusen und Menschen. HPA-23 wurde erstmals in den frühen 1970er Jahren getestet, allerdings ohne schlüssige Ergebnisse, als potentielles Therapeutikum gegen das Creutzfeldt-Jacob-Syndrom, eine degenerative Erkrankung des Nervensystems, die vermutlich durch ein Lentivirus verursacht ist.
Ergebnisse von klinischen Prüfungen mit HPA-23 wurden bei der 3. International Conference on AIDS 1987 mitgeteilt. In einer Studie an 69 AIDS-Patienten erhielten vier Gruppen von Probanden HPA-23 in Dosen von 0,25, 0,5, 1,0 oder 2,0 mg/kg. Die achtwöchige Behandlungsphase wurde von 43 Patienten komplett mitgemacht. Man stellte eine dosisabhängige Reduktion der reversen Transkriptase-Aktivität fest. Bei den immunologischen Parametern und den klinischen Symptomen der Probanden ergab sich keine Änderung. Nebenwirkungen waren eine verminderte Thrombozytenzahl, Leukopenie, Granulozytopenie, Fieber, Durchfall und Übelkeit.
In einer klinischen Prüfung an 15 Patienten, Über die bei der 27. Interscience Conference on Antimicrobial Agents and Chemotherapy (ICAAC) berichtet wurde, erhielten zehn AIDS- und fünf ARC-Patienten 14 Tage lang 1,5 mg/kg HPA-23 zweimal täglich. Bei 75% der Patienten kam es zu einer Abnahme der reversen Transkriptase-Aktivität um ein Viertel oder mehr gegenüber den Ausgangswerten; das Ansprechen

war jedoch schlecht bei Patienten mit vorheriger Isolierung von HIV im Liquor cerebrospinalis oder bei solchen mit einer opportunistischen Infektion. Die einzige beobachtete Nebenwirkung war eine mäßige, vorübergehende Thrombozytopenie.
Frühere klinische Studien hatten eine geringe klinische Besserung bei AIDS-Patienten unter Behandlung mit HPA-23 gezeigt.
Weitere Informationen siehe bei: Buimovici-Klein et al. in: AIDS Res. 1986, 2(4):279-283, und Rozenbaum et al. in: Lancet 1985, i:450-451 (erste klinische Prüfungen).

INTERFERON

(Auch bekannt als: INF, IFN, Human-Interferon. Hersteller und FDA-Status: Siehe nachfolgend aufgeführte Einzelheiten.)e

Interferone wurden 1957 am National Institute of Medical Research in London entdeckt. Es sind Proteine, die von den meisten Wirbeltierzellen nach Stimulation durch Viren oder Virus-Substrate gebildet werden. Manche Interferone (Beta- und Gamma-IFN, siehe unten) setzen sich zusammen aus einem Kohlenhydrat-Anteil und einem Eiweiß-Anteil. Der Name rührt daher, daß sie mit der Virusinfektion einer Zelle „interferieren“. Interferone verfügen über Antitumor-Eigenschaften und sind seit den frühen 1960er Jahren Objekte der Krebsforschung.
Interferone binden sich an Oberflächenrezeptoren der Zelle und stimulieren die Produktion von zellulären Enzymen mit verschiedenen antiviralen Wirkungen, so etwa eine Hemmung der viralen Transkription, Translation, Zusammenfügung und Freisetzung von Virionen.
Es gibt drei Hauptformen von Interferonen. Alpha-Interferon (mit 14 Unterformen) wird von Leukozyten gebildet. Beta-Interferon, mit zwei Unterformen, wird von Fibroblasten produziert. Von Gamma-Interferon, auch Immun-Interferon genannt, gibt es nur eine Form, die von T-Zellen gebildet wird.
Die rekombinante Gentechnologie gestattet heute die Synthese von gereinigten Interferon-Formen. Diesen rekombinanten Formen von Interferon fehlt die Kohlenhydrat-Komponente, die für manche Interferone typisch ist, doch aus In-vitro-Tests geht hervor, daß rekombinantes Interferon dieselbe biologische Aktivität besitzt wie die natürlichen Formen.
Alpha- und Beta-Interferon besitzen nachweislich eine Anti-HIV-Aktivität in vitro. Allerdings wurden Antikörper gegen beide Formen von Interferon bei Patienten beobachtet, die mit IFN-A und IFN-B behandelt wurden. Bei Vorliegen dieser Antikörper sprachen die betreffenden Patienten nicht auf eine Interferon-Therapie an.
Interferon-Studien in Verbindung mit AIDS sind nachfolgend zusammengefaßt.
Weitere Informationen siehe bei: Sandstrom, E.G., und Kaplan, J.C.,

in: Drugs 1987, 34(3):380, und Kirchner, H., in: Antiviral Res. 1986, 6: 1-17 (Interferone); Cancer Facts, Veröffentlichung des National Cancer Institute, September 1984 (Interferon und Krebs); Wussow, P., in: Lancet 1987, ii (8559): 635-636 (Antikörper gegen Interferon). Einzelheiten über spezifische Interferone siehe nachfolgende Ausführungen.

ALPHA-INTERFERON

(Auch bekannt als: Leukozyten-Interferon, IFN-a, rekombinantes Interferon-alpha-A, rIFNaA. Hersteller: Burroughs Wellcome, Research Triangle Park, NC, (in Deutschland: Deutsche Wellcome, Burgwedel), Hoffmann-LaRoche AG, Basel/Grenzach; Biogen, Genf, Schweiz; Schering Corp., Kenilworth, NJ. Handelsnamen: Roferon (Roche), Intron A (Schering). FDA-Status: Neues Forschungspräparat.)

Natürliches Alpha-Interferon – zunächst für eine Einzelsubstanz gehalten – enthält viele der 14 IFN-a-Unterformen (Subtypen), die man identifiziert hat. Natürliches Alpha-Interferon wird aus Leukozytenkulturen gewonnen, die mit einem Virus infiziert wurden. Bei natürlicher Produktion enthält IFN-a mehrere Genprodukte, rekombinantes Interferon dagegen nur ein einzelnes Genprodukt. Antivirale, immunmodulatorische und antiproliferative Effekte haben natürliches wie rekombinantes Alpha-Interferon.

Wegen der antiproliferativen Eigenschaften von Interferon wurde IFN-a bei mehr als 300 AIDS-Patienten mit Kaposi-Sarkom (KS) geprüft. Bei 20-40% dieser Patienten wurden Tumorregressionen beobachtet.

In einer klinischen Prüfung des San Francisco General Hospital an 135 Patienten mit ARC und progressiver generalisierter Lymphadenopathie (PGL) stellte sich heraus, daß eine niedrig dosierte IFN-a-Therapie (10 Millionen Einheiten dreimal in der Woche) unwirksam war.

Bessere, aber noch vorläufige Resultate wurden bei der 3. International Conference on AIDS 1987 von NIH-Forschern mitgeteilt, die eine placebokontrollierte klinische Phase-3-Prüfung der Anti-HIV-Wirkung von hochdosiertem IFN-a (35 Millionen Einheiten pro Tag) bei 30 AIDS-Patienten mit KS und 60 beschwerdefreien, HIV-kulturpositiven Männern mit relativ hohen CD4-Zellzahlen durchführten. Bis Juni 1987 waren 15 KS- und 20 asymptomatische Personen in die Studie einbezogen worden. J. Kovack et al. berichteten, daß von den neun auswertbaren KS-Patienten fünf eine komplette oder partielle Antitumor-Reaktion hatten, mit einer mittleren CD4-Zahl von 445 und einer Reduktion der HIV-Isolierung bei drei Patienten. Die vier KS-Patienten, die nicht auf die IFN-a-Therapie ansprachen, hatten eine mittlere CD4-Zahl von 101; bei keinem dieser Patienten reduzierte sich die HIV-Isolierung. Von den zehn auswertbaren HIV-positiven Personen wurden vier der fünf, die mit IFN-a behandelt worden waren,

und eine der fünf Personen in der Placebogruppe HIV-kulturnegativ.
Allerdings zeigte nach einem anderen Tagungsbericht von G. H. Friedland et al. eine placebokontrollierte klinische Studie von IFN-a2A (Roferon-A), daß dieses Mittel als alleiniges Therapeutikum bei AIDS-Patienten ohne KS unwirksam ist.
Aus diesen Ergebnissen wie auch aus denjenigen anderer klinischer Prüfungen geht hervor, daß IFN-a eine wirksame Anti-HIV-Therapie für Personen, die noch nicht ihre Immunkompetenz verloren haben, oder als Zusatzmittel zu einer antiviralen Therapie wirksam sein kann.
Tierversuche zeigen, daß IFN-a einen synergistischen Effekt hat, wenn es in Kombination mit AZT (s.d.) verabreicht wird, indem es die Wirksamkeit von AZT erhöht und seine Toxizität verringert. Synergistische Effekte in vitro wurden ebenfalls für IFN-a in Kombination mit Forscarnet mitgeteilt.
Nebenwirkungen im Zusammenhang mit IFN-a sind grippale Symptome wie Fieber, Schüttelfrost, Myalgie und Kopfschmerzen.
Abgesehen von der oben beschriebenen NIH-Studie laufen zur Zeit auch andere klinische Prüfungen über die Behandlung des AIDS-bedingten KS. Dies sind:

* eine Phase-1-Prüfung der Kombination von IFN-a und DFMO;
* eine Phase-1-Prüfung von IFN-a plus Chemotherapie am New England Deaconess Hospital und San Francisco General Hospital;
* eine Phase-1-Prüfung von IFN-a plus Chemotherapie am Memorial Sloan-kettering Hospital in New York und an der UCLA;
* eine multizentrische Dosissteigerungsstudie der Phase 1 an 50 Personen;
* eine NIAID-ATEU-unterstützte Studie über eine Kombinationstherapie mit IFN-a/AZT am Memorial Sloan-Kettering Hospital sowie an der University of Miami, FL.

Weitere Informationen siehe bei: CDC AIDS Weekly, 6. 7. 1987, S. 25 (NIH-Studie); Abrams, D.I., et al. in: Sem. Oncol. 1986, 13:43-47 (Studien San Francisco); CDC AIDS Weekly, 1. 6. 1987, S. 6 (IFN-a/AZT-Synergie).

BETA-INTERFERON

(Auch bekannt als: Fibroblasten-Interferon, IFN-b. Hersteller: Triton Biosciences Inc. (Tochtergesellschaft der Shell), Alameda, Kalifornien. FDA-Status: Neues Forschungspräparat.)

Beta-Interferon wurde ursprünglich hergestellt durch Einbringung von Viren in Fibroblasten der menschlichen Vorhaut. Rekombinantes Beta-Interferon wird heute für klinisch-experimentelle Zwecke verwendet.
Obwohl ihm die Kohlenhydrat-Komponente fehlt, die im natürlichen Interferon vorkommt, scheint es gleichermaßen wirksam zu sein.

Wie Alpha-Interferon zeigt Beta-Interferon in vitro anti-HIV- und antiproliferative Eigenschaften. Klinische Prüfungen von IFN-b bei AIDS wurden an KS-Patienten durchgeführt. Vorläufige Ergebnisse einer noch laufenden klinischen Studie zeigen, daß mit der Beta-Interferon-Behandlung eine gewisse Tumorreaktion und ein gewisser Rückgang der HIV-Kulturpositivität einhergingen. Gegenwärtig laufende klinische Prüfungen an Patienten mit AIDS-bedingtem KS sind eine multizentrische, offene Phase-2-Studie mit Dosierungen von 45 Millionen bis 450 Millionen Einheiten fünfmal pro Woche bei 150 Personen und eine offene Phase-2-Studie der UCLA mit 17 Patienten, die entweder 90 Millionen oder 180 Millionen Einheiten IFN-b fünfmal pro Woche erhalten.

Weitere Informationen siehe bei: Yamamoto, J.K., et al. in: Interferon Res. 1986, 6:143-152 (In-vitro-Studie).

GAMMA-INTERFERON

(Auch bekannt als: Immun-Interferon, IFN-g. Hersteller: Biogen Research Corp., Cambridge, MA. FDA-Status: Neues Forschungspräparat.)

Gamma-Interferon stimuliert – zusätzlich zu den antiviralen und antiproliferativen In-vitro-Effekten von Alpha- und Beta- Interferon – die B-Zellen-Reifung in vitro. Allerdings zeigen In-vitro-Studien, daß IFN-g nicht über die Anti-HIV-Aktivität von IFN-a und IFN-b verfügt.

Nach vorliegenden Befunden haben AIDS-/ARC-Patienten einen Mangel an Gamma-Interferon; in vitro stellte der Zusatz von IFN-g zu Lymphozytenkulturen von AIDS-Patienten die defiziente Reaktion der natürlichen Killerzellen wieder her.

Klinische Phase-1-Prüfungen von Gamma-Interferon brachten keinen klinischen Nutzen für Patienten mit AIDS, ARC und KS.

Allerdings zeigte eine In-vitro-Studie über die Kombination von IFN-g und Tumornekrosefaktor (TNF), über die bei der 3. International Conference on AIDS 1987 von Grace H.W. Wong et al. berichtet wurde, daß eine Kombination von TNF und Gamma-Interferon (IFN-g) menschliche Zellinien vor einer HIV-Infektion schützte, die reverse Transkriptase-Aktivität inhibierte, die Expression von Virusantigenen und RNA „dramatisch" verminderte, die Produktion von infektiösen HIV-Partikeln stark hemmte, Zellen abtötete, die akut mit HIV infiziert waren, und die Bildung der Boten-RNA (mRNA) von voller Länge in chronisch infizierten Zellinien inhibierte. Eine multizentrische klinische Phase-2-Prüfung von Gamma-Interferon in Kombination mit TNF läuft zur Zeit bei 75 ARC-Patienten ohne opportunistische Infektionen.

Weitere Informationen siehe bei: Sandstrom, E.G., und Kaplan, J.C., in: Drugs 1987, 34(3) : 380 (IFN-g bei

AIDS-Patienten); Yamamoto, J.K., et al. in: Interferon Res. 1986, 6:143-152 (In-vitro-Studie); Wong, G.H.W., und Goeddel, D.V., in: Nature 1986, 323 (30):819-822 (TNF/Gamma-Interferon-Synergie).

LYMPHOBLASTOID-INTERFERON

Ein Interferon, das von Lymphozyten gebildet wird, die von Epstein-Barr-Viren (EBV) transformiert wurden, ist das Lymphoblastoid-Interferon; es ist eine Kombination aus Alpha- und Gamma-Interferonen und setzt sich hauptsichlich aus Alpha-Interferon zusammen. Bei der 3. International Conference on AIDS 1987 berichteten F.A. Shepherd et al. von der University of Toronto, Kanada, über 13 Patienten mit AIDS und ausgedehntem KS, die mit einer Kombination aus Chemotherapie und Lymphoblastoid-Interferon behandelt wurden. Die toxischen Wirkungen von Interferon führten nur zu leichten grippalen Symptomen, wie sie oben bereits für andere Interferon-Formen beschrieben wurden. Manche Patienten besserten sich zwar, doch die Forscher sind der Meinung, daß die Dauer des Ansprechens, die Überlebensrate und die Toxizität dieser Kombinationsbehandlung sie als ungeeignet erscheinen lassen zur Behandlung des AIDS-bedingten KS.

INTERLEUKIN-2

(Auch bekannt als: T-Zellen-Wachstumsfaktor, IL-2. Hersteller: Cetus Corp., Emeryville, Kalifornien. FDA-Status: Neues Forschungspräparat.)

IL-2 ist ein natürlich vorkommendes Glykoprotein von 13 bis 15 Kilodalton, das von T-Zellen als Reaktion auf eine mitogene (falls angereichert durch Interleukin-1) und/oder antigene Stimulation gebildet wird. Durch rekombinante Gentechnologie ist heute die Produktion von IL-2 aus E. coli möglich.

Dieses immunmodulatorische Lymphokin stimuliert die Proliferation und Expansion aktivierter T-Zellen. Man theoretisiert zwar, daß diese expandierte Population an aktivierten T-Zellen von Nutzen sein kann zur Wiederherstellung der Immunfunktion von AIDS-/ARC-Patienten, doch bestehen Bedenken, daß ein solcher Effekt zusätzliche Wirtszellen für HIV schaffen könnte.

In einer In-vitro-Studie, über die James Reuben et al. vom M.D. Anderson Hospital in Houston bei der 3. International Conference on AIDS 1987 berichtete, stellte sich heraus, daß Leukozyten aus dem peripheren Blut von AIDS-Patienten einen Mangel an natürlichen Killerzellen (NK) und der Aktivität von lymphokinaktivierten Killerzellen (LAK) aufwiesen. Diese Aktivitäten wurden wiederhergestellt, wenn IL-2 Zellkulturen zugesetzt wurde.

Klinische Phase-1-Prüfungen zeigten, daß AIDS-Patienten bei maxi-

mal tolerierten Dosen (2,5 Millionen Einheiten pro Tag) eine Erhöhung der Gesamtzahl an Lymphozyten, eine verminderte HIV-Isolierung und leichtere Rückgänge von KS-Prozessen aufwiesen. Diese vorübergehende Besserungen standen nicht in Korrelation mit der klinischen Besserung, und manche Patienten verschlechterten sich schneller als unbehandelte Personen.
Eine klinische Phase-1-Prüfung zur Wirksamkeit von IL-2 in Kombination mit AZT zur Behandlung HIV-seropositiver Patienten mit progressiver generalisierter Lymphadenopathie (PGL) läuft zur Zeit an der Stanford University in Kalifornien.
Weitere Informationen siehe bei: Sandstrom, E.G., und Kaplan, J.C., in: Drugs 1987, 34(3):383-384 (Charakteristika von IL-2); Fauci, A.S., in: Ann. int. Med. 1987, 106 (4):574-575 (Bericht über klinische Prüfungen); Murray et al. in: Clin. Res. 1987, 35 (3):610A (mögliche dosisbegrenzende Toxizität); Gupta, S., und Gottlieb, M.S., in: J. clin. Immunol. 1986, 6 (3) 188-189 (Strategie einer Kombinationstherapie mit IL-2 und antiviralen Arzneimitteln).

DDC

(Auch bekannt als: D2C, ddCyd, DOC. Chemischer Name: 2',3'-Di-desoxycytidin. Hersteller: Hoffmann-LaRoche AG, Basel/ Grenzach (in den USA: Hoffmann LaRoche Inc., Nutley, NJ.), nacheiner Lizenzvereinbarung mit den U.S. National Institutes of Health (NIH). FDA-Status: Neues Forschungspräparat.)

DDC besitzt in vitro die stärkste Anti-HIV-Wirkung aller Nukleosid-Analoge. Vorläufige Ergebnisse aus klinischen Phase-1-Prüfungen zeigten, daß dieser Effekt noch ausgeprägter ist bei menschlichen Probanden, mit 50 bis 100mal stärkeren Rückgängen der HIV-Antigenspiegel als erwartet. Allerdings ist das Medikament in bestimmten kumulativen Dosen hochtoxisch und ruft eine schwere periphere Neuropathie mit manchmal heftigen Fußschmerzen hervor. Einige der 70 AIDS- oder AIDS-/ARC-Patienten in offenen Dosissteigerungsstudien verspürten derartig intensive Schmerzen, daß sie Morphin benötigten. Klinische Prüfungen wurden abgesagt.

NIH-Forscher und die Herstellerfirma sind zur Zeit dabei, Protokolle zu entwickeln, um diese toxischen Effekte zu vermeiden, eventuell durch alternierende Gabe des Arzneimittels mit anderen Wirkstoffen oder durch Modifikation des Dosierungsschemas.

Nach In-vitro-Studien, über die bei der 27. Interscience Conference on Antimicrobial Agents and Chemotherapy (ICAAC) in den USA berichtet wurde, hat DDC einen starken Synergismus mit rekombinantem Alpha-Interferon. DDC-Konzentrationen, die zu gering waren, um allein wirksam zu sein, zeigten eine Anti-HIV-Aktivität, wenn sie in Kombination mit Alpha-Interferon Zellkulturen zugesetzt wurden.

RIBAVIRIN

(Chemischer Name: 1-beta-D-Ribofuranosyl-1,2,4-triazol-3-kar-bonamid. Handelsname: Virazole. Hersteller: ICN Pharmaceuticals, Costa Mesa, Kalifornien. FDA-Status: Neues Forschungspräparat.)

Das Nukleosid-Analog Ribavirin besteht aus einem Ribose-Grundgerüst und einem Triazolring; strukturell ähnelt es dem Guanosin, einem Pyrimidin-Nukleosid. Ribavirin wird rasch zu Mono-, Di- und Triphosphat-Formen phosphoryliert und greift in den Guanylierungsschritt ein, der für das Capping der viralen Boten-RNA (mRNA) an Position 5' notwendig ist.

Nach In-vitro-Studien hemmt Ribavirin die HIV-Replikation und die Virus-Expression.

Neuere Experimente zeigen, daß Ribavirin die Anti-HIV-Wirkung von AZT in vitro antagonisiert, möglicherweise durch Eingreifen in die AZT-Phosphorylierung.

Klinische Prüfungen mit Ribavirin und die Interpretation der Resultate dieser Studien waren kontrovers. Die Herstellerfirma lud im Januar 1987 zu einer Pressekonferenz ein, um die vorläufigen Ergebnisse einer placebokontrollierten klinischen Phase-2-Prüfung an 163 HIV-seropositiven Patienten mit dem Lymphadenopathie (LAS) bekanntzugeben. Weil diese Pressekonferenz abgehalten wurde trotz FDA-Bedenken, daß mehr Zeit nötig sei für eine Analyse der Ergebnisse, wurde dem Hersteller untersagt, das Medikament nach den Richtlinien für neue Therapeutika im Erprobungsstadium (IND) abzugeben. Die FDA-Zulassung für klinische Prüfungen von Ribavirin wurde im September 1987 erneut verweigert. Im Oktober 1987 erlaubte die FDA dann eine klinische Prüfung an 32 Patienten.

Endgültige Ergebnisse dieser klinischen Phase-2-Prüfung wurden schließlich bei der 3. International Conference on AIDS 1987 von P.W.H. Mansell und P.N.R. Heseltine vorgetragen. Nach den Ausssagen dieser Forscher schritt keine der 52 Personen, die 800 mg/Tag Ribavirin erhielten, zum AIDS fort; dagegen entwickelte sich AIDS bei sechs von 55 Personen, die 600 mg/Tag erhielten, und bei zehn von 56 Personen unter Placebo. Eine immunologische Besserung war bei den behandelten Personen nicht festzustellen.

Diese Ergebnisse wurden von der FDA-Mitarbeiterin Ellen Cooper in Frage gestellt; nach ihrer Meinung war die Studie insofern falsch angelegt, als Ribavirin den gesündesten Personen und Placebo den am stärksten erkrankten Patienten gegeben worden war. Eine FDA-Analyse der Daten stellte fest, es sei „sehr unwahrscheinlich", daß die Probanden randomisiert auf die Arzneimittel- und die Placebo-Gruppe verteilt worden wären.

Heseltine verwies auf das Prestige der jeweiligen Kliniken, an denen die Studie durchgeführt worden war (University of Texas, University of Southern California, Cornell University und University of Miami, FL), und nannte die FDA-Behauptungen „empörende Unterstellungen", die nicht durch sorgfältige Lektüre der Daten fundiert seien. Und in einem Brief vom 16. Oktober an ICN, in dem die Erlaubnis erteilt wurde, mit klinischen Prüfungen von Ribavirin fortzufahren, erklärte der FDA-Commissioner Frank Young, zusätzliche Befunde aus den Prüfungen hätten „gezeigt, daß unsere Sicherheitsbedenken nicht so gravierend sind, um die Zulassung weiterer klinischer Prüfungen zu versagen."

Bei Anhörungen eines Unterausschusses des Kongresses, die im Juni 1987 stattfanden, bezeugte der AIDS-Forscher Bernard Bihari, Direktor des Kings County Addictive Disease Hospital in New York, daß die Firma ICN Pharmaceuticals angeboten habe, ihm Ribavirin für $ 360 pro Patient pro Monat zur Verfügung zu stellen, um klinische Prüfungen durchzuführen. Zu jener Zeit hatte die FDA die Prüfungen von Ribavirin gestoppt. Als Bihari nach seiner Aussage ablehnte, weil derartige Prüfungen „ungesetzlich" seien, hätten Firmenvertreter nach den Namen von Ärzten gefragt, die an der Verordnung des Arzneimittels interessiert sein könnten.

Das Wall Street Journal veröffentlichte Berichte, daß die Securities an Exchange Commission gegen ICN ermittelt wegen angeblicher Aktien-Preismanipulationen und anderer Aktivitäten.

Über eine weitere placebokontrollierte klinische Phase-2-Prüfung von Ribavirin, die von der Ribavirin ARC Study Group an der John Hopkins University in Baltimore und an der George Washington University in Washington, DC, durchgeführt worden war, berichteten Andrew Vernon und R.S. Schulof bei der 3. International Conference on AIDS 1987 unmittelbar im Anschluß an den Vortrag von Mansell et al.

In dieser Studie hatte Ribavirin keinen Effekt auf die HIV-Antigen-Serumspiegel. Die mittleren T4-Zellzahlen bei Personen unter Behandlung mit Ribavirin unterschieden sich nicht signifikant von denen bei Probanden unter Placebo. Allerdings zeigten die Ribavirin-Probanden eine leichte Abnahme der Kulturpositivität auf HIV.

In einer klinischen Prüfung, über die S.A. Spector et al. von der University of California, San Diego, bei der 27. Interscience Conference on Antimicrobial Agents and Chemotherapy (ICAAC) im Oktober 1987 berichteten, fand sich keine nachweisbare antivirale Aktivität von Ribavirin in einer placebokontrollierten Studie an 37 Personen, die Ribavirin einnahmen, sowie an 18 Personen unter Placebo.

Ribavirin ist in Mexiko als rezeptfreies Medikament erhältlich; eine Reihe von AIDS-/ARC-Patienten hat sich selbst damit eingedeckt und behandelt. Die Herstellerfirma richtete einen Telefonservice ein, um die

Ärzte dieser Patienten mit detaillierter Information über die Dosierung und Toxizität des Arzneimittels zu versorgen. Eine private Gruppe, Project Inform, erhielt einen Zuschuß von der Herstellerfirma, um selbstbehandelnde Patienten aufzuspüren und über deren Erfahrungen zu berichten; zu diesem Zweck wurde eine gebührenfreie Telefonauskunft eingerichtet.
Toxische Wirkungen von Ribavirin sind eine mäßig schwere Anämie, Kopfschmerzen, Schlaflosigkeit, Reizbarkeit, gelegentliche gastrointestinale Symptome und gestörte Leberfunktion. Wie es heißt, geht die FDA zur Zeit Vorwürfen nach, die Herstellerfirma habe nicht gemeldet, daß sich bei Kindern, die wegen einer Infektion mit RSV (respiratorisch-synzytialen Viren) Ribavirin in Aerosolform erhielten, Herzinsuffizienz und Flüssigkeitsretention entwickelt hätten und daß Krankenschwestern, die das Arzneimittel in dieser Form verabreichten, über Kopfschmerzen, Asthma und Halsweh geklagt hätten.

Weitere Informationen siehe bei: CDC AIDS Weekly 8. 6. 1987 S. 14-15 (Bihari-Zeugenaussage, FDA-Vorwürfe); CDC AIDS Weekly 6. 7. 1987, S. 5 (Antwort von Heseltine auf die Vorwürfe); McCormick, J.B., et al. in: Lancet 1987, ii:1367-1369 (In-vitro-Studie); Vogt, M.W., et al. in: Science 1987, 235 (4749): 1376-1379 (AZT-Antagonismus); Gupta, S., und Gottlieb, M.S., in: J. Clin. Immunol. 1986, 6(3):186 (Struktur und Wirkungsmechanismus); Heseltine, P.N.R., et al. in: Clin. Res. 1987, 35(3):616A (Klinische Prüfung); Wall Street Journal 4.5.1987, S. 38 (Kritik an der Heseltine-Studie); Wall Street Journal 16.4.1987, S. 6 (Vorläufige Berichte über klinische Studien, nach denen Ribavirin bei LAS und ARC unwirksam war; Ablehnung eines patientenfreundlichen Anwendungsprotokolls); Medical Advertising News 15. 4. 1984 S. 2 ff. (Vorwürfe wegen Unterlassens von Nebenwirkungsmeldungen.)

TUMOR NEKROSE FAKTOR

(Auch bekannt als: TNF). Technischer Name: Rekombinanter Tumornekrosefaktor-Alpha. Hersteller: Genentech Inc., South San Francisco, Kalifornien. FDA-Status: Neues Forschungspriparat.)

Natürlicher TNF ist ein Protein, das von Makrophagen sowie von Monozyten, die mit Gamma-Interferon stimuliert wurden, produziert wird. Diese Form des TNF wird manchmal TNF-Alpha genannt, um sie von einem nahestehenden Lymphozytenprodukt zu unterscheiden, nämlich Lymphotoxin, gelegentlich auch als TNF-Beta bezeichnet.
Der Wirkungsmechanismus von TNF wurde zwar noch nicht restlos aufgeklärt, doch anscheinend erhöht er die Spiegel des wesentlichen Histokompatibilitätsantigens der Klasse I, In-

terleukin-1, und des granulozyten-makrophagen-kolonie-stimulierenden Faktors (GM-CSF).

Nach einem Bericht von Grace H.W. Wong et al. bei der 3. International Conference on AIDS 1987 zeigte eine In-vitro-Studie, daß eine Kombination von TNF und Gamma-Interferon (IFN-g) menschliche Zellinien vor einer HIV-Infektion schützte, die reverse Transkriptase-Aktivität inhibierte, die Expression von Virus-Antigenen und RNA „dramatisch reduzierte", die Produktion von infektiösen HIV-Partikeln stark hemmte, Zellen abtötete, die akut durch HIV infiziert waren, und die Produktion der Boten-RNA (mRNA) voller Länge in chronisch infizierten Zellinien inhibierte.

Klinische Phase-1-Prüfungen von TNF und IFN-g ergaben nach vorliegenden Berichten, daß diese Kombination bei ARC-Patienten erkennbare antivirale und immunauffrischende Effekte hat und gut vertragen wird.

Mitgeteilte Nebenwirkungen waren grippale Symptome wie Fieber, Schüttelfrost und Myalgie. Bei manchen Patienten wurden Verwirrtheitszustände und Hypotonie beobachtet.

Eine Phase-1-Prüfung an zehn Patienten mit dem Ziel, optimale Dosierungen für TNF und IFN-g zu ermitteln, läuft zur Zeit am San Francisco General Hospital.

Weitere Informationen siehe bei: Wong, G.H.W., und Goeddel, D.V., in: Nature 1986, 323(30):819-822 (TNF/Interferon-Synergie).

ZIDOVUDINE

– Siehe AZT

Behandlungsmöglichkeiten opportunistischer Infektionen bei AIDS

Einführung

Man kann die opportunistischen Infektionen bei AIDS nach der Erregerart, nach dem Organbefall oder wie in dem vorliegenden Beitrag nach ihrer Therapierbarkeit zusammenfassen. In den Tabellen 1–3 wurden nur in unseren Breitengraden häufig vorkommende Erreger und Krankheitsbilder berücksichtigt, deren Auftreten bei Menschen mit HIV-Infektion nach den CDC-Kriterien AIDS bedeuten.

Behandelbare opportunistische Infektionen

(s. Tabelle 1)

Erfreulicherweise sprechen die beiden wichtigsten AIDS-Indikator-Keime, Pneumocystis carinii und Toxoplasma gondii gut auf eine Chemotherapie an. Die Therapie der Wahl bei der PcP ist die ohne Zeitverlust ggf. vor dem Erregernachweis einsetzende Behandlung mit hohen Dosen Cotrimoxazol (Trimethoprim/Sulfamethoxazol). Die Erregersicherung kann in der ersten Woche unter Therapie noch nachgeholt werden. Die Dosis von 20 mg Trimethoprim / kg plus 100 mg Sulfamethoxazol / kg Körpergewicht entspricht bei einem Menschen von 65-70 kg etwa 16 Ampullen Cotrimoxazol und sollte wenn möglich i.v. für die Dauer von 3 Wochen gegeben werden. Bei Versagen dieser Therapie, bzw. Unverträglichkeit/Allergie konnte man bislang nur Pentamidin geben, das allerdings ebenfalls erhebliche Nebenwirkungen haben kann. In Zukunft wird mit Eflornithin eine weitere Substanz zur Verfügung stehen. Bei fortgeschrittener Erkrankung mit ausgeprägter interstitieller Zeichnungsvermehrung (sog. weiße Lunge) hat sich nach eigenen Erfahrungen die kurzzeitige Behandlung mit Glukocorticoiden bewährt. Die Frage der Rezidiv-Prophylaxe ist noch nicht endgültig geklärt. Empfohlen wird die Kombination von Pyrimethamin und Sufadoxin (Fansidar, 2 Tabletten wöchentlich) und neuerdings Pentamidin Isethionat als Inhalation

Die Therapie der Wahl bei ZNS-Toxoplasmose besteht in der Kombination von 50-100 mg Pyrimethamin und 0,5 g Sulfadiazin täglich für drei Wochen. Bei Unverträglichkeit kann mit einem Makrolid-Antibiotikum behandelt werden. Zum Schutz vor einer Thrombopenie wird die Gabe

Tabelle 1. Behandelbare opportunistische Infektionen bei AIDS-Erreger, typische Krankheitsbilder und optimale Therapie

Erreger	Typ. Krankheitsbilder	Therapie der Wahl	Unverträglichkeit/Allergie Versagen	Prophylaxe
Pneumocystis carinii	interstitielle Pneumonie	Trimethoprim 20 mg/kg/d + Sulfamethoxazol 100 mg/kg/d für 3 Wochen	Eflornithin* Pentamidin Isethionat** 4 mg/kg/d	Cotrimoxazol 1,92 g oral/d, Pentamidin-Isethionat** als Inhalation alle 4 Wochen Fansidar 2 Tbl./Woche
Toxoplasma gondii	Hirn-Abszeß Enzephalitis Retinitis	Pyrimethamin 50–100 mg/d oral + 500 mg Sulfametoxydiazin/d oral für 3 Wochen	Pyrimethamin 50 mg/d/oral + Clindamycin 2,4 g/d	Pyrimethamin 50 mg/d Fansidar 2 Tbl./Woche
Candida albicans	orale Candidiasis Soor-ösophagitis	Ketoconazol 400–600 mg/d oral	Fluconazol* 200 mg/d	Ketoconazol 200 mg/d
M. tuberculosis	Extrapulmonale Tb	herkömml. Kombinationstherapie z. B. RMP, EMB, INH	andere herkömml. Tuberkulostatika	keine Empfehlung
Salmonellen der Enteritis-Gruppe	Septikämie	Ciprofloxacin/ Ofloxacin, Cephalosporine Dosierung wie üblich	andere Breitband-Antibiotika	keine
Herpes-Virus Typ 1 + 2	nekrotisierende mukokutane Ulzera Herpes-Enzephalitis Pneumonie	Aciclovir 20 mg/kg/d i. v. Erhöhung auf 30 mg i. v.	evtl. Steigerung auf 30 mg i. v. bzw. zusätzlich Hyperimmunglobuline	keine, aber nach Rezidiv Aciclovir 1 g/d oral
Varicella/Zoster-Virus	diss. Befall der Haut Myelitis Pneumonie	Aciclovir 20 mg/kg/d i. v.	wie unter 6	wie unter 6

* noch in der klinischen Erprobung ** noch nicht in Deutschland zugelassen

von 15 mg Leukoverin/Tag empfohlen. Nach dreiwöchiger Behandlung sollte Sulfametoxydiazin abgesetzt werden. Anschließend ist eine lebenslange Rezidivprophylaxe notwendig. Hierzu wird täglich 50 g Pyrimethamin oder zwei Tabletten Fansidar/Woche empfohlen.

Candida-Infektionen sprechen, obwohl selten invasiv, auf lokale Antimykotika wie Nystatin, Clotrimazol und Miconazol nur ungenügend an. Die systemische Behandlung sollte mit dem gut resorbierbaren Ketoconazol durchgeführt werden, das besonders als Suspension zu einem raschen Verschwinden der oralen Candidiasis führt. Bei Leberunverträglichkeit bzw. Behandlung mit Rifampicin sollten Fluconazol gegeben werden. Die Frage einer Rezidiv-Prophylaxe kann nach klinischen Gesichtspunkten individuell entschieden werden.

Patienten mit AIDS, aber auch schon im Stadium des ARC haben ein deutlich höheres Risiko als die Normalbevölkerung, an einer Tuberkulose (M. tuberculosis) zu erkranken. Nach eigenen Erfahrungen ist die herkömmliche Kombinationstherapie, die möglichst Rifampicin enthalten sollte, vollkommen ausreichend. Die Behandlungsdauer richtet sich nach dem klinischen Bild. Im allgemeinen bildet sich die Tuberkulose bei Patienten mit AIDS wohl wegen fehlendem Granulationsgewebe und der besseren Penetration in den entzündlichen Herd sehr rasch zurück. Die Frage der Rezidiv-Prophylaxe ist noch nicht endgültig geklärt. Bei ausgeprägtem Immundefekt erscheint eine lebenslange Therapie notwendig.

Bakterielle Infektionen, insbesondere die Salmonellen-Septikämie, stellen bei HIV-infizierten Patienten kein besonderes therapeutisches Problem dar. In der Regel läßt sich die Septikämie wie bei immunkompetenten mit den üblichen Breitband-Antibiotika beherrschen. Man sollte aber bei dieser Indikation tunlichst auf Cotrimoxazol wegen der Gefahr der Allergisierung verzichten, weil diese Substanz im Falle einer Pneumocystis carinii Pneumonie lebensrettend sein kann. Eine Rezidiv-Prophylaxe der Salmonellen-Septikämie ist u.E. nicht notwendig.

Unter den opportunistischen Virus-Infektionen stehen die Viren der Herpes-Gruppe an erster Stelle. Schleimhautulzerationen durch Herpes simplex Typ II sowie Erkrankungen durch das Zoster-varicella-Virus sprechen hervorragend auf Aciclovir an. Dosis und Dauer der Behandlung richten sich nach der Schwere der Erkrankung. Wegen möglicher ungenügender Resorbierbarkeit ziehen wir allerdings bei AIDS-Patienten eine i.v.-Therapie der oralen Gabe vor. Bei Herpes analis ist nach erfolgreicher Behandlung mit einem Rezidiv zu rechnen. Da nach eigenen Beobachtungen das Rezidiv aber ebenso erfolgreich wie die Erstmanifestation mit Aciclovir behandelt werden kann, führen wir eine Rezidiv-Prophylaxe nur in Ausnahmefällen durch.

Schwer behandelbare opportunistische Infektionen

s. Tabelle 2

In den letzten Jahren wurden die Behandlungsmöglichkeiten opportunistischer Infektionen bei AIDS deutlich verbessert. Dies gilt vor allem für Cryptococcus neoformans, einem Erreger, der hervorragend auf Fluconazol anspricht. Möglicherweise kann Amphotericin B, das mit einer erheblichen Nebenwirkungsrate behaftet ist, in Zukunft durch diese Substanz ersetzt werden. Sie ist auch als Rezidiv-Prophylaxe geeignet.

Atypische Mykobakterien sprechen unterschiedlich auf Tuberkulostatika an. Einige Stäbchen werden in vitro auch durch Gyrase-Hemmer beeinflußt. Der klinische Wert dieser Substanzen bei der Behandlung von Mykobakteriosen muß aber noch überprüft werden.

Tabelle 2. Schwer behandelbare Infektionen bei AIDS-Erreger, typischer Krankheitsbefall, Therapie

Erreger	typisches Krankheitsbild	Therapie der Wahl	Prophylaxe
Cryptococcus neoformans	Meningitis Kryptokokkose der Lunge und anderer Organe	Amphotericin B 0,3 mg/kg/d + Flucytosin 200 mg/kg + Fluconazol 400 mg/d	Fluconazol* 200 mg/d
Ubiquitär vorkommende Mykobakterien (außer M. avium intracellulare fortuitum complex)	Lunge disseminierter Organbefall	bis Vorlage des Antibiogramms wie bei M. tuberculosis zusätzlich Streptomycin	Keine Empfehlung
Zytomegalo-Virus	Retinitis Pneumonie Enzephalitis	DHPG* 10 mg/kg/d für 14 Tage, evtl. Kombination mit Zytomegalie-Hyperimmunglobulin	DHPG 5 Tage/Woche 5 mg/kg/d

* noch nicht im Handel

Bei Nachweis von säurefesten Stäbchen sollte (ehe die Differenzierung bekannt ist) mit der üblichen Therapie (INH, RMP, EMB) begonnen werden. Ggf. muß nach Erhalt des Antibiogramms die Tuberculostatika-Therapie geändert werden.

Ein weiterer Fortschritt wurde in der Zytomegalo-Virus-Therapie durch DHPG erreicht, das sich bei der CMV-Retinitis bewährt hat. Leider gibt es aber sogenannte non-responder, auch kommt es nach dem Absetzen sehr häufig zu einem Rezidiv. DHPG ist, weil ausschließlich i.v.-applizierbar als Rezidiv-Prophylaxe schlecht geeignet. Die Frage, ob die gleichzeitige Gabe von CMV-Hyperimmunglobulinen bei CMV-Retinitis oder -Enzephalitis von Vorteil ist, kann noch nicht beantwortet werden.

Nicht behandelbare opportunistische Infektionen

s. Tabelle 3

Leider gibt es eine Reihe von Infektionen, die praktisch nicht behandelbar sind. Zu ihnen gehören die Cryptosporidien, die schwere Durchfallerkrankungen hervorrufen. In der Literatur wird vielfach Spiramicin empfohlen, das nach eigenen Erfahrungen aber keinen positiven Effekt auf die Cryptosporidien-Enteritis hatte. Atypische Mykobakterien des avium-intracellulare-fortuitum complexs sind sehr schwer therapierbar. Bei eindeutig durch diesen Erreger hervorgerufenen Krankheitserscheinungen ist ein Therapieversuch mit Ansamycin in Kombination mit Clofacimin und Ethambutol sinnvoll.

Zur Behandlung der multifokalen Leukenzephalopathie kann eine Therapie nicht empfohlen werden; es

Tabelle 3. Nahezu unbehandelbare Infektionen bei AIDS-Erreger, typisches Krankheitsbild, Therapie

Erreger	typisches Krankheitsbild	Therapeutische Möglichkeiten
Cryptosporidien	schwere Enteritis	Keine Empfehlung
Mycobacterium avium intracellulare fortuitum Komplex	Lunge Septikämie disseminierter Organbefall	Kombination von EMB + Ansamycin* + PTH + Clofazimin statt letzterem auch Cycloserin
Papova-Virus	multifokale Leukenzephalopathie	Keine Empfehlung

* noch nicht im Handel

gibt z.Z. kein Medikament, das gegenüber dem kausalen Papova-Virus, eine Wirkung hätte.

Interventionstherapie bei Patienten mit AIDS bzw. ARC

s. Tabelle 4

Selbst wenn der behandelnde Arzt den HIV-Status und das Ausmaß des Immundefektes seines Patienten kennt, kann die Zuordnung des klinischen Krankheitsbildes zu einem bestimmten Erreger zunächst sehr schwierig sein. Vielfach wird man mehrere Infektionen in Betracht ziehen müssen. Bei akut fieberhaft erkrankten Patienten mit AIDS empfiehlt sich folgendes Vorgehen: Nach Abnahme von Blutbild, Blutkultur

Tabelle 4. Interventionstherapie bei Patienten mit ARC/AIDS

Leitsymptome	Diagnosen, die rasches handeln erfordern	Interventionstherapie
Fieber	Septikämie z. B. durch Salmonellen gram-pos. Erreger Mykobakterien Pilze Viren	1. Ciprofloxacin, Ofloxacin 2. moderne β-Lactam-Antibiotika 3. plus RMP + EMB + INH plus 4. Fluconazol plus 5. Aciclovir
Lungenbefund einseitig	Lobärpneumonie Lungen-Tbc Zoster-Pneumonie	1. Cefazolin 2. RMP + EMB + INH 3. Aciclovir
beidseitig	PcP Lungen-Tbc	1. Cotrimoxazol hohe Dosis oder/ 2. zusätzlich RMP + EMB + INH
schwere Enteritis	Darmpathogene Erreger (Shigella, Salmonellen sp.) E. hystolytica G. lamblia Tuberkulose CMV-Enteritis	1. Ciprofloxacin/Ofloxacin 2. Metronidazol 3. RMP + EMP + INH 4. DHPG
Hirnorganisches Psychosyndrom Kopfschmerzen Anfälle	ZNS-Toxoplasmose bakterielle Meningitis Kryptokokken Meningitis	1. Pyrimethamin Sulfametoydiazin 2. Breitspektrum-Antibiotikum mit Liquorgängigkeit 3. nach Liquor-Befund Amphotericin B plus Flucytosin plus Fluconazol

und Anfertigung einer Röntgenaufnahme sollte mit der Interventions-Therapie (Tabelle 4) begonnen werden.

Die Frage, ob die häufig bei ARC/AIDS-Patienten auftretenden Fieberschübe auf HIV selbst zurückzuführen oder erste Zeichen einer sich anbahnenden opportunistischen Infektion sind, läßt sich zur Zeit nicht beantworten. Solange wir das aber nicht wissen, sollte man zunächst von einer opportunistischen Infektion, die möglicherweise behandelbar ist, ausgehen. Selbst wenn es trotz allem Bemühen nicht möglich ist, einen Erreger nachzuweisen, kann eine Infektion mit bis dahin noch unbekanntem Erreger die Ursache des Fiebers sein.

Auch einige typische Krankheitsbilder wie die Lobär-Pneumonie und die Lungentuberkulose kommen bei Menschen mit HIV-Infektion häufiger als bei Immunkompetenten vor. An diese Krankheitsbilder muß man vor allen Dingen bei einseitigem Lungenbefund denken.

Durchfallerkrankungen stellen bei Patienten mit AIDS ein besonderes Problem dar. Sie sind vielfach die Ursache von extremer Gewichtsabnahme. Nach einem Versuch mit Gyrase-Hemmern evtl. zusammen mit Metronidazol empfiehlt sich die symptomatische Therapie mit Loperamid. Einige Patienten haben über eine Abnahme der Durchfallfrequenz und allgemeiner Befindlichkeitsbesserung nach Einnahme von 0,5 g Aspirin berichtet. Dies gilt allerdings nur für diejenigen, bei denen kein Erreger im Stuhl nachgewiesen werden konnte.

Besonders geachtet werden sollte auf psychische Veränderungen. Nicht selten ist eine Wesensveränderung das erste Symptom einer ZNS-Toxoplasmose. Die Cryptococcus neoformans-Meningitis dagegen läßt sich durch Nachweis der Erreger mit dem Tuscheverfahren im Liquor sicher nachweisen, so daß diese Infektion keine Indikation für eine Interventions-Therapie darstellt.

Schlußfolgerung

Da in der nächsten Zeit zwar mit Weiterentwicklungen, jedoch nicht mit einem Durchbruch auf dem Gebiet der antiviralen Chemotherapie zu rechnen ist, ist die wichtigste therapeutische Maßnahme bei HIV-infizierten Patienten die rechtzeitige Diagnose und Therapie opportunistischer Infektionen. Leider gibt es für viele opportunistische Erreger noch keine ausreichend wirksame Therapie, doch ist auf diesem Gebiet sicherlich eher mit der Einführung neuer Medikamente zu rechnen als mit einer kausalen virustatischen Therapie.

Handelsnamen der in den Tabellen angegebenen Medikamente s. S. 8.

Wichtige Medikamente

Virostatika/Antibiotika

Chemische Kurzbezeichnung	Abkürzung	Handelsname
– Aciclovir	—	Zovirax
– Cefazolin	—	Gramaxin
– Ciprofloxacin	—	Ciprobay
– Clindamiycin	—	Sobelin
– Imipenem	—	Zienam
– Ofloxacin	—	Tarivid
– Pyrimethamin	—	Daraprim
– Pyrimethamin 25 mg +Sulfadoxin 500 mg	—	Fansidar
– Sulfametoxydiazin	—	Durenat
– Trimethoprim + Sulfamethoxazol (Cotrimoxazol)	TMP SMX	Bactrim, Eusapim

Tuberkulostatika

Chemische Kurzbezeichnung	Abkürzung	Handelsname
– Clofazimin	—	Lambrene
– Ethambutol	EMB	Myambutol
– Isoniazid	INH	INH
– Protionamid	PTH	—
– Pyrazinamid	PZA	—
– Rifampicin	RMP	Rimactan
– Streptomycin	SM	—

Pilzmedikamente

Chemische Kurzbezeichnung	Abkürzung	Handelsname
– Aphotericin B	—	Amphotericin B
– Clotrimazol	—	Canesten
– Fluconazol	—	noch nicht im Handel
– Flucytosin	—	Ancotyl
– Ketoconazol	—	Nizoral
– Miconazol	—	Daktar

V. 1. HIV: Natur des Virus

H. Rübsamen-Waigmann

V. 2. HIV: Morphogenese

H. R. Gelderblom und G. Pauli

V. 3. Immunpathologie

J. L'age-Stehr

V. 4. Impfstoffentwicklung

M. G. Koch

V. 5. Pathologische Anatomie bei AIDS

H. Müller und St. Falk

HIV: Natur des Virus

Einleitung

Mit dem AIDS-Erreger, dem Humanen Immundefizienz Virus, muß die Medizin erstmalig einen Kampf gegen eine Lentivirus-Infektion des Menschen führen.

Der Erreger verfügt über einige Eigenschaften, die für die Humanmedizin entweder neu oder in ihrer Kombination ungewohnt und prinzipiell schwer beherrschbar sind. Zu diesen Eigenschaften gehören eine lebenslange Persistenz und, während der Phasen der Virusreplikation, ständiger Mutation im Infizierten. Es gehört ferner zu den Eigenschaften des Virus, daß die Wahrscheinlichkeit, nach einer HIV-Infektion zu erkranken, mit fortschreitender Zeit nicht ab-, sondern zunimmt – dies ist grundlegend anders als bei anderen Virusinfektionen und hat mit zu der Unterschätzung der durch HIV bedingten Gefahr für die Bevölkerung beigetragen. Bei einer Grippeinfektion beispielsweise ist nach Ablauf der Inkubationszeit von wenigen Wochen die Wahrscheinlichkeit zu erkranken gleich Null. Bei HIV gibt es eine sehr lange Inkubationszeit für die Entwicklung einer progredienten Immunschwäche, und vermutlich besteht auch die Infektiosität bei einer großen Zahl von Patienten lebenslang. Bislang geht man davon aus, daß eine HIV-spezifische Serokonversion gleichzusetzen ist mit der persistierenden Infektion des betreffenden Patienten. Ob es dennoch Fälle gibt, bei denen nach einer Serokonversion eine vollständige Eliminierung des Erregers erfolgt, ist unklar, aufgrund der Eigenschaften des HIV aber eher unwahrscheinlich.

Die Natur von Lenti-Retroviren HIV – ein Lentivirus

Viele der vorstehend genannten und für die Humanmedizin ungewohnten Eigenheiten der HIV-Infektion lassen sich aus den Eigenschaften des Erregers erklären: HIV ist ein Retrovirus und gehört zu der Gruppe der Lentiviren.

Die erste Phase der Infektion einer Zelle durch das Virus ist die Anheftung. Hierzu bedienen sich die meisten Viren spezieller Oberflächenstrukturen der Zelle, sogenannter Rezeptoren. Diese Rezeptoren sind im allgemeinen spezifisch für be-

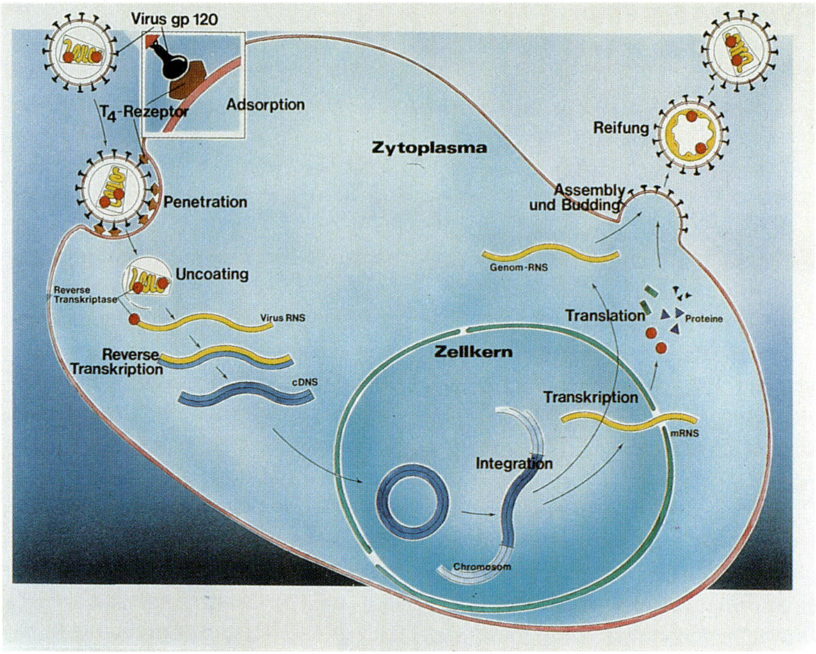

Abb. 1. Lebenszyklus des HIV. (R. Hehlmann, Med. Poliklinik, Univ. München)

stimmte Viren und kommen auf speziellen Zellen vor, so daß die meisten Viren, auch die Retroviren, eine Spezifität für bestimmte Wirtszellen und Wirtsorganismen haben.

Ein Rezeptor für HIV ist das T4-Antigen. Nach der Anheftung an den Rezeptor der Zellmenbran wird das Virus vermutlich durch einen Endozytose-Prozeß in die Zelle aufgenommen und sein Erbmaterial wird freigesetzt. Als typisches Retrovirus bringt HIV sein genetisches Material Ribonukleinsäure (RNS) in die Zelle. Von der viralen RNS, einem sehr instabilen Molekül, wird mit Hilfe eines Virus-spezifischen Enzyms, der reversen Transkriptase, sofort eine Kopie aus Desoxyribonukleinsäure (DNS) hergestellt. DNS ist das Makromolekül, aus dem das Erbmaterial aller Zellen besteht, ein sehr stabiles Molekül. Das Überleben der viralen Erbinformation in der Zelle ist mit der Anfertigung der DNS-Kopie also weitgehend gesichert. Da die Umschreibung von RNS nach DNS entgegen dem normalen Fluß genetischer Information in der Zelle (also rückwärts) erfolgt, nannte man Viren mit diesen Eigenschaften Retroviren.

Die virale DNS wandert nun in den Zellkern. Da sie chemisch durch nichts von dem Erbmaterial der Zelle unterscheidbar ist, wird sie mit Hilfe bestimmter Signalsequenzen an ihren Enden, den sogenannten LTRs (LTR = long terminal redundancy) in die Chromosomen der Zelle eingebaut. Von nun an wird sie von der Zelle wie ein Bestandteil ihres eigenen Genoms behandelt. Die Zelle ist damit zeitlebens infiziert und gibt die Virus-Gene bei jeder Teilung auch an jede Tochterzelle weiter. Wie auch die zellulären Gene können die viralen Gene einerseits latent (also still) vorliegen, oder aber bei einer Aktivierung des Genabschnittes, der die Virus-Information trägt, zur Synthese neuer Virus-RNS führen.

Die neusynthetisierte RNS wird entweder als neues Erbmaterial in neue Viren eingebaut oder dient als Boten-RNS im Zytoplasma der Zelle zur Synthese der nötigen viralen Proteine (Eiweißbausteine), wozu sie vorher noch geschnitten (sogenanntes „splicing") und modifiziert werden muß.

Aus dieser für Retroviren typischen „Lebensweise" ergibt sich, daß man einen einmal Infizierten lebenslänglich als Virusträger ansehen muß und daß es vermutlich von dem Aktivierungszustand der infizierten Zelle abhängt, ob die latente Infektion zur Virusproduktion führt (siehe auch den Abschnitt: Die Zielzellen des HIV).

Wie schon aus dem Namen hervorgeht, vermehren sich diese Lentiviren im Organismus nicht rasant und führen nicht, wie einige aus dem Tierreich bekannter Retroviren (z. B. Leukämieviren) zu massiver Virämie. Sie verursachen vielmehr langsam verlaufende, degenerative Erkrankungen mit nur geringer Virusproduktion. Neben direkt zellschädigenden Einflüssen durch das Virus spielen hier auch indirekte cytopathische Mechanismen eine Rolle.

Das Problem der Virus-Variation

Die ersten deutschen HIV-Isolate, die 1985 am Georg-Speyer-Haus in Frankfurt gewonnen wurden, zeigten bereits beachtliche Unterschiede in ihrem biologischen Verhalten.
Heute weiß man, daß es eine Vielzahl von HIV-Subtypen gibt und daß sie innerhalb von wenigen Monaten in einem Patienten entstehen können.
Neben der Variationsfähigkeit des Virus beim Übergang von einem Patienten auf den anderen zeigt es auch innerhalb desselben Organismus erhebliche Mutationsfähigkeiten. Etwa ein Drittel bis die Hälfte der Infizierten entwickeln neurologische Symptome. Aus dem Liquor cerebrospinalis läßt sich HIV durch Anzucht nachzuweisen. Es zeigt sich allerdings, daß die aus dem Liquor gewonnenen Viren häufig biologisch anders sind, als die aus dem peripheren Blut.

Bei der parallelen Anzucht aus peripherem Blut und Liquor desselben Patienten waren in den Kulturen häufig Viren zu finden, die sich unterschiedlich verhielten (s. Tabelle 1). Diese Befunde deuten darauf hin, daß ein Patient mehrere, sich biologisch verschieden verhaltende Viren gleichzeitig tragen kann. Diese Vermutung wurde durch die molekulare Klonierung von HIV-Isolaten im Georg-Speyer-Haus bewiesen.

Der Selektionsmechanismus derjenigen Viren, die ins Nervensystem eindringen, ist noch unbekannt. Es wird vermutet, daß es sich dabei um Virus-Subtypen handelt, die sich gut in nicht-lymphozytären Zellen, z. B. Monozyten/Makrophagen vermehren. Mit diesen (bzw. von Monozyten/Makrophagen abgeleiteten zirkulierenden Zellen) wandern sie durch die Blut/Liquor-Schranke ins Gehirn ein. Die Existenz von multiplen Varianten in einem Patienten scheint ein typisches Phänomen der HIV-Infektion zu sein. Die biologisch unterschiedlichen HIV-Varianten konnten in die Subtypen a – d eingeteilt werden und treten mit unterschiedlicher Häufigkeit auf.

Tabelle 1. Vergleich des Wachstums der aus Blut bzw. Liquor isolierten HIV-Varianten auf peripheren Lymphozyten

	Wachstum von HIV		
	++	+	+/−
Anzahl der Isolate aus Blut	6	2	0
Anzahl der Isolate aus Liquor	2	6	0

++ „gutwachsend", RT-Aktivität über dem 10-fachen der neg. Kontrolle (bis 2.000.000 cpm/ml Überstand)
+ „schlechtwachsend", RT-Aktivität 2-10-Faches der neg. Kontrolle
+/− „fraglich", RT-Aktivität kleiner als Doppeltes der neg. Kontrolle
Von 8 Patienten wurden gleichzeitig Isolate aus Blut und Liquor gewonnen

Die negative Kontrolle wurde aus dem Überstand uninfizierter Lymphozyten bestimmt und betrug 900– 2000 3H-cpm/ml Überstand. Alle RT-Werte wurden nach 2-3 in vitro-Passagen bestimmt. Gutwachsende Varianten haben sich in dieser Zeit bis zu den o.a. Werten angereichert, während dies bei schlechtwachsenden Varianten auch in nachfolgenden Passagen nicht der Fall ist.

Anfang 1986 wurde von Montagnier und Mitarbeitern am Institut Pasteur aus Westafrikanern ein HIV-verwandtes Virus isoliert, das Hüllantigene besaß, die mit den Antigenen des Prototyp-Isolats überhaupt nicht reagierten. Dieses sogenannte HIV-2 (von dem es ebenfalls zahlreiche Varianten gibt) unterscheidet sich von HIV-1 dadurch, daß es mit HIV-1 serologisch kaum noch verwandt ist. Dieser Befund ist von großer praktischer Bedeutung, weil damit das Problem besteht, daß HIV-2-Infektionen durch die derzeit verwendeten Screening-Tests nicht mehr sicher erfaßt werden.

Die Bedeutung der Entdeckung von HIV-2 ist lange kontrovers diskutiert worden. Alle derzeit vorliegenden

Befunde sprechen dafür, daß HIV-2 ähnlich pathogen ist wie HIV-1 und das volle Spektrum der Erkrankungen auslösen kann, möglicherweise nach einer längeren Inkubationszeit.

Verschiedene Daten (Kühnel, von Briesen, Rübsamen-Waigmann et. al., in Vorbereitung) weisen darauf hin, daß auch HIV-2 ein ähnlich hohes Spektrum von Varianten in demselben Patienten zeigt wie HIV-1.

Pathogenitätssteigerung

Ist eine Pathogenitätssteigerung des HIV während der persistenten Infektion im Individuum oder in der menschlichen Population zu erwarten? Die Vermutung, daß die neuen Varianten, die in einem Individuum enstehen, während der persistenten Infektion zu einer durch die Immunabwehr bedingten Selektion von pathogeneren Mutanten in diesem Individuum führen könnte, ist bereits mehrfach geäußert worden.

Ein Grund für die Annahme bestand in der Beobachtung (s.u.), daß die Wahrscheinlichkeit, auf Lymphozyten gut wachsende Viren zu isolieren, mit fortschreitender Erkrankung zunimmt. In Übereinstimmung damit ist kürzlich publiziert worden, daß in der Frühphase der Infektion aus dem Blut der Patienten nur Viren anzüchtbar waren, die gut auf Makrophagen wuchsen, daß spätere Isolate hingegen zunehmende Zytotoxizität und Affinität zu $CD4^{+}$-Lymphozyten aufweisen.

Die Auswirkung der Infektion von Zellen des mononukleären Phagozytensystems (MPS) für die Pathogenese der Erkrankungen ist noch unklar und bedarf dringend der Erforschung. Es steht jedoch bereits heute fest, daß diese Zellen im Krankheitsverlauf eine ebenso entscheidende Rolle spielen wie die Lymphozyten.

Eine zweite These zielt darauf, daß aufgrund der hohen Mutationsfrequenz von HIV innerhalb der menschlichen Population ein Spektrum von immer pathogeneren Mutanten zu erwarten sei. Das könnte möglicherweise irgendwann leichter übertragbare Subtypen hervorbringen als die uns heute bekannten Viren.
Genügend Gründe sprechen dafür, eine solche Hypothese nicht einfach von der Hand zu weisen. Virologen haben pathogenere Mutanten von Viren u.a. immer mit Erfolg dadurch selektioniert, daß sie ein Virus immer wieder auf neue Tiere übertrugen.
Nach aller derzeitigen Erkenntnis ist aber eine Zunahme der Pathogenität der in der menschlichen Population verbreiteten HIV-Stämme nicht zu beobachten. Die eventuelle höhere Virulenz solcher Virusvarianten würde zudem deren Verbreitungschancen merkbar verringern, so daß sich hier ein Gleichgewicht einstellen müßte.

Virologische Aspekte der chronisch progredienten HIV-Infektion

Die verschiedenen Zielzellen des HIV und die Aktivierung der HIV-Vermehrung.

Bei der hohen Mutationsfähigkeit des HIV, die zu Subtypen mit sehr unterschiedlicher Replikationsfähigkeit auf T4-Lymphozyten führt, war auch ein ähnlich großes Spektrum an Zielzellen der HIV-Infektion zu erwarten.

Es kann heute als sicher angenommen werden, daß neben T-Helferzellen auch Monozyten/Makrophagen eine wichtige Rolle bei der HIV-Infektion in vivo spielen.

Aus Alveolarmakrophagen von AIDS-Patienten läßt sich HIV gut anzüchten. Die auf diesem Wege gewonnenen Viren zeigen in vitro ein wesentlich besseres Wachstum auf Makrophagen als der auf Lymphozyten adaptierte Prototyp des HIV, LAV/HTLV III.

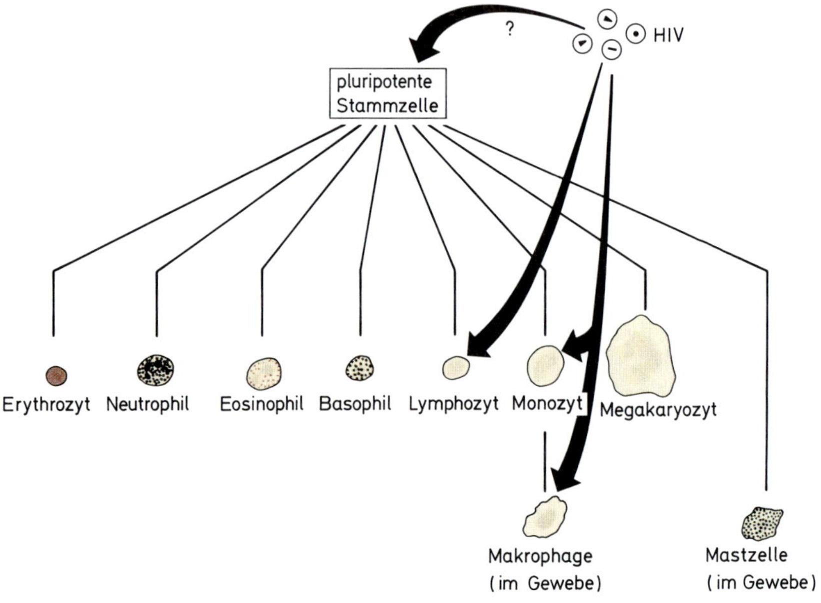

Abb. 2. Zielzellen des HIV, die sich aus Knochenmarks-Stammzellen ableiten

Generell scheinen Makrophagen durch HIV weniger stark geschädigt zu werden als Lymphozyten und sind deshalb vermutlich ein wichtiges Virus-Reservoir in vivo. Diese Vermutung wird durch eine letzthin erschienene Publikation gestützt (Popovic, Lancet), in der nachgewiesen wurde, daß in der Frühphase der Infektion, in der es schwierig ist, das Virus aus den peripheren Lymphozyten des Patienten anzuzüchten (vergl. Tabelle 2), Makrophagen nachweislich infiziert sind.

Die Tatsache, daß Makrophagen durch HIV infizierbar sind und das Virus auch vermehren, hat nicht nur Bedeutung für die klinische Symptomatik, sondern auch für den Übertragungsmodus. Fast alle Infektionen, bei denen keine direkte Inokulation in die Blutbahn anzunehmen ist, lassen sich über eine Infektion von haut- oder schleimhaut-ständigen Makrophagen (u.a. Langerhans-Zellen) erklären.

Neben Makrophagen sind unter Laborbedingungen auch proliferierende B-Lymphozyten infizierbar. Welche Bedeutung dies für die Pathogenese der Immunschwäche hat, ist jedoch unklar. In diesem Zusammenhang sei erwähnt, daß viele Patienten in der Frühphase der Infektion eine ungeklärte Hypergammaglobulinämie aufweisen.

Alle bislang genannten Zielzellen des HIV leiten sich aus Stammzellen des Knochenmarks her. Eine wesentliche Frage, die noch nicht eindeutig beantwortet ist, lautet daher, ob auch schon die Stammzellen des Knochenmarks infiziert sind (s. Abb. 2). Er-

Tabelle 2. Effizienz der Virus-Anzucht in Abhängigkeit vom Gesundheitszustand der Patienten

Isolierung aus Blut		Isolierung aus Liquor	
Klinik	pos. Isolierung	Klinik	pos. Isolierung
asymptomatisch	20-30%	–	nicht durchgeführt
LAS 2a	30-40%	LAS, 2 a + b neurol. Sympt.	4/11 (36%)
LAS 2b	50-70%		
AIDS	80%	AIDS, neurol. Symptome	7/16 (44%)

Die Daten der Isolierung aus Blut beziehen sich auf 180 Patienten
Die Stadieneinteilung erfolgte nach Brodt et. al. 1986 ( )

hebliche Veränderungen an Zellen des Knochenmarks wurden bei AIDS-Patienten von Ganser et. al. beschrieben.

In Nervengeweben und im Hirn von Patienten mit neurologischen Symptomen findet man wenige, kleine, runde Zellen, die HIV infiziert sind. Die meisten Autoren nehmen an, daß es sich hierbei um Mikroglia-Zellen (also Zellen, die sich aus der Makrophagen/Monozyten-Reihe ableiten) handelt, wenngleich dies nicht in allen Fällen bewiesen ist. Auch die direkte in vitro-Infektion von Nervenzellen wurde kürzlich beschrieben, scheint aber sehr selten zu sein. Man muß annehmen, daß der Großteil der neurologischen Symptome HIV-Infizierter entweder durch indirekte Effekte zustande kommt, oder durch eine Schwächung der lokalen Immunität im Gehirn und sich darauf etablierenden opportunistischen Erreger (Toxoplasmose, Papova-Virus-Infektion). Auch die mangelnde Versorgung der Nerven (Schädigung der Glia-Zellen) kann für neurologische Ausfälle verantwortlich gemacht werden.

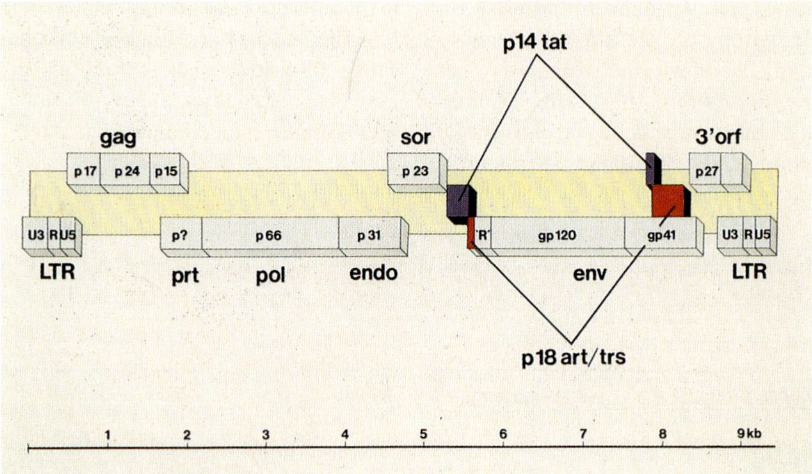

Abb. 3a. Die Gene des HIV (Abbildung: R. Hehlmann, Med. Poliklinik, Univ. München)
Strukturgene und bekannte Enzyme:
gag: interne Strukturproteine, prt: Protease, pol: Reverse transcriptase, endo: Endonuklease, env: Hüllenproteine
Alle anderen Gene haben regulatorische Funktionen, deren biochemische Wirkungsweise noch nicht bekannt ist. 1988 wurde eine neue Nomenklatur für diese regulatorischen Gene vorgeschlagen. Diese ist in Klammern angegeben:
tat: Transaktivator, vergl. b), art/trs (rev): Regulator der Expression von Virusproteinen, sor (vif): Virus Infektivitäts Faktor, 3'orf, F (nef): Negativer Faktor, reduziert die Virus-Expression

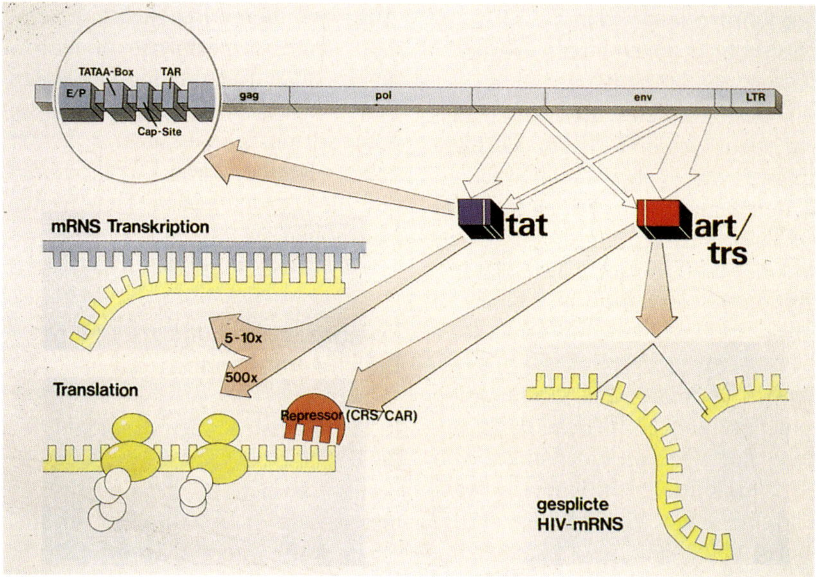

Abb. 3b. Funktionen der regulatorischen Gene tat und art

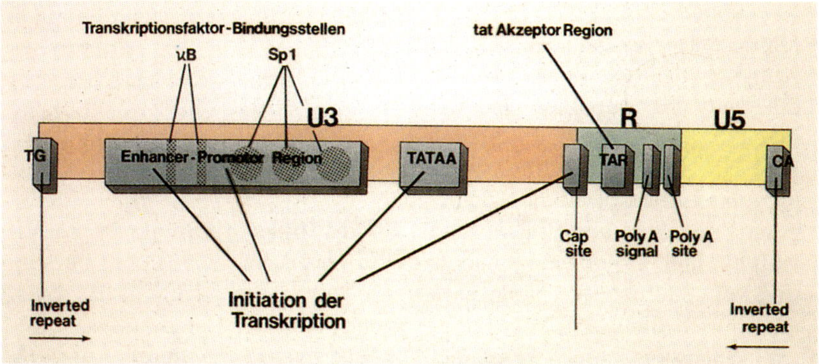

Abb. 3c. Die LTR-Region des HIV vergl. Kreis in Abb. 3b

Die Kontrolle der Virus-Replikation durch virale Gene

HIV besitzt neben seinen Strukturgenen, den Genen für sein Vermehrungsenzym, mehrere Genabschnitte, denen man eine wichtige Rolle für die Virus-Vermehrung zuschreibt. Es sind dies tat („transactivator of transcription"), art (anti-repressor of Transcription), 3'orf und sor.

Es wird vermutet, daß die Funktion von 3'orf und art primär darin besteht, das Virus an einer ungezügelten Vermehrung zu hindern, während tat seine Vermehrung startet und beschleunigt.

Die Kontrolle der Virus-Replikation durch zelluläre Faktoren

Auch die Zelle verfügt über wichtige Kontrollmechanismen der Virusreplikation

- Man kann HIV auf peripheren Lymphozyten nur dann vermehren, wenn diese stimuliert sind und sich aktiv teilen.
- Eine HIV-infizierte Kultur von T-Lymphom-Zellen (die als Tumorzellen ohnehin unsterblich sind und für ihre Teilung unabhängig sind von externen Wachstumsfaktoren) wird durch einen zugefügten Wachstumsfaktor wesentlich zur Virusreplikation angeregt.

Aufgrund dieser Beobachtung steht man heute unspezifische immunstimulierenden Behandlungskonzepten sehr kritisch gegenüber, denn sie könnten den unerwünschten Effekt haben, latente Viren zu aktivieren und die Virusmenge im Organismus zu erhöhen.

Primäre und sekundäre Latenz bei HIV-Infektionen

In der überwiegenden Mehrzahl der Fälle dauert es nach erfolgter Infektion 2-3 Monate bis der Organismus mit der Bildung von HIV-spezifischen Antikörpern reagiert. Es gibt aber auch Personen mit einer eindeutigen HIV-Exposition, bei denen nach 1-3 Jahren keine Serokonversion beobachtet worden ist. Diese lassen sich in zwei Gruppen unterteilen:
Bei der einen Gruppe kann man die Infektion durch Virus-Anzucht aus dem Blut nachweisen, es handelt sich also immunologisch um „Non-Responder", die, aus welchen Gründen auch immer, trotz der erfolgten Infektion unfähig sind, Antikörper zu bilden. Non-Responder sind auch bei anderen Infektionskrankheiten bekannt.

Bei der anderen Gruppe ist der Virusnachweis aus dem Blut nicht möglich. Es könnte sich um Personen handeln, die eine beispielsweise genetisch fixierte Resistenz gegen HIV haben. Bislang sind solche genetischen Faktoren noch nicht bekannt. Alternativ ist denkbar, daß diese Personen nur mit einer kleinen Virusdosis infiziert wurden und daß diese Infektion zunächst nur lokal vorliegt. Eine typische Situation, bei der dies denkbar ist, ist eine Infektion durch Geschlechtsverkehr, bei der zunächst nur einige infizierte Zellen der Genitalschleimhaut persistieren (primäre Latenz), ohne daß eine systemische Reaktion (Serokonversion) erfolgt. Zu einem späteren Zeitpunkt könnte aber ein Einwandern des Virus über die Lymphozyten in die Blutbahn erfogen, gefolgt von der typischen Serokonversion. Wie häufig Fälle mit dieser primären Latenz sind, ist naturgemäß unbekannt (man „sieht“ bei Anwendung der derzeitigen HIV-Tests nur die Seropositiven). Das Phänomen der primären Latenz ist aber sicher mehr als nur eine theoretische Möglichkeit: Es wurden Einzelfälle beobachtet, bei denen noch zwei Jahre nach dem Geschlechtsverkehr mit einem Infizierten die Serokonversion erfolgte. Es ist zu vermuten, daß dieser Serokonversion eine Virämie vorausging.

Nach der Serokonversion entwickeln viele Patienten eine sekundäre Latenz: Wie in Tabelle 2 gezeigt, läßt sich das Virus in 70-80% der asymptomatisch Infizierten, die serokonvertiert sind, aus peripherem Blut nicht anzüchten. Beobachtet man diese Patienten jedoch über mehrere Jahre, so wird das Virus in einigen Fällen zu einem späteren Zeitpunkt wieder aus dem Blut anzüchtbar. Es ist zu vermuten, daß HIV in den Zeiten der sekundären Latenz vorwiegend in Monozyten/Makrophagen beherbergt wird (also aus Blut-Lymphozyten nicht anzüchtbar ist) und daß es dort langsam oder gar nicht reproduziert.

Die Entstehung der klinischen Symptomatik bei der HIV-Infektion

Das bislang nur ansatzweise vorhandene Verständnis der Pathogenese der HIV-Infektion muß eine Antwort auf viele Fragen finden. Beispielsweise muß erklärt werden, wie ein Virus, das sich nachweislich wenig vermehrt und in der Frühphase der Infektion nur in 1/1.000 bis 1/10.000 Lymphozyten der Peripherie nachweisbar ist, überhaupt zu einem so schweren klinischen Bild führen kann; warum die Immunabwehr, die den Organismus sonst vor sich wesentlich schneller vermehrenden Viren erfolgreich schützt, hier versagt; ferner, was darüber entscheidet, ob neurologische Symptome auftreten und wie sich der übrige klinische Verlauf gestaltet.

Ein Teil der Antwort liegt sicherlich in der Tatsache, daß dieses hochvariable Virus die Immunabwehr ständig unterläuft; daß Monozyten/Makrophagen Zielzellen sind, die das Virus möglicherweise auch durch

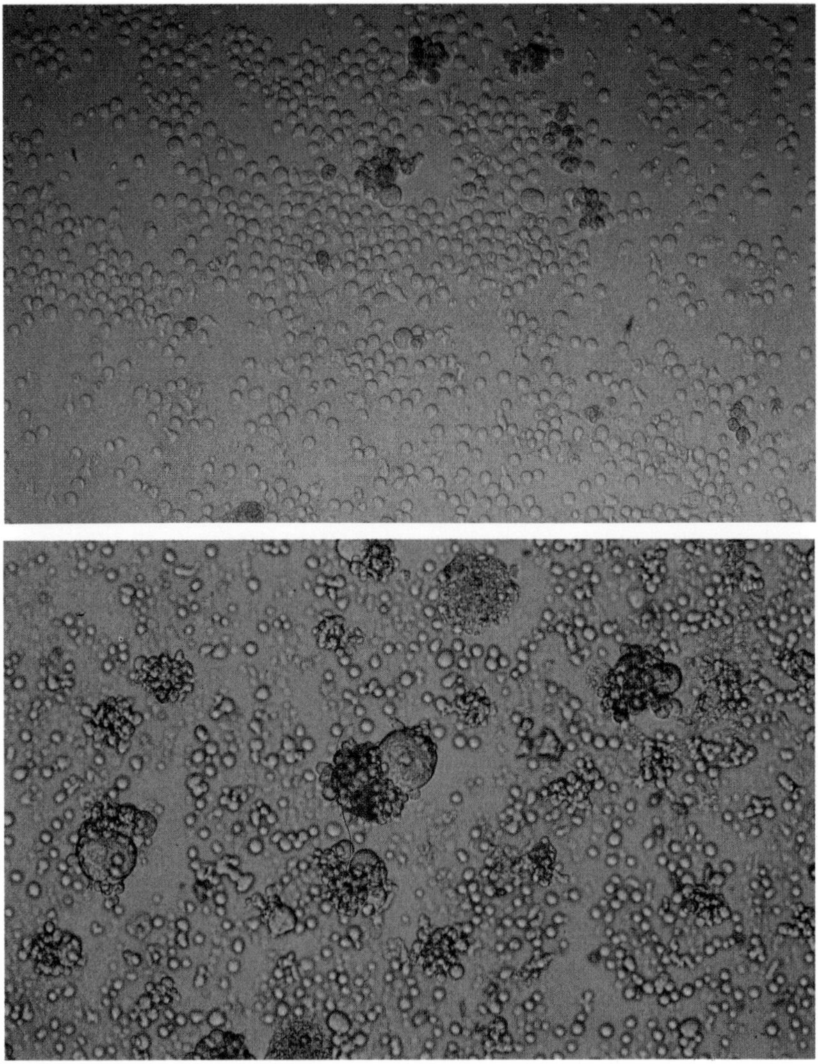

Abb. 4a u. b. Verschiedene Isolate von HIV weisen nicht nur unterschiedliche Genomstrukturen, sondern auch in der Viruskultur ein eindeutig unterschiedliches Verhalten auf. Manche Virusvarianten wachsen leichter an, vermehren sich schnell und führen zu auffälliger Riesenzellbildung (unten), andere wachsen schlecht, wirken deutlich weniger Zytotoxisch und induzieren eine geringe Synzytienbildung (oben). Das Studium dieser Varianten und der Ursachen ihrer unterschiedlichen Pathogenität, die sicher im Genom begründet liegt, hat sich als sehr wichtig erwiesen (Rübsamen-Waigmann, Georg-Speyer-Haus, Frankfurt)

Zell-zu-Zell-Kontakt weitergeben, und daß abhängig davon, mit welchem Spektrum an Subtypen der jeweilige Organismus infiziert wird, welche Varianten er aus diesem „Schrotschuß" selektioniert und welche neue Subtypen entstehen, langfristig Viren mit unterschiedlichen Zielzellen und verschiedenen biologischen Eigenschaften die Oberhand gewinnen und den weiteren Verlauf bestimmen können. Vermutlich ist hierfür auch von Bedeutung, welche anderen Infektionen der Patient in der Zeit durchmacht. Diese zusätzlichen Reizungen des Immunsystems können möglicherweise die Geschwindigkeit des Verlaufes der HIV-Infektion mitbestimmen.
Die Beobachtung der biologischen Eigenschaften der HIV-Isolate ließ die Frage aufkommen, ob die sehr unterschiedlichen Verläufe der HIV-Infektion mit bestimmten Virus-Subtypen korrelieren. Nach heutiger Erfahrung (allein im GSH mehr als 300 Virus-Isolierungen aus verschiedenen Patienten) muß man allerdings sagen, daß es keine erkennbare Korrelation zwischen dem durch das Wuchsverhalten auf Lymphozyten definierten Virus-Subtyp und dem klinischen Verlauf gibt. Offensichtlich ist das Wachstum der Viren auf Lymphozyten nur ein Parameter zur Charakterisierung.
Die Faktoren, die ein latentes Virus (sekundäre Latenz) im „gesunden" Infizierten aktivieren, sind noch nicht bekannt. Es ist jedoch wahrscheinlich, daß dabei Faktoren in Betracht kommen können, die zu einer Immunstimulation führen (in vitro immunstimulierte Zellen vermehren das Virus besonders gut).

Bei Zusammenfassung aller bekannten Daten und unter Berücksichtigung der Tatsache, daß HIV in der Frühphase der Infektion nur schwer aus peripheren Lymphozyten anzüchtbar ist, ergibt sich das Bild einer chronisch progredienten Erkrankung.

Die HIV-Infektion stellt sich somit wie ein Schrotschuß mit mehreren Virus-Varianten dar und gibt Anlaß zu folgender These:
Aus den bei der Infektion erworbenen Virusvarianten selektionieren das Immunsystem des Infizierten und die Art und Zahl der möglichen Zielzellen eine für den Neu-Infizierten typische „Kollektion" von Subtypen heraus. Dasselbe geschieht mit den später im Infizierten gebildeten, neuen Varianten. Jeder Patient trägt damit sein eigenes charakteristisches Spektrum von Viren. Dieses Spektrum entscheidet darüber, welche Manifestationen der Krankheit der Patient entwickelt und ob er etwa neurologisch auffällig wird. Die Geschwindigkeit der Progredienz mag mit zusätzlich das Immunsystem belastenden oder aktivierenden Faktoren zusammenhängen, aber auch von den ursprünglich infizierenden Virus-Subtypen bestimmt sein.

HIV: Morphogenese

Einleitung

Vorkommen von Retroviren

Retroviren wurden bisher bei einer Vielzahl von Säugerspezies, Vögeln und entwicklungsgeschichtlich tiefer stehenden Tieren, wie den Fischen, Reptilien und sogar bei Insekten nachgewiesen (Weiss, R. et al., 1984). Sie werden auf Grund gemeinsamer Eigenschaften in eine Virusfamilie eingeordnet. Retroviren messen 100 bis 120 nm im Durchmesser. Sie erhalten ihre äußere Hülle (Lipidhülle) während ihrer Morphogenese (Assembly und Budding) an zellulären Membranen und besitzen einsträngige RNS als Erbmaterial, die in zwei Kopien pro Viruspartikel (Virion) vorliegt. In den Virionen kann man ein virus-kodiertes Enzym, die Reverse Transkriptase nachweisen, das in der infizierten Zelle die virale Einzelstrang-RNS in doppelsträngige DNS umschreibt. Anschließend wird dieses DNS-Genom als sogenanntes Provirus in das Zellgenom eingebaut und steht dann, nach Aktivierung, als Matritze für die Virusvermehrung zur Verfügung. Retroviren weisen allgemein einen sehr engen Wirtsbereich auf, d.h. sie überschreiten nur selten, und dann oft auch nur unter experimentellen Bedingungen Speziesbarrieren. Wir unterscheiden prinzipiell endogene und exogene Retroviren.

Eigenschaften der Retroviren

Endogene Retroviren werden über die Keimbahn, integriert in das Erbmaterial, weitergegeben. Die meisten dieser Retroviren können nur in bestimmten Stadien der Ontogenese nachgewiesen werden, da ihre Vermehrung üblicherweise unterdrückt wird.

Exogene Retroviren werden zwar nach der Infektion in das Genom ihrer Wirtszellen integriert, jedoch nicht in die Keimzellen des infizierten Organismus eingebaut. Sie können sowohl horizontal von einem Individuum zum nächsten, als auch diaplazentar als Infektionserreger weitergegeben werden. Die meisten biologisch-medizinisch bedeutsamen Retroviren sind exogene Viren. Neben den humanen (HTLV-I,-II und HIV) und Affen-Retroviren, sind hier die Erreger von bekannten Tierseuchen zu nennen: Die Leukoseerreger des Huhnes, der Katze und des Rindes, der Erreger der infektiösen Anämie des Pferdes und das Maedi/Visna-Virus des Schafes. Exogene Retroviren finden sich in allen drei Subfamilien.

Klassifizierung von Retroviren

Die Familie der Retroviren wird in drei Subfamilien eingeteilt: Onco-, Lenti- und Spumaviren. Diese Einteilung folgt morphologischen Kriterien. Anfang der 60er Jahre erkannte Bernhard (Bernhard W, 1960), daß sich Retroviren in der Feinstruktur voneinander unterscheiden lassen. Unterschiede in den Details der Morphogenese und der Virusfeinstruktur nutzte er zur Aufstellung von morphologischen Kriterien, die eine Einteilung der Retroviren in die drei Subfamilien ermöglichte. Wie sich später herausstellte, besitzen Retroviren mit gleicher Morphologie nicht nur ähnliche biologische Eigenschaften, sondern auch einen vergleichbaren Genomaufbau. In Abb. 1 sind die zur morphologischen Klassifizierung nützlichen Kriterien schematisch den einzelnen Virussubfamilien und Spezies zugeordnet (Gelderblom H. et al., 1985; Gelderblom H. et al., 1986). Man findet dabei weitgehende Übereinstimmung zwischen der Morphologie, dem Aufbau des viralen Genoms und ihrem krankmachenden Potential. Oncoviren sind z.B. an der Enstehung von Krebs beteiligt, während die Lentiviren unter anderem häufig langsam, progedient verlaufende Erkrankungen des Zentralnervensystems hervorrufen.

In diesem Rahmen sollen Gehirnerkrankungen beim Schaf (Maedi/Visna-Virus, MVV), bei der Ziege (caprines Arthritis-Enzephalitis-Virus, CAEV) und beim Menschen (humanes Immundefizienzvirus, HIV) erwähnt werden. Wie sich aus einzelnen Virusbezeichnungen entnehmen läßt, sind weitere Krankheitsbilder mit Lentivirusinfektionen verknüpft; z.B. Maedi als pulmonale Erkrankung beim Schaf oder Arthritis bei der Ziege. Einige Lentiviren können jedoch auch akute Krankheitsverläufe induzieren, wie bei der infektiösen Anämie der Pferde (equine infectious anemia virus, EIAV) zu beobachten.

Virus-Zell-Wechselwirkung

Abhängig von der genetischen Ausstattung der Wirtszelle und des Virus führt die Infektion mit einem Retrovirus zu verschiedenen Virus-Wirtszell-Wechselwirkungen. Hier sollen nur einige Eigenschaften der Retroviren beschrieben werden.

Viruslatenz

Wie schon erwähnt, wird das Virusgenom als DNS-Provirus in das Wirtszellgenom eingebaut und wird

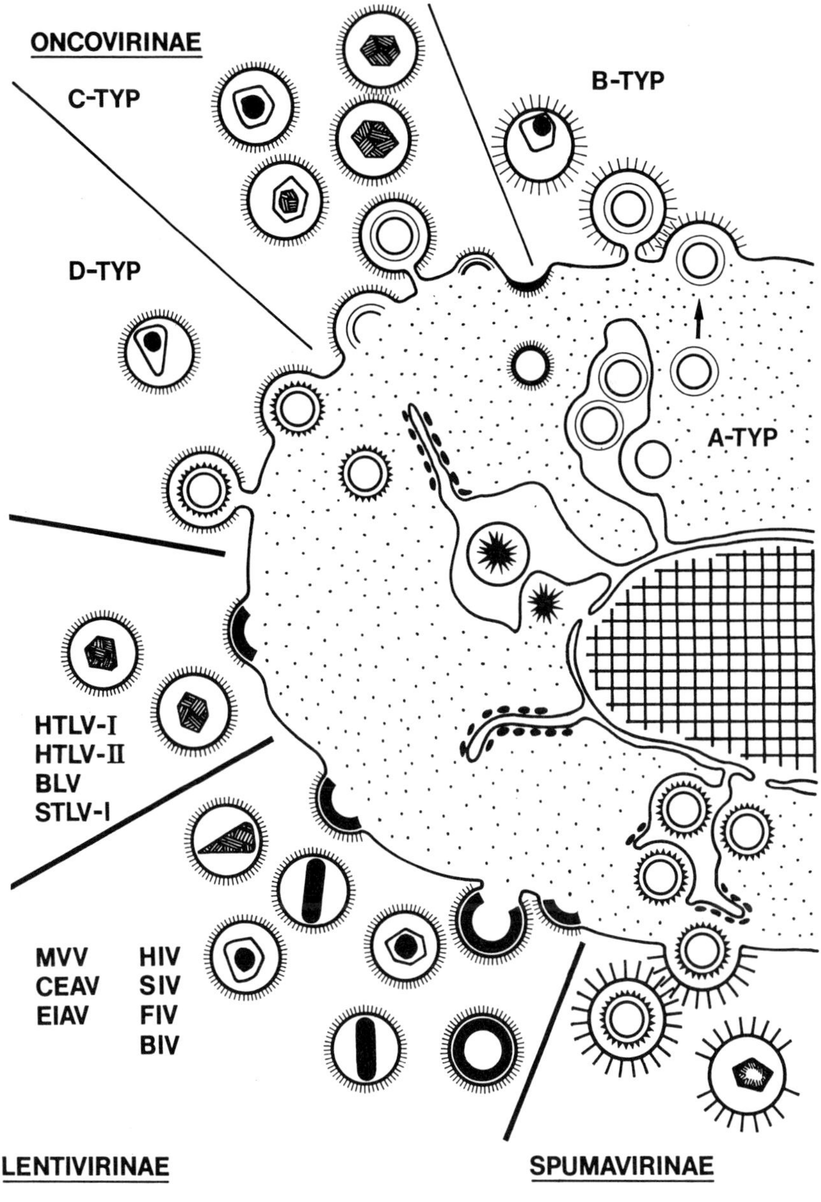

Abb. 1. Morphogenese und Feinstruktur der Retroviren. Ihre Klassifizierung in drei funktionell unterschiedliche Subfamilien erfolgt anhand morphologischer Kriterien

bei der Zellteilung wie ein zelluläres Gen auf die Tochterzellen weitergegeben. Wenn das Virusgenom nicht aktiviert wird, kann das Virus ein Leben lang als latentes Virus vorliegen.

Transformation

Retroviren haben sich unterschiedliche Mechanismen angeeignet, um Zellen maligne entarten zu lassen. Verschiedene Oncoviren des Huhnes und der Maus können (auch ohne Virusvermehrung) maligne Zellveränderungen hervorrufen. Eingehend sind hier die akut transformierenden Viren untersucht worden. Diese Viren besitzen ein Gen als virales onc-Gen bezeichnet (v-onc) dessen Produkt für die Aufrechterhaltung der Transformation notwendig ist. Die bisher beschriebenen viralen Gene leiten sich offensichtlich von zellulären Genen ab, sogenannte zelluläre onc-Gene (c-onc) die an der Regulation der normalen Zellproliferation beteiligt sind. Sie führen in der Zellkultur binnen weniger Tage nach Infektion zu unkontrolliertem, permanentem Wachstum und erzeugen nach Injektion in Versuchtiere innerhalb weniger Wochen Sarkome.

Leukoseviren des Huhnes und der Maus zeigen in vitro keine transformierenden Eigenschaften. Sie können jedoch nach jahrelangen Inkubationszeiten Malignome verursachen, das die Viren offensichtlich in der Lage sind zelluläre onc-Gene zu aktivieren. Humanpathogene Leukoseviren sind die T-Zell-Leukämieviren HTLV-I und HTLV-II. Sie besitzen ein Gen, daß für die Induktion der Transformation notwendig ist. Dieses Gen wirkt jedoch anders als die v-onc-Gene der akut transformierenden Gene und unterscheidet sich von diesen vorallem dadurch, daß es keine vergleichbare Information in den Wirtszellen gibt (Gallo, R.C. 1987; Levy, J.A. et al., 1986).

Zytopathogenität

Im Gegensatz zu den oben erwähnten Viren, die sich entweder ohne sichtbare Zellveränderungen vermehren oder aber Zellen transformieren, beobachtet man bei anderen Retroviren zytopathische Veränderungen und schließlich Lyse der Wirtszellen. Besonders ausgeprägt ist dieser Effekt bei den Subfamilien der Lenti- und Spumaviren. Vermittelt durch virale Strukturproteine induzieren Lentiviren die Fusion von infizierten mit nicht infizierten Zellen. Es bilden sich vielkernige, virusproduzierende Riesenzellen, die nicht mehr in der Lage sind, ihren Stoffwechsel aufrecht zu erhalten und daher nach zwei bis drei Tagen degenerieren und desintegrieren. Beim HIV wird diese fusionierende Eigenschaft als ein Pathomechanismus angesehen, der die Elimination von CD4-positiven Zellen des Immun- oder Nervensystems erklären kann.

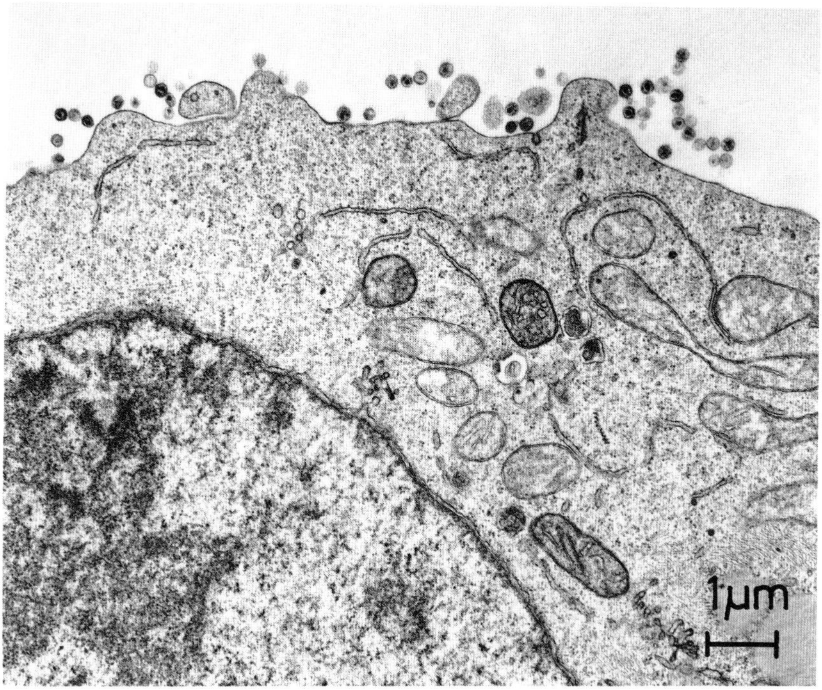

Abb. 2. HIV-1 an der Oberfläche eines Lymphoblasten. Vergr.: X 100 000

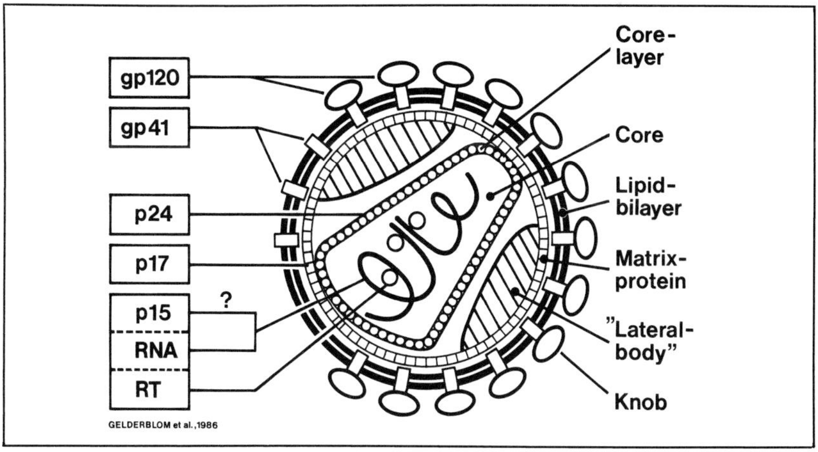

Abb. 3. Schema zum Aufbau des HIV-1 mit Angaben zu Lokalisation und Molekulargewicht der Strukturkomponenten

mehren oder aber Zellen transformieren, beobachtet man bei anderen Retroviren zytopathische Veränderungen und schließlich Lyse der Wirtszellen. Besonders ausgeprägt ist dieser Effekt bei den Subfamilien der Lenti- und Spumaviren. Vermittelt durch virale Strukturproteine induzieren Lentiviren die Fusion von infizierten mit nicht infizierten Zellen. Es bilden sich vielkernige, virusproduzierende Riesenzellen, die nicht mehr in der Lage sind, ihren Stoffwechsel aufrecht zu erhalten und daher nach zwei bis drei Tagen degenerieren und desintegrieren. Beim HIV wird diese fusionierende Eigenschaft als ein Pathomechanismus angesehen, der die Elimination von CD4-positiven Zellen des Immun- oder Nervensystems erklären kann.

Feinstruktur von HIV

Die Feinstruktur von Retroviren wird an ultradünnen Schnitten von in Kunstharz eingebetteten Viren oder virus-produzierenden Zellen analysiert. HIV unterscheidet sich von Onco- und Spumaviren nicht nur während der Morphogenese, sondern vor allem im Aufbau der „reifen" Innenkomponenten. Das Core-Kapsid (bestehend aus dem Hauptkapsidprotein p24) bildet einen kegelförmigen Innenkörper, der den Ribonukleoprotein-(RNP)-Komplex umschließt. Letzterer enthält die virale RNS, die Reverse Transkriptase und das p15 Protein, das nach neueren Erkenntnissen weiter in die Proteine p7 und p9 gespalten wird. Unter der von der Wirtszelle mitgenommenen Lipidhülle liegt das p17-Protein, das möglicherweise eine morphopoetische Funktion wie das Matrixprotein bei Influenzaviren hat und zugleich auch für die zelluläre Immunabwehr dieser Viren von Bedeutung ist. Die Proteine p15, p24 und p17 bilden die sogenannten gruppenspezifischen Antigene (gag), die durch proteolytische Spaltung aus einem Vorläuferprotein p55 entstehen. Die Hüllglykoproteine des Virus, gp41 und gp120, entstehen aus dem gp160-Vorläuferprotein durch proteolytische Spaltung.

Besondere Eigenschaften von HIV

Abwerfen der Oberflächenproteine

Durch zytochemische Methoden lassen sich die Oberflächenfortsätze (Projektionen, Knobs) auf der Virushülle darstellen, besonders eindrucksvoll auf knospenden oder unreifen Teilchen . Diese Fortsätze bauen sich aus dem aussengelegenen gp120 und Transmembranprotein gp41 auf. Auf den reifen HIV-Partikeln (an den kondensierten, konischen Cores erkennbar) findet man diese Knobs nur in Resten, denn HIV verliert im Zuge der Reifung sein gp 120 Oberflächenprotein, da gp120 nur durch nicht-kovalente Bin-

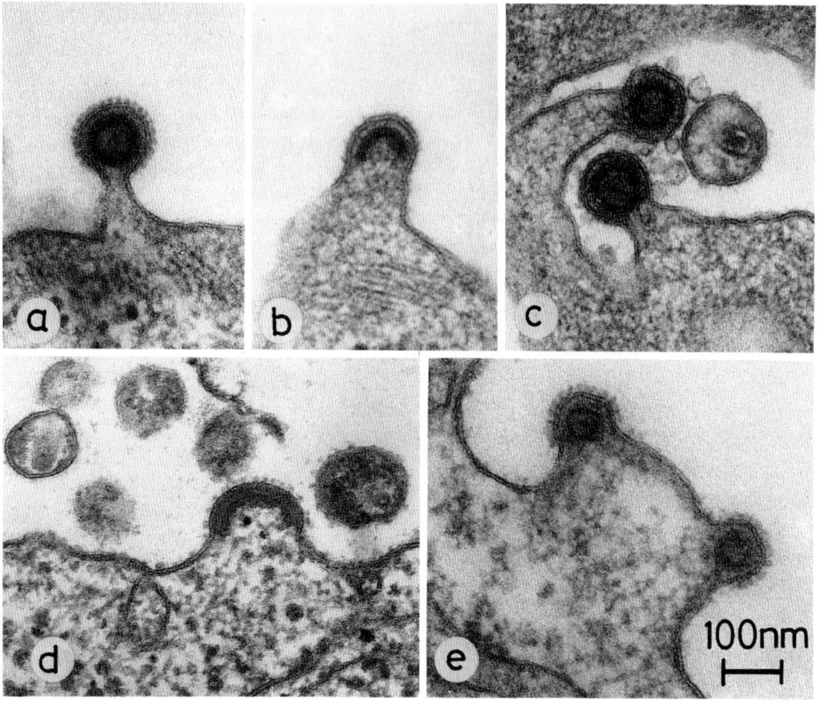

Abb. 4a–e. An der Zelloberfläche reifende Retroviren (budding), **a)** Maus – Mamma Tumor Virus (B – Typ Oncovirus); **b)** Mäuse – Leukämie Virus (C – Typ Oncovirus); **c)** Primaten – spezifische D – Typ Oncovirus; **d)** Simian Immundefizienz Virus (Lentiviren); **e)** Humanes Foamy Virus (Spumavirus). Vergr.: X 100 000

dungen an gp41 und damit an das Virion gebunden ist (Gelderblom H. et al., 1985). Dieser Verlust kann verschiedene Konsequenzen haben:

- HIV verliert sein Infektiosität, da für den ersten Schritt der Erkennung der Wirtszelle bei der Infektion die Bindung des gp120 an den CD 4-Rezeptor essentiell ist.
- Freigesetztes gp120 bindet protektive gp120-spezifische Antikörper, die dann nicht mehr für die Abwehr von infektionstüchtigem HIV zur Verfügung stehen.
- Die entstehenden Antigen-Antikörper-Komplexe wirken per se immunsuppressiv und können das Krankheitsgeschehen beschleunigen.

Bekleidung mit Wirtszellantigenen

Weitere Befunde über den Aufbau des HIV komplizieren die Vorstellungen über die Wechselwirkung von Virus und Zelle. Zum einen ist bekannt, daß die T-Helfer-Lymphozyten, die den CD4-Oberflächenmarker tragen, von HIV infiziert und nach Aktivierung der Zellen durch die schnelle Vermehrung des HIV zerstört werden können. Der kontinuierliche Verlust dieser Zellen führt schließlich, oft erst nach mehreren Jahren, zum Erliegen der Immunantwort. Kürzlich wurde gezeigt, daß neben den virus-kodierten Proteinen auch wirtszell-spezifische Antigene,

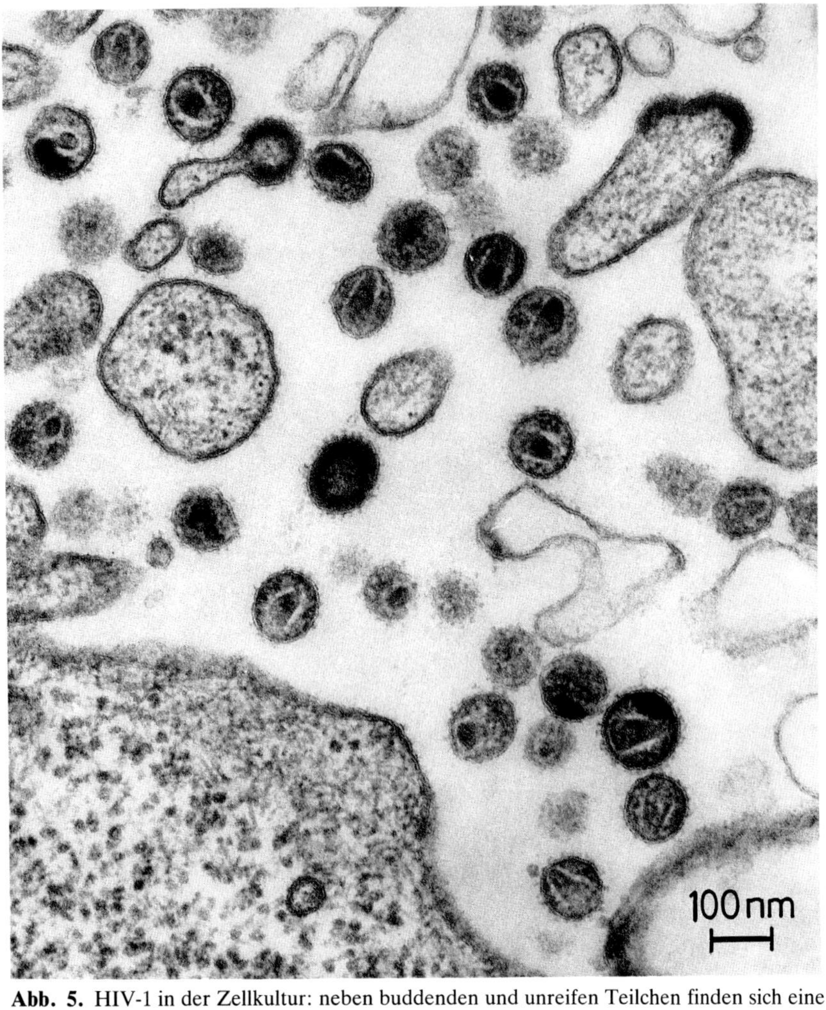

Abb. 5. HIV-1 in der Zellkultur: neben buddenden und unreifen Teilchen finden sich eine Vielzahl reifer, durch ihren konischen Innenkörper als Lentiviren gekennzeichnete Viren. Vergr.: X 100 000

im wesentlichen HLA-Antigene, in die Hülle von HIV eingebaut werden (Gelderblom, H. et al., 1987). Diese Zelloberflächenproteine spielen für die Zell-Zell-Erkennung bei der Regulation der Immunantwort eine entscheidende Rolle, da sie in Verbindung mit Antigenen eine fördernde oder eine unterdrückende Wirkung haben können. Bisher kann über die Funktion dieser zellulären Proteine auf HIV nur spekuliert werden. Das Virus könnte hier durchaus einen weiteren Mechanismus zum Unterlaufen der Immunabwehr entwickelt haben. So ist vorstellbar, daß im infizierten Organismus eine Infektionsausbreitung von Zelle zu Zelle nicht nur über virus-, sondern auch über wirts-spezifische Oberflächenproteine erfolgen kann und daß sich das Virus dadurch ähnlich wie ein „Wolf im Schafspelz" verhält.

Immunpathologie

Das normale Immunsystem

Aufbau und Funktion

Zur Abwehr von Infektionen durch Viren, Bakterien, Protozoen und Pilze sowie zur Erkennung von Fremd- und Tumorgewebe stehen dem Organismus sowohl unspezifische wie spezifische zelluläre und humorale Mechanismen zur Verfügung.
Das Immunsystem besteht aus etwa 10^{12} Zellen (Gesamtgewicht etwa 1,5 kg), die aus Stammzellen in primären lymphatischen Geweben (Thymus und Knochenmark) entstehen und in die sekundären lymphatischen Gewebe (Milz, Tonsillen, Lymphknoten, Peyersche Plaques des Darms) einwandern und auch die meisten Organe und Gewebe des Körpers besiedeln. Zellen des Immunsystems haben die Tendenz, zu zirkulieren und meist nur zeitweise ortsständig zu werden.

Aus den myeloischen Stammzellen entstammen solche Zellen, die für eine eher unspezifische Abwehrfunktion zuständig sind (wie die Monozyten, Makrophagen, die dendritischen Zellen sowie Mikroglia- und Langerhanszellen). Aus den lymphatischen Stammzellen entstehen die Vorläufer einer antigenspezifischen zellulären und humoralen Immunreaktion: T- und B-Lymphozyten, die letzteren als Vorläufer der antikörperproduzierenden Plasmazellen. Die T-Lymphozyten werden noch einmal unterteilt in Effektorzellen (T_c, T_d) und Regulatorzellen (T_h, T_s, T_{cs}, T_{fr}).

Die Einleitung einer spezifischen Immunreaktion erfolgt in der Regel in der Nähe der Eintrittspforte des Fremdantigens durch die Bildung eines Entzündungsgranuloms oder in einem drainierenden Lymphknoten oder – bei intravenösem Eintritt – in der Milz. Die normale Immunreaktion eines Organismus gegen eingedrungene Pathogene resultiert aus der Stimulation, Proliferation, Interaktion und Kooperation von verschiedenen Zellen des Immunsystems und deren humoralen Produkten.

Unspezifische Abwehrmechanismen

Ein in den Körper eingedrungenes Antigen oder Pathogen wird von phagozytierenden oder „antigenpräsentierenden" Zellen (Makrophagen, Monozyten, Langerhans-Zellen, dendritischen Retikulumzellen etc.) durch unspezifische Mechanismen aufgenommen, in kürzere Proteinabschnitte zerlegt und in teilweise abgebautem Zustand auf der Oberfläche der Makrophagen anderen Zellen des Immunsystems präsentiert.

Spezifische Immunreaktionen

Komplizierte zelluläre und humorale Interaktionen führen zur Bildung von antigenspezifischer zellulärer und humoraler Immunität.

- Die zelluläre Immunität besteht aus T-Effektorzellen, den sog. zytotoxischen T-Zellen (Tc), den T-Zellen, die eine Immunreaktion vom „verzögerten Typ" vermitteln (Td), und gewissen, mit Fc-Rezeptoren und spezifischen Immunglobulinen bestückten Killerzellen (K-Zellen, siehe ADCC weiter unten),
- die humorale Immunität besteht aus den antigenstimulierten B-Zellen, den Vorläufern von Plasmazellen und deren Produkten, den Antikörpern bzw. antigenspezifischen Immunglobulinen verschiedener Klassen und Subklassen (IgM, IgA, IgG, IgE und IgD). Diese haben verschiedene Effektorfunktionen wie:
  - Komplementaktivierung, dadurch u.a.
  - Opsonisierung von Antigenen für die verstärkte Phagozytose etwa durch Makrophagen,
  - Bindung an Fc-Rezeptoren von K-Zellen (für die sog. antibody-dependent cellular cytotoxicity, ADCC), Makrophagen u.a.

Immunregulation

Gleichzeitig mit der antigen-induzierten Stimulation der immunologischen Effektorzellen (T_c-, B-Zellen) erfolgt die Induktion von Regulatorzellen (positiv stimulierende T-Induktor- oder T-Helfer Zellen = T_h; hemmende oder supprimierende T-Suppressorzellen = T_s), die sowohl die spezifische zelluläre wie humorale Immunität kontrollieren sowie die Ausschüttung von humoralen Faktoren (Interleukinen) wie Interleukin 1 (aus stimulierten Makrophagen) und Interleukin 2 (aus T_h-Zellen) oder verschiedenen Interferonen. Im Laufe der Zellproliferation erfolgt auch noch die Induktion entsprechender zellulärer Interleukinrezeptoren.

Die antigenspezifischen cytotoxischen T-Effektorzellen (T_c) und die negativ regulierenden T-Supressorzellen (T_s) tragen den Oberflächenmarker CD8, die antigenspezifisch positiv regulierenden Induktor- und T-Helferzellen (T_h) den Oberflächenmarker CD4.
Für die antigenspezifische Stimulation und nachfolgende zelluläre Proliferation von T_c- und T_s-Zellen ist

die assoziative Erkennung von Fremdantigen mit eigenen Gewebsantigenen (Histocompatibilitätsantigenen HLA) der Klasse I (wie HLA-A, -B), für Th-Zellen die Assoziation von Fremdantigen mit eigenen Gewebsantigenen der Klasse II (HLA-DR) notwendig. Das CD4-Molekül auf den T-Helferzellen ist für die Bindung der Klasse-II-Antigene notwendig, ist also nicht mit dem vollständigen, sogenannten T-Zell-Rezeptor identisch. Im Verlaufe der Induktion und Proliferation von antigenspezifischen B-Zellen sowie T-Effektor- und T-Regulatorzellen bilden sich immunologische „Gedächtniszellen" aus, die bei wiederholtem Kontakt mit dem gleichen Antigen (z.B. Reinfektion) eine schnellere und effektivere („hochavide") Immunreaktion ermöglichen. Alle immunologischen Effektor-, Regulator- und Gedächtniszellen entstehen durch Zellproliferation und -differenzierung und rezirkulieren in allen lympathischen Geweben des Organismus.

Neben den antigenspezifisch reagierenden T-Effektor- und T-Regulatorzellen sind an Immunreaktionen noch die sogenannten „Natural Killer"-Zellen (NK-Zellen) beteiligt, die vorwiegend Tumorzellen erkennen und durch direkte zytotoxische Mechanismen schädigen können sowie die Killerzellen (K-Zellen), die spezifische Antikörper, die z.B. an zellgebundene Antigene (z.B. Viren) adsorbiert sind, an die Fc-Rezeptoren ihrer Zelloberfläche binden und damit die sogenannte ADCC (antibody-dependend cellular cytotoxicity) ausüben können.

Pathogenetische Mechanismen bei der HIV-Infektion

Voraussetzung für die Entwicklung der Symptomatik bei der HIV-Lentivirose ist, wie bei anderen Viruserkrankungen, die Virusvermehrung in den Wirtszellen. Geschwindigkeit und Ausmaß der Krankheitsentwicklung dürfte der Virusvermehrung proportional sein.

Das pathogenetische Prinzip bei der HIV-Infektion ist erst partiell aufgeklärt. Im Zentrum der heute dominierenden Theorien stehen zytopathische Effekte auf die Wirtszellen (T-Helferzellen, Makrophagen, Nervenzellen) und deren damit veränderte Zahl, Funktion und Ansprechbarkeit (etwa verminderte oder vermehrte Ausschüttung von Lymphokinen, verminderte oder vermehrte Bildung von Rezeptoren) sowie Autoimmunprozesse.

Ein wesentlicher zytopathischer Mechanismus der produktiven HIV-Infektion beruht auf einer durch Virusoberflächenproteine vermittelten Zellfusion von CD4-positiven Wirtszellen. Diese wird durch eine sehr spezifische Bindung von Virusprotein gp120 an das CD4-Molekül eingeleitet und durch das transmembrane HIV-Protein p41 vermittelt. Die Fusion solcher Zellen kann sowohl direkt durch an das CD4-Molekül adsorbierte Viren („fusion from outside") als auch – häufiger – durch von infizierten Zellen abknospende HIV-Partikel („fusion from within") induziert werden. Aus der Beobachtung von infizierten Zellkulturen weiß man, daß die erste sichtbare Folge einer HIV-vermittelten Zellfusion das sog. „ballooning" ist, ein blasiges Auftreiben der Zellmembran mit Protrusion des Zytoplasmas. Schon wenige Stunden danach kommt es zur Bildung mehrkerniger Riesenzellen („Synzytiumbildung"), in denen neusynthetisierte HIV-Proteine nachweisbar und Zeichen einer vakuoligen Degeneration zu beobachten sind (s. Abb. 2). Durch die Zellfusion gehen viele CD4-positive Zellen zugrunde. Die Quantität der beschriebenen zytopathischen Effekte bei der Zellfusion ist proportional zur Viruskonzentration und Dichte der CD4-Marker auf den Zellen; eine hohe Dichte hat eine starke Synzythiumbildung und Zelltod zur Folge. Bei niedriger Dichte (z.B. Makrophagen, Monozyten, Gliazellen) kann es auch zu einer nur latenten Infektion dieser Zellen kommen. Infizierte Makrophagen können Viren in großen Mengen intrazellulär produzieren, ohne dabei zu lysieren. Sie können ferner nach einer für sie physiologischen Wanderung in lymphatische Organe (Lymphknoten, Milz etc.) oder nach Überwindung der Blut-Hirnschranke zur Virusreplikation stimuliert werden und die Infektion an andere Zellen, darunter neben T_h-Zellen evtl. auch an Gliazellen und andere lokale phagozytäre Zellen, weitergeben.

Immunologische Schäden im Ablauf der HIV-Lentivirose

In Langzeitbeobachtungen auch von klinisch noch asymptomatischen anti-HIV-positiven Personen lassen sich im Verlauf der HIV-Lentivirose typische progrediente immunologische Veränderungen nachweisen. Die wichtigsten und typischsten Veränderungen sind im folgenden und in Tabelle 1 zusammengestellt.

T-Lymphozyten

T_h-Zellen

Die durch die Infektion in Funktion und Anzahl am deutlichsten betroffenen Zellen sind die den CD4-Marker tragenden T-Lymphozyten (CD4-positive Zellen, CD4+, T4-, T-Helfer-Zellen, T helper/inducer cells). Im peripheren Blut findet man sie zu einem so geringen Anteil erkennbar infiziert (in der Größenordnung von 1/10 000), daß man noch andere Mechanismen für ihre Ausschaltung diskutiert. Allerdings nehmen die Anzeichen dafür zu, daß auf jede nachweisbar infizierte T_h-Zelle hundert bis tausend weitere kommen, die nur symptomlos integrierte, inaktive Proviren (dormant copies) tragen.

Tabelle 1. Immunfunktionsstörungen bei AIDS

T-Lymphozyten: herabgesetzte in-vitro-Proliferation auf Stimulation durch Mitogene, lösliche Antigene und allogene Zellen (mixed lymphocyte reaction, MLR),
verminderte Lymphokin-Produktion (IL-2, Gamma-Interferon) bei Antigenstimulation
herabgesetzte T-Lymphozytenaktivität gegen virusinfizierte Zellen

B-Lymphozyten: polyklonale Aktivierung mit Hypergammaglobulinämie und Tendenz zu spontaner Plaque-Bildung
herabgesetzte spezifische humorale Immunantwort
verminderte Differenzierung und Umwandlung zu Plasmazellen
Produktion von Autoantikörpern

Monozyten/Makrophagen: verminderte Chemotaxis
verminderte IL-1 Produktion (oder Produktion eines IL-1 Inhibitors)
herabgesetzte Empfänglichkeit gegenüber physiologischen Stimuli durch Verlust von Oberflächenentigenen
spontane Sekretion von Effektorsubstanzen (etwa Kachexin)
herabgesetzte Phagozytose und mikrobizidiale Aktivität

NK Zellen: herabgesetzte zytotoxische Aktivität
K-Zellen: herabgesetzte Killerzell-Aktivität (zytotoxisch und mikrobiozidal)

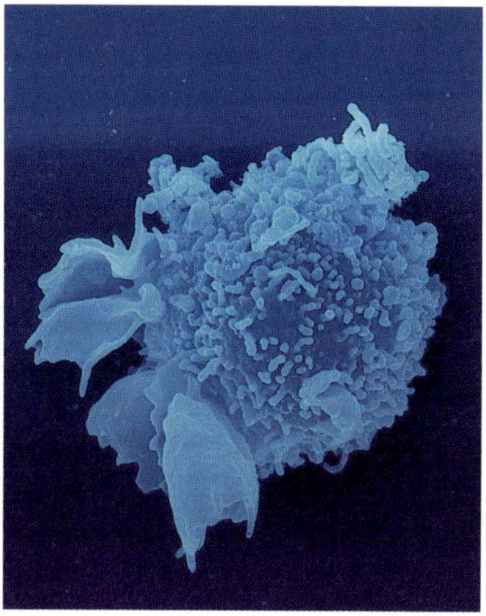

Abb. 1. T-Helfer Zelle, ein Lymphozyt, der mit so gut wie allen anderen Zellen des Immunsystems interagiert (Foto: Lennert Nilsson, Stockholm)

Bei asymptomatischen HIV-Trägern in frühen Infektionsstadien liegt die Zahl der mit monoklonalen Anti-CD4-Antikörpern markierbaren T-Zellen (T4-Zellen) des peripheren Blutes noch im Normbereich (ca. 1000/Mikroliter), aber einige Funktionsteste (z.B. die autologe „mixed lymphocyte reaction“, MLR) können schon gestört sein. Langzeituntersuchungen bei größeren Kollektiven anti-HIV-positiver Personen zeigen eine über Jahre feststellbare kontinuierliche Abnahme der Zahl der T4-Zellen und zunehmende Funktionseinschränkungen bei in vitro-Stimulationstesten an Lymphozyten.

Bei ARC und AIDS mit begleitenden opportunistischen Infektionen kann die Zahl der T4-Zellen unter die Nachweisgrenze fallen. Dieser Zustand ist in der Regel mit einer starken Virusreplikation und einem

erhöhten Serumspiegel von p24-Antigen und einer beschleunigten Virusanzüchtbarkeit aus dem peripheren Blut verbunden. Die wiederholte Bestimmung der absoluten Zahl der T4-Zellen hat sich international als verläßlicher prognostischer Parameter in der Langzeitbeobachtung und für das sog. „Staging“ erwiesen.
Wie im Schema in Kapitel dargestellt, korreliert ein konstanter Wert von unter 400 T4-Zellen mit einem Übergang in das ARC-Stadium und ein Wert unter 150 oft mit lebensbedrohlichen opportunistischen Infektionen und also mit dem Eintritt in das AIDS-Stadium.

So kommt es während der Progression der HIV-Lentivirose erst zu einer zunehmenden Störung der Zellfunktion und dann zu einer allmählichen, gegen Ende des Verlaufes akzelerierten Verminderung der T4-Zellzahl. Das dahinterliegende pathogenetische Prinzip ist Gegenstand zahlreicher Theorien. So hat man unter anderem (für Retroviren ungewöhnlich) große Mengen unintegrierter viraler DNA im Zytoplasma nachgewiesen.

Wie oben angeführt gibt es eine deutliche Korrelation zwischen der Zahl von CD4-Rezeptoren auf der Zell-

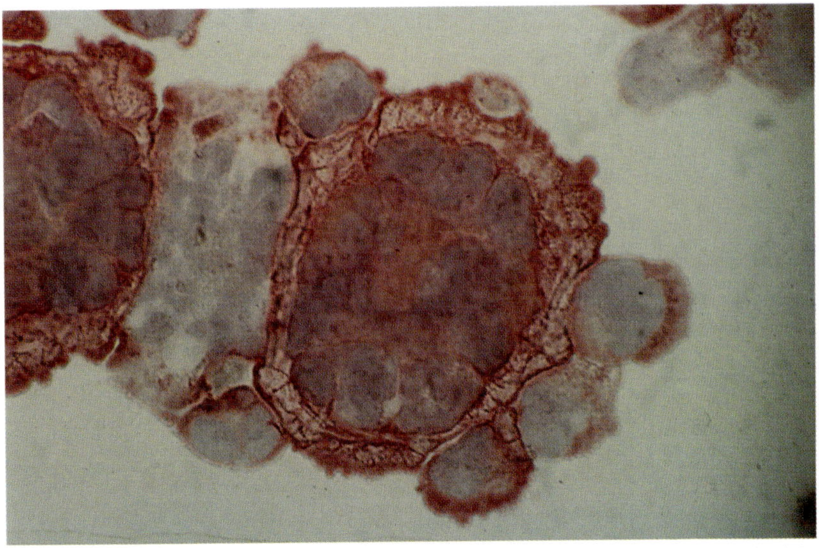

Abb. 2. Synzytien HIV-infizierter T-Zellen. Nach Infektion mit HIV fusionieren zahlreiche CD4+-T-Zellen, es bilden sich Synzytien und multinukleäre Riesenzellen (APAAP-Färbung mit monoklonalen anti-p24, Niedrig M, L'age-Stehr J et al., Robert Koch Institut, Berlin)

oberfläche und dem Ausmaß zytopathischer Effekte, nicht nur der Synzytiumbildung und dem schnellen Zelltod, sondern auch einer herabgesetzten zellulären Ansprechbarkeit auf Stimuli. Als ursächlich für die Funktionsstörungen (F) und die numerische Abnahme (A) der T_h-Zellen wird diskutiert:

- metabolische Effekte der intrazellulären proviralen DNA (F,A)
- Membranschäden der Zelle nach dem Virusbudding (A)
- Beschleunigung der Zelldifferenzierung mit verkürzter (A) Lebenszeit der T_h-Zellen unter dem Einfluß viraler Regulationsmechanismen
- gp120/CD4-vermittelte Synzytienbildung (F,A)
- Verminderung der CD4-Moleküle an der Zelloberfläche und damit Störung der normalen Interaktion mit Makrophagen/Monozyten (F)
- verminderte oder qualitativ veränderte Expression des Il-2-Gens und damit herabgesetzte Ansprechbarkeit für externe Stimuli (F)
- Defekte des post-rezeptoriellen Signaltransportes (F)
- intrazelluläre Bildung von Komplexen aus viralen (F) Oberflächen-Glykoproteinen (env-gp120) und CD4-Molekülen
- Autoimmunphänomene (A) durch Umlenkung antiviraler Antikörper auf CD4-Marker auf uninfizierten Zellen, durch Angriffe auf oberflächenständige virale Marker (sowohl intern entstandener als auch durch Shedding freigesetzter, außen an CD4-Markern anheftender gp120), durch Induktion spezifischer anti-Lymphozyten-Antikörper, durch Kreuzreaktionen mit HLA-Antigenen der Klasse II, oder durch Enthemmung und mangelnde Spezifizität der Zytotoxizität.
- Infektion und gestörte Reifung von T-Präkursorzellen oder anderen Stammzellen (A)
- Induktion von humoralen zytotoxischen Faktoren (A)

Da die T_h-Zellen zahlreiche zentrale Steuerfunktionen ausüben und mit den meisten anderen immunologisch aktiven Zellen interagieren, hat ihre Schädigung und Verringerung tiefgreifende Folgen für ein breites Spektrum von Zellen.

B-Zellen

Die gestörte Funktion der B-Zellen läßt sich zum Teil auf die schon erwähnte T-Zellstörung zurückführen, ohne daß jede Interaktion im Einzelnen bekannt wäre. Es kommt sehr bald nach der Infektion zu einer polyklonalen Aktivierung mit resultierender Hypergammaglobulinämie, mit zirkulierenden Immunkomplexen und dem Auftreten von Autoantikörpern. Ebenso ist die spezifische Reaktion auf neue Antigene schon früh, auf Recall-Antigene im späteren Verlauf der HIV-Infektion kräftig herabgesetzt. Dieser Defekt auch der humoralen Immunantwort führt

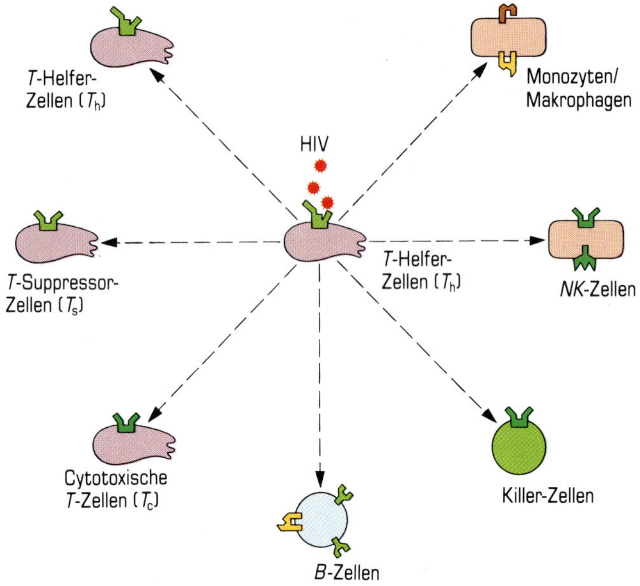

Abb. 3. Die T4-Helfer-Zelle koordiniert Interaktionen zwischen verschiedenen Zellen des Immunsystems. Sie fördert die Reifung anderer Zellen, etwa der B-Zellen zu antigenspezifischen Plasmazellen, stimuliert die zytotoxische Funktion verschiedener Arten von Killerzellen und interagiert mit anderen T-Zellen, die im weiteren Krankheitsverlauf die inflammatorische Reaktion abbrechen sollen. Wegen dieser zentralen Funktion hat ihre Schädigung durch die HIV-Infektion Auswirkungen auf das ganze Immunsystem. Im einzelnen sind zu beobachten: bei T-Helfer-Zellen: herabgesetzte Reaktion auf lösliche Antigene, verminderte Produktion von Lymphokinen, gehemmte MLR, herabgesetzte klonale Expansion; bei B-Zellen: herabgesetzte Ig-Produktion gegenüber spezifischen Antigenen, sinnlose Aktivierung, mangelnde spezifische Differenzierung, verminderte Umwandlung zu Plasmazellen, verringerte Empfänglichkeit gegenüber normalen Stimuli; bei Killer-Zellen: herabgesetzte Killer-Aktivität, Mangel an spezifischen Antikörpern; bei NK-Zellen: herabgesetzte Killer-Aktivität; bei Monozyten/Makrophagen: herabgesetzte Chemotaxis, spontane Sekretion von Effektorsubstanzen, verringerte Empfänglichkeit gegenüber normalen Stimuli (Copyright 1987 Spektrum d. Wissenschaft, Heidelberg)

sowohl zu herabgesetzter Abwehr gegenüber normalen Krankheitskeimen als auch zu gestörter diagnostischer Verwertbarkeit von Antikörpertitern. Auch eine direkte Einwirkung viraler Proteine auf B-Zellwachstum und Differenzierung ist beobachtet worden, und unter gewissen Umständen (etwa wenn unreif oder EBV-infiziert) lassen sich B-Zellen sogar durch HIV infizieren.

NK- und T_s/T_c-Zellen

Die funktionellen Defekte der Natural Killer Zellen und der zytotoxi-

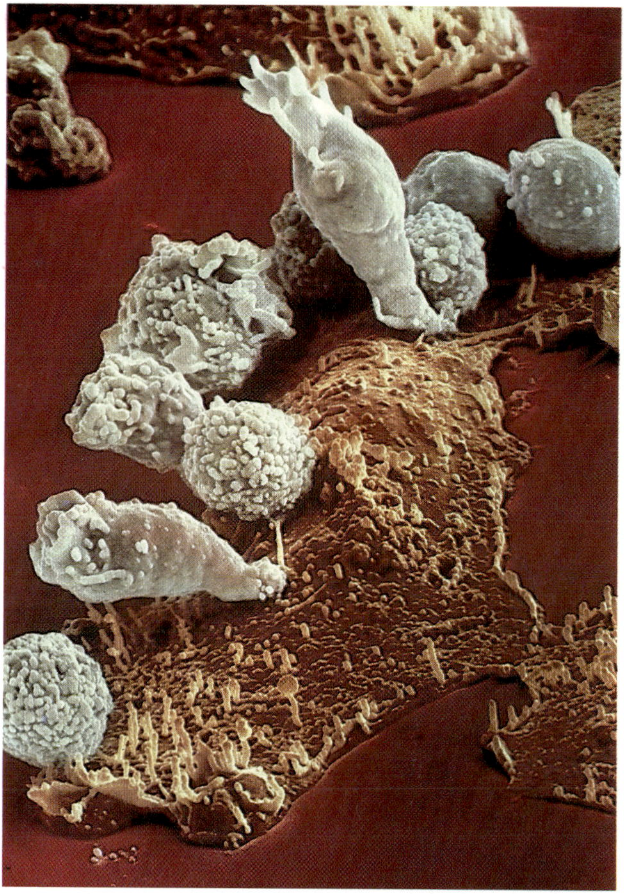

Abb. 4. Mehrere zytotoxische T-Zellen (T_c- oder T-Killerzellen, die an der Oberfläche einer Krebszelle sitzen und teilweise die typische Verformung aufweisen, die mit der Anheftung an der Zelloberfläche und ihrer zytotoxischen Aktivität (dem Perforieren der Zellmembran) verbunden ist (Foto: Lennert Nilsson, Stockholm)

schen/Suppressor-T-Zellen sind offenbar direkt zurückführbar auf das Ausbleiben der normalen induktiven Signale der T_h-Zellpopulation.

Monozyten/Makrophagen

Neben den Folgen der schon erwähnten gestörten Interaktion mit den T_h-Zellen sind die Makrophagen auch direkt in ihrer Funktion beeinträchtigt. Sowohl ihre Lymphokinproduktion und ihre Chemotaxis als auch ihre Killer- und ihre phagozytäre Funktion sind gestört. Dennoch vertragen diese Zellen, selbst wenn eine gewisse Virusreproduktion stattfindet, die HIV-Infektion offenbar ohne Manifestation nennenswerter zytopathischer Effekte.

Zunehmend wird die wichtige Rolle deutlich, welche diesen phagozytären Zellen im Rahmen der HIV-Infektion und zum Verständnis ihrer Pathogenese zukommt:

- als primäre Zielzellen der HIV-Infektion, etwa in der intakten Mukosa der Körpereintrittsöffnungen,
- als wichtiges Virusreservoir, dennoch lange überlebend,
- als Verteiler in verschiedenste Gewebe und Organsysteme darunter, etwa durch Passieren der Blut-Testis- und Blut-Hirn-Schranke, auch in ZNS und Gonaden („Trojan Horse theory").
- als antigen presenting cells (APC), die das Virus im direkten Kontakt und über interzelluläre Brücken an T-Helferzellen, Lymphknoten und Milzzellen oder auch an Mikrogliazellen im Gehirn weitergeben, sowie

Das Spektrum der im ZNS befallenen Zellen ist noch unvollständig geklärt. Das Vorkommen von multinukleären Riesenzellen, infizierten Monozyten/Makrophagen, Glia- und Endothelzellen ist gezeigt worden, der genaue Charakter ihrer Funktionsdefekte hingegen ist noch nicht bekannt. Auch im ZNS hat man für die pathologischen Veränderungen bis hin zur atrophischen Demenz eine kausale Bedeutung von Autoantikörpern erwogen, wie sie etwa bei der Entstehung der idiopathischen Thrombozytopenie (ITP) als sehr wahrscheinlich gilt.

Weitere immunologische Veränderungen bei der HIV-Infektion:

- initiale Vermehrung der T_s-Zellen,
- allgemeine Leukopenie, Lymphopenie, Thrombozytopenie und Anämie,
- vermehrtes β2-Mikroglobulin,
- vermehrtes Alpha-1-Thymosin,
- vermehrtes säurelabiles Alpha-Interferon,
- polyklonale Hypergammaglobulinämie,
- verminderte Produktion von Alpha- und Gamma-Interferon
- vermindertes Thymulin,
- Verminderung des Erythrozytenrezeptors CR 1,
- Erhöhung des Neopterinspiegels in Serum und Urin,
- Herabsetzung der zellgebundenen kutanen Immunität.

Die hier aufgezählten Veränderungen ergeben sich, soweit überhaupt heute schon befriedigend erklärbar, aus einer Kombination der weiter oben genannten funktionellen Störungen. Einige von ihnen sind für die serologische Diagnostik verwertbar, allerdings sind einmalige Untersuchungen in keinem Fall diagnostisch oder prognostisch zu verwerten.

Nachweis immunologischer Veränderungen

Der T-Zell-Quotient

Die absolute Zahl der *T4-Zellen* ist, wie schon besprochen, einer der sowohl aussagekräftigsten als auch am leichtesten zugänglichen Parameter den pathogenetischen Verlauf der HIV-Infektion. Als Normalwert für T4-Zellen gilt 600-1300 pro Mikroliter. Je nach Bestimmungsmethode gibt es hier erhebliche Schwankungen

Die *T8 (Suppressor/zytotoxischen)-Zellen* werden nicht von HIV direkt infiziert, sind aber als Regulatorzellen schon früh quantitativ verändert (Normalwert: 500±200 pro Mikroliter). Ihre Zahl ist auch schon bei asymptomatischen HIV-Infizierten deutlich erhöht. Es ist nicht ausgeschlossen, daß diese Zellen auch die HIV-Replikation kontrollieren, denn ihre Entfernung aus primären Lymphozytenkulturen erleichtert die HIV-Anzucht.
Bei normalen oder leicht erniedrigten Zahlen von T4-Zellen kann der T4/T8 Quotient nur wegen dieser Suppressorzellerhöhung pathologisch niedrige Werte zeigen (Normalwert: 2.0±0.9). In späten Stadien der HIV-Infektion und vor allem bei AIDS mit opportunistischen Infektionen „normaliert" sich die Zahl der T8-Zellen, die T4-Zellen fallen stark ab, damit fällt der T4/T8-Quotient bis auf Werte unter 0,01 durch die fehlenden T4-Zellen ab. Solche Werte, die wiederholt gemessen werden, sind bisher nicht reversibel gefunden worden und deshalb prognostisch äußerst ungünstig.

B-Zellen und Antikörperbildung

Obwohl in späten Stadien der HIV-Infektion die Verminderung der T4-Zellen das Leitsymptom der immunologischen Veränderungen ist, erscheint die humorale Immunität, also die Immunglobulinsynthese quantitativ nicht wesentlich verändert. Bei genauerer Analyse lassen sich aber schon sehr früh Veränderungen der B-Zellfunktion im Sinne einer Hypergammaglobulinämie erkennen.

So sind z.B. eine polyklonale B-Zell-Stimulation in vitro (meßbar als spontane Plaque-bildende Zellen, PFC) und erhöhte Serumspiegel von IgG, IgM und gelegentlich IgD und IgA nachweisbar. Die Fähigkeit der B-Zellen, auf neue Antigenreize mit der Produktion von spezifischen Immunglobulinen zu reagieren ist dagegen vermindert. In späten Stadien und als Zeichen einer schlechten Prognose ist die Mitogenstimulation (z.B. mit Pokeweed-Mitogen, PWM) in vitro stark herabgesetzt.

Das ist besonders bei der peri- oder pränatalen HIV-Infektion klinisch relevant. Infizierte Kinder haben zwar oft eine Hypergammaglobulinämie, die vom unreifen HIV-infizierten Immunsystem gebildeten Antikörper sind aber vorwiegend sog. „Nonsense-Immunglobuline", die nicht auf natürliche antigene Determinanten, wie z.B: von Infektionserregern oder Impfstoffen „passen". Diese Kinder müssen also kontinuierlich durch Gabe von Immunglobulinen vor bakteriellen oder viralen Infekten geschützt werden. Bei HIV-infizierten Erwachsenen ist das nur selten nötig, da hier B-Zellen mit immunologischem Gedächtnis polyklonal auch zu erhöhter Produktion von schützenden Immunglobulinen stimuliert werden. Dieser Befund könnte auch erklären, warum bei HIV-Infektion erhöhte Antikörpertiter gegen früher durchgemachte Infekte und Impfungen gemessen werden, ohne daß es zu einer Reinfektion oder Reaktivierung des Erregers gekommen wäre. Fehlinterprätationen von serologischen Befunden sind deshalb häufig.

Makrophagen und Antigenpräsentierende Zellen

HIV-Infektion und Replikation konnte in verschiedenen phagozytierenden und antigen-präsentierenden Zellen wie Makrophagen, dendritischen Zellen im peripheren Blut und in Lymphknoten (follikuläre dendritische Zellen) sowie in Langerhanszellen der Haut und Schleimhäute nachgewiesen werden. Da diese Infektion aber ohne meßbaren zytopatischen Effekt auf diese Zellen bleibt, sind vor allem in frühen Stadien wenig quantitative und erst verzögert funktionelle Störungen meßbar.

Dies sind (s. Abb. 3), eine verminderte Chemotaxis, eine verminderte IL-1 Produktion, eine herabgesetzte Empfänglichkeit gegenüber physiologischen Stimuli (durch Verlust von Oberflächenentigenen), eine spontane Sekretion von Effektorsubstanzen (etwa Kachexin) sowie eine generell herabgesetzte Phagozytose und mikrobizidiale Aktivität (also dem Vermögen, inkorporierte Erreger zuverlässig zu eliminieren).

Für eine Routinediagnostik sind Untersuchungen der Makrophagenfunktion bisher nicht geeignet.

Natural Killer-Zellen

Erst in sehr späten Stadien der HIV-Infektion und in klinisch manifestem AIDS wurden funktionelle und quantitative Störungen der NK-Zellen gefunden. Auch diese Untersuchungen sind für die Routinediagnostik nicht geeignet.

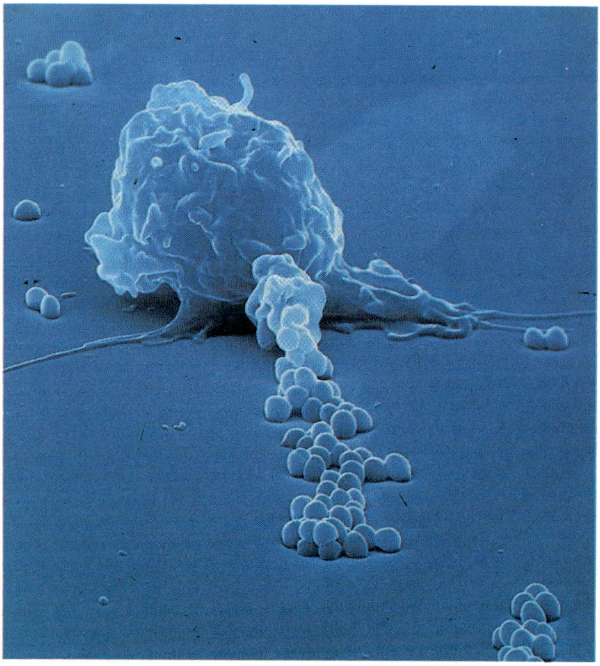

Abb. 5. Ein Makrophage beim Angriff auf einen Staphylokokkenhaufen (im Vordergrund). Makrophagen strecken lange Zellausläufer in der Richtung ihres jeweiligen Ziels aus (Photo: L. Nilsson)

Intrakutantest

Die Messung der kutanen Reaktion vom verzögerten Typ als Intrakutantest mit verschiedenen Antigenen (Tuberkulin, als Kombination verschiedener „Recall"-Antigene im sog. Mérieux-Test) wurde anfänglich als guter Parameter für den Nachweis schwerer zellulärer Immundefekte im Sinne einer Anergie gewertet. Diese Teste sind aber in der Praxis nur bei großer Erfahrung und im Krankheitsverlauf diagnostisch und prognostisch verwertbar. Sehr oft ist eine „Anergie" in Anwendungsfehlern oder fehlender früherer Auseinandersetzung mit dem getesteten Antigen begründet.

Zusammenfassung

Die zeitliche Reihenfolge der verschiedenen hier genannten immunologischen Veränderungen ergibt zusammen mit den serologischen Veränderungen zwar ein kohärentes

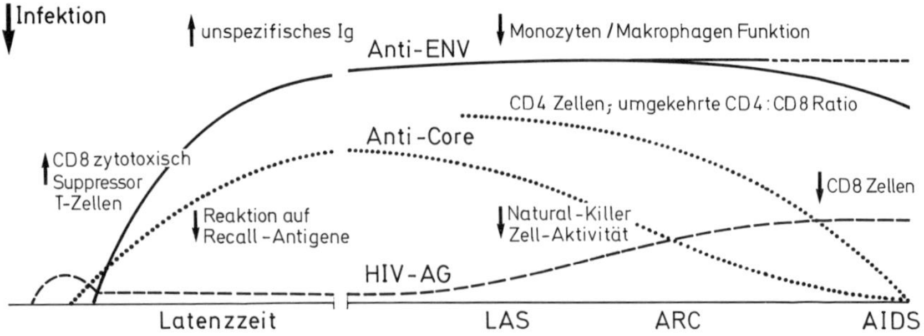

Abb. 6. Übersicht über das Verhalten verschiedener serologischer, immunologischer und viraler Varianten im Verlauf der HIV-Lentivirose, z. B. die Serum-Antikörpertiter gegen Virusantigene (anti-env: anti-gp120; anti-core: anti-gp41), die viralen Antigene selbst (HIV-Ag), die Zeitpunkte (mit Pfeilen vermerkt), zu denen gewisse immulogische Veränderungen einzutreten pflegen, sowie die Kurve (CD4 cells) für die Zahl der T4-Zellen (R. Hehlmann, Medizin. Poliklinik, München).

Bild, der absolute Zeitmaßstab dabei variiert jedoch erheblich mit der Geschwindigkeit des jeweiligen klinischen Verlaufs (s. Abb. 6).

Zusammenfassend kann man sagen, daß sich im Laufe der letzten Jahre erwiesen hat, daß die HIV-bedingten Schäden am Immunsystem viel tiefgreifender und vielfältiger sind, als man anfangs vermutet hatte. Außer dem Zählen der T-Helferzellen bzw. dem Bestimmen des T4/T8-Zellquotienten sowie Leukozytenstimulationstesten gibt es bislang jedoch wenige immunologische Nachweisverfahren, die sich für die Routinediagnostik eignen. Die Makrophagen und in Zukunft vielleicht gewisse Makrophagen-Produkte (TNF?) werden sich vermutlich als geeignete Objekte für diagnostische Verfahren erweisen, wenn die Methodik erst einmal richtig standardisierbar und praktisch hantierbar sein wird.

Probleme der Impfstoffentwicklung

Das Prinzip der Impfung

Die bewährteste Methode, Viruserkrankungen vorbeugend zu bekämpfen, ist die Entwicklung von Impfstoffen. Diese läuft in der Regel darauf hinaus, den Organismus aktiv oder passiv mit Antikörpern oder zellulärer Immunität auszurüsten, welche die verschiedenen immunologischen Prozesse der Bekämpfung von Erregern und Elimination infizierter Zellen in Gang setzen. Dabei ist zu bedenken, daß es bei Virusinfektionen grundsätzlich nicht einzelne Viren sind, die „krank machen", sondern lediglich deren ungehemmte, den Körper überschwemmende Vermehrung. So zielen auch die meisten Impfungen nicht darauf ab, eine Infektion zu verhindern, sondern die Virusvermehrung zu unterdrücken und damit den Krankheitsausbruch zu verhindern.

Es gibt, geordnet nach der Wirkungsweise, zwei prinzipiell verschiedene Arten der Immunabwehr: die **spezifische**, die erst nach Kontakt mit dem jeweiligen Erreger und unter Vermittlung sozusagen „individuell angepaßter" Antikörper oder Immunzellen in Gang kommen kann (also immer induziert ist), und die **unspezifische**, die sozusagen aus stets vorhandenen, allgemeinen Abwehrmitteln besteht, die sich gegen eine Vielzahl von Erregern richten (z.B. aus phagozytierenden Zellen, natural killer-Zellen, Interleukine). Die Schwäche der spezifischen Immunabwehr ist naturgemäß die erforderliche Anlaufszeit (im Falle eines vorangegangenen Kontaktes mit dem Erreger durch schon vorhandene spezialisierte Zellen, auch unter Mitwirkung von sog. „Gedächtniszellen" der B- und T-Zellinien, erheblich verkürzt), die Schwäche der unspezifischen ist das sehr grobe Erkennungsraster für neue Pathogene, etwa in Form von wenig spezialisierten Rezeptoren auf gewissen Freß- und Killerzellen, und damit naturgemäß eine geringere Effizienz.

Nach der Art der involvierten Elemente sind Immunreaktionen teils **humoraler** Art, und zwar wieder sowohl spezifisch (Immunglobuline) als auch unspezifisch (Komplementsystem, Interleukine bzw. Interferone), teils **zellulärer** Art, wiederum spezifisch (zytotoxische T-Killerzellen, Fc-rezeptor-abhängige Killerzell-Aktivität, rezeptorvermittelte

1

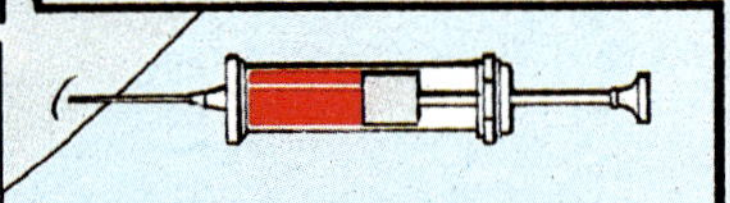

Blutentnahme von einem Aids-infizierten Menschen

2

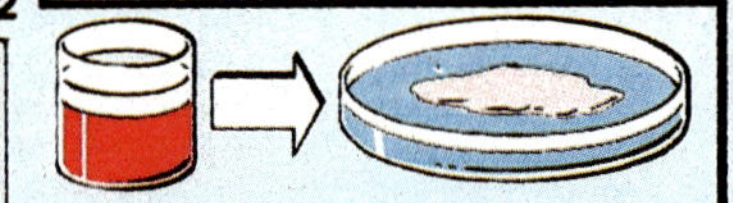

Die Leukozyten (weiße Blutkörperchen) werden isoliert und auf einer Nährlösung gezüchtet

3

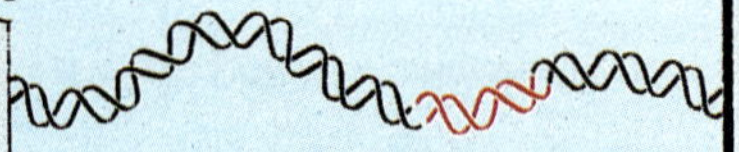

Aus den Leukozyten wird die in Form von Kettenmolekülen enthaltene DNS gewonnen – diese Moleküle enthalten auch den Bauplan (Gene) des Aids-Virus

4

Die DNS wird mit Hilfe von zugefügten Wirkstoffen in kleine Abschnitte zerlegt: Unter den Teilstücken befindet sich auch der Aids-Bauplan

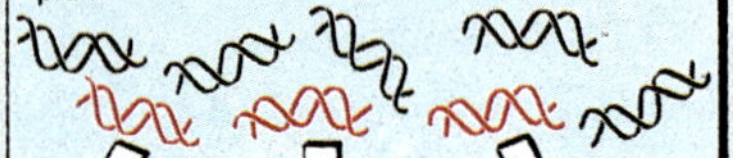

5

Der Aids-Bauplan wird in Bakterien-DNS eingebaut (das nennt man Neukombination von Genen) und danach in Coli-Bakterien eingeschleust

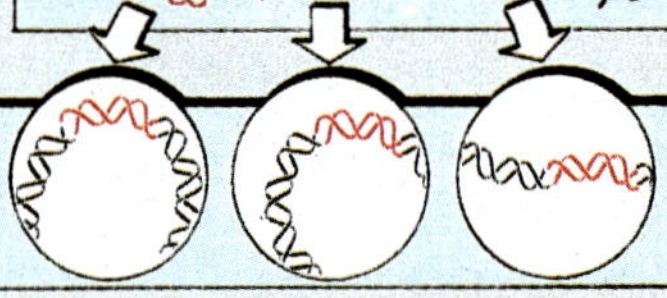

6

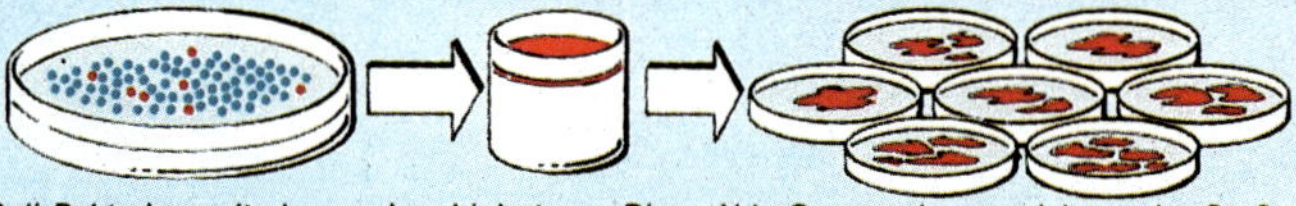

Die Coli-Bakterien mit der neukombinierten DNS werden vermehrt. In der Bakterienkultur entstehen dadurch geringe Mengen neuer Aids-Baupläne („Genome")

Diese Aids-Genome lassen sich nun im Großmaßstab züchten (solche Extrakte stehen bereits zur Verfügung, z.B. in dem Labor Dr. Gallos, USA)

7

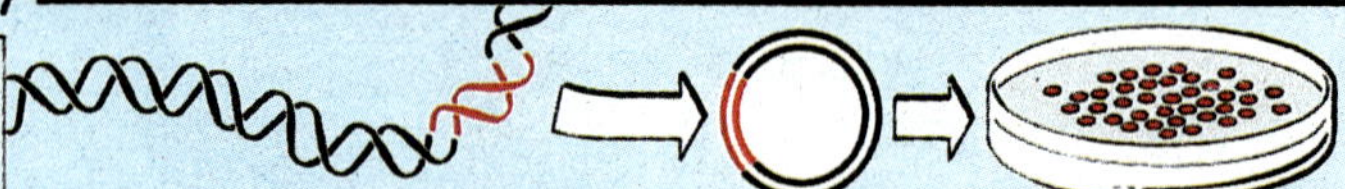

Aus dem Aids-Genom wird ein kleines Stück – das Gen „gp 120" – herausgetrennt: Es ist der Teil des Virus-Bauplans für die Spikes auf der Oberfläche der Viren (die Spikes passen wie ein Schlüssel „Rezeptoren"-Schloß der menschlichen Abwehrzellen)

Das gp 120-Gen wird mit Vaccinia-Viren (wie sie zu Pockenschutz-Impfungen verwendet werden) kombiniert. Mit diesem neuentstandenen Virus infiziert man Zellkulturen, voraussichtlich Nierenzellen der afrikanischen Meerkatze.

8

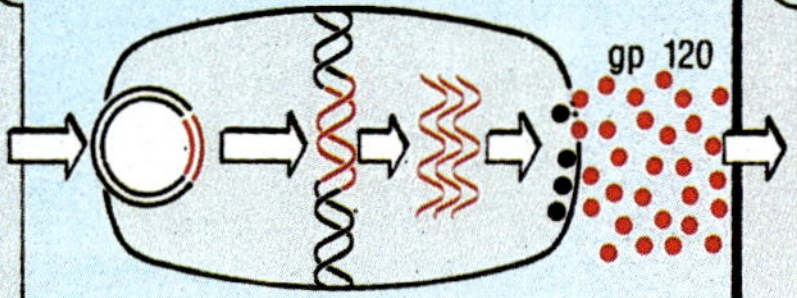

Die Meerkatzen-Zellen werden gezwungen, gp 120 zu produzieren.

9

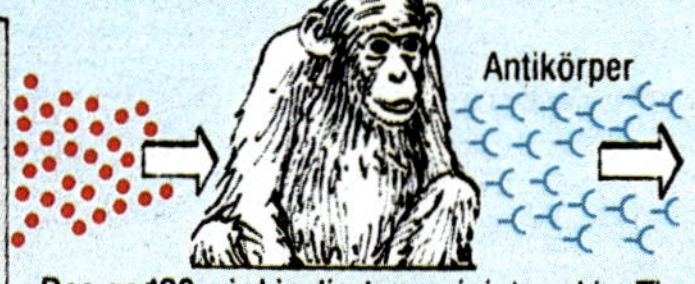

Das gp 120 wird isoliert, gereinigt und im Tierversuch an Schimpansen erprobt, ob es die Antikörperbildung gegen die Aids-Viren in Gang setzen kann.

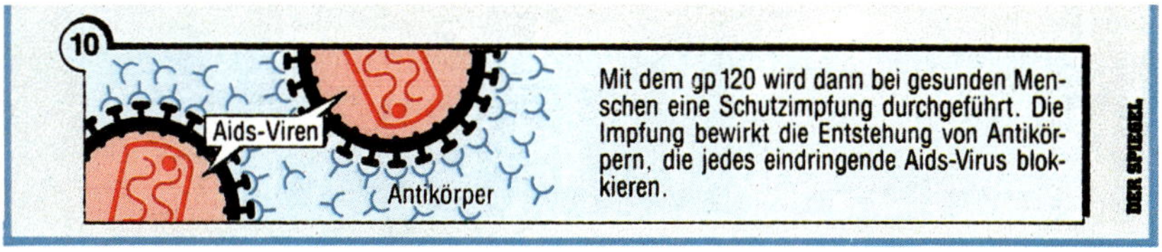
10
Aids-Viren
Antikörper
Mit dem gp 120 wird dann bei gesunden Menschen eine Schutzimpfung durchgeführt. Die Impfung bewirkt die Entstehung von Antikörpern, die jedes eindringende Aids-Virus blokkieren.
DER SPIEGEL

Abb. 1. Prinzip der Impfstoffherstellung (Copyright: Der Spiegel)

Endozytose) und unspezifisch (NK-Zellen und rezeptorunabhängige Phagozytose), zu unterscheiden.
Bei der spezifischen zellulären Abwehr (cell-mediated cytotoxicity, CMC) kann man weiter unterscheiden: (1) den durch Killerzellen vermittelten, von B-Zellen (Plasmazellen) und den von ihnen gebildeten Antikörpern abhängigen Anteil (antibody-dependent cellular cytotoxicity, ADCC, die das Vorhandensein von Fc-Rezeptoren zur Interaktion mit Immunglobulinen voraussetzt) und (2) den von Tc-Zellen abhängigen Anteil (der von der klonalen Expansion bestimmter rezeptortragender T-Killerzellen abhängt). Darüber hinaus scheint es Killerzellen zu geben, deren Fc-Rezeptoren schon mit spezifischen Antikörpern bestückt und die auch der ADCC zuzurechnen sind.
Die Wirkung inaktivierender Antikörper, die man auch als „neutralisierend" oder „protektiv" bezeichnet, beruht auf der Bekleidung und (nach Ingangsetzen einer Kaskade von Komplement-Aktivierungsschritten) der „Opsonisierung" (einer Art von Attraktivmachen) von antigenmarkierten Oberflächen. Diese können Teil des Erregers selbst oder infizierter Zellen sein, die ja häufig erregerspezifische Antigene an ihrer Oberfläche tragen. Daraufhin setzt eine gesteigerte Makrophagen- und Killerzell-Aktivität ein. Der „Immunität" genannte Zustand (ob nun hervorgerufen durch eine Impfung oder durch eine durchlaufene natürliche Infektion) bedeutet nichts

Tabelle 1. Immunreaktionen auf Impfstoffe

Reaktionstyp	spezifisch	unspezifisch
humoral:	Immunglobuline	Komplementsystem
zellulär:	cytotox. Tc-Zellen ADCC durch Fc-Rezeptoren tragende Killerzellen und Makrophagen	Natural Killer-Zellen Makrophagen (Phagozytose)

anderes, als daß diese Immunantwort ausreicht, um eine symptomgebende Vermehrung der Erreger und ihre ungehemmte Verbreitung im Organismus, also den Krankheitsausbruch, zu verhindern.

Zum Erreichen eines solchen Zustandes der Immunität führt man dem Organismus entweder mit sogenannten Immunseren aus Menschen oder Tieren virusspezifische Antikörper zu (**passive Immunisierung**), oder man stimuliert das Immunsystem zu eigener Antikörperproduktion (**aktive Immunisierung**), z.B. durch Verabreichung abgeschwächter oder abgetöteter Erreger, ersatzweise durch Bestandteile etwa der Virushülle oder durch „nachgemachte" Virusproteine (in jüngster Zeit realisiert durch Produkte der Gentechnologie oder der Peptidsynthese).

Trotz teilweise erheblicher Neuerungen in der Detailtechnik gehen alle diese Verfahren auf Vorstellungen zurück, wie sie vor etwa 100 Jahren von Louis Pasteur entwickelt worden sind.

Aktive Immunisierung

Für die aktive Immunisierung lassen sich im Prinzip zwei Wege wählen, die Impfung mit lebenden und die mit toten Impfstoffen, wobei sich die verschiedenen dafür verwendbaren Substanzen schematisch etwa folgenderweise ordnen lassen:

Lebendimpfstoffe:
- attenuierte (abgeschwächte) Viren
- apathogene Virusvarianten
- gentechnisch veränderte (mutierte) Viren
- Rekombinantenviren

Totimpfstoffe:
- inaktivierte (abgetötete) Viren
- gereinigte Virusproteine
- gentechnisch produzierte Virusproteine
- synthetische Peptide

Dazu kommt eine Reihe sogenannter **Adjuvantien**.

Lebendimpfstoffe

Die Impfung etwa mit abgeschwächten Erregern verbietet sich bei Retroviren wegen der ausgeprägten Rekombinations- und Mutationsrisiken von selbst. Auch die möglichen Wirkungen von defekter viraler RNA, etwa bei gleichzeitiger Gegenwart von Helferviren, oder der die Virusreplikation stimulierenden LTR-Sequenzen, geben Anlaß zu großer Vorsicht. Unversehens könnten sich wieder virulente „Wildformen" bilden oder gar neue pathogene Viren entstehen. Auch läßt sich eine Rekombination mit zellulären Proto-Onkogenen denken, was schwer überschaubare Folgen für die Zelle haben könnte (Proliferation? maligne Entartung?). Auch lebende Rekombinantenviren sind bedenklich. So kann man sich denken, daß etwa ein Vacciniavirus, das retrovirale Genomabschnitte enthält, einen neuen Tropismus entwickeln und damit wieder pathogen werden könnte.

In vielen Varianten versucht man hingegen die Produktion spezifischer HIV-Antikörper in Versuchstieren zu stimulieren, was vereinzelt gelungen ist, aber von geringer Schutzwirkung zu sein scheint. Natürlich sind aus dem oben genannten Grunde der Artspezifizität die so gewonnenen Antikörper in der Regel nicht auf den Menschen übertragbar (etwa im Sinne einer passiven Impfung).

Totimpfstoffe

Bei einer Impfung mit nicht mehr vermehrungsfähigen, toten oder in ihre Bestandteile zerlegten Viren entfallen die obigen Risiken. Dagegen rufen Totimpfstoffe grundsätzlich eine schlechtere Immunität hervor.

Die Frage der Auswahl geeigneter antigener Komponenten sei weiter unten („Zielpunkte der Immunprophylaxe“) ausführlicher behandelt. Die verschiedenen Bestandteile des Virus, etwa ihre als Erkennungsproteine wirkenden Hüllenantigene, können entweder (unter Einsatz komplizierter Selektions- und Reinigungsprozeduren) aus gezüchteten natürlichen Viren gewonnen oder neuerdings gentechnologisch hergestellt und sogar synthetisiert werden.

In geringerem Umfang laufen Versuche mit solchen Impfstoffen auch am Menschen (hier in erster Linie unter Verwendung intensiv gereinigter oder gentechnisch produzierter, also nicht infektiöser, viraler Antigene). Die Herstellung von Antigenen unter Anwendung von Expressionsvektoren beherrscht man heute recht gut; derartige Antigene sind schon für die Testentwicklung erfolgreich eingesetzt worden, die bisherigen Ergebnisse von Impfversuchen hingegen waren noch nicht ermutigend. Ein Nachteil synthetisch hergestellter Antigene ist, daß sie im Gegensatz zu den natürlichen manchmal nicht richtig glykosyliert sind und daher etwas abweichende Sekundärstrukturen (und damit eine veränderte räumliche Anordnung der entscheidenden Antigen-Epitope) aufweisen können.

Ein anderer Nachteil ist, daß sie nur bestimmte Fraktionen von Antikörpern hervorrufen, welche die natürliche Immunität nur partiell nachzuahmen vermögen.

Adjuvantien

Es gibt zudem die Möglichkeit, den Effekt von Totimpfstoffen durch sogenannte „Adjuvantien“ zu verstärken, welche die B- oder T-Zell-Antwort stimulieren. Solche Wirkungen hat man bei der Anwendung von Muramylpeptiden, Lipopeptiden, Liposomen, Lipopolysaccharide, Freud'schem Adjuvans und Aluminiumhydroxid beobachtet. Im Zusammenhang mit HIV sind diese Substanzen jedoch noch nicht erprobt.

Als ein spezieller methodischer Ansatz ist die ISCOM-Technik zu nennen (bei der unter Verwendung natürlich vorkommender Phospholipide, etwa Quil A, Saponin, sozusagen „Pseudoviruspartikel" mit echten, dem Virus entnommenen Antigenen hergestellt werden), entwickelt von Bror Morein und Mitarbeitern in Uppsala. Diese Technik hat immerhin zu einem Impfstoff gegen das Katzen-Onkovirus FeLV geführt. Die Probleme bei Lentiviren sind jedoch von so basal anderer Art, daß daraus keine allzu weitgehenden Hoffnungen abzuleiten sind.

Passive Immunisierung

Die für die passive Immunisierung verwendeten Antikörper entstammen meist menschlichen Hyperimmunseren, wie sie nach Überstehen der entsprechenden Erkrankungen zu gewinnen sind. Im Gegensatz etwa zu Bakterien sind Viren in der Regel so artspezifisch, daß die Verwendung von Labortieren hierfür nur selten in Frage kommt. Die so erhaltenen Antikörper können dann in gewünschter Konzentration dem Organismus direkt zugeführt werden, was natürlich nur einen zeitlich begrenzten Schutz bietet.

Spezifische menschliche Antikörper können auch durch die Technik zur Herstellung monoklonaler Antikörper etwa in einer Zellkultur gewonnen werden, was jedoch noch nicht reif für den Einsatz am Menschen ist. Hierzu müssen entweder menschliche B-Zellen immortalisiert werden (etwa durch EBV) oder mit immortalisierte Zellinien fusioniert werden (B-Zell-Hybridome). Auch können entartete Zellen hierzu benutzt werden. Eine solche Zelle ist die von Abraham Karpas in Cambridge gezüchtete Zellinie 707, eine von einem Myelom stammende Plasmazelle.

Zellen dieser Art könnten im Prinzip zu kleinen „Fabriken" für die Produktion spezifischer monoklonaler Antikörper gemacht und so große Mengen gerichteter Immunglobuline für eine passive Immunisierung hergestellt werden. Die Erprobung solcher Antikörper am Menschen birgt jedoch noch große Probleme. So kann bislang nicht einmal ausgeschlossen werden, daß die für die Fusion benutzten Zellen selbst durch ein Virus infiziert sind (oder gar das Myelom durch ein Virus hervorgerufen wird), was die Risiken eines solchen Verfahrens deutlich werden läßt.

Ferner gibt es einen Weg über die Herstellung von Anti-Idiotyp-Antikörpern. Hierbei wird die Beobachtung genutzt, daß die spezifische Antigen-Bindungsstelle an einem Antikörper („Idiotyp") die Bildung von Antikörpern auslöst, die sich gegen den Idiotyp richten („Anti-Idiotyp"), womit sozusagen der Abguß eines

Abgusses hergestellt wird. Dies nährt die Hoffnung, daß ein solcher Abguß wenigstens im Bereich der entscheidenden Bindungsstelle (ähnlich der Gußform im Gipsabdruck eines Gesichtes) wiederum der Struktur des ursprünglichen Antigens gleicht, zu dem die primären Antikörper paßten.

Dieses Verfahren involviert meistens leider auch tierische Eiweißkomponenten in den konstanten Regionen der Immunglobuline, was wiederum zu einer ungewünschten Immunstimulation führen kann. Solche Nebeneffekte lassen sich jedoch mit Hilfe der Gentechnologie (Substitution der ungewünschten Proteine) umgehen. Die Hauptprobleme der Impfstoffherstellung bei Lentiviren jedoch löst, wie wir sehen werden, leider auch dieses Prinzip nicht.

Versuche mit passiver Übertragung von Immunglobulinen, bei den meisten Krankheiten sehr erfolgreich, fielen bisher im Zusammenhang mit der HIV-Infektion wenig erfolgversprechend aus. Lediglich klinische Versuche in England machen da bisher eine Ausnahme, indem sie eine klinische Verbesserung behandelter Patienten erkennen lassen.

Andere Wege der Prophylaxe

Eine weitere Möglichkeit, gezielt virale Strukturen zu blockieren, und zwar in erster Linie spezifische, für das Eindringen des Virus in die Zelle wichtige Kopplungsstellen, besteht in der Produktion von sogenannten Peptiden („maßgeschneiderten" Molekülen aus kürzeren Aminosäureketten) durch die Peptidsynthese produziert werden können. Trotz ihrer begrenzten Länge können sie wichtige Epitope wie etwa das virale Gegenstück zum zellulären T4-Rezeptor (=CD4) blockieren. So wird mit gentechnisch hergestellten, löslichen CD4-Molekülen gerade ein therapeutischer Ansatz erprobt, der für erfolgversprechend gehalten wird. Ob die Verabreichung solcher Rezeptorsubstanzen an Patienten über längere Zeit und in großen Mengen ohne Nebenwirkungen möglich ist, ist noch offen.

Die genannte Peptidsynthese, die sich in fulminanter Entwicklung befindet, ist natürlich im Rahmen jedes der bisher genannten Verfahren einsetzbar. Falls die Peptide spezifische Angriffspunkte des Virus nachahmen, kann man bei aktiver Immunisierung die Immunantwort sozusagen auf diese ausrichten (etwa auf einen für die Membranfusion verantwortlichen äußeren Abschnitt des transmembranösen gp41). Noch ist unser konkretes Wissen über die Molekülstruktur der Antigene zwar nicht detailliert genug, aber es wird mit avancierten kristallographischen Methoden an ihrer Analyse gearbeitet. In der Zukunft winken hier auch Chancen einer direkten Antikörpersynthese, die auch für die passive Immuni-

sierung von entscheidender Bedeutung wäre.
Alle genannten Verfahren haben ihre Schwächen. Daß bei Lentiviren die bisher erprobten Strategien ihre besonderen Schwierigkeiten haben, wird durch die weiter unten folgenden Ausführungen zum Teil erklärlich.

Zielpunkte für die Immunprophylaxe

Wer die Diskussion um die Impfstoffentwicklung im Detail verfolgen möchte, muß die Begriffe kennen, welche die Zielpunkte der jeweiligen Antikörper bezeichnen. Logischerweise stehen die Hüllenantigene des Virus im Mittelpunkt des Interesses, da sie Immunglobulinen (und dem Komplementsystem) unmittelbar zugänglich sind. Die Molekülstränge, welche die Virushülle durchdringen und sich außen zu einem knopfartigen Knäuel aufwickeln, sind zusammengesetzt aus Hunderten von Aminosäuren, die zur Orientierung durchnummeriert werden. Diese viralen Oberflächenproteine sind Produkte des env-Abschnittes des Virusgenoms.

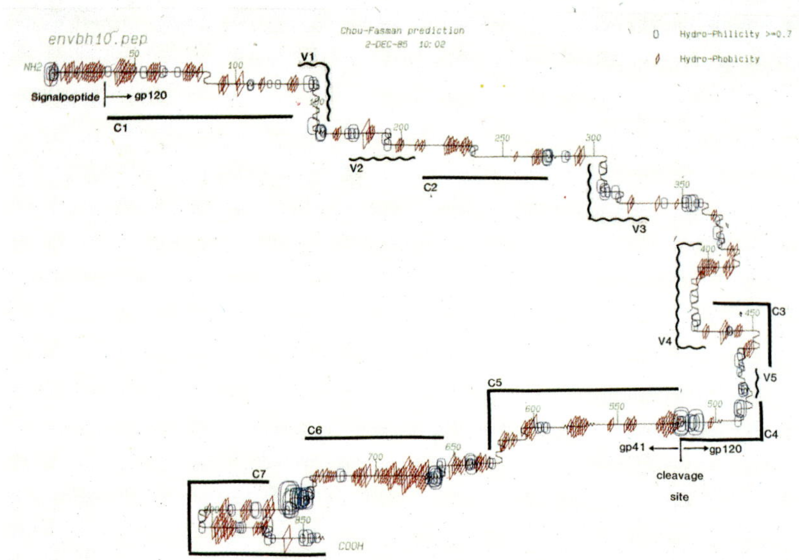

Abb. 2. Variable Regionen im Oberflächenantigen (gp120/gp41) des HIV mit Kennzeichnung der hydrophilen (blau) und hydrophoben (rot) Bereiche. Auch die Verbindungsstelle („cleavage site") zwischen dem transmembranösen gp41 und dem äußeren gp120 ist gezeigt. Es sind die konstanten Regionen auf die sich das Hauptinteresse der Impfstoff-Forschung richtet (S. Modrow und H. Wolf 1986, Max-von-Pettenkofer-Institut, München)

Das entsprechende Glykoprotein des HIV (gp41+120) zerfällt in drei Regionen, die als Ziele der spezifischen Immunprophylaxe dienen können. Die innere (C-terminale) Region ab etwa der 518. Aminosäure (gp41) erscheint interessant, da sie möglicherweise als Fusionsprotein dient. Sequenzen, die für die Bindung an den T4-Rezeptor zuständig sind, sind hingegen eher ungeeignet als Impfstoff, da direkte Interaktionen mit den T4-Rezeptoren (CD4) zu erwarten wären, welche die Immunantwort eher stören dürften. Zudem gibt es in dieser Region Sequenzhomologien zu bekannten immundepressiven Proteinen (etwa dem p15E des Katzenleukämievirus FeLV).

Die mittlere Region weist eine hohe Reaktivität mit zellulären Strukturen auf sowie Homologien zu HLA-Antigenen der Klasse II, die sich an die T4A-Region des CD4-Markers koppeln. Wegen dieser Strukturhomologie muß man damit rechnen, daß die Immunantwort entweder ausbleibt (Toleranz) oder zur Synthese autoimmun wirkender Antikörper führt. Zudem gibt es hier Risiken bivalenter Antikörper, die sich teils an zelluläre, teils an virale Strukturen anlegen und so einen Virus-Zell-Kontakt geradezu fördern könnten.
Für die äußere (N-terminale) Region ist eine sichere biologische Funktion noch nicht identifiziert. Sie weist hochvariable und hochkonservierte Aminosäure-Sequenzen auf und ist durchaus ein interessantes Ziel für Antikörper. Erst jedoch müßten die Probleme der Variabilität eliminiert werden oder eine Fokussierung auf die kurzen konstanten Abschnitte erfolgen. Es bliebe eventuell das Problem der sterischen Zugänglichkeit zu lösen.
Besondere Aufmerksamkeit hat sich in den letzten Jahren, um nur ein Beispiel für die Auswahl spezieller funktioneller Abschnitte zu geben, eine Region des gp120 zugezogen, die als Oktapeptid (der konservierte Kern ist eigentlich das Pentapeptid TTNYT) eine relativ konstante Sequenz aufweist und für die Affinität zum CD4-Molekül verantwortlich gemacht wird. Dieses sog. Peptid T, mit Ähnlichkeiten zu gewissen Neurotransmittern (so weist das bekannte VIP, vasoaktives intestinales Peptid, an dieser Stelle die Sequenz TDNYT auf) hat als Blockierer des T4-Rezeptors große Hoffnungen geweckt, aber bislang keine überzeugenden Ergebnisse gezeitigt. Schon vielversprechender wäre es, die genannte Region am viralen gp120 zu blockieren, falls sie wirklich so essentiell für den Kontakt mit der Zelle sein sollte.

Neuerdings sind auch Strukturproteine der inneren Bauelemente des Virus als mögliche Angriffsziele für Antikörper erörtert worden, doch der Effekt einer Blockierung dieser Komponenten (etwa p17, p24) ist noch unklar. Im p17 gibt es einen dem Thymosin homologen Abschnitt, was wieder Autoimmunrisiken birgt. Das p24 hingegen ist interessant geworden dadurch, daß man eine sehr starke Korrelation zwischen dem anti-p24-Antikörpertiter und dem klinischen Zustand des Infizierten sieht. Leider ist noch nicht klar, was hier Ursache und was Wirkung ist. Auch Regulationsproteine sind immunogen, aber für Antikörperangriffe in der Regel weniger zugänglich.

Spezielle Schwierigkeiten bei Lentiviren

Wir kennen heute folgende Haupthindernisse, welche die Impfstofforschung bei der HIV-Infektion zu überwinden hätte:

1. die ausgeprägte Antigendrift (antigenic shift),
2. das Abwerfen (shedding) der Oberflächenantigene von reifen Viruspartikeln,
3. die schon erwähnten Strukturhomologien viraler Oberflächenglykoproteine mit zellulären Rezeptoren und Antigenen,
4. die sterisch unzugängliche Lage gewisser konstanter Regionen der viralen Oberflächenstrukturen (steric hindrance),
5. die weitgehend intrazelluläre Existenz der Viren (vor allem in Monozyten/Makrophagen) und ihre Weitergabe über interzelluläre Brücken im direkten Zellkontakt,
6. der ausgeprägte Makrophagotropismus bei gleichzeitiger Resistenz gegenüber den phagozytären Prozessen und damit
7. vermutlich eine von Antikörpern/Komplement erleichtertes Eindringen von Lentiviren in das phagozytäre System.

Ad (1): Heute gibt es weltweit etwa 4000 HIV-Isolate, aber es wurden noch keine zwei völlig identischen gefunden. Das Tempo der Antigendrift ist ungewöhnlich hoch und übertrifft in vivo das aller bisher bekannten Viren.

Ad (2): Die gp120-Moleküle, verantwortlich für den T4-Zell-Tropismus von HIV, sind nur sehr lose am transmembranösen gp41 verankert. Während der Partikelreifung scheinen sie spontan abgeworfen zu werden (shedding), was erst recht für die Antigen-Antikörper-Komplexe gelten dürfte. Hier besteht die Möglichkeit, daß Antikörper, Komplement und Killerzellaktivität gegen die körpereigenen T4-positiven Helferzellen gelenkt werden, was von zahlreichen Autoren für eine wesentliche Ursache des Verschwindens von Th-Zellen gehalten wird.

Ad (3): Die genannten Homologien (etwa zu HLA-Antigenen, Thymosin oder dem Il-2-Rezeptor) können nicht nur zu mangelnder Immunantwort führen, sondern auch zu autoimmunen Reaktionen und zur Bildung bivalenter Antikörper. So wurde die Bildung von anti-idiotypischen Antikörpern, die sich an Antikör-

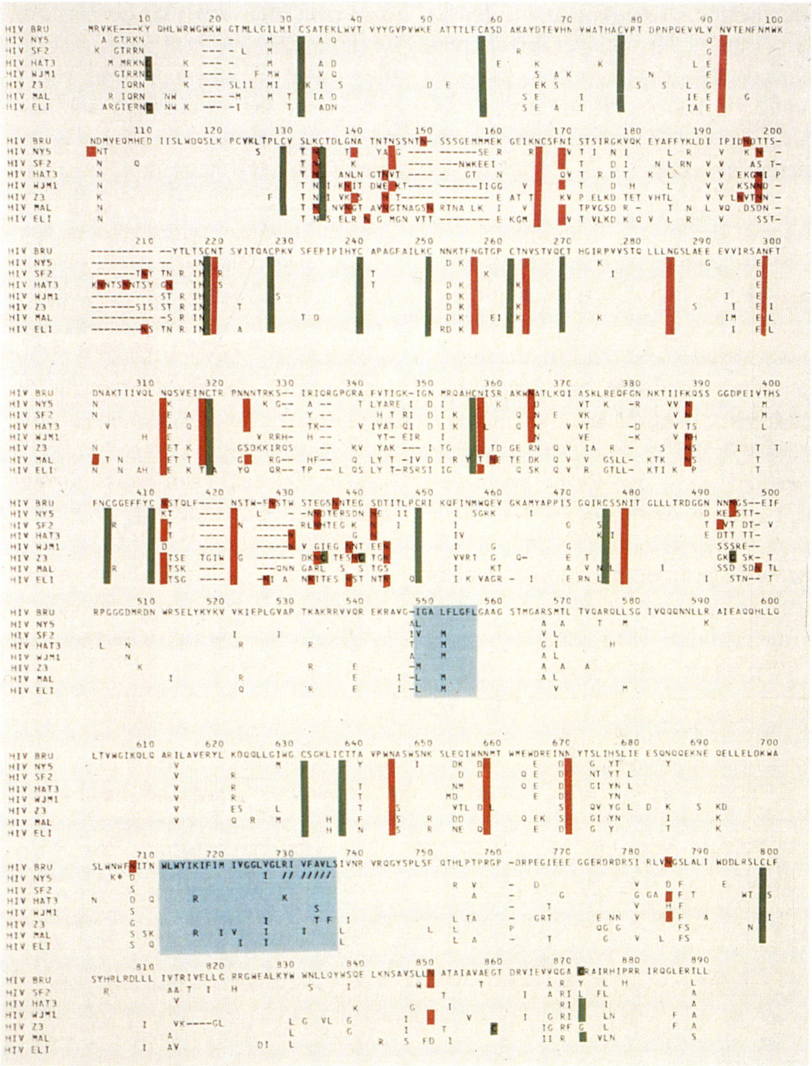

Abb. 3. Vergleich der Nukleinsäuregrenzen von 8 verschiedenen HIV-Isolaten; die starke Variabilität ist auffällig (s. Wain-Hobson, Institut Pasteur, Paris)

pern gegen virale Antigene orientieren, aber zelleigene Oberflächenmarker (HLA?) angreifen, sogar als pathogenetisches Prinzip und Erklärung für das Verschwinden der Th-Zellen erwogen.

Ad (4): Die für die Bindung mit dem T4A-Rezeptor zuständige Region des Oberflächenantigens scheint lateral und basisnah am gp120-Molekül lokalisiert zu sein. Konstante Regionen an veränderlichen viralen env-Antigenen weisen häufig eine versteckte Lage in der Tiefe schmaler Krypten auf, die zwar noch von schmalen Rezeptormolekülen, nicht aber von den relativ breiten FAB-Armen der Immunglobuline erreicht werden können (sogenannte Canyon-Position, M.G. Rossman). Die Tatsache, daß man bei Lentivirusinfektionen gerade unter den „neutralisierenden“ Antikörpern nur vereinzelt solche identifiziert hat, die polyvalent wirken (also zahlreiche verschiedene HIV-Varianten zu inaktivieren vermögen), während die zahlreichen invariat reagierenden Antikörper einen lediglich infektionsmarkierenden Effekt zu haben scheinen, spricht für dieses Phänomen. Darüber hinaus bedeutet die starke Glykosylierung, daß die Oberfläche der viralen env-Antigene (knobs) sozusagen von einer „glitschigen“ Molekülschicht abgedeckt sind, was zum Verbergen der konstanten Regionen beiträgt.

Ad (5): Es hat sich in elektronenmikroskopischen Untersuchungen zei-

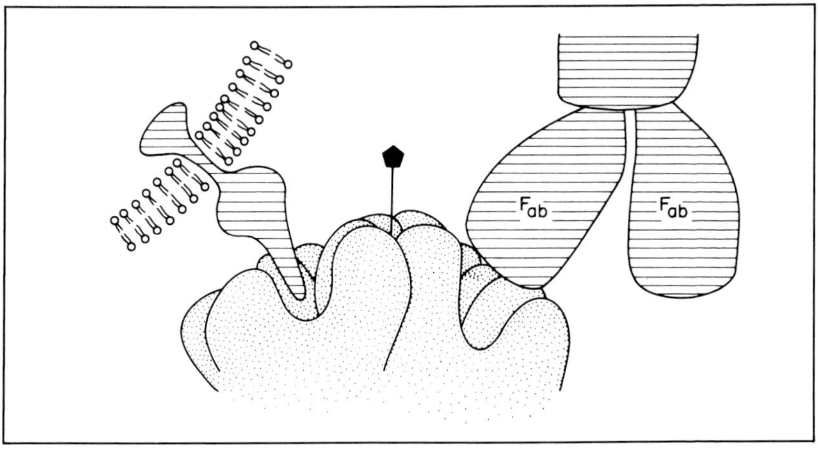

Abb. 4. Gewisse Epitope der Virusoberfläche verbergen sich am Grunde tiefer Einbuchtungen. Diese können so schmal sein, daß sie zwar noch von zierlichen Ausläufern gewisser Rezeptoren erreicht werden, nicht jedoch von den relativ breiten Fab-Armen eines Immunglobulins (Canyon-Hypothese, MG Rossmann, Purduc-Univ., West Lafayette; Luo et al. 1987).

gen lassen, daß die Viren nicht einmal während der Übertragung zwischen verschiedenen Zellen, etwa von infizierten antigenpräsentierenden Makrophagen (APC) auf T4-Lymphozyten, die Zelle verlassen müssen. Man sieht sie im direkten Zellkontakt, insbesondere in Riesenzellkomplexen – im Rahmen der Synzytienbildung – in Interzellularbrücken von Zelle zu Zelle wandern, ohne dabei zirkulierenden Antikörpern überhaupt ausgesetzt zu sein.

Ad (6): Die Fähigkeit von Lentiviren, insbesondere von HIV, Monozyten/Makrophagen zu infizieren und in ihnen zu überleben, ist mehrfach bewiesen worden. Diese Zellen bilden ein hochmobiles System, das die Blut-Liquor- und die Blut-Testis-Schranke passiert. Grundsätzlich scheinen Makrophagen, selbst so weitgehend spazialisierte wie die Langerhanszellen (eigentlich „Mikrophagen"), sehr langlebig zu sein, zu rezirkulieren und im ständigen Austausch mit Zellen des lymphatischen System zu stehen. Sie vertragen die HIV-Infektion ohne sichtbaren zytopathischen Effekt, werden aber funktionell durchaus meßbar geschädigt. Dies beeinträchtigt einen der effektivsten Prozesse unseres Immunsystems zur Zerstörung von Pathogenen. Da alle Impfverfahren die-

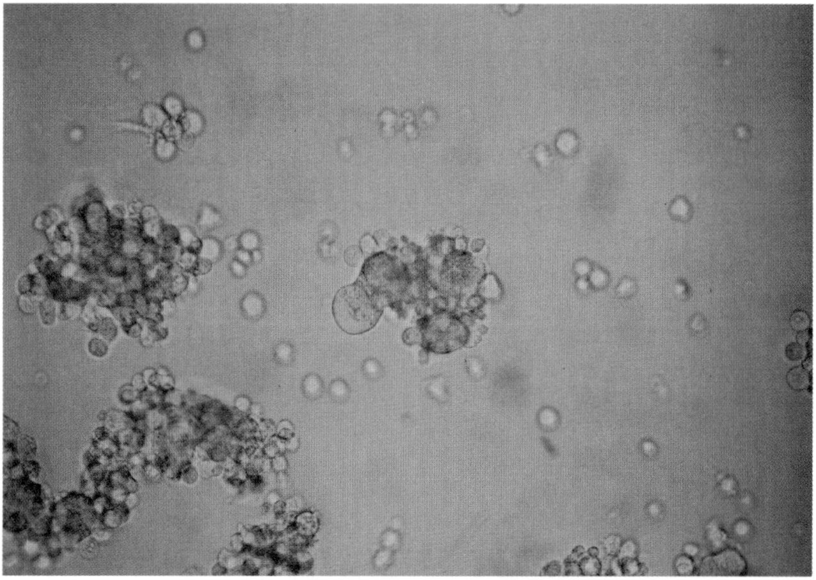

Abb. 5. Eine HIV-infizierter Makrophage wird mit uninfizierten T_4-Zellen in vitro kokultiviert, dabei Zellfusion und „Synzytimbildung" mit Entstehung mehrkerniger Riesenzellen. HIV kann so von Zelle zu Zelle weitergegeben werden, ohne daß zirkulierende Antikörper wirksam werden können (L'age-Stehr, I. u. M. Niedrig, Robert-Koch-Institut, Berlin)

sen Zerstörungsmechanismus mit aktivieren, verliert hier ein entscheidender Teil der Immunantwort seine Wirkung.

Ad (7): Da man von Impfversuchen mit makrophagotropen Viren her (etwa dem Dengue-Virus) schon seit langem das Phänomen gesteigerter Virusinvasion und -reproduktion kennt (antibody-dependent virus enhancement, ADE, Porterfield 1986), war schon zu erwarten, daß die Gegenwart von Antikörpern und Komplement-System das Eindringen von HIV in Makrophagen erleichtern würde. So wurde eine direkte Phagozytose (vielleicht gar unabhängig von der Vermittlung von T4-Rezeptoren) oder die Aufnahme von opsonisierten Viruspartikeln (Virus-Antikörper-Komplement-Komplexen) über Fc- oder Komplementrezeptoren schon seit einiger Zeit diskutiert und durch Laborversuche zunehmend wahrscheinlich. Dieses Phänomen ist nun neuerdings auch für HIV beschrieben worden, und als Vermittler konnten Immunglobuline (spezifische Antikörper) und Komplement verantwortlich gemacht werden (Robinson et al., 1987, 1988). Damit wäre die Impfstoffentwicklung in eine methodisch prinzipielle Sackgasse geraten.

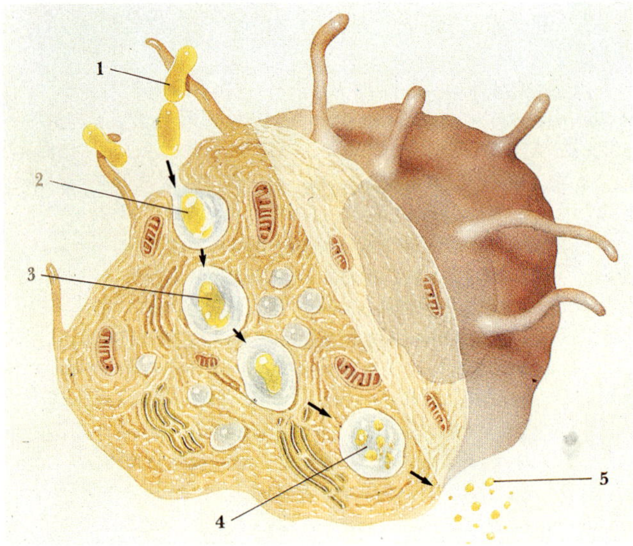

Abb. 6. Weg eines phagonytierten Erregers durch einen Makrophagen.
1–3) Aufnahme nach Plagozytose in ein Endolysosom und anschließender „Verdauung", 4) Ausscheidung der Erregerantigene nach Lyse evtl. Antigenpräsentation zur Induktion einer Immunantwort. Bei der HIV-Infektion erfolgte Integration der „revers-transkribierten" DNS ins Zellgenom

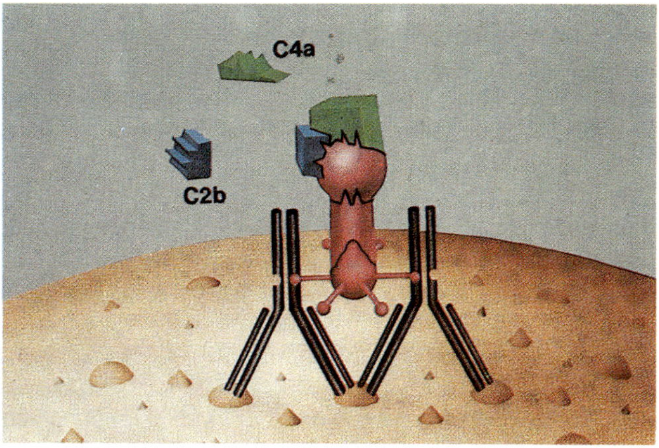

Abb. 7. IgG-Moleküle haben sich an bestimmte Oberflächenantigene einer Zellmembran geheftet. Der Komplementfaktor C1, bestehend aus den Untereinheiten C1q, Cr1 und C1s, bindet sich an die Fe-Arme der Immunglobuline. Am Beginn einer langen Kette von enzymatischen Aktivierungsschritten steht die Spaltung der Komplementfaktoren C2 und C4. (Whicher und Evans 1977, Copyright Hoechst, Frankfurt)

Ergebnisse bisheriger Vakzinationsversuche

Es ist vielfach gelungen, größere Mengen von spezifischen Antikörpern zu produzieren, die oft auch in vitro protektiv schienen. Bisher jedoch ist es nicht gelungen, diesen Effekt auf die Situation in vivo zu übertragen.

Der Schimpanse ist neben dem seltenen Gibbon der einzige Menschenaffe, der mit HIV infizierbar ist (vielleicht wären es auch Gorilla und Orang-Utan, aber die stehen als von der Ausrottung bedrohte Arten nicht zur Verfügung). In Impfversuchen mit HIV hat man zwar die Produktion hoher Antikörperniveaus (sogar des Mehrfachen normalerweise wirksamer Titer) und auch das Eintreten einer zellulären (Tc-Zellen) Immunreaktion erreicht; man hat sogar, wie auf dem Stockholmer AIDS-Kongreß im Juni 1988 berichtet wurde, angereicherte neutralisierende Antikörper gegen SIV einem Affen in extrem hoher Dosis passiv übertragen und so bessere Voraussetzungen geschaffen, als normalerweise nach einer Impfung zu erwarten wäre; dies alles jedoch hat sich in wiederholten Infektionsversuchen als nicht schützend erwiesen – alle Versuchstiere wurden infiziert, als hätten sie keine protektiven Antikörper. Man hat heute über 120 der weltweit in Primatenzentren zur Verfügung stehenden 700 Schimpansen bereits in mißglückten Vakzinationsversuchen „verbraucht". Der Flaschenhals fehlender Versuchstiere wird also noch enger werden.

Ähnliche Versuche an Rhesusaffen, durchgeführt mit dem HIV sehr nahestehenden Lentivirus SIV (72% Genom-Homologie) waren ähnlich erfolglos. Hier erreichte man Antikörpertiter, welche die normalerweise für die Immunität erforderlichen um das zehn- bis zwanzigfache übertrafen – die Affen ließen sich leicht infizieren und wiesen nicht einmal einen klinisch gemilderten Krankheitsverlauf auf. Lediglich aus dem Labor des New England Primate research center (Desrosiers, Daniel und Mitarbeiter, Southborough) kommt die Nachricht, daß man einen schwachen Schutz bei immunisierten Affen gesehen habe. Allerdings hätten sich auch bei den nicht serokonvertierten Affen Viren anzüchten lassen, was die unbehagliche Vorstellung aufkommen läßt, es könne viele derart „Nichtinfizierte" geben. Gleichzeitig sind diese Beobachtungen mit der bereits beobachteten „paradoxen" Wirkung von HIV-Antikörpern auf die Virusinvasion durchaus vereinbar.

Die einzigen, die von diesen negativen Ergebnissen nicht überrascht sind, da sie das alles schon vor Jahren vorausgesagt hatten, sind die Lentivirusforscher. Sie hatten gesehen, daß ihre Schafe und Ziegen trotz hoher Antikörperniveaus (eventuell sogar schneller) an der Infektion mit dem Maedi-Visna-Virus oder den caprinen Lentiviren (CAEV, GLV, CSR) starben, was ja irgendeine Erklärung haben mußte.

Ausblick

Eine der Voraussetzungen für eine erfolgreiche Impfstoffentwicklung ist der Zugang zu guten Tiermodellen für die HIV-Infektion. An solchen wird gearbeitet, wie erwähnt etwa mit SIV an verschiedenen Affen, aber auch mit FIV (FTLV) und BIV an Katzen und Kühen. Auch andere Lentiviren (etwa MVV, CAEV, EIAV) kommen in Frage, aber eine wirklich befriedigende Lösung gibt es noch nicht.
Wenn die oben genannten Schwierigkeiten sich wirklich alle manifestieren sollten – und so sieht es bisher aus –, steht die Vakzineforschung vor fast unüberwindlichen Hindernissen. Ein prinzipiell neuer Weg müßte gesucht werden, wenn sich Antikörper als grundsätzlich nutzlos oder gar kontraproduktiv erwiesen. Niemand weiß exakt, wie das auszusehen hätte. Naheliegend wäre der Versuch, die zelluläre Abwehr vom zytotoxischen Typ, darunter insbesondere die T-Killerzell-Aktivität, selektiv zu stimulieren, aber selbst dabei sind sogenannte Scavanger-Makrophagen an der Beseitigung zerstörter Zellen beteiligt. Die Frage wäre, wie man die humorale und normale phagozytäre Immunantwort außer Funktion

setzen kann, während man die zelluläre Killerzellaktivität stimuliert.

Eine andere Hoffnung ist, daß sich die nachteiligen Effekte der Antikörper als dosisabhängig und so als irgendwie umgehbar erweisen könnten. Dies würde überleiten zu der Vorstellung einer Vakzination bereits Infizierter (also Impfung als Therapie) nach Vorstellungen, wie sie Salk auf der Basis von Untersuchungen an der experimentellen allergischen Enzephalomyelitis diskutiert hat. Danach wäre zu erwägen, ob nicht durch geeignete Immunisierungsschemata ein dauerhaft hoher Titer antiviraler Antikörper induziert werden könne, der durch ständige Immunelimination neu produzierter Viruspartikel zumindest den Progreß der Erkrankung zu unterdrücken vermöchte.

Immunisierungsversuche mit einer sog. „lymphozytären Autovakzine" entbehren jeder wissenschaftlichen Grundlage. Hingegen ist es denkbar, daß es Fraktionen neutralisierender Antikörper gibt, die effektiver sind als andere und selektiv produziert werden können. Ferner ist es wahrscheinlich, daß HIV die Attacke eines maximal aktivierten („getriggerten") Makrophagen nicht übersteht, so daß hier Möglichkeiten der unspezifischen Stimulation genutzt werden könnten. Auch ist es denkbar, gewisse immunologisch aktive Stammzellen etwa durch Einbringen von Antisense-DNA sozusagen „HIV-resistent" zu machen. Alle diese Wege, falls sie sich überhaupt als begehbar erweisen sollten, sind auf jeden Fall lang und verstellt von zahlreichen unbewältigten Schwierigkeiten. Zusammenfassend sieht es so aus, als könnten wir eher mit der Entwicklung effektiver Virostatika als mit einer effektiven Infektionsprophylaxe durch Impfstoffe rechnen. Bis dahin bleibt für die Gefährdeten der einzige verfügbare Impfstoff die korrekte Information über die Verhütung einer HIV-Infektion.

Pathologisch-anatomische Befunde

Einleitung

Die für die HIV-Infektion typischen pathologisch-anatomischen Veränderungen lassen sich in drei Hauptgruppen unterteilen:

1. Unmittelbar durch HIV bedingte Läsionen wie die morphologischen Manifestationen des Immundefekts im lymphoretikulären System und im Knochenmark oder der HIV-Enzephalitis;
2. als Folge des Immundefekts auftretende opportunistische und nicht opportunistische Infektionen und
3. AIDS-assoziierte maligne Tumoren wie Kaposi-Sarkom oder maligne Lymphome, die mit den opportunistischen Virusinfektionen und möglicherweise auch mit HIV in einem pathogenetischen Zusammenhang stehen.

Die Entwicklung von der Infektion durch HIV mit Serokonversion nach u. U. jahrelanger Latenzzeit zum Vollbild des AIDS ist ein dynamischer Prozeß, in dessen Verlauf sich mit dem klinischen Bild auch die pathologisch-anatomischen Befunde zum Teil extrem verändern.

Die in etwa der Hälfte der Fälle als Prodromalphase der Erkrankung auftretende Lymphadenopathie zeigt mit ihrer ungewöhnlichen Hyperplasie der Follikel keinerlei Ähnlichkeit mit den ausgebrannten Lymphknoten des Terminalstadiums. Das Kaposi-Sarkom besteht in der Initialphase häufig aus Strukturen, die von unspezifischem Granulationsgewebe sicher nur mit elektronenmikroskopischen Untersuchungen zu unterscheiden sind. Andererseits ist dieser Tumor in der Lage, eine zweifelsfrei sarkomatöse Morphologie zu entwikkeln. Auch die Infektionen und hier vor allem die opportunistischen Infektionen verändern mit Fortschreiten des Immundefekts ihr Erscheinungsbild. Bei noch relativ ungeschädigtem Immunsystem verursachen Infektionen mit Mykobakterien noch die Bildung von Epitheloidzellgranulomen mit typischer käsiger Nekrose. In der Terminalphase enthalten die befallenen Organe lediglich Massen von nicht aktivierbaren Makrophagen, die Myriaden von säurefesten Stäbchen phagozytiert haben. Eine Verarbeitung des Antigens findet ebensowenig statt wie die Differenzierung der Makrophagen zu Epitheloidzellen.

Mit der Kenntnis der sich im Verlauf der Krankheit ändernden Morphologie der Einzelmanifestationen ergibt sich ein charakteristisches Befundmuster, das pathologisch-anatomisch die Diagnose der HIV-assoziierten Syndrome möglich macht. Das Wissen um die Vielfältigkeit und um die phasenhafte Veränderung der pathologisch-anatomischen Befunde ist unverzichtbar für die richtige Einschätzung der unterschiedlichen klinischen Manifestationen der HIV-Infektion. Die bioptische Diagnostik der AIDS-assoziierten malignen Tumoren und vor allem einzelner opportunistischer Infektionen ist die Vorraussetzung für eine schnelle und angemessene Behandlung derjenigen Krankheitskomplexe des AIDS, die einer Therapie zugänglich sind.

Umgang mit HIV-infizierten Gewebsproben und Materialien

Bisher wurden bei medizinischem Personal nur wenige Fälle von HIV-Infektionen mit Serokonversion beschrieben, die zum Beispiel nach Stichverletzungen mit HIV-kontaminierten Injektionsnadeln auftraten. Mögliche lange Latenzzeiten für die Serokonversion nach Aufnahme einer nur geringen Virusmenge und Inkubationszeiten von bis zu fünfzehn Jahren für das Auftreten klinischer Symptome machen es notwendig, mit nicht fixierten, also infektiösen Materialien mit äußerster Vorsicht und Sorgfalt umzugehen. Bei autoptischer Tätigkeit, bei Arbeiten mit unfixierten Körperflüssigkeiten und mit unfixierten Geweben sind zwei Paar Handschuhe, flüssigkeitsdichte Schutzkleidung, Mundschutz und Schutzbrille zu tragen. Das zweite Paar Handschuhe sollte aus festerem Material bestehen. Hautkontakt mit infektiösem Material ist unbedingt zu vermeiden. Die benutzten Instrumente dürfen vor der Desinfektion nicht mechanisch gereinigt werden. Die Desinfektion erfolgt entweder thermisch oder chemisch mit Desinfektionsmitteln auf Alkohol- oder Aldehydbasis.

Morphologische Manifestationen des Immundefektes

Die Phase einer persistierenden generalisierten Lymphadenopathie (PGL) wird bei etwa der Hälfte der HIV-infizierten Personen beobachtet. Die Patienten können sonst asymptomatisch bleiben oder sie entwickeln mit einer Vielzahl konstitutioneller Symptome wie Fieber, Gewichtsverlust, allgemeiner Schwäche und oraler Candidiasis ein Lymphadenopathie-Syndrom (LAS) bzw. den „AIDS-related Complex“ (ARC).

Lymphknoten

Im Lymphknoten zeigen sich je nach Schweregrad des Immundefekts unterschiedliche morphologische Veränderungen.

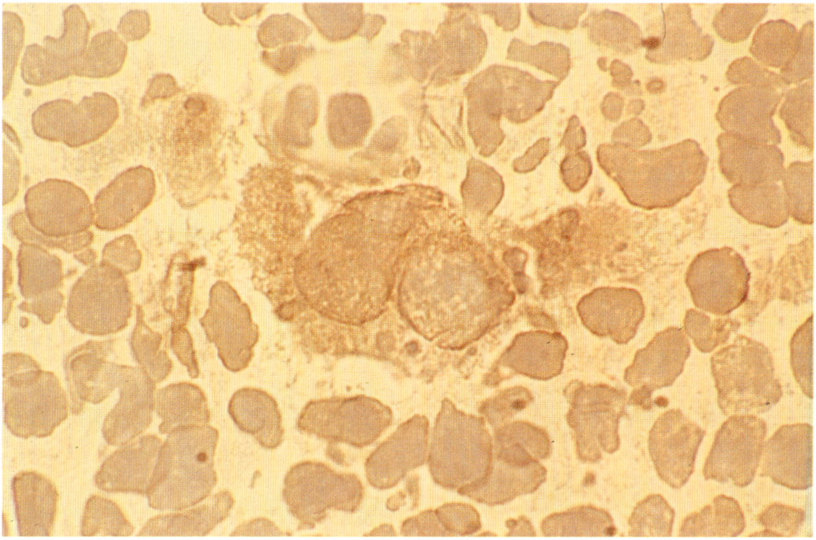

Abb. 1. Lymphatische Riesenzelle, positiv für gp120 (Lymphknoten, PGL, IFH, PAP) 320×

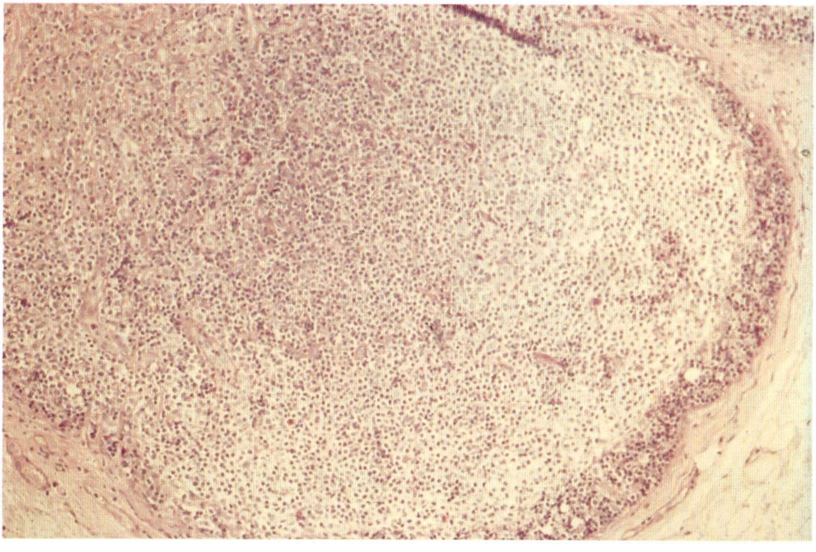

Abb. 2. Ersatz der Mantelzonenzellen durch monozytoide B-Lymphozyten. (Lymphknoten, LAS/ARC, bFD, PAS). 32×

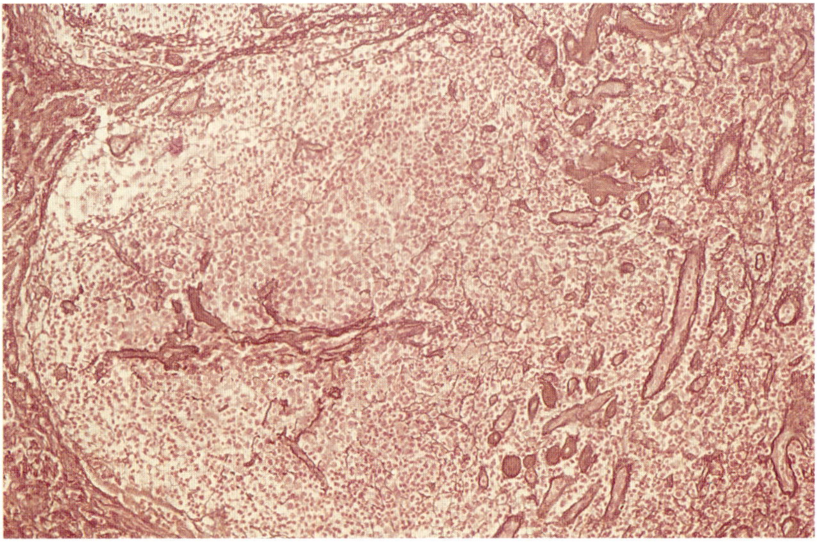

Abb. 3. Beginnende Vaskularisation eines Lymphfollikels (Lymphknoten, LAS/ARC, pFD, Retikulinfaserfärbung). 32×

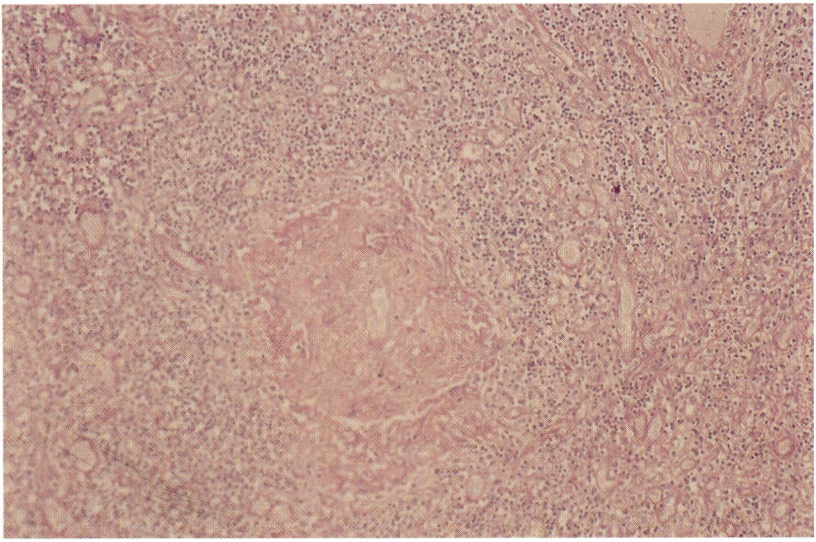

Abb. 4. Hyalinisierter Plaque als Residuum eines geschrumpften Lymphfollikels (Lymphknoten, AIDS, FA, PAS). 32×

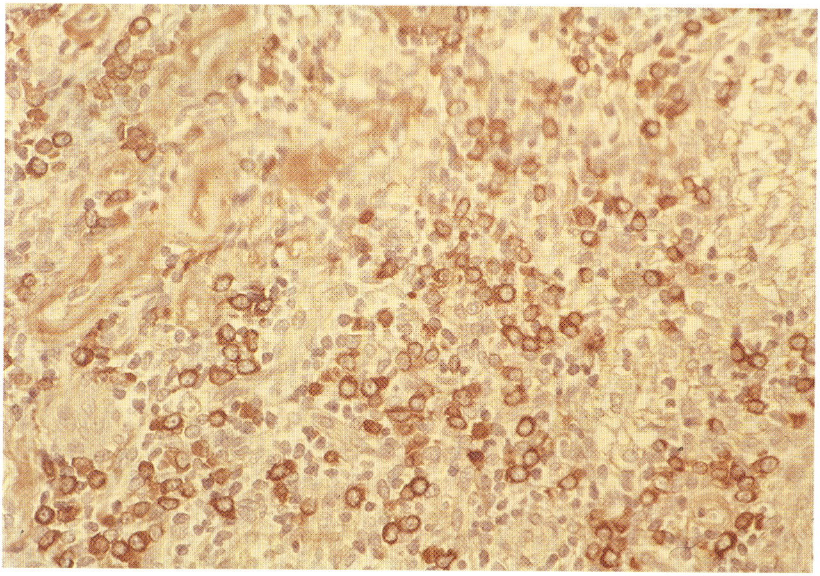

Abb. 5. Zwischen Makrophagen ein dichtes plasmazelluläres Infiltrat (Lymphknoten, AIDS, VLS, PAP, IgG). 80×

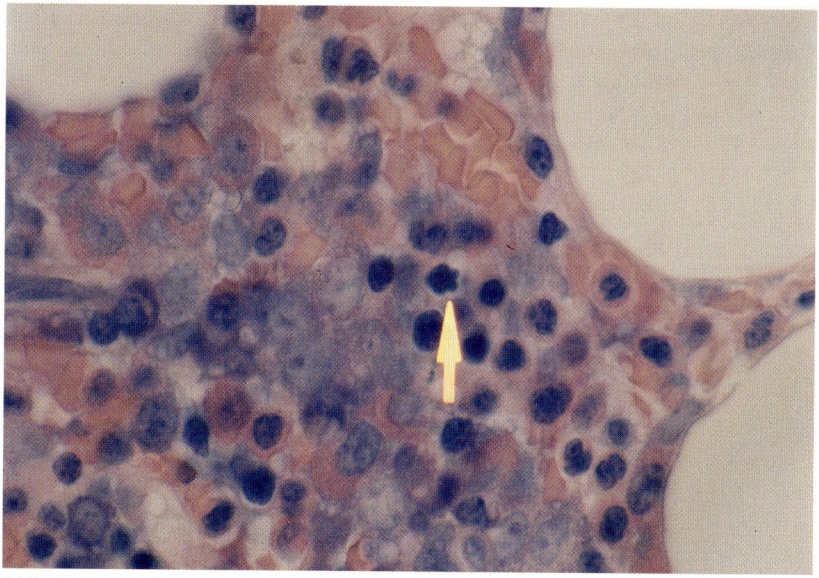

Abb. 6. Dyserythropoese mit Nebenkernen in Zellen eines Erythropoesenestes (AIDS, Giemsa), 320×

Makroskopisch sind die Lymphknoten während der PGL bzw. dem LAS/ARC vergrößert – gelegentlich werden Durchmesser bis zu 6 cm erreicht. Palpatorisch sind sie beweglich und meist von weicher Konsistenz. Auf der Schnittfläche finden sich selten punktförmige Blutungen, Nekrosen sind nicht zu beobachten. Bei der Progression der Krankheit nimmt die Lymphknotenschwellung ab, eine mäßige Vergrößerung persistiert im allgemeinen auch während des AIDS.

Mikroskopisch lassen sich fünf Hauptmuster unterscheiden, die mit dem Grad des Immundefekts, d.h. dem klinischen Status der Erkrankung verbunden sind (H. Müller, nicht veröffentlichte Ergebnisse). Über die Lymphknotenmorphologie ist es möglich, ein „staging" der Erkrankung vorzunehmen und prognostische Aussagen zu machen. Einer Phase der irregulären follikulären Hyperplasie (IFH) folgt ein Follikelumbau mit beginnender Destruktion (bFD), eine progressive Follikeldestruktion (pFD), eine Follikelinvolution mit Atrophie (FA) und ein vollständiger Verlust der Lymphknotenstrukturierung (VLS). Dabei handelt es sich um die dominierenden histologischen Muster. Intraindividuell werden Übergangsformen beobachtet (s. Tabelle 1).

Irreguläre follikuläre Hyperplasie (IFH)

Das auffälligste Kennzeichen dieses Musters sind die meist extrem vergrößerten Follikel (B-Zone des Lymphknotens). Sie sind in allen Lymphknotenregionen verteilt und können bizarrste Formen annehmen.

Tabelle 1. Stadieneinteilung der HIV bedingten Lymphadenopathie; Histopathologische Kriterien

Stadium	Follikel	Interfollikulärraum
I	**Irreguläre follikuläre Hyperplasie (IFH)** – vermehrt und vergrößerte Follikel – bizarre Follikelformen – Zentroblasten dominieren – viele "Sternhimmelzellen" – regelhafte Retikulinfaserstruktur – erhaltene Mantelzone – hohe Mitoserate	– Hyperzellularität – Vorherrschende Zellformen: Lymphozyten, Makrophagen, – einzelne Epitheloid- und Riesenzellen (Warthin-Finkeldey-Typ) – Lymphoblasten – Immunoblasten – kleine Kapillar- und Venolenproliferate – Nester interdigitierender Retikulumzellen (IRZ)

Tabelle 1. (Fortsetzung)

Stadium	Follikel	Interfollikulärraum
II	**Follikelumbau mit beginnender Follikel-destruktion (bFD)** – große unregelmäßig geformte Follikel – Reduktion von Zentroblasten, follikuläre dendritischen Retikulumzellen (FDRZ) und "Sternhimmelzellen" – unregelmäßig geformte diskontinuierliche Mantelzone mit Auftreten monozytoider B Lymphozyten – beginnende Auflösung der Retikulinfaserstruktur	 – Reduktion der Zelldichte – kleine Epitheloidzellgruppen – monozytoide B Lymphozyten – Reduktion von Lympho- und Immunoblasten – Nester interdigitierender Retikulumzellen (IRZ) – Angioneogenese
III	**Progressive Follikel Destruktion (pFD)** – große unscharf begrenzte verdämmernde ("explodierende") und/oder schrumpfende Follikel – Verlust der Mantelzone – Schwinden monozytoider B Lymphozyten – starke Reduktion der lymphatischen Keimzentrumszellen und "Sternhimmelmakrophagen" – stark vermehrt Lymphozyten – beginnende Vaskularisierung der großen verdämmernden Follikel	 – gesteigerte Angioneogenese – Reduktion der Lymphozyten – und der IRZ – vermehrt Makrophagen und – Schwinden monozytoider B Lymphozyten
IV	**Follikelinvolution und Atrophie (FA)** – Hyalinisierung geschrumpfter Follikel – Vaskularisierung der verdämmernden Follikel – nahezu ausschließlich Lymphozyten in den "Follikeln"	 – stark gesteigerte Angioneogenese – weitere Reduktion der Lymphozyten und IRZ – stark vermehrt Makrophagen und Plasmazellen
V.	**Verlust der Lymphknotenstrukturierung (VLS)** – Freilegung der bindegewebigen Grundstruktur – Diffus verteilt Makrophagen, Plasmazellen und einzelne Lymphozyten – hyaline Plaques und herdförmige Gefäßproliferate als Residuen der Follikel – gelegentlich extreme Angioneogenese	

Ihr vorherrschendes Zellelement sind die Zentroblasten, ferner finden sich zahlreiche Makrophagen mit tingiblen Körperchen (sogenannte Sternhimmelmakrophagen) und eine hohe Mitoserate. Die Mantelzone der Follikel ist erhalten, die in ihnen normalerweise konzentrische Anordnung der Zellen ist allerdings häufig aufgehoben, die Retikulinfaserstruktur ist hingegen regelhaft. Der Interfollikulärraum (T-Zone des Lymphknotens) weist eine deutliche Hyperzellularität auf, vorherrschende Zellelemente sind Lymphozyten, Immunoblasten, Makrophagen und interdigitierende Retikulumzellen (IRZ), die gelegentlich kleine Nester bilden. Neben wenigen Epitheloidzellen sind einzelne lymphatische Riesenzellen vom Warthin-Finkeldey-Typ und herdförmige Gefäßproliferate nachweisbar.

Follikelumbau mit beginnender Follikeldestruktion (bFD)

In dieser Phase kommt es zu einem Schwinden der Basophilie vor allem durch die Reduktion der Zentroblasten in den Keimzentren. Auch die Zahl der „Sternhimmelmakrophagen" und der follikulären dendritischen Retikulumzellen (FDRZ) sinkt ab, und die Mitoserate geht zurück. Die unregelmäßig geformte Mantelzone zeigt Diskontinuitäten. Statt der kleinen lymphatischen Mantelzonenzellen mit dem sehr schmalen Zytoplasmasaum zeigen sich monozytoide B-Lymphozyten, die sich durch einen kleinen zentral gelegenen Kern und ein relativ weites helles Zytoplasma auszeichnen. Diese Zellen dringen in den Interfollikulärraum ein, so daß das Bild invers aufgebauter unregelmäßig begrenzter „ausgefranster" Follikel entsteht. Dem entsprechend beginnt sich das originäre Retikulinfasergerüst aufzulösen. Im Interfollikulärraum reduziert sich die Zelldichte, die Angioneogenese steigert sich, vorherrschende Zelltypen sind Lymphozyten, Makrophagen, interdigitierende Retikulumzellen (IRZ) und Plasmazellen.

Progressive Follikeldestruktion (pFD)

Lymphknoten dieser Phase enthalten morphologisch zwei Follikelvarianten: Große unscharf begrenzte verdämmernde oder auch „explodierende" sowie schrumpfende scharf begrenzte Follikel. Beide Follikelarten zeichnen sich durch einen vollständigen Verlust der Mantelzone aus, monozytoide B-Lymphozyten sind nicht mehr nachweisbar. Die Zahl der lymphatischen Keimzentrumszellen sinkt weiter ab, Makrophagen mit tingiblen Körperchen sind nicht mehr vorhanden, und die Keimzentren werden von kleinen Lymphozyten durchsetzt. Im Interfollikulärraum steigert sich die Angioneogenese weiter und greift auf die großen verdämmernden Keimzentren über. Die Zahl der lymphatischen und interdigitierenden

Zellen nimmt ab, Plasmazellen und vor allem Makrophagen treten in den Vordergrund.

Follikelinvolution mit Atrophie (FA)

Die schrumpfenden Follikel werden fortschreitend hyalinisiert, die ehemals großen Follikel werden extrem vaskularisiert und erinnern gelegentlich in ihrem Aussehen an Glomerula der Niere. Die Reststrukturen der Follikel enthalten außer kleinen Lymphozyten keine weiteren lymphatischen Zellformen. Im Interfollikulärraum beherrscht die Angioneogenese das Bild, neben Lymphozyten treten vor allem intra- bzw. perisinusoidal Makrophagen und Plasmazellen auf.

Vollständiger Verlust der Lymphknotenstrukturierung (VLS)

In den Lymphknoten aus der Endphase der Erkrankung ist die ursprüngliche Gliederung in B- und T-Zone vollständig aufgehoben. Einzelne herdförmige fibrosierte Bezirke weisen auf ehemals vorhandene Follikel hin, Angioneogenesezonen persistieren zum Teil, Areale ehemals starker Angioneogenese sind sklerosiert. Wenige Lymphozyten sind diffus im freigelegten Bindegewebsgerüst verteilt, Plasmazellen und Makrophagen sind noch zahlreich vorhanden.

Immunhistochemische Befunde

Die beschriebenen morphologischen Befunde finden ihre Entsprechung und Ergänzung in den Ergebnissen immunhistochemischer Untersuchungen, die jedoch im Detail nur für Spezialisten von Interesse sind. Sie beinhalten eine kontinuierliche Inversion des Verhältnisses von CD4+ zu CD8+ Lymphozyten.

Die histologischen und immunhistochemischen Befunde zeigen eine enge Beziehung zu den unterschiedlichen klinischen Stadien der HIV-Infektion. IFH und bFD sind ganz und pFD überwiegend der PGL und ARC/LAS vorbehalten.

Die der pFD assoziierten AIDS-Fälle betreffen nur die prognostisch günstiger einzuschätzenden Patienten, die außer dem Kaposi-Sarkom keine weitere das AIDS konstituierende Krankheiten entwickelt haben. Das Bild der FA tritt hauptsächlich und VLS ohne Ausnahme mit dem AIDS-Vollbild auf.

Tabelle 2. Zusammenhang zwischen histologischem Stadium und klinischem Status

Histologisches Stadium	Klinischer Status
I (IFH)	PGL
II (bFD)	PGL, ARC/LAS
III (pFD)	ARC/LAS, AIDS*
IV (AF)	ARC/LAS, AIDS
V (VLS)	AIDS

* nur AIDS-Fälle, die außer dem Kaposi-Sarkom keine weiteren AIDS definierenden Krankheiten entwickelt haben

Pathogenetisch läßt sich vor allem die Entwicklung der Follikel von einer ungewöhnlichen Hyperplasie bis hin zu ihrem irreversiblen vollständigen Verschwinden aus den Ergebnissen der immunhistochemischen Untersuchungen erklären. Die HIV-Infektion stellt zunächst einen erheblichen Proliferationsstimulus für lymphatische und dendritische Zellen dar. Vor allem während der bFD und der pFD dringen CD8+ T-Lymphozyten in die Follikel ein, bei denen es sich zum Teil um die auf MHC Klasse I beschränkten zytotoxischen T-Lymphozyten handelt, die bei HIV-Infizierten nachgewiesen wurden, obgleich wegen des starken zytopathischen Effekts von HIV nur wenige Zielzellen für diesen Zelltyp vorhanden sind. Offenbar in einem autoaggressiven Akt zerstören die zytotoxischen Zellen die das HIV-Antigen präsentierenden Retikulumzellen und verursachen so eine zusätzliche Störung des Immunsystems bereits auf der Ebene der Antigenpräsentation. Die auffällige Angioneogenese, die im T-Areal des Lymphknotens beginnt und später auf die Follikel übergreift, dürfte im Zusammenhang mit der sich steigernden Präsenz der Makrophagen stehen. Offenbar produzieren Makrophagen unter den Bedingungen der HIV-Infektion u.a. vermehrt Angioneogenesefaktor, der die häufig extreme Vaskularisierung der Lymphknoten verursacht. Die Gefäßproliferate können bis zum Tode der Patienten persistieren, oder sie verändern sich regressiv und sklerosieren, was bedeutet, daß der HIV-infizierte Makrophage seine Fähigkeit zur überschießenden Angioneogenesefaktorproduktion im Endstadium der Krankheit wieder verlieren kann.

Milz

In der Milz finden sich bei HIV-Infizierten ähnliche Veränderungen wie in den Lymphknoten. Im Stadium der persistierenden generalisierten Lymphadenopathie (PGL) besteht eine mäßige Splenomegalie. Die Milzfollikel sind vergrößert, es finden sich teilweise irregulär konfigurierte große Keimzentren, die Mantel- und die Marginalzone sind breit und zellreich. Mit fortschreitender Erkrankung bilden sich die hyperplastischen B-Zellareale zurück, die Follikel zeigen eine progrediente Verarmung an Lymphozyten, Keimzentren lassen sich nicht mehr nachweisen.
Die originäre Angioarchitektur des Organs bleibt bis in die Finalstadien des AIDS hinein erhalten. Darüberhinaus läßt sich in etwa 15% der Fälle eine extramedulläre Hämatopoese in der Milz nachweisen. Diese Veränderungen sind wahrscheinlich Folge der HIV-induzierten Knochenmarksveränderungen.

Thymus

Die HIV-Infektion ruft auch im Thymus typische morphologische Veränderungen hervor. Charakteristischerweise findet sich bioptisch oder autoptisch ein verkleinerter Thymus mit den Zeichen einer vorzeitigen Involution. Diese äußert sich in einem ausgeprägten Verlust an Lymphozyten und an epithelialen Zellelementen; Hassal'sche Körperchen können ganz fehlen oder aber sie sind verkalkt. In vielen Fällen finden sich darüberhinaus mehr oder minder dichte plasmazelluläre Infiltrate. Das Vorkommen einer entzündlichen Infiltration aus Lymphozyten, Plasmazellen und vereinzelten mehrkernigen Riesenzellen ist beschrieben worden; bei diesen Fällen handelt es sich um Kinder, die klinisch noch kein voll ausgebildetes AIDS entwikkelt hatten. Es ist daher wahrscheinlich, daß die Thymusveränderungen ebenfalls vom Stadium der HIV-Infektion abhängig sind.

Gastrointestinaltrakt

Das lymphatische Gewebe des Gastrointestinaltraktes reagiert morphologisch auf die HIV-Infektion ähnlich wie die Lymphknoten; in den Spätstadien des AIDS findet sich auch hier ein lymphoretikuläres Gewebe, das sehr stark an Lymphozyten verarmt ist, eine Plasmozytose wechselnden Ausmaßes aufweist und von reichlich Makrophagen bevölkert wird. Das gastrointestinale lymphatische Gewebe ist darüberhinaus noch für die Pathogenese der sich dort manifestierenden extra-nodalen Non-Hodgkin-Lymphome sowie für die Infektion durch atypische Mykobakterien von Bedeutung, die häufig über den Darm erfolgt und über intestinale Lymphwege abdominale Lymphknoten in Mitleidenschaft zieht.

Knochenmark

Bei der konventionellen histologischen Untersuchung besteht im Gegensatz zu den meisten anderen Virusinfekten (wie z.B. CMV oder EBV), eine oft ausgeprägte Hyperzellularität (ca. 80%) des Knochenmarks, die überwiegend durch die Hyperplasie aller drei Blutbildungssysteme bedingt ist. In den meisten Fällen (ca. 95%) zeigt sich eine überwiegend ausgeprägte Dysgranulopoese (Linksverschiebung, Kernabsprengungen, Nebenkerne, Hypersegmentierung, Nekrobiosen, zahlreiche Pseudo-Pelder-Zellen, Atopie).

Nicht ganz so ausgeprägte dyserythropoetische Veränderungen finden sich nahezu ebenso häufig (etwa 90%). Auch hier bestehen, wenn auch nicht in dem Ausmaß wie bei der Granulopoiese, Linksverschiebung, Kernabsprengungen, Nebenkerne und eine deutliche Atopie. In der Megakaryopoiese wird in 90% eine Linksverschiebung und Atopie beobachtet. In über 90% besteht eine schwache bis mäßige vornehmlich perivaskuläre Plasmozytose, etwa 60% zeigen eine überwiegend diskrete Vermehrung der Retikulinfasern.

Klinisch hämatologisch zeigen viele Patienten eine unterschiedlich ausgeprägte Leukopenie, Anämie und/ oder Thrombopenie. Unabhängig vom Vorhandensein HIV-assoziierter maligner Tumoren, von opportunistischen Infektionen, von medikamentöser Therapie und von der Phase der Erkrankung weisen alle Patienten identische Reifungsstörungen der Hämopoiese auf, die einer myeloischen Dysplasie ähneln oder im Einzelfall morphologisch fast vollständig entsprechen.

Es ist davon auszugehen, daß die HIV-Infektion und nicht eine der im Rahmen des AIDS auftretenden opportunistischen Infektionen die Ursache für diese Störung der Hämopoiese darstellt.

In letzter Zeit sind HIV-bedingte pathogenetische Mechanismen beschrieben worden, welche die periphere Zytopenie, die Hyperplasie der Hämopoiese bei gleichzeitiger Reifungsstörung zum Teil erklären. Mit Hilfe der in situ Hybridisierung ist es bisher gelungen, Virusäquivalente in Zellen der myeloischen Reihe nachzuweisen. Ferner konnte in vivo die HIV-Infektion von Monozyten/Makrophagen, von dendritischen Retikulumzellen sowie der Nachkommenschaft von granulozytär/monozytär determinierten Stammzellen gezeigt werden. In vitro erwiesen sich Zellinien von Monozyten/Makrophagen, B-Lymphozyten, Monozyten, Myeloblasten und von Promyelozyten als mit HIV infizierbar. Dabei handelt es sich offenbar um eine persistierende Infektion ohne nennenswerten lytischen Effekt. HIV-infizierte T-Zellen zeigen einen Defekt in der Synthese von Lymphokinen, was mit Ursache der reduzierten colony stimulating activity sein dürfte, die im Serum HIV-infizierter Patienten beobachtet wird. Insgesamt gesehen erscheint es möglich, daß die HIV-Infektion ähnliche Bedingungen schafft, die beim Entstehen myelodysplastischer Syndrome eine Rolle spielen. Es wird heute angenommen, daß die Ätiologie myelodysplastischer Syndrome in einem virusbedingten Stammzelldefekt verbunden mit einem Verlust der T-Zell-Regulation bestehen könnte. Im Rahmen der HIV-Infektion werden Stammzellen infiziert und die T-Lymphozyten verlieren ihre Fähigkeit zur Regulation des Immunsystems und auch der Hämopoiese. Eine Weiterentwicklung des HIV-bedingten myelodysplasieähnlichen Bildes in eine Leukämie wurde allerdings im Rahmen von AIDS noch nicht beobachtet. Die sich jetzt abzeichnende Möglichkeit einer lebensverlängernden virustatischen Therapie wird zeigen, ob es sich bei der Reifungsstörung der Hämopoiese im Rahmen der HIV-Infektion um eine reaktive Veränderung oder um eine echte präleukämische Läsion handelt.

Haut

Die Haut als größtes Organ des Menschen zeigt im Verlauf der HIV-In-

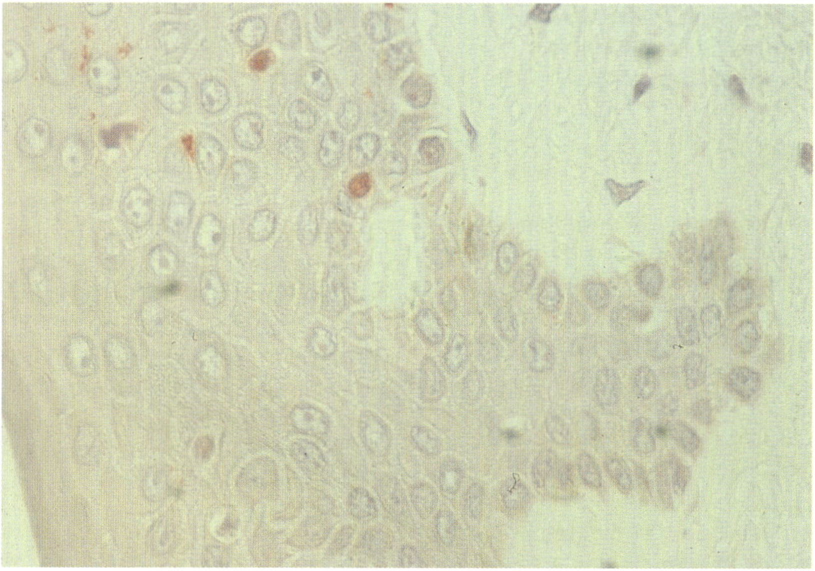

Abb. 7. Positive Reaktion der Langerhanszellen mit anti-p24 (AIDS, Haut, APAAP). 130×

fektion eine Vielzahl von AIDS assoziierten Infektionen und Tumoren, über die ausführlich an anderer Stelle berichtet wird. Hier seien nur kurz die Phänomene genannt, die auf die direkte Einwirkung von HIV zurückzuführen sein dürften. Bei bis zu 20% der HIV-infizierten Personen kommt es etwa 2-3 Wochen nach der Virusinokulation zu einem mononukleoseartigem Krankheitsbild, in dessen Rahmen ein makulöses rumpfbetontes Exanthem auftritt. Das histologische Korrelat besteht in einer oberflächlichen vorwiegend perivaskulären Dermatitis.

Mit der Langerhanszelle befindet sich in der Haut eine Zellart, die wenig CD4 auf ihrer Oberfläche exprimiert, die wie die interdigitierenden Retikulumzellen (IRZ) der Lymphknoten CD1 positiv ist und die wie die IRZ der Antigenpräsentation dient. Elektronenmikroskopisch wurde in diesen Zellen HIV gezeigt, und immunhistochemisch lassen sich in ihnen HIV-Virusproteine nachweisen. Dies bedeutet, daß die Haut ein gewaltiges Virusreservoir darstellt und betont die erwähnte Vorsichtsmaßnahme, direkten Hautkontakt mit viruskontaminiertem Material unbedingt zu meiden. Oberflächliche Hautabschürfungen von 2-4 Zellschichten legen Zytoplasmaausläufer der Langerhanszellen frei bzw. verletzten sie und öffnen so eine Eintrittspforte für das Virus.

Andere Möglicherweise durch HIV unmittelbar verursachte Organveränderungen

Niere

Etwa 20% der AIDS-Patienten entwickeln eine AIDS-assoziierte Nephropathie (AAN), die durch eine schwere Proteinurie mit wechselnd ausgeprägter Niereninsuffizienz gekennzeichnet ist. Histologisch ist sie mit fokaler und segmentaler Glomerulosklerose verbunden. Ferner finden sich eine Proliferation mesangialer Zellen, ein lockeres entzündliches Infiltrat im Interstitium, schwere degenerative Veränderungen an den Tubulusepithelien, eine Ektasie der Tubuli, eine Dilatation der Bowman'schen Kapsel und Einschlußkörperchen im Zytoplasma sowie in Kernen unterschiedlicher Zellen.

Herz

Das Interstitium des Myokards von etwa 30% der autoptisch untersuchten verstorbenen Patienten enthält histologisch ein herdförmiges lymphoplasmazelluläres und histiozytäres Infiltrat. Degenerative Veränderungen und Nekrosen einzelner Herzmuskelzellen sind in etwa 5% der Fälle nachweisbar. Ob eine opportunistische Infektion, eine andere Infektion oder das HIV selbst diese myocarditischen Veränderungen bedingen, ist zur Zeit ungeklärt.

Hoden

Bei Autopsiefällen finden sich regelmäßig Hodenveränderungen, die von einer mäßigen bis auffallend ausgeprägten Atrophie mit Maturationsarrest oder Sistieren der Spermatogenese reichen. Die Basalmembranen der Ductuli seminiferi sind verdickt, und das Interstitium ist fibrosiert. Die Ätiologie dieser Befunde ist bisher ungeklärt. Andere Gruppen Verstorbener weisen, wenn sie eine längere Zeit schwerkrank gewesen sind, ganz ähnliche Veränderungen der Hodenmorphologie auf.

Morphologie der opportunistischen Infektionen

Protozoeninfektionen

Pneumocystis carinii (PC)

PC-Pneumonien stellen in den USA und in Europa mit über 50% die häufigste Erstmanifestation des AIDS dar. Da bislang keine geeigneten serologischen oder mikrobiologischen Diagnoseverfahren existieren, kommt dem direkten Erregernachweis große Bedeutung zu. Darüber wird an anderer Stelle ausführlich berichtet.

Makroskopisch ist die Lunge bei einer Pneumocystis-Pneumonie diffus verdichtet und sehr schwer, ihre Schnittfläche erscheint grau und glänzend. Histologisch findet sich in den Alveolarräumen ein schaumiges

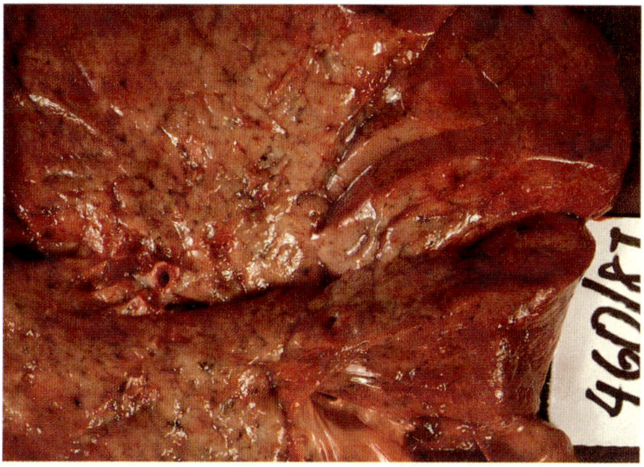

Abb. 8. Lunge bei Pneumocystis carinii Pneumonie (PCP) mit diffuser Verdichtung des Lungenparenchyms und graugelber bis grauroter, glänzender Schnittfläche

eosinophiles Exsudat, in dem sich unterschiedlich viele Zystenformen nachweisen lassen, die auch unter Therapie mehrere Tage persistieren können.

Toxoplasma gondii

Eine Infektion des zentralen Nervensystems durch Toxoplasma gondii tritt bei etwa 10% aller AIDS Patien-

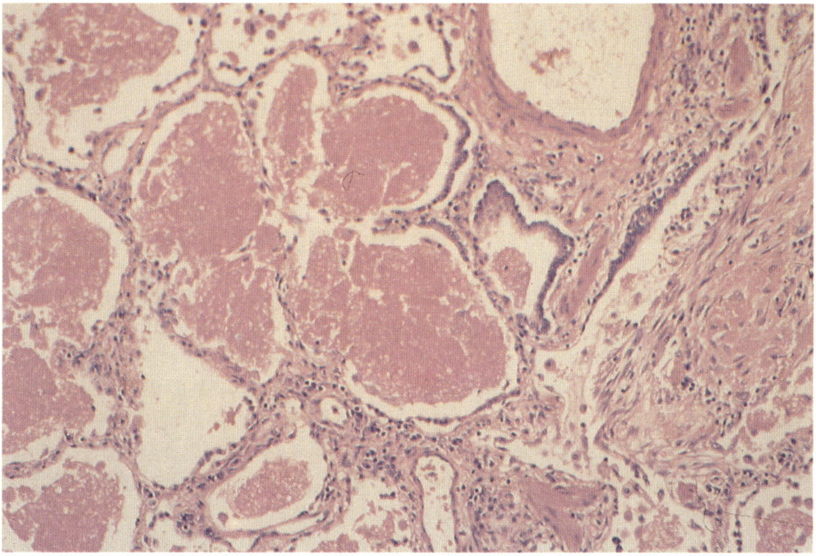

Abb. 9. PCP mit typischem eosinophilen schaumigen Exsudat in den Alveolen (HE) 32×

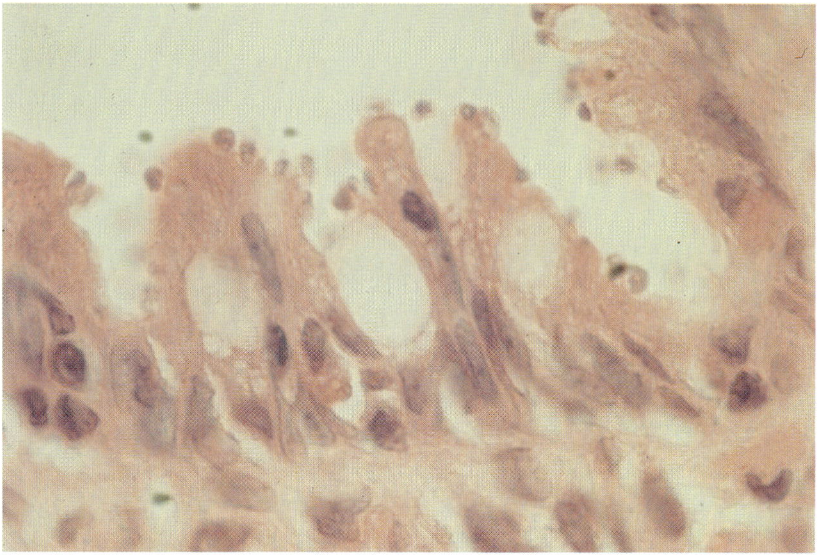

Abb. 10. Kryptosporidiose des Duodenums bei starker Vergrößerung mit den typischen oberflächlich gelegenen 2 my im Durchmesser großen Protozoen, (HE) 320×

ten auf. Es handelt sich hierbei um eine Reaktivierung einer früher durchgemachten Erstinfektion durch den obligat intrazellulären Parasiten. Makroskopisch finden sich diffus verteilte, bis mehrere Zentimeter im Durchmesser große Läsionen, denen histologisch granulomatöse Herde mit zentralen Nekrosen und entzündlichem Randsaum entsprechen, in denen freie Tachyzoiten sowie Zystenformen nachweisbar sind. Disseminierte Toxoplasmosen mit Beteiligung von Herz, Lunge und Skelettmuskulatur sind auch bei AIDS Patienten eher selten.

Kryptosporidien

Entwickeln AIDS Patienten anhaltende wäßrige Diarrhöen, so ist eine Infektion durch Kryptosporidien häufig die Ursache. In Biopsien aus dem Gastrointestinaltrakt lassen sich diese Protozoen als sehr kleine bis 2 μm im Durchmesser große kugelige Gebilde auf der Epitheloberfläche nachweisen. Die Lamina propria ist spärlich chronisch entzündlich infiltriert, gelegentlich kommt es im Dünndarm zu einer geringen Zottenatrophie. Im Stuhl lassen sich säurefeste Oozysten nachweisen.

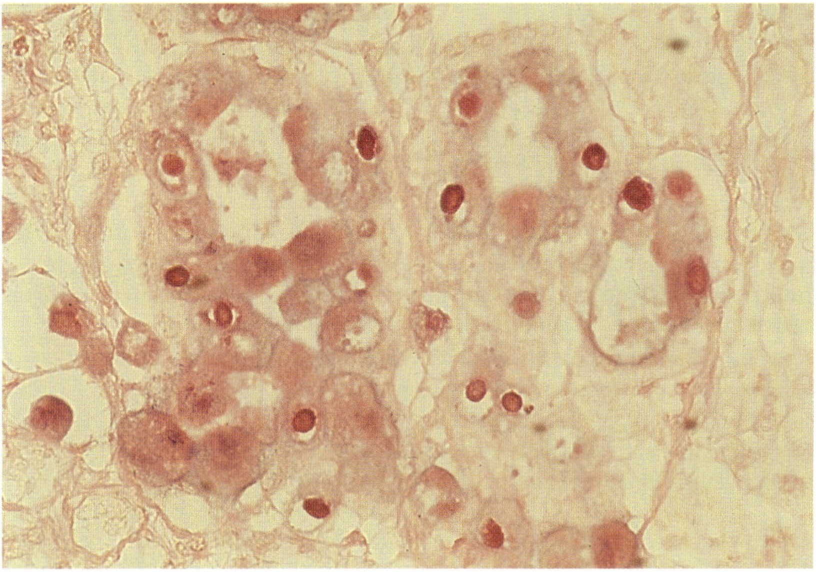

Abb. 11. CMV-Befall der Glandula parotis ohne entzündliche Reaktion (CMV-DNA in situ Hybridisierung, ABAP) 130×

Isospora belli

Infektionen durch Isospora belli, ein nahe verwandtes Protozoon, sind in Europa selten, sie finden sich vorwiegend in den USA, in Haiti und in Südamerika. Mikroskopisch lassen sich in Biopsien wiederum eine geringe Schleimhautatrophie, vermehrt eosinophile Granulozyten in der Lamina propria und Parasiten auf der Epitheloberfläche nachweisen. Invasive Formen mit Befall verschiedener Organe sind beschrieben.

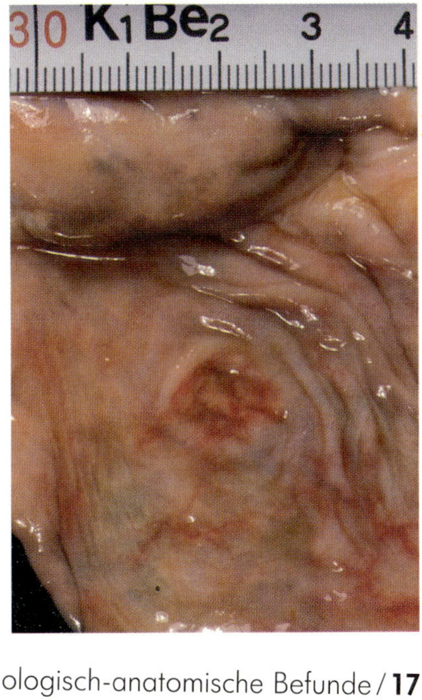

Abb. 12. Ulzeröse CMV-Colitis (Foto: K. Berger)

Viren

Cytomegalie-Virus (CMV)

Cytomegalie-Virus (CMV)-Infektion können bei der Obduktion fast immer nachgewiesen werden. Die charakteristischen vergrößerten Zellen mit einem wabigen Zytoplasma und großen intranukleären Einschlußkörpern können dabei vereinzelt in einem ansonsten morphologisch unauffälligen Gewebe, aber auch massenhaft inmitten ausgedehnter areaktiver Nekrosen auftreten. Im Prinzip können alle Organe betroffen sein.

Am häufigsten finden sich Läsionen in den Lungen, den Nebennieren, im zentralen Nervensystem und dem Gastrointestinaltrakt. Die generalisierte CMV-Infektion, die meist mit einer schweren areaktiven CMV-Pneumonie einhergeht, stellt die häufigste finale Komplikation des AIDS dar.

Herpes simplex virus

AIDS-Patienten zeigen eine starke Prädisposition zur Entwicklung ausgedehnter, häufig nekrotisierender Herpesinfektionen der Haut und Übergangsschleimhäute. Histologisch sind vergrößerte, mehrkernige Zellen mit intranukleären Einschlußkörpern vorhanden. Derartige Zellen lassen sich bei einer generalisierten Infektion in vielen Organen nachweisen.

Varicella-Zoster-Virus

Die Reaktivierung dieser Virusinfektion im Sinne eines typischen segmentalen Zosters eines Dermatoms stellt bei ARC- bzw. AIDS-Patienten ebenfalls eine geläufige Komplikation dar. Die Läsionen können einen erheblichen Ausprägungsgrad erreichen, die typischen mehrkernigen Riesenzellen lassen sich mit Hilfe eines Tzanck-Testes nachweisen.

Epstein-Barr-Virus (EBV)

Fast alle AIDS-Patienten zeigen serologische Hinweise auf eine EBV-Infektion. Über histopathologische Veränderungen wie bei akuter Mononukleose ist bei AIDS-Patienten bisher nicht berichtet worden. EBV scheint dagegen bei der Pathogenese der sogenannten hairy leukoplakia der Zungen und Mundschleimhaut und möglicherweise auch bei der lymphoiden interstitiellen Pneumonie HIV-infizierter Kinder beteiligt zu sein.

Papova-Viren (JC)

Papova-Viren (Polyoma-Viren) rufen im Zentralnervensystem die progressive multifokale Leukenzephalopathie (PML) hervor, die sich in unscharf begrenzten Entmarkungsherden mit reaktiver Astrozytenvermehrung und Kerneinschlüssen in Gliazellen äußert.

Mykobakterielle Infektionen

M. tuberculosis

In den Zentren der HIV-Infektionen (Zentralafrika, Haiti, Nordamerika und Europa) steigt die Inzidenz mykobakterieller Infektionen im Gefolge der Ausbreitung des Retrovirus steil an. Die Infektionen durch M. tuberculosis nehmen bei HIV-Infizierten einen schweren klinischen Verlauf mit häufigerem Auftreten disseminierter Erkrankungen (hämatogene Frühgeneralisation, Miliartuberkulose, Landouzy-Sepsis).
Pathogenetisch liegt diesem Verhalten der Tuberkulose der HIV-induzierte T-Zell- und Makrophagendefekt zugrunde, der eine adaequate Aktivierung von Makrophagen zu mykobakteriziden Effektorzellen verhindert.

Morphologisch äußert sich dieser Defekt bei HIV-infizierten und ARC-Patienten in ausgedehnten Nekrosen mit nur geringer produktiver Komponente d.h. einer abgeschwächten Ausbildung von Epitheloidzellen und Langerhans'schen Riesenzellen.
Gehäuft finden sich auch miliare Tuberkulosen mit hirsekorngroßen Exsudatkernen in multiplen Organen.

M. avium-intracellulare

Disseminierte atypische Mykobakteriosen äußern sich meist in vergrößerten Lymphknoten mit grauweißer

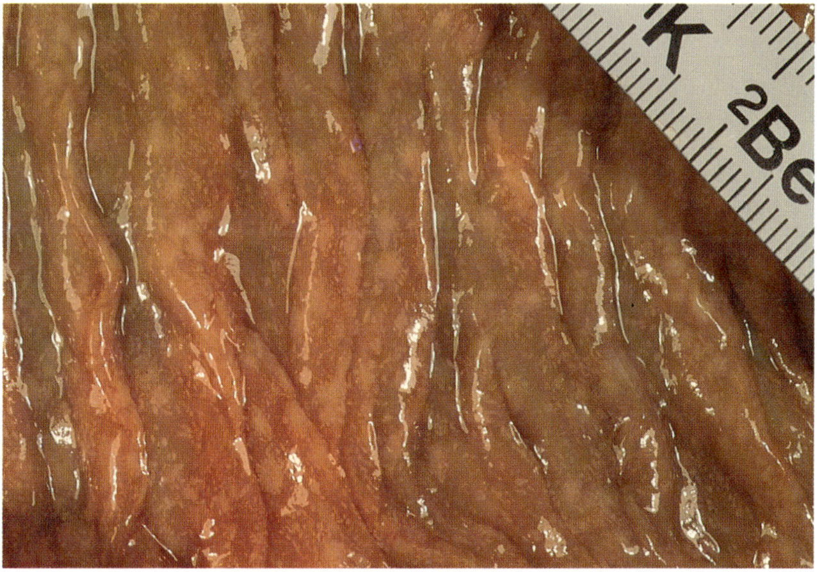

Abb. 13. Atypische Mykobakteriose des Jejunum (Foto K. Berger)

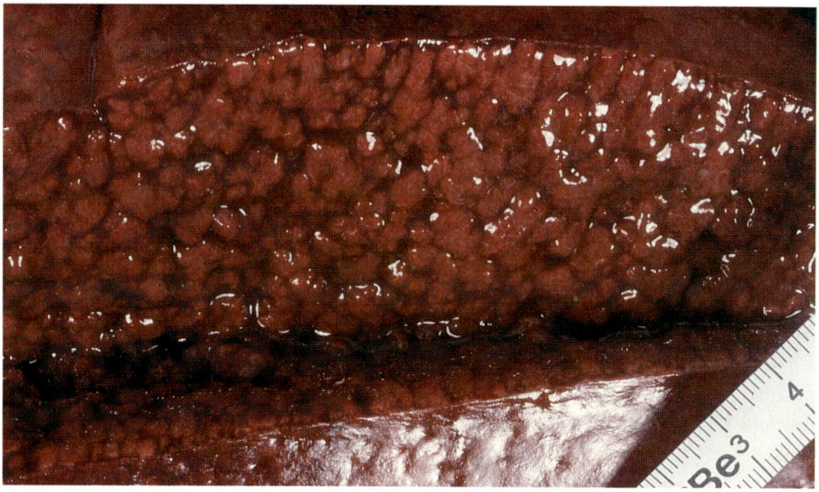

Abb. 14. Typische noduläre Zeichnung der Milzschnittstelle bei Infektion durch M. avium-intracellulare (Foto K. Berger)

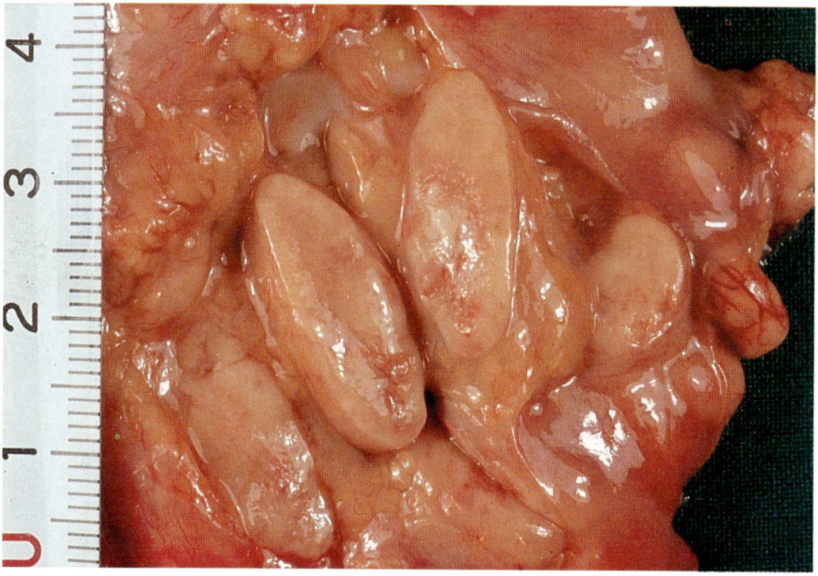

Abb. 15. Mesenteriale Lymphknoten bei atypischer Mykobakteriose

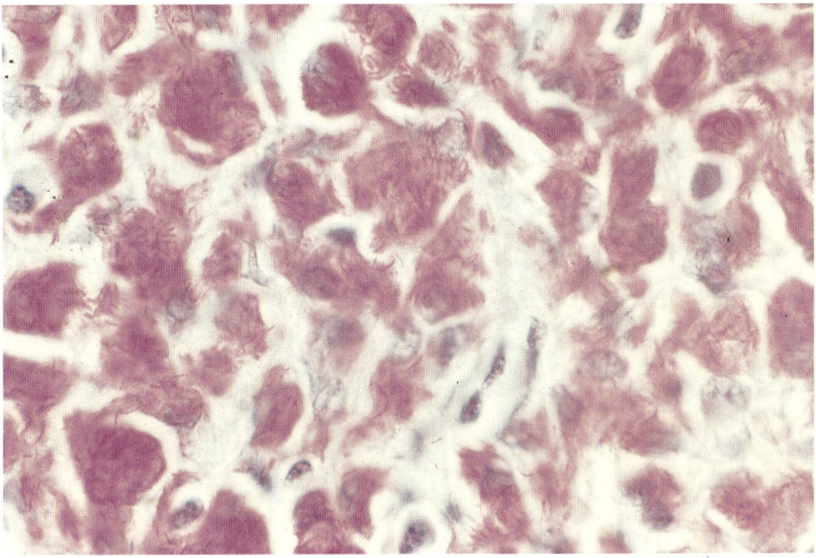

Abb. 16. Mykobakterielle Histiozytose der Milz mit Myriaden von säurefesten Stäbchen in Makrophagen, (Ziehl-Nelsen) 200×

Schnittfläche, einer stark vergrößerten Milz mit einer nodulären Zeichnung, die darüber hinaus herdförmige Nekrosen aufweisen kann, und in kleinfleckigen weißen Herden anderer Organe, etwa der Darmschleimhaut. Mikroskopisch finden sich hier massenhaft säurefeste, PAS-positive Stäbchen im Zytoplasma aufgeblähter Makrophagen. Epitheloidzellen bzw. Langerhans'sche Riesenzellen fehlen fast immer (typisches Bild der sogenannten mykobakteriellen Histozytose).

Pilzinfektionen

Candida albicans

Das Auftreten einer oralen Candidiasis mit den typischen weißen Belägen, in denen PAS-positive Hyphen nachweisbar sind, signalisiert bei einem ARC-Patienten eine Verschlechterung der immunologischen Situation. Eine oesophageale Candidiasis gehört bereits zum Vollbild des AIDS. Invasive bzw. disseminierte Candida-Infektion (etwa Pneumonien oder Menigitiden) sind dagegen eher selten.

Aspergillus sp.

Histologisch finden sich nekrotische Herde, in denen massenhaft Aspergillushyphen nachweisbar sind. Charakteristischerweise ist die umgebende entzündliche Reaktion nur spärlich ausgeprägt.

Cryptococcus neoformans

An einer Kryptokokkus-Infektion sterben AIDS-Patienten in der Regel, wenn sie dissiminiert auftritt. Sie beginnt in der Lunge und sie äußert sich klinisch vor allem in einer schweren Meningoencephalitis mit entsprechenden neurologischen Symptomen. Histologisch finden sich in den stark getrübten Meningen massenhaft Kryptokokken, die entweder frei oder im Zytoplasma mehrkerniger Riesenzellen vorkommen. Erregerhaltige Granulome in der Hirnsubstanz selbst (sogenannte Kryptokokkome) kommen dagegen seltener vor. Bei einer generalisierten Kryptokokkose sind die Organismen bioptisch vor allem im Lymphknoten, Leber und Milz nachweisbar.

Weitere Pilze

Disseminierte Histoplasmosen bzw. Coccidioidomykosen, die serologisch bzw. durch den mikrobiologisch/bioptischen (Lymphknoten-, Knochenmarks- und Lungenbiopsie) Erregernachweis diagnostiziert werden, sind in Europa selten; sie treten vor

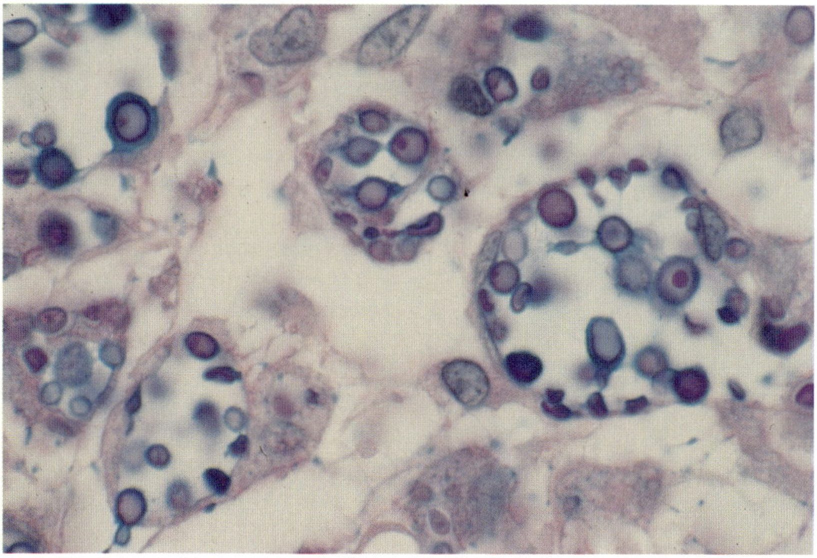

Abb. 17. Kryptokokkose der Lunge (Alcianblau/PAS). 320×

allem in den typischen Endemiegebieten (Nord- und Südamerika) auf.

Andere Infektionen

Salmonellosen

Sie rufen keine spezifischen pathologisch-anatomischen Veränderungen hervor, zeichnen sich aber bei HIV-infizierten Patienten durch ihre Neigung zur Gewebsinvasion und nachfolgender Bakteriämie aus.

Nicht opportunistische Infektionen

Es ist eine auffällige Prävalenz von Streptokokkus pneumoniae, Hämophilus influenzae, Staphylokokken und Enterokokken (häufig Septikämien) zu beobachten.
Paradoxerweise sind Infektionen durch Listerien, die als intrazellulär wachsende Bakterien von T-Lymphozyten abgewehrt werden, bei AIDS-Patienten eher selten. Legionellosen, Sinnitiden, Pericardergüsse und Nokardiosen, die Pneumonien und Hirnabszesse hervorrufen und deren Diagnose serologisch und oder durch den Erregernachweis mit Hilfe spezieller Versilberungen gestellt wird, kommen gehäuft vor. Wichtig sind auch Infektionen durch Amöben (v.a. Entamoeba histolytica und hartmanni), deren Anwesenheit im Gastrointestinaltrakt von HIV-Infizierten durch Stuhluntersuchungen oder Biopsie gesichert werden kann. An weiteren Erregern sind die vor allem in Afrika häufigen Erkrankungen durch Würmer wie etwa Strongyloides zu nennen, die ebenfalls zur Generalisation neigen und morphologisch durch den Nachweis von Larven bzw. Würmern im Gewebe identifiziert werden.

AIDS-assoziierte maligne Tumoren

Kaposi-Sarkom

Auf diesen häufigsten AIDS-assoziierten malignen Tumor, der bei etwa 40% der betroffenen Patienten auftritt, wird an anderen Stellen ausführlich eingegangen (siehe Stichwortverzeichnis und Abb. 18–22).

Maligne Lymphome

Neben dem Kaposi Sarkom stellen die Non-Hodgkin-Lymphome die zweithäufigste Gruppe der AIDS assoziierten Tumoren dar. Es handelt sich dabei in überwiegender Mehrzahl der Fälle um hochmaligne Lymphome, die sich von der B-Zell-Linie ableiten. Neben den vorherrschenden hochmalignen Varianten, d.h. immunoblastischen und lymphoblastischen Lymphomen, treten aus der Gruppe der niedrig malignen Lymphome vor allem lymphoplasmocytoide Immunocytome auf. Extranodale Manifestationen werden häufig beobachtet; der Gastrointestinaltrakt, das Zentralnervensystem und andere nicht lymphatische Organe

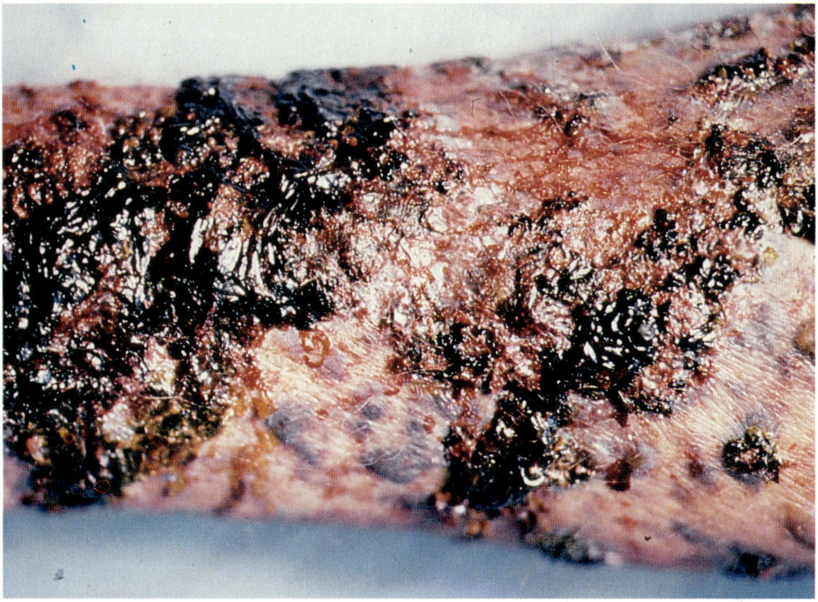

Abb. 18. Exulceriertes Kaposi-Sarkom des Unterschenkels (Foto: H.L. Schmidts)

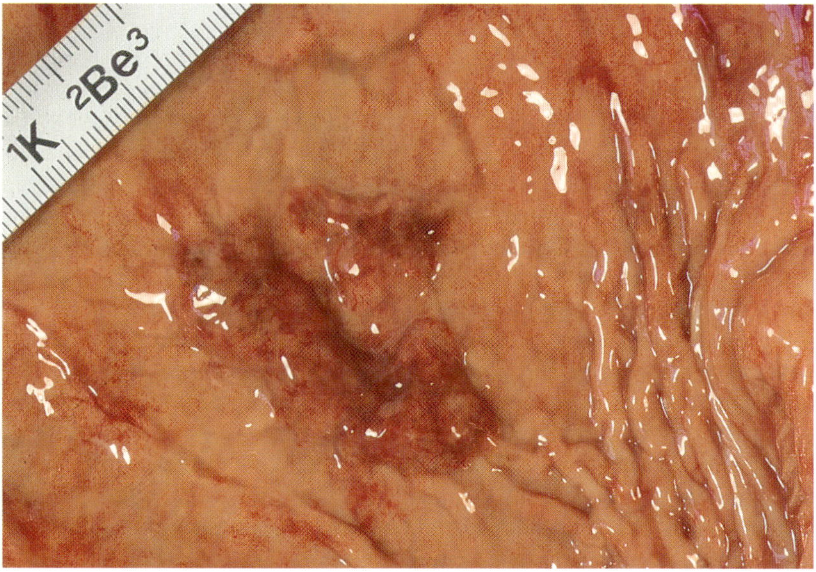

Abb. 19. Kaposi-Sarkom des Magens (Foto: K. Berger)

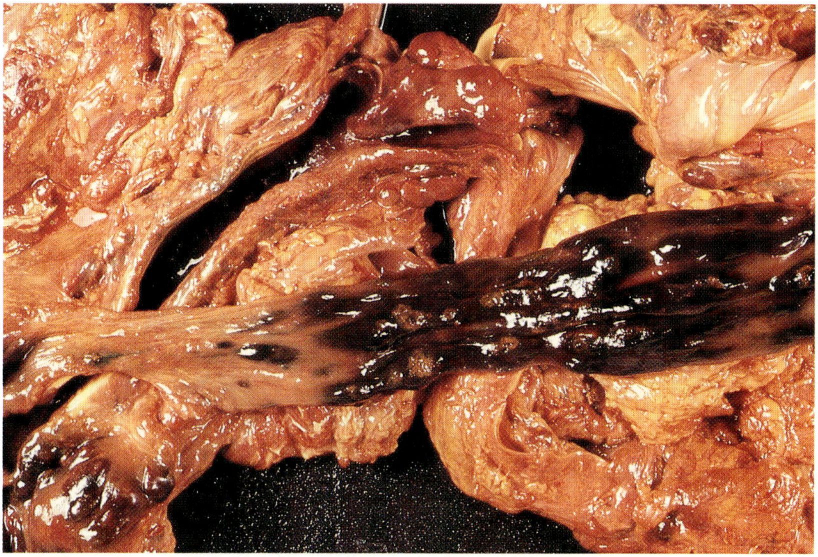

Abb. 20. Kaposi-Sarkom des Ösophagus (Foto: H. L. Schmidts)

zeigen in der Regel Lymphominfiltrate.

Bei HIV-Infizierten werden auch Lymphogranulomatosen beobachtet, deren Inzidenz jedoch im Vergleich zu den Non-Hodgkin-Lymphomen bei AIDS sehr viel niedriger liegt. In der Regel handelt es sich um Subtypen mit ungünstiger Prognose (Mischtyp bzw. lymphozytenarmer Typ). Wie die Non-Hodgkin-Lymphome manifestiert sich der Morbus Hodgkin bevorzugt extranodal mit dem Befall mehrerer Organe.

Andere maligne Tumoren

In der Risikogruppe vor allem der Homosexuellen treten Plattenepithelkarzinome im Oropharynxbereich sowie kloakogene Karzinome, der Morbus Bowen und die Bowenoide Papulose anorectal auf. Allerdings wurden solche Tumoren bzw. Präkanzerosen bereits vor der AIDS-Pandemie gehäuft in dieser Bevölkerungsgruppe beobachtet. Ein Teil der Plattenepithelkarzinome des Oropharynx und auch der anorectalen Karzinome gelten als virusinduziert. Die diesen Tumoren assoziierten Viren (Herpes simplex Typ 1 und 2 sowie Papilloma-Viren) werden auch durch sexuelle Kontakte übertragen, und das promiskuitive Verhalten der männlichen Homosexuellen hat die Ausbreitung der genannten Virusinfektionen in dieser Bevölkerungsgruppe gefördert. Die als

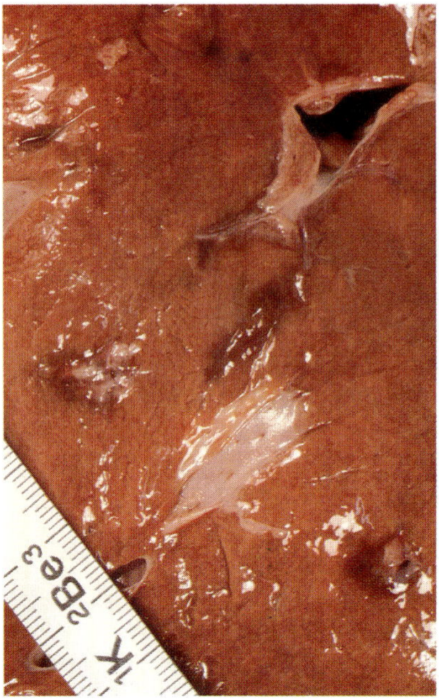

Abb. 21. Perivaskuläres Kaposi-Sarkom-Infiltrat der Leber (Foto: K. Berger)

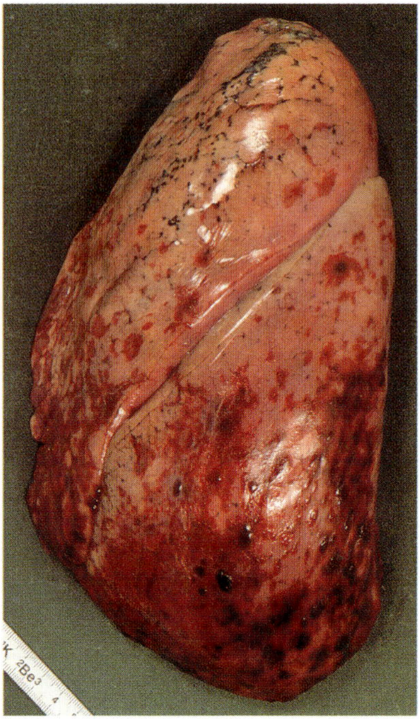

Abb. 22. Flächenhafte Infiltration der Pleura durch ein Kaposi-Sarkom (Foto: K. Berger)

Folge des Immundefekts persistierenden Virusinfekte üben einen permanenten transformativen Druck aus, so daß die Häufigkeit der genannten malignen epithelialen Tumoren vor allem in der Gruppe der HIV-infizierten Homosexuellen weiter angehoben wird. Bei HIV-infizierten Frauen werden in jüngerer Zeit offenbar infolge des gleichen Mechanismus vermehrt Dysplasien des Portioepithels beobachtet.

Nervensystem

HIV-induzierte Veränderungen

Das Retrovirus überwindet die Blut-Hirn-Schranke und erreicht das zentrale Nervensystem wahrscheinlich im infizierten Monozyten bzw. Makrophagen. Im Gehirn ist HIV in der Lage. Makrophagen und Gliazellen, sowie möglicherweise auch Neurone zu infizieren. Makroskopisch imponiert bei den Gehirnen von AIDS-

Patienten eine bereits computertomographisch faßbare leichte bis mittelschwere corticale Atrophie. Mikroskopisch finden sich mehrere relativ charakteristische histologische Veränderungen. Dazu zählt die sogenannte multifokale Riesenzell-Enzephalitis, die sich in multiplen, in grauer und weißer Substanz unregelmäßig verteilten, bevorzugt perivasal lokalisierte Herden äußert. Diese zeigen eine fokale Demyelinisierung, Astroglia, Monozyten und Makrophagen sowie vielkernige Riesenzellen.

Neben diesen Veränderungen wurde auch eine Knötchen-Enzephalitis beschrieben, wobei die Knötchen ebenfalls unregelmäßig verteilt auftreten und aus Mikroglia, Astroglia und einzelnen Makrophagen und Lymphozyten bestehen. Es ist allerdings unklar, ob diese Knötchen-Enzephalitis wirklich Ausdruck einer primären HIV-induzierten Schädigung des Nervensystems ist, oder ob sie auf opportunistische Infektionen zurückgeht, da in vielen Mikrogliaknötchen CMV-Einschlußkörper nachgewiesen werden können. Daneben finden sich lockere lymphozytäre Infiltrate in den weichen Hirnhäuten im Sinne einer chronischen Meningitis, wie auch perivaskulär in Hirngewebe. Einen weiteren wichtigen Befund stellt die progressive diffuse Leukenzephalopathie dar, bei der es zu einer diffusen Demyelinisierung in der weißen Substanz mit Phagozytose von Myelin durch Makrophagen, teilweise auch durch Riesenzellen, sowie zu einer reaktiven Astrogliavermehrung, manchmal diffusen Astrogliaproliferation, kommt.

Am Rückenmark findet sich in bis zu 25% der AIDS-Patienten die sogenannte vakuoläre Myelopathie, die typischerweise die Hinter- und Seitenstränge betrifft und sich in einer symmetrischen Vakuolisierung mit Axonuntergang und phagozytierenden Makrophagen und mitunter auch Riesenzellen in der Umgebung äußert.

Opportunistische Infektionen

Ausführliche Informationen über diese Infektionen siehe Kapitel „Opportunistische Infektionen des Zentralnervensystems“.

Tumoren des ZNS

Primäre maligne Lymphome des ZNS werden bei etwa 5% der AIDS-Patienten beobachtet. Sie treten morphologisch meist als einzelne unscharf begrenzte grauweiße Herde mit umgebendem Ödem in Erscheinung. In der Regel finden sich Immunozytome oder immunoblastische Lymphome, die sich bevorzugt perivasal ausbreiten. Ein Befall des ZNS bei Kaposi-Sarkom ist bisher nur in Einzelfällen beschrieben worden.

Danksagung

Die Autoren danken Herrn Prof. Dr. med. K. Hübner, Herrn Prof. Dr. med. H. J. Stutte sowie Herrn Prof. Dr. med. W. Schlothe für ihre Unterstützung bei der Erstellung dieses Kapitels. Ferner danken sie Herrn Dr. med. K. Berger und Herrn Dr. med. H. L. Schmidts für die freundliche Überlassung der kenntlich gemachten makroskopischen Abbildungen.

VI. 1. Serologische Nachweisverfahren der HIV-Infektion

P. Werner

VI. 2. Direkte Nachweismethoden der HIV-Infektion

H. Rübsamen-Waigmann

VI. 3. Radiologische Diagnostik

E. Gerstenberg

Serologische Nachweisverfahren für die HIV-Infektion

Einleitung

Die Diagnostik der HIV-1-Infektion beruht auf dem Nachweis spezifischer Antikörper gegen die verschiedenen Struktur- und Funktionsproteine des HIV-1. Die Technik der auf dem Markt befindlichen und vom Paul-Ehrlich-Institut (Bundesamt für Sera und Impfstoffe) zugelassenen Teste ist inzwischen ausgereift und gewährleistet einen Antikörpernachweis mit hoher Sensitivität und Spezifität (siehe Tabelle 1).

Dem Laborarzt sollten der Testgrund und die vorhandenen klinischen Symptome mitgeteilt werden, da ihm

Tabelle 1. Liste der vom Paul-Ehrlich-Institut zugelassenen und auf dem Markt befindlichen HIV-1-Diagnostika (Stand: September 1987)

Name	Hersteller
HTLV III Du Pont ELISA	Fa. Du Pont
Envacore HIV-1	Fa. Abbott
HTLV III Virgo	Fa. Viramed
ETI HTLV III K2	Fa. Deutsche Sorin
Rapid Elavia	Fa. Pasteur
Vironostika II anti HTLV III	Fa. Organon
HIV-IFT	Fa. Virimun
Ortho Anti-HTLV III ELISA-Testsystem	Fa. Ortho
Abbott Recombinant HTLV III EIA	Fa. Abbott
Bio-Rad Immunoblot Assay	Fa. Bio-Rad
Abbott HTLV III EIA modified	Fa. Abbott
HTLV III Western Blot	Fa. Du Pont
AB HTLV III Keia	Fa. Deutsche Sorin
Enzygnost-Anti-HIV micro	Fa. Behring
Wellcozyme anti-HTLV III	Fa. Wellcome
HIV Inspector-IF-Test	Biol. Arbeitsgem.
Testkit for USE in Detecting Antibody to HTLV III by Immunofluorescent Assay	Fa. Viramed
Biochrom-HIV-1-ELISA (HTLV III/LAV/HIV-1)	Fa. Biochrom

dann die Möglichkeit gegeben ist, weitere diagnostische Maßnahmen vorzuschlagen oder in die Wege zu leiten. Das gilt besonders auch deshalb, weil zukünftig ein weiteres AIDS-Virus in die diagnostischen Überlegungen mit einbezogen werden muß – das HIV-2. Sicherlich sind HIV-2-positive Patienten in der BRD eine Rarität, aber eigene Erfahrungen zeigen, daß vereinzelte HIV-2-Infektionen auch bei uns vorkommen können (Werner A. et al., 1987; Staszewski S. et al., 1987). Erschwert wird die HIV-2-Diagnostik bisher dadurch, daß erst ein einziger HIV-2-Elisa zugelassen ist. Ein zugelassener HIV-2-Bestätigungstest ist zur Zeit allerdings noch nicht erhältlich. Dennoch sind die im weiteren für HIV-1-Antikörpernachweise beschriebenen Teste im Rahmen wissenschaftlicher Untersuchungen auch mit HIV-2-Antigen durchführbar.

Methoden zum HIV-Antikörpernachweis

Der Enzyme Linked Immuno Sorbent Assay (ELISA)

Der ELISA (Engvall EK et al., 1971) ist die zur Zeit gängigste Methode, um HIV-Antikörper im Serum nachzuweisen. Der ELISA eignet sich besonders als Screeningmethode, da mit relativ wenig Zeit- und Personalaufwand eine große Zahl von Seren getestet werden können. Das Prinzip des ELISA beruht darauf, gereinigtes Virusantigen an eine Festphase, z.B. Plastikkugeln oder in Plastiknäpfchen, zu fixieren um dann mit dem Patientenserum zu inkubieren. Sollten Antikörper gegen das fixierte Antigen im Serum vorhanden sein, binden diese an das Antigen. Mit Hilfe eines Antikörpers, der mit einem Enzym (das eine Farbreaktion katalysieren kann) markiert ist, werden die Antigen-Antikörperkomplexe nachgewiesen. Die Methode ist sehr empfindlich, hat aber den Nachteil, daß Verunreinigungen des Antigens eine positive Reaktion dann vorspiegeln können, wenn in dem zu testenden Serum Antikörper gegen diese Verunreinigungen vorhanden sind. Leider ist die Antigenpräparation bei Retroviren aus prinzipiellen Gründen nie frei von zellulären Komponenten wie z.B. HLA-Antigenen, so daß „falsch-positive" ELISA-Ergebnisse vorkommen können.

Dieses Problem kann verringert werden, wenn als Antigen nur Teile des Virus verwendet werden. So sind bereits ELISA-Tests auf dem Markt, die gentechnologisch in Bakterien produzierte Virusproteine als Antigen benutzen. Allerdings kommen auch hier in seltenen Fällen durch bakterielle Proteinverunreinigungen falsch-positive Ergebnisse zustande. Zukünftig sind ELISA-Teste zu erwarten, die Peptide, also kurze virale Proteinstücke, als Antigen verwenden. Diese werden chemisch hergestellt und sind damit nicht mit Fremdproteinen belastet.

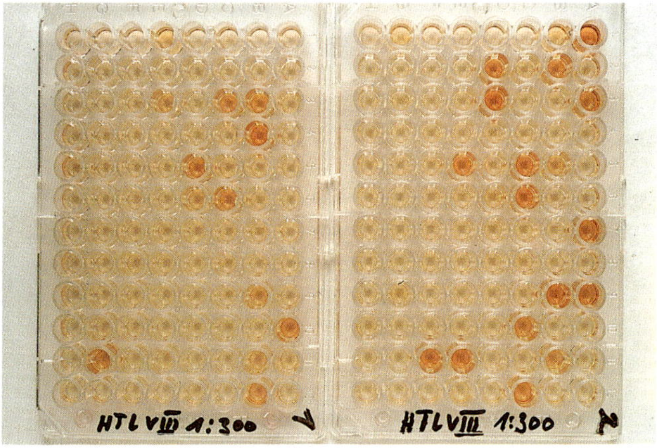

Abb. 1. ELISA-Testplatte

Für die Praxis relevanter ist allerdings, daß ELISA-Ergebnisse nicht „falsch-negativ" ausfallen dürfen: Der Test darf also kein negatives Resultat liefern, wenn Antikörper im Patientenserum tatsächlich vorhanden sind. Unter dem Druck dieser Prämisse sind die zur Zeit auf dem Markt befindlichen ELISAs sehr empfindlich, allerdings um den Preis der selten auftretenden „falsch-positiven" Ergebnisse.

Die indirekte Immunfluoreszenz (IF)

Die indirekte Immunfluoreszenz (Werner A. et al., 1986; Kurth R. et al.) hat sich als brauchbare Methode zur Ergänzung, in unkomplizierten Fällen auch als Bestätigungstest eines deutlich positiven ELISA-Ergebnisses bewährt. Ihr Prinzip beruht auf dem Nachweis von Antikörpern in Patientenserum mit Hilfe von auf Objektträgern fixierten, HIV-1-infizierten Zellen. Die Sichtbarmachung erfolgt mit einem Fluoreszein (FITC) markierten zweiten Antikörper. Da auch bei diesem Test unspezifische Reaktionen gegen zelluläre Bestandteile auftreten können, muß als Kontrolle eine uninfizierte Zellinie mitgeführt werden.

Der Nachteil der indirekten Immunfluoreszenz liegt in dem nicht unerheblichen Aufwand, beginnend mit der Zellkultur und der Notwendigkeit, die Auswertung durch geschultes Personal vornehmen zu müssen. Die Auswertung ist oft subjektiv, so daß in Grenzfällen keine Entscheidung möglich ist. Die Empfindlichkeit liegt etwas niedriger als die des ELISAs (Werner A. et al., 1986).

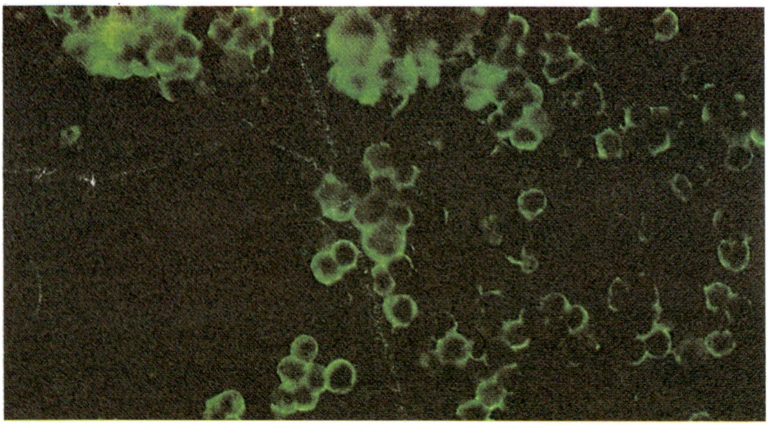

Abb. 2. Immunfluoreszens bei einem HIV-1-positiv Befund

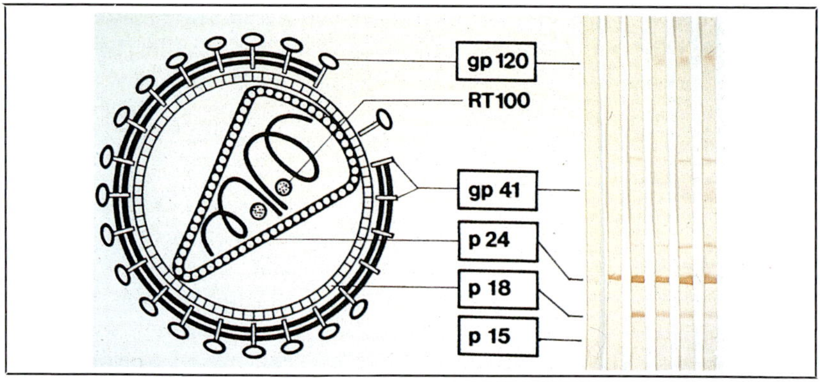

Abb. 4. Der Western Blot zeigt die Antigen-Antikörper-Reaktion (nach HIV-Infektion eines Patienten durch Nierentransplantat) in Form dunkel gefärbter Bänder („Banden") an, deren Lokalisation durch die unterschiedliche Molekülgröße der Antigene bestimmt ist. Links sind den jeweiligen Proteinen (bzw. Glykoproteinen) die entsprechenden Strukturbestandteile des Viruspartikels zugeordnet. Unterschiede im Bandmuskel beruhen auf unterschiedlicher Antikörperproduktion in der ersten Woche nach Infektion (Niedrig M. u. L'age-Stehr J., Robert-Koch-Institut, Berlin)

Bei käuflichen Testen entfällt der Aufwand der Zellkultur, so daß dieser Test in erfahrenen Laboratorien durchaus als zusätzlicher Test durchgeführt werden kann.

Western Blot (WB)

Der Western Blot (Towbin H. et al., 1979) hat sich als definitiver Bestätigungstest eines positiven ELISA-Er-

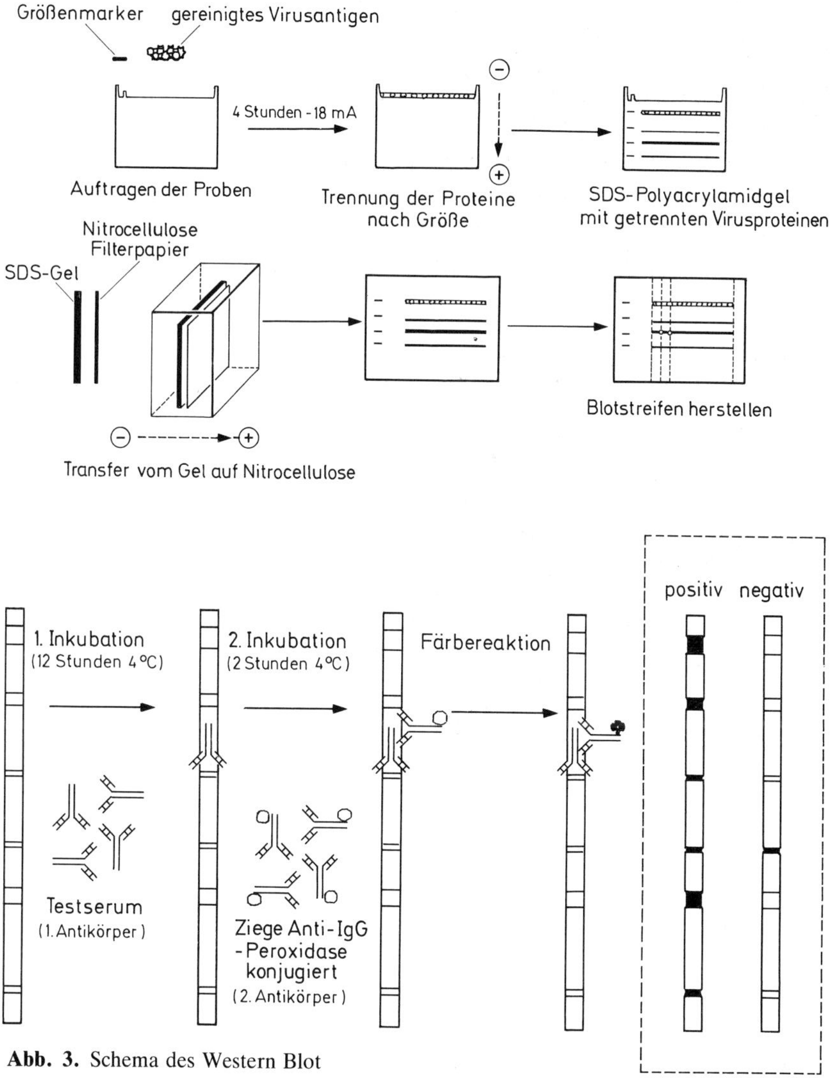

Abb. 3. Schema des Western Blot

gebnisses durchgesetzt. Der große Vorteil dieser Methode liegt darin, daß bei HIV-1-positiven Seren in der Regel genau gesehen werden kann, welche der bekannten HIV-1-Antigene durch die Seren erkannt werden (s. Abb. 3 und 4).

Radioimmunopräzipitations-Assay (RIPA)

Der RIPA bleibt besonders komplizierten Diagnostikfällen vorbehalten. Er ist nur in wenigen Laboratorien durchzuführen und bietet gegenüber dem Western Blot den Vorteil, daß bei ihm unter nicht denaturierenden Bedingungen gearbeitet wird. So können auch diskontinuierliche Epitope, vor allem im Hüllprotein gp 120 des HIV-1, von entsprechenden Antikörpern erkannt werden. Der Nachteil dieser Methode liegt in dem großen technischen und zeitlichen Aufwand. Das Prinzip beruht auf der Zugabe radioaktiv markierten Cysteins zu virusproduzierenden Zellen.

Das markierte Cystein wird in alle viralen und zellulären Proteine eingebaut. Nach Lyse der Zellen erfolgt eine Immunpräzipitation der viralen Proteine mit dem zu testenden HIV-1-positiven Serum. Anschließend werden die Immunkomplexe mit Hilfe der SDS-Gelelektrophorese aufgetrennt. Das Gel wird autoradiographiert, so daß die gefällten viralen Proteine entsprechend ihrer Größe sichtbar werden.

Antigennachweis

Der Nachweis von HIV-1-Antigen in Patientenserum ist mit zwei käuflichen Testen möglich, die aber bisher vom Paul-Ehrlich-Institut nicht als Diagnostikum zugelassen sind. Sie können daher nur im Rahmen von wissenschaftlichen Untersuchungen durchgeführt werden.
Sie sind nach dem ELISA-Prinzip aufgebaut. Statt des Virusantigens ist in ihrem Fall ein HIV-1-positives Serum an die Festphase fixiert. Bei Zugabe von Patientenserum, das Virus oder Virusantigene enthält, kommt es zur Reaktion des fixierten Antikörpers mit dem HIV-1-Protein. Der Nachweis des Komplexes erfolgt über die Zugabe eines enzymmarkierten HIV-1 Antikörpers mit nachfolgender Färbereaktion.
Nach bisher vorliegenden Erfahrungen reicht die Empfindlichkeit der Antigen-Tests bzw. das Ausmaß der Virämie nicht aus, um bei jedem Antikörper-positiven Serum auch Antigen nachzuweisen. Daher bleibt der Einsatz des Antigen-Tests einigen wenigen Indikationen vorbehalten (s.u.).

Virusanzucht

Die Technik der Virusanzucht wird an anderer Stelle beschrieben. Im Rahmen der Diagnostik der HIV-Infektion spielt sie eine untergeordnete Rolle, da davon auszugehen ist, daß ein Antikörper positiver Patient auch

Virusträger ist. In seltenen Fällen, z.B. bei einem Antigen-positiven, aber Antikörper-negativen Patienten kann es unter Umständen angezeigt sein, eine Virusanzucht zu veranlassen. Allerdings ist die Aussagekraft beschränkt, da die Infektion nur im Falle einer erfolgreichen Anzucht bewiesen ist. Eine erfolglose Anzucht bedeutet dagegen nicht unbedingt Virusfreiheit des Getesteten, da aufgrund der komplizierten und aufwendigen Technik nicht bei allen Virusisolationsversuchen ein Erfolg gewährleistet ist.

Interpretation der Laborbefunde

Das negative ELISA-Ergebnis

Das negative ELISA Ergebnis bei asymptomatischen Personen schließt eine HIV-Infektion nahezu aus. Bei hohem HIV-Infektionsrisiko ist allerdings nicht auszuschließen, daß sich der Betroffene in der Serokonversionszeit befindet. Bei der überwiegenden Anzahl der HIV-Infektionen findet eine Antikörperbildung in den ersten sechs bis zwölf Wochen nach Infektion statt. Bei sehr wenigen Personen setzt die Antikörperbildung allerdings erst ein Jahr oder später nach Infektion ein (Hehlmann R. et al., 1987). Daher ist eine Kontrolle des Antikörperstatus bei Personen mit nachgewiesener HIV-Exposition auch noch ein Jahr nach der letzten Exposition angezeigt. Ein Antigentest kann während dieser Zeit durchgeführt werden, hat aber bei negativen Ausfall keine Beweiskraft. Bei Menschen, die längere Zeit in Afrika gelebt haben oder aber Sexualkontakte zu Afrikanern angeben, sollte zur Sicherheit ein Anti-HIV-2 Test durchgeführt werden.

Bei symptomatischen Patienten muß bei differentialdiagnostischen Überlegungen berücksichtigt werden, daß ein Anti-HIV-Antikörpernachweis bei Patienten im Endstadium der HIV-Infektion erschwert bzw. unmöglich sein kann.

Das positive ELISA-Ergebnis

Ein erstmalig positives ELISA-Ergebnis erfordert in jedem Fall Bestätigung durch einen Western Blot oder Radioimmunopräzipations-Assay, da „falsch-positive" ELISA-Ergebnisse (selten) vorkommen können. Oftmals können sowohl dem Patienten als auch dem behandelnden Arzt viele Unannehmlichkeiten erspart bleiben, wenn diese Empfehlung strikt befolgt wird. Sollte der Patient anamnestisch Sexualkontakt zu Afrikanern angeben, sollte mit dem HIV-1 Bestätigungstest gleichzeitig ein HIV-2 Western-Blot veranlaßt werden.

Interpretation der indirekten Immunfluoreszenz

Die IF ist mit Einschränkung als Bestätigungstest anzusehen. Bei positi-

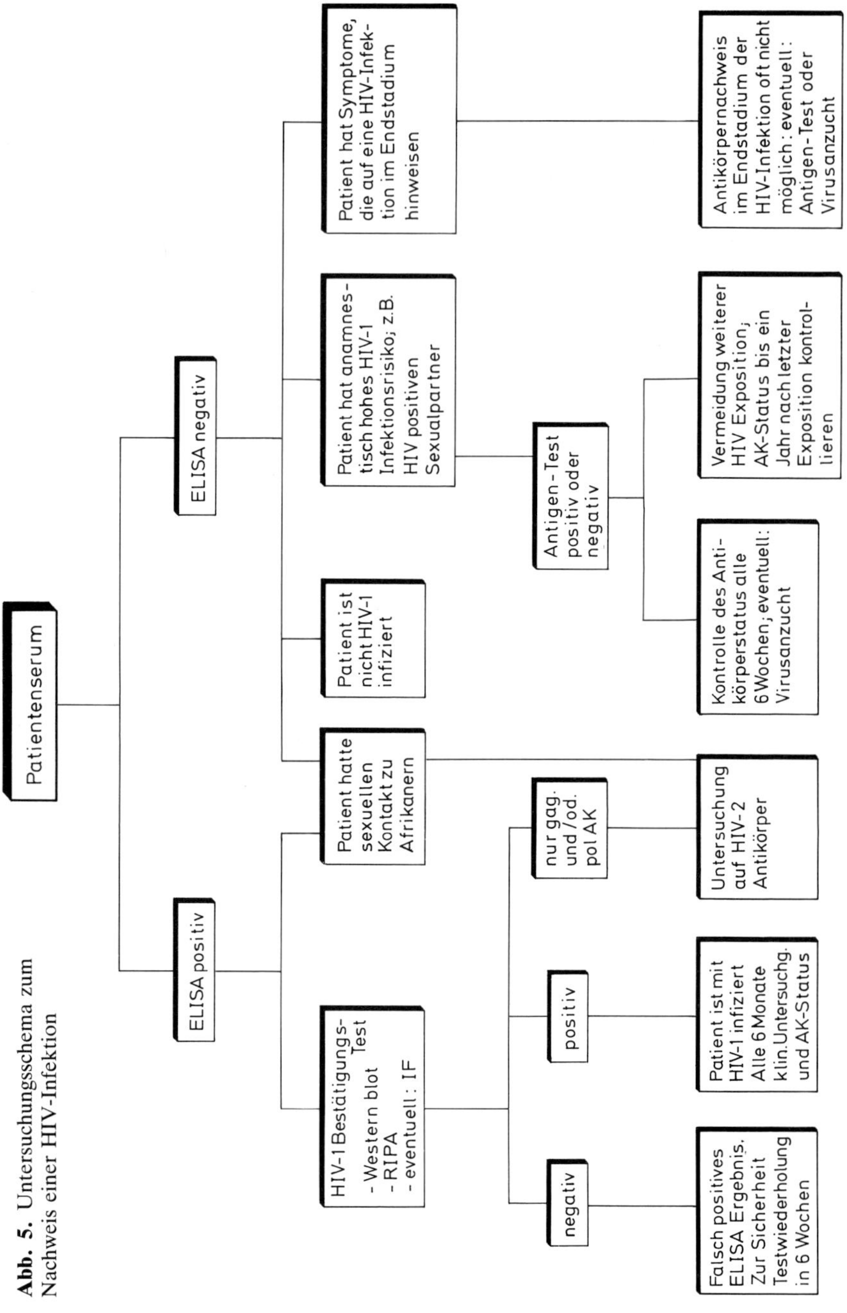
Patientenserum
ELISA negativ
ELISA positiv
Patient hat Symptome, die auf eine HIV-Infektion im Endstadium hinweisen
Patient hat anamnestisch hohes HIV-1 Infektionsrisiko; z.B. HIV positiven Sexualpartner
Patient ist nicht HIV-1 infiziert
Patient hatte sexuellen Kontakt zu Afrikanern
HIV-1 Bestätigungs-Test
- Western blot
- RIPA
- eventuell: IF
Antigen-Test positiv oder negativ
nur gag. und/od. pol AK
positiv
negativ
Antikörpernachweis im Endstadium der HIV-Infektion oft nicht möglich: eventuell: Antigen-Test oder Virusanzucht
Vermeidung weiterer HIV Exposition; AK-Status bis ein Jahr nach letzter Exposition kontrollieren
Kontrolle des Antikörperstatus alle 6 Wochen; eventuell: Virusanzucht
Untersuchung auf HIV-2 Antikörper
Patient ist mit HIV-1 infiziert Alle 6 Monate klin. Untersuchg. und AK-Status
Falsch positives ELISA Ergebnis. Zur Sicherheit Testwiederholung in 6 Wochen

Abb. 5. Untersuchungsschema zum Nachweis einer HIV-Infektion

vem ELISA und positiver IF ist die HIV-Infektion gesichert. Bei negativer IF trotz positivem ELISA muß ein Western Blot durchgeführt werden, da im Grenzbereich die Empfindlichkeit der IF etwas geringer ist als der ELISA einerseits und der Western Blot andererseits (Werner A. et al., 1986).

Interpretation des Western Blot

Der gängigste Bestätigungstest ist der Western Blot. Jedes positive ELISA-Ergebnis muß mit diesem Test bestätigt werden. Ein positives ELISA-Ergebnis ist dann bestätigt, wenn auf dem WB mindestens zwei virale Antigene vom Patientenserum erkannt werden (siehe Tabelle unten). In der Regel reagieren HIV positive Seren gegen alle bekannten HIV-Proteine. In seltenen Fällen wird lediglich das p24 gag-Protein des HIV-1 erkannt. In solchen Fällen ist ein HIV-2 Test dringend anzuraten, da HIV-2-positive Seren gegen die gag-Proteine des HIV-1 kreuzreagieren können (s. Tabelle 2). Allerdings sind nicht alle isolierten HIV-1 gag-Reaktionen als Kreuzreaktion HIV-2-positiver Seren aufzufassen. So sind durchaus Seren bekannt, die eine p24 Reaktion besitzen, ohne daß bisher bekannt ist, welche Bedeutung dieser Reaktion zukommt (Lelie P.N. et al., 1987). In solchen Fällen ist nach einmaliger, im Abstand von sechs Wochen, durchgeführter Kontrolle bei unverändertem Befund ein negatives Ergebnis zu testieren.

Selten sind nur Antikörper gegen ein Hüllproteinanteil – gp120 oder gp41 – nachweisbar. Hier besteht der hochgradige Verdacht der HIV-1-Infektion. Trotzdem bedarf dieses Ergebnis einer Wiederholung in sechswöchigem Abstand. Bei dem Nachweis von Antikörpern gegen beide Hüllproteine ohne Mitreaktion des p24 liegt mit hoher Wahrscheinlichkeit eine HIV-1-Infektion vor. Aus Sicherheitsgründen sollte trotzdem eine weitere Kontrolle erfolgen. Insgesamt läßt sich ein diagnostisch auswertbarer, mit gewisser Regelmäßigkeit wiederkehrender Verlauf der Antikörper-Titer über die Zeit beobachten.

Bei negativem WB trotz positiven ELISA sollte aus Sicherheitsgründen im Abstand von sechs Wochen eine Kontrolle durchgeführt werden. Bei gleicher Ergebniskonstellation ist das positive ELISA-Ergebniss als „falsch-positiv“ zu interpretieren. Der Radioimmunopräzipitations Assay (RIPA) als Bestätigungstest ist dem WB gleichwertig. Allerdings bleibt die Durchführung des RIPA aufgrund des großen technischen Aufwandes wenigen Speziallaboratorien vorbehalten, so daß er nur bei besonderen Fragestellungen durchgeführt werden sollte.

Der Antigentest ist nur im Rahmen wissenschaftlicher Fragestellungen durchführbar, da er als Diagnostikum bisher nicht zugelassen ist. Der negative Ausfall dieses Tests erlaubt keine Aussage über die Infektiösität der getesteten Person. Auch kann er den Antikörpertest nicht ersetzen, da auch sicher Antikörper-positive Seren nicht in jedem Fall Antigen-positiv sind (Hartmann M. et al., 1987). So ist seine Anwendung sinnvoll bei Antikörper-negativen Patienten mit sehr hohem Infektionsrisiko, bei Patienten, die sich aller Wahrscheinlichkeit nach in der Serokonversionszeit befinden und eventuell zur wissenschaftlichen Begleitung von Chemotherapiestudien der HIV-1-Infektion. Bei positivem Ausfall des Tests und gleichzeitiger Antikörpernegativität sollte der Befund mit einer Virusanzucht bestätigt werden.

Serumversand und Materialbedarf

Der Serumversand an die Laboratorien muß in bruch- und auslaufsicheren Behältern erfolgen. Auf die Verpackung ist ein Stempel „Vorsicht Infektiöses Material" aufzubringen.

Der Serumbedarf für eine Durchtestung auf HIV-Antikörper beträgt weniger als ein Milliliter, bei Spezialanforderungen entsprechend mehr. Vollblut sollte nicht auf dem Postweg versandt werden, da das Blut den Addressaten meist hämolytisch erreicht.

Für eine Virusanzucht ist mindestens 10 ml, besser 20 oder 30 ml EDTA- oder Heparinblut notwendig, das spätestens 24 Stunden nach Entnah-

Tabelle 2. Befundkonstellationen bei HIV-1-Western Blot-Analysen

env Produkte		gag Produkte		
gp120	gp41	p24	p18	Bewertung
pos.	pos.	pos.	pos.	positiv
pos.	pos.	pos.	neg.	positiv
pos.	neg.	pos.	neg.	positiv
pos.	neg.	neg.	pos.	positiv
neg.	pos.	pos.	pos.	positiv
neg.	pos.	pos.	neg.	positiv
neg.	pos.	neg.	pos.	positiv
pos.	neg.	neg.	neg.	(positiv) wiederh. in Wochen
neg.	pos.	neg.	neg.	(positiv) wiederh. in Wochen
neg.	neg.	pos.	pos. oder neg.	(negativ) wiederh. in Wochen

me bei dem Adressaten eingetroffen sein muß.

Zusammenfassung

Die Labordiagnostik der HIV-1-Infektion ist durch die auf dem Markt befindlichen Teste einfach und sicher durchzuführen. Trotzdem sollte ein gewissenhafter Umgang mit dem Testverfahren selbstverständlich sein, da das Ergebnis, wie kaum ein anderes in der Labormedizin, für den Betroffenen weitreichende Konsequenzen nach sich zieht. Umso mehr ist darauf zu achten, daß positive ELISA Ergebnisse durch Bestätigungsteste verifiziert werden. In seltenen Fällen, wenn ein eindeutiges Testergebnis nicht erhoben werden kann, sollte im Interesse des Patienten eine Entscheidung nicht erzwungen werden, sondern eine Testwiederholung in mehrwöchigem Abstand erfolgen. Differentialdiagnostisch ist inzwischen an eine HIV-2-Infektion zu denken, auch wenn die Infektion mit dem neuen AIDS-Virus bisher, zumindest in der Bundesrepublik (Werner A. et al., 1987), eine Rarität darstellt.

Direkte Nachweismethoden für HIV-Infektion

Einleitung

Die Latenzzeit einer HIV-Infektion (die Zeit von der Infektion bis zu deutlichen klinischen Symptomen) bedingt, daß man an den Nachweis der Infektion, also an die Labordiagnostik besonders hohe Ansprüche stellen muß. Der Infizierte fühlt sich in den Zeiten der sekundären Latenz der Infektion völlig gesund. Nur mit Hilfe der Labordiagnostik erfährt er, daß er infiziert und infektiös ist und damit rechnen muß, in einigen Jahren zu erkranken. Auch für den Arzt läßt sich in dieser Phase die Diagnose „HIV-infiziert" nur mit Hilfe der Labordaten stellen (s. Kapitel „Serologische Testverfahren").

Da es nach der Infektion in den meisten Fällen 2-3 Monate dauert, bevor ein Patient Antikörper bildet, wäre ein Testsystem wünschenswert, das schon in dieser Zeit (in der der Patient bekanntermaßen infektiös ist) den Erreger nachweisen kann. Dies ist derzeit das ungelöste Problem aller kommerziellen HIV-Tests. Es existiert keine verläßliche Routine-Methode, das Virus direkt nachzuweisen. Infizierte, die noch nicht serokonvertiert sind (also noch keine Antikörper gebildet haben), werden von den kommerziell verfügbaren Tests, die ausschließlich die gebildeten Antikörper nachweisen, nicht diagnostiziert.

HIV als typisches Retrovirus, das den Lentiviren (lenti = „die Langsamen") nahesteht, führt – abgesehen von meist sehr kurzen Zeiten einer Virusproduktion nach der Infektion – im allgemeinen nicht zu einer massiven Virämie. Im peripheren Blut sind nur 1/1000 bis 1/100 000 Lymphozyten infiziert und die Virusproduktion ist niedrig. Dies ist sicherlich auch ein Grund, warum die Erstmanifestationen der Infektion häufig so unauffällig sind oder gar nicht existieren. Es ist aber auch ein Grund dafür, daß der direkte Erregernachweis schwierig ist und hoch-empfindlicher Techniken bedarf.

Nachweis des HIV durch Anzucht

Die direkteste Methode für den Virusnachweis ist derzeit die Anzucht des Virus auf frischen Lymphozyten:

Aus 10-20 ml EDTA- oder Heparin-Frischblut des Patienten (nicht älter als 24 h) werden Lymphozyten isoliert und mit Phytohämagglutinin stimuliert. Die stimulierten Lymphozyten des Patienten werden sodann mit ebenfalls stimulierten Lymphozyten eines gesunden Spenders kokultiviert.

Die Kulturen werden täglich mikroskopisch beurteilt, alle 48h wird der Überstand der Kulturen auf Anwesenheit von Virus untersucht. Hierzu wird der Überstand hochtourig zentrifugiert und einem Test für das Virus-spezifische Enzym, die Reverse Transcriptase (RT), unterwerfen. Ist eine Anzucht erfolgreich, läßt sich RT nachweisen und die Zellen zeigen häufig einen typischen cytopathischen Effekt (CPE s. Abb. 1)

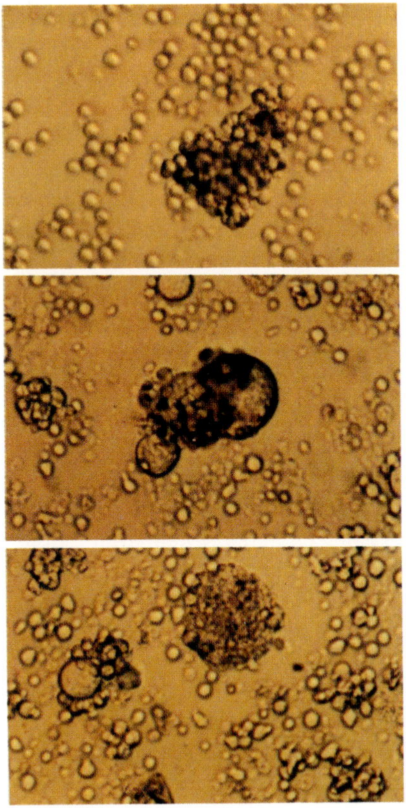

Abb. 1. Entwicklung des zytopathischen Effektes in einer infizierten Lymphozytenkultur ( ).
Oben: uninfizierte Lymphozyten, Mitte: frische, infizierte Kultur mit massiver Syncytenbildung (große, blasige Strukturen), unten: alte, infizierte Kultur (die Blasen sind geplatzt, es sind nur noch viele , kondensierte Zellkerne übrig)

Die Wahrscheinlichkeit eines direkten Virusnachweises in Abhängigkeit von HIV-Erkrankungsstadien

Die Virus-Anzucht ist keineswegs ein Routineverfahren und gelingt auch nicht immer: In den Tagen nach akuter HIV-Infektion mit hohen Dosen (z.B. Bluttransfusion) ist eine positive Virusanzucht beschrieben. Die akute Infektion wird aber naturgemäß selten beobachtet, weil häufig der genaue Zeitpunkt der Infektion unbekannt ist. In den Phasen der sekundären Viruslatenz (d.h. früh nach der Serokonversion) ist es häufig unmöglich, das Virus durch Anzucht aus Lymphozyten des peripheren Blutes nachzuweisen. Im Spätstadium der Erkrankung, wenn massive Defekte des Immunsystems vorliegen und das Virus vom Infizierten immunologisch nicht mehr beherrscht wird, gelingt die Anzucht dagegen fast immer. Die Entfernung der CD8-Zellen soll allerdings auch in der Frühphase der Infektion die Effizienz der Anzucht erhöhen.

Bei der HIV-Anzucht ist aus diesen Gründen nur ein positives Ergebnis aussagekräftig. Bei negativer Anzucht kann der Erreger dennoch latent vorhanden sein. Der Erfolg der Virus-Anzucht ist vermutlich auch davon abhängig, ob der Patient einen HIV-Subtyp trägt, der auf Lymphozyten gut wächst, da dies die gesunden Empfängerzellen sind, die routinemäßig verwendet werden (vergl. auch Kapitel „HIV: Natur des Virus“).

Außer der Anzucht aus Blut ist auch die Anzucht des Virus aus Liquor möglich und beweist das Eindringen des Virus in das Nervensystem. Auch diese Anzucht gelingt nicht immer, beweisend ist auch hier nur ein positives Ergebnis.
Als eine Alternative zur Anzucht gibt es momentan folgenden Ansatz:

Der Nachweis über HIV-spezifische Gensonden

Bei der „Gensonden“-Technik nutzt man die Tatsache, daß genetisch ähnliche Nukleinsäuren miteinander paaren (hybridisieren). HIV-spezifische Gensonden erlauben daher, das virale Erbmaterial direkt nachzuweisen. Diese HIV-Nachweismethode ist noch im Aufbau und nur in wenigen Labors verfügbar. Sie hat aber den Vorteil, quantifizierbarer und schneller durchführbar zu sein als die Virusanzucht.

Eine weitere Verbesserung der „Gensonden“-Technik stellt die „Polymerase-chain-reaktion“ (PCR) dar. Hierbei wird die primär hybridisierte HIV-Gensequenz mittels des Enzyms Polymerase „amplifiziert“. Dadurch wird der Nachweis weniger HIV-Gene pro 100000 Zellen und sogar latenter und defekter Proviren ermöglicht.

Radiologische Diagnostik

Einleitung

Bei der chronisch progredienten HIV-Infektion überschreiten die pathologischen Veränderungen erst in der Phase der persistierenden generalisierten Lymphadenopathie die Grenze zur makroskopischen Erkennung. In der Krankheitsphase des manifesten AIDS tritt dann das ganze Spektrum der Folgekrankheiten der HIV-Infektion auf, also die große Zahl der opportunistischen Infektionen und der Neoplasien, bei deren Erfassung dann der radiologischen Diagnostik eine ausschlaggebende Bedeutung zukommt.
In Anbetracht der vielen Arten der Infektionserreger, der verschiedenen Formen der Neoplasien und des großen Spektrums der betroffenen Organe und Organsysteme leuchtet ein, daß die verschiedenen Erscheinungsformen mit einer Fülle von unterschiedlichen radiologischen Befunden und deren Kombination einhergehen und das Krankheitsbild AIDS auch für den Röntgenologen ganz neuartige Probleme aufwirft.
Unmittelbare Reaktionen des Organismus auf die HIV-Infektion („host reactions") sind dabei in der Minderzahl; so werden neben wenig ausgeprägten Lymphknoten-Vergrößerungen im Lymphadenopathiestadium und einer gewissen Vergrößerung der Milz noch Zeichen einer cerebralen Atrophie gesehen, die als Folge des Tropismus der HI-Viren zu den Glia-Zellen zu erklären ist und die durch die Computertomographie zwar nicht neurologisch-detailliert, aber doch in ihrer Gesamtheit sichtbar gemacht wird. Alle übrigen makroskopischen Veränderungen sind keine „host reactions" auf die HIV-Infektionen, sondern stellen erst die Reaktion des Körpers auf die sich sekundär aufpfropfenden Infektionen aller Art dar oder entsprechen sekundär entstehenden Neoplasien. Die Abb. 1 zeigt schematisch in einer Übersicht die große Vielfalt der Krankheitsmanifestationen bei AIDS an den Organen, die aufgrund ihrer makroskopischen Ausdehnung radiologisch oder nuklearmedizinisch erfaßbar oder der Sonographie zugänglich sind.

Krankhafte Befunde an den Thoraxorganen

Radiologische Untersuchungen sollen zum einen klären, ob überhaupt

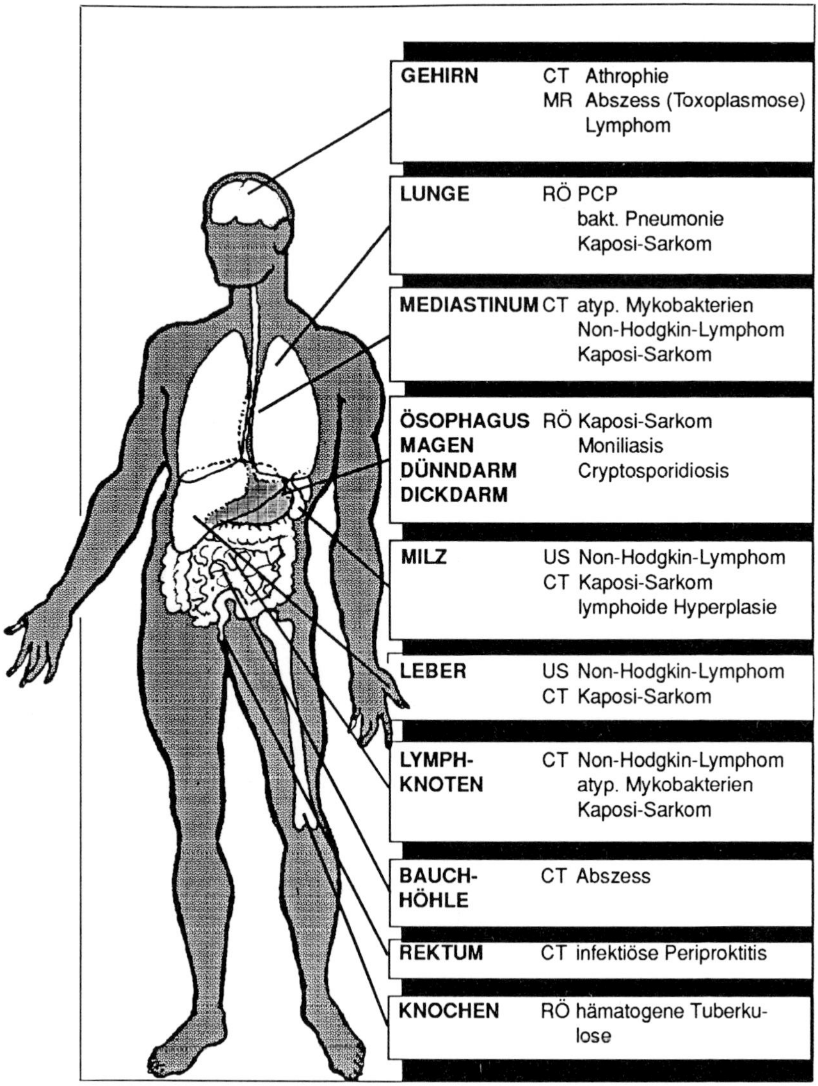

Abb. 1. Organbefall bei AIDS (soweit radiologisch erkennbar)

ein pathologischer Lungenbefund vorliegt, ob eine andere Infektion als die bei AIDS häufigste, die Pneumocystis-carinii-Pneumonie (PcP) anzunehmen ist, und zum anderen, ob Hinweise auf einen ausschließlich oder zusätzlich bestehenden neoplastischen Prozeß vorliegen. Die radiologischen Untersuchungen können auch meist sehr zuverlässig das Ausmaß der Gewebsreaktion auf den Erreger erfassen und damit Ausdehnung und Schwere der Krankheitsbefunde aufdecken. Auf der anderen Seite ist die Überschneidung der verschiedenen Röntgenbefunde unterschiedlicher Genese doch so groß, daß spezifische Diagnosen, also die Erkennung der Krankheitsursache, anhand der radiologischen Befunde allein nicht möglich oder nur bedingt möglich ist.

Untersuchungsmethoden

An Untersuchungsmethoden stehen neben der Röntgenübersichtsaufnahme des Thorax in 2 Ebenen und der gelegentlich angewendeten konventionellen Tomographie als Spezialverfahren die Computertomographie und die Gallium-Szintigraphie zur Verfügung. Die Gallium-Szintigraphie ist ein sehr sensitives Verfahren zur Erfassung von pulmonalen und sonstigen Infekten. Es wird schwerpunktmäßig bei der Erfassung der Pneumozystis carinii Pneumonie eingesetzt, weil das befallene Lungenparenchym in besonderem Maße eine Radionuklid-Speicherung aufweist, die bei starker Ausprägung geradezu als pathognomisch anzusehen ist. Die Stadieneinteilung der Gallium-Lungenszintigraphie ist in Abb. 2 schematisch dargestellt. Die Galliumspeicherung weist zwar eindeutig auf einen pathologischen Befund hin, die Interpretation kann jedoch mehrdeutig sein und muß mehrere Diagnosen einschließen, weil das Radionuklid sowohl in Granulozyten wie auch Lymphozyten gespeichert wird. Die Methode liefert somit keine eindeutigen Unterschiede zwischen spezifischen und unspezifischen Infektionen, und auch bei einer Lymphknoten-Speicherung können sowohl entzündliche als auch neoplastische Prozesse vorliegen.

Befundspektrum an den Thoraxorganen

Einen Überblick über das Befund-Spektrum an den Thoraxorganen gibt Abb. 3. Die Röntgenbefunde können unterteilt werden in:
- Interstitielle Infiltration
- Alveoläre Exsudation
- Abszeß, Kaverne
- Multiple Rundherde
- Parahiläre besenreiserartige Infiltration
- Pleuraerguß
- Hiläre Lymphknotenvergrößerung
- Mediastinale Lymphknotenvergrößerung
- Herzdilatation (Milzvergrößerung)

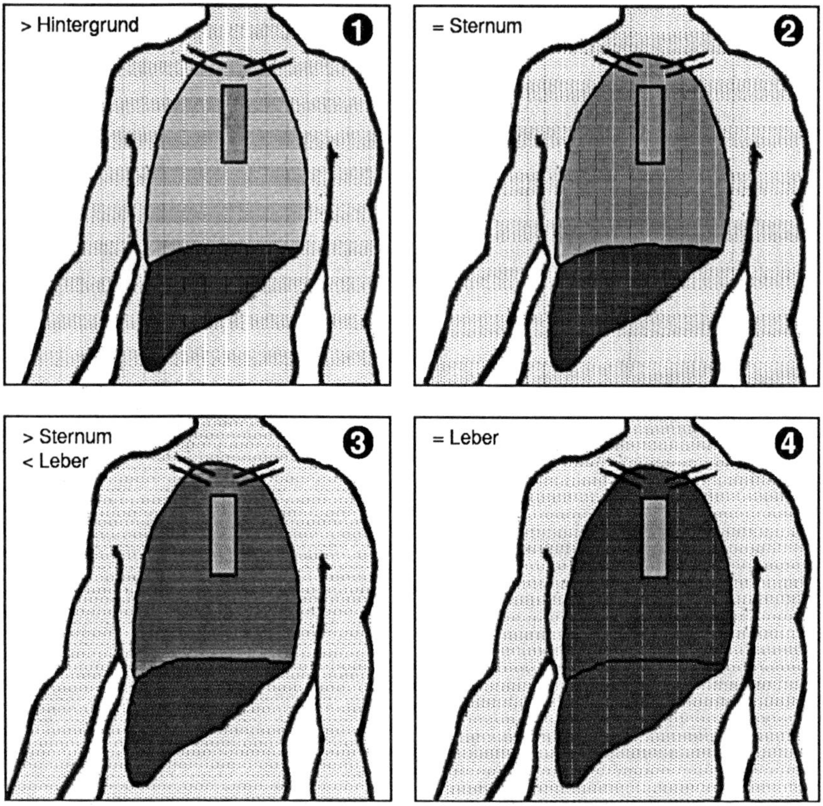

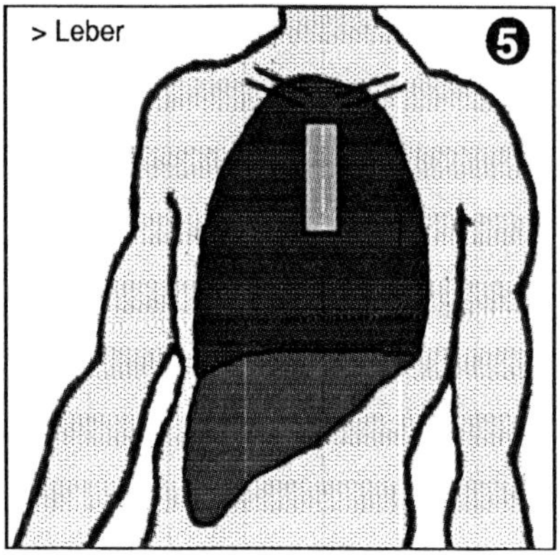

Lungenszintigraphie mit Gallium 67 bei Pneumocystis carinii-Pneumonie:

Stadieneinteilung

Stadium 1: Gallium-Speicherung stärker als Hintergrund, schwächer als Knochenmark.
Stadium 2: Gallium-Speicherung wie im Knochenmark
Stadium 3: Gallium-Speicherung stärker als Knochenmark, schwächer als Leber.
Stadium 4: wie Leber
Stadium 5: stärker als Leber

Abb. 2. Gallium-Szintigraphie bei PC-Pneumonie

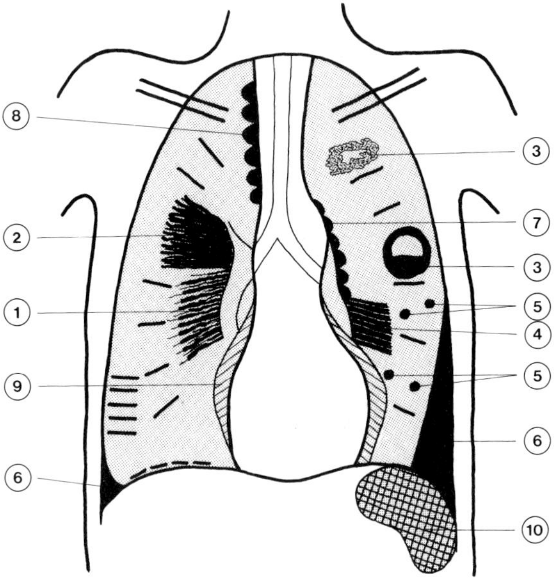

Abb. 3. Befund-Spektrum der Röntgenbefunde des Thorax bei AIDS (Schema)
1. verstärkte Lungenzeichnung
2. konfluierende Verschattung
3. Kaverne / Abszeß
4. dichte, perihiläre Infiltration
5. Rundherde
6. Winkelerguß / höherer Erguß
7. Lymphknotenschwellung (Hilus)
8. Lymphknotenschwellung (Mediastinum)
9. Herzdilatation
10. (Milzvergrößerung)

Die Verschiedenartigkeit der Veränderungen ist bedingt durch die unterschiedlichen Krankheitsursachen, die sich in der Beteiligung von Lungeninterstitium und Lungenparanchym einerseits und Pleura, hilären Lymphknoten, mediastinalen Lymphknoten und Herz andererseits zeigen.

Der häufigste Lungenbefund bei AIDS ist die perihiläre, symmetrisch ausgeprägte Verschattung bei der Pneumocystis carinii Pneumonie.

Auf ein Kaposi-Sarkom deuten dichte, vom Hilus nach außen verlaufende besenreiserartige intensive streifige Infiltrationen ebenso wie Lungenrundherde hin. Die häufig nachgewiesenen Pleuraergüsse zeigen bei geringer Exsudation – teils interlobär, teils als Winkelerguß – auf infektiöse Prozesse an. Ausgedehnte Pleuraergüsse weisen dagegen auf einen intrathorakalen tumorösen Prozeß, am häufigsten auf ein Kaposi-Sarkom, hin. Im Verlaufe einer ausgeprägten Pneumocystis carinii Pneumonie (PcP) kann gelegentlich auch eine Herzdilatation beobachtet werden.

Krankheitshäufigkeit

Die Krankheitshäufigkeit ist nicht einheitlich und ist bei AIDS-Patienten von sozialen, ethnischen und geschlechtsspezifischen Aspekten abhängig. So wechseln die Angaben über die Häufigkeit der verschiedenen Infektionskrankheiten je nach

Einzugsgebiet des jeweiligen Krankenhauses. Das Kaposi-Sarkom findet sich fast nur bei homosexuellen männlichen Patienten mit AIDS und wird dagegen bei i.v.-Drogenabhängigen und weiblichen Patienten nur selten beobachtet.
Es folgt einleitend eine Zusammenstellung der Erreger bei den infektiösen Lungenaffektionen. Sie beruht auf der großen Sammelstatistik von Murray und Mitarbeitern über die Untersuchungen bei 1067 Patienten, von denen 441 Patienten intrathorakale Krankheitsprozesse zeigten:

Tabelle 1. Häufigkeit des Auftretens verschiedener Erreger bei infektiösen Lungenaffektionen bei 441 AIDS Patienten (Murray et al. 1984)

Erreger	Häufigkeit
Pneumocystis carinii	83%
Cytomegalie-Virus	17%
Mycobacterium avium intrazellulare	17%
Tuberkulose	4%
Legionella	4%
Cryptococcus neoformans	2%
andere Pilze	2%
pyogene Bakterien	1%
Toxoplasmose	1%
Herpes simplex Virus	1%

* In diesen Prozentzahlen sind Angaben über Mehrfachinfektionen enthalten. Am häufigsten lag dabei eine zusätzliche Pneumoystis carinii Pneumonie vor. Nach dieser Statistik fand sich bei 10% der Patienten mit Lungenerkrankungen bei AIDS eine intrathorakale Manifestation des Kaposi-Sarkoms, teils auf diese Körperregion beschränkt, teils bei generalisierter Ausbreitung im ganzen Körper

Detaillierte Darstellung der Röntgenbefunde

Pneumocystis-carinii-Pneumonie und andere Infektionen

Die Pneumonie durch Pneumoystis carinii ist primär gekennzeichnet durch ausgedehnte Rundzellinfiltrate im Interstitium und im Zwischenbindegewebe entlang den Bronchien und Gefäßen. Sie spielt sich also perihilär im Verzweigungsgebiet der Leitsysteme der Lunge ab. Schrittweise kann dann bei ungünstigem Verlauf eine Hyperplasie der Alveolarepithelien und ein blasiges, zellarmes Exsudat in den Alveolen, zum Teil mit Ablagerung von hyalinen Membranen, auftreten. Abb. 4 a und b zeigen einen charakteristischen Befund einer Pneumocystis-carinii-Pneumonie mit interstitieller Zeichnungsvermehrung und die Rückbildung nach erfolgreicher Behandlung. Besonders zu berücksichtigen sind der schnelle Wechsel der Befunde (oft innerhalb weniger Tage) und die häufig nicht mit dem klinischen Bild korrelierenden Röntgenbefunde.

Nach diesem Beispiel eines typischen Röntgenbefundes durch Pneumocystis carinii werden im folgenden atypische und komplizierte Veränderungen wiedergegeben.

Besonders irreführend ist eine paramediastinale, geradezu pseudotumoröse Verschattung bei einem Patienten, bei dem ausschließlich Pneumo-

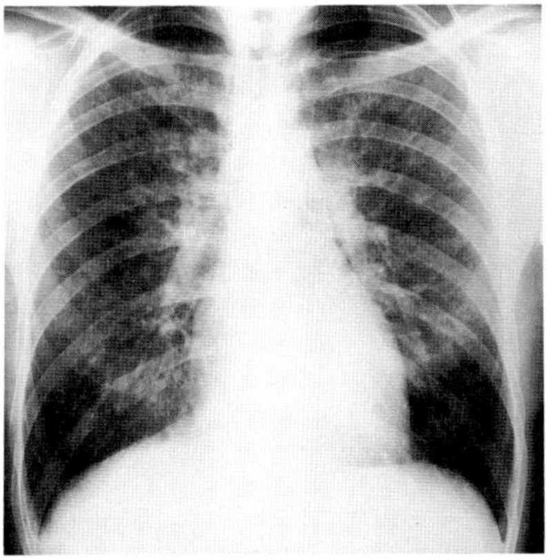

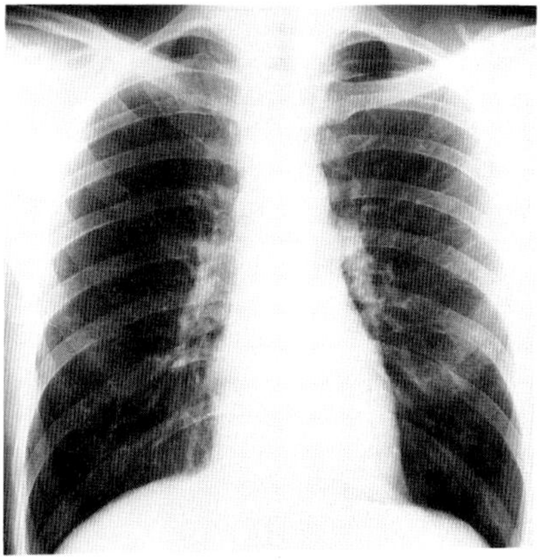

Abb. 4. Ausgedehnte interstitielle Pneumonie bei PC-Infektion (gesichert)
a) charakteristischer Befund mit streifiger Zeichnungsvermehrung bis in die Peripherie, Unschärfe der Hilusbegrenzung und teilweise auch der Herzkontur
b) vollständige Rückbildung 10 Tage später bei entsprechender Behandlung; die pathologischen Veränderungen sind durch den Vergleich besonders deutlich geworden

zystis carinii in der Bronchuslavage gefunden wurde. Der Verlauf mit vollständiger Rückbildung zeigt, daß es sich um die seltene fokal begrenzte Form einer PcP handelt (Abb. 6).

Bei Infektionen des Mediastinums, d.h. bei Lymphknotenprozessen ohne pulmonale Beteiligung, zeigt die Computertomographie auch bei dieser Krankheitsgruppe wie bei allen anderen ausschließlich im Mediastinum ablaufenden Krankheiten ihre Überlegenheit gegenüber Röntgenübersichtsaufnahmen. Das Computertomogramm kann eben Lymphknotenschwellung, Nekrose, Gasansammlung innerhalb des nekrotischen Gewebes und ossäre Destruktionen durch das Übergreifen der Infektion auf benachbarte Knochenabschnitte – Sternum, Rippenansätze, Scapula – entscheidend besser nachweisen als Übersichtsaufnahmen (Abb. 7).

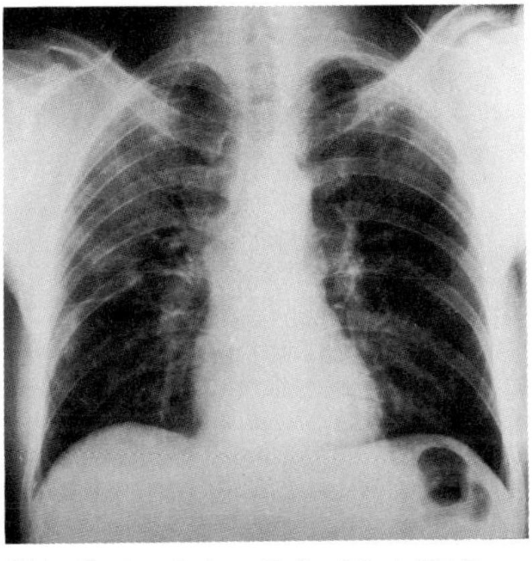

Abb. 5. Atypischer Befund bei PC-Pneumonie (gesichert): überwiegend cranial lokalisierte, infraclaviculäre Infiltration, rechts mehr als links

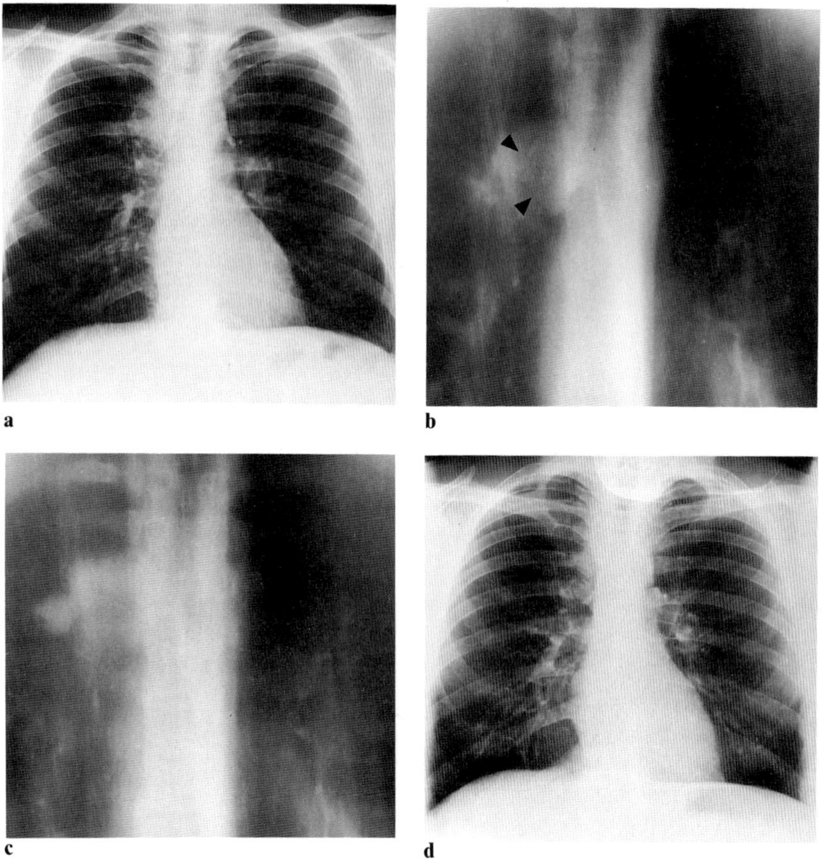

Abb. 6a–d. Pseudotumoröse Form einer streng lokalisierten PC-Pneumonie (gesichert) **a)** tumorförmige Verbreiterung des oberen Mediastinums rechts, gegenüber vom Aortenscheitel. **b)** Tomogramm: Rundherd von fast 5 cm Durchmesser rechts neben der Trachea; Luftbronchogramm beachten (s. Pfeil)! **c)** Tomogramm 1 cm weiter dorsal: zusätzlicher kleiner Rundherd, ebenfalls tumorartig erscheinend. **d)** vollständige Rückbildung 4 Wochen später unter Behandlung ausschließlich mit Co-Trimoxazol

Intrathorakale Neoplasien

Die intrathorakalen Neoplasien, die bei AIDS-Patienten auftreten, sind mesenchymalen Ursprungs wie das Kaposi-Sarkom und das Non-Hodgkin-Lymphom. Beide Tumorarten entwickeln sich synchron oft multizentrisch, wobei das Kaposi-Sarkom durch die kutan-subkutanen Mani-

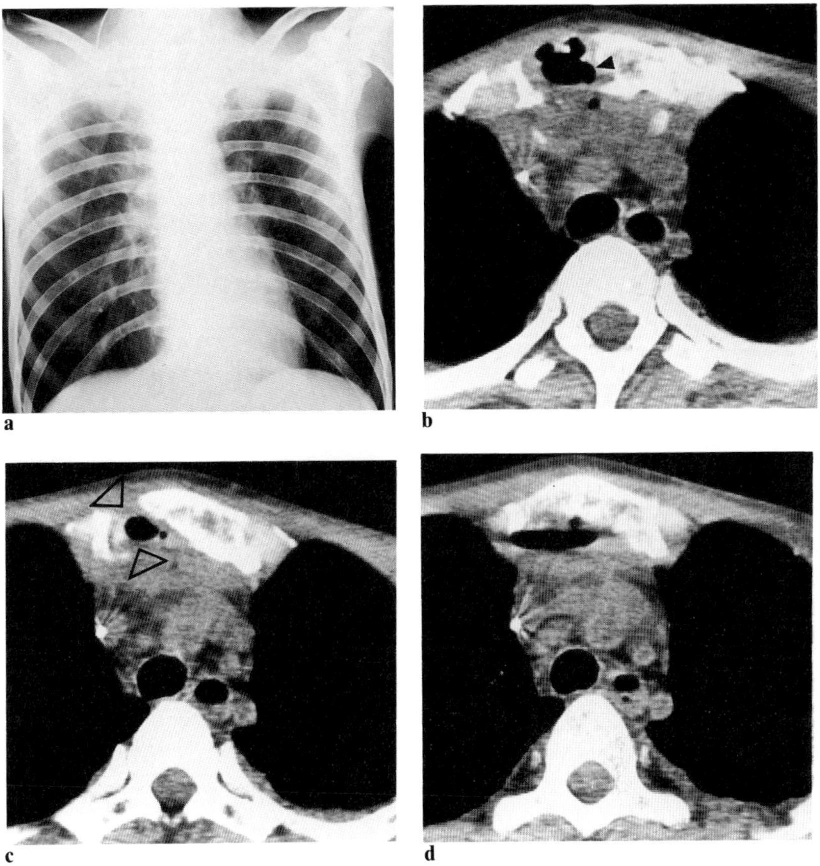

Abb. 7a–d. Ausgedehnte Lymphknoten-Tuberkulose im Mediastinum mit Abszedierung, Nekrose und Destruktion des Sternums durch übergreifende spezifische Osteomyelitis **a)** Thorax a.p. im Liegen mit unscharfer Kontur des oberen Mediastinums und nicht einsehbaren Spitzenfeldern. **b, c** und **d)** Computertomogramme mit einem großen mediastinalen Lymphknoten-Konglomerat-Tumor, Abszedierung und Nekrosen mit Lufteinschlüssen und Destruktion des Sternums

festationen oft das Aussehen der Patienten, insbesondere bei Auftreten der bläulichen Tumoren im Bereich des Gesichtes, stark verunstalten kann.

Das Kaposi-Sarkom

Es gibt nach den Veröffentlichungen der amerikanischen Literatur durchaus sogenannte „reine" lymphatische

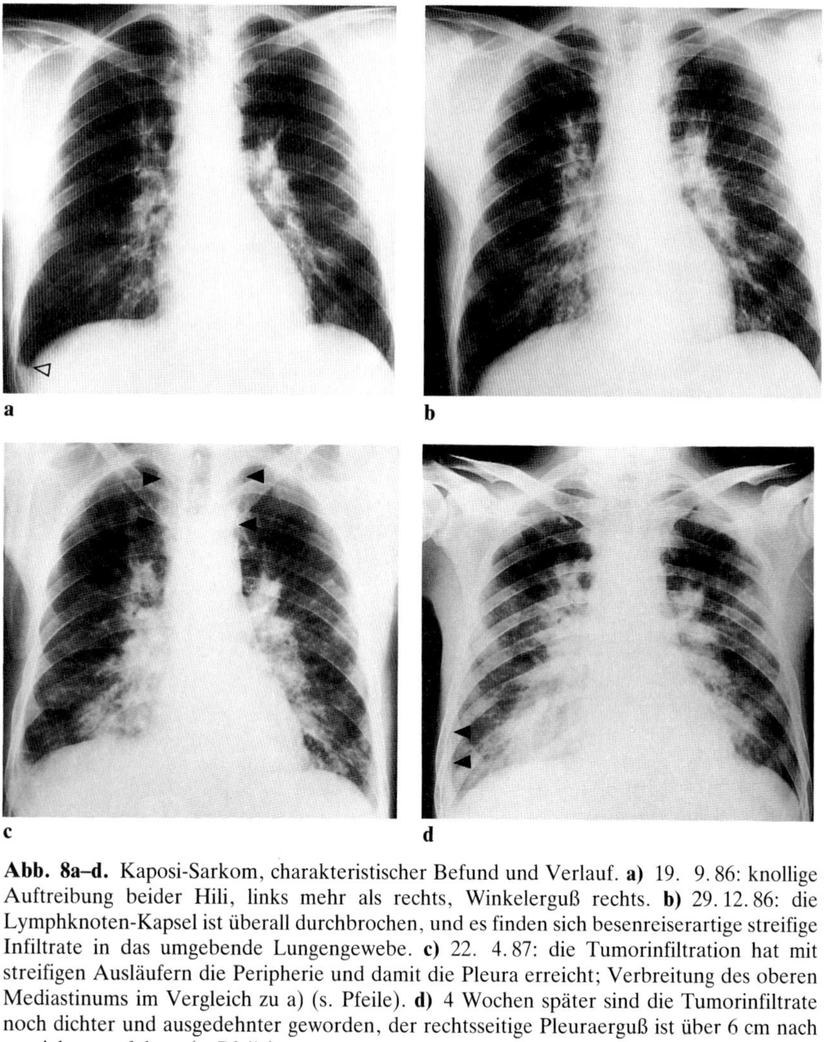

Abb. 8a–d. Kaposi-Sarkom, charakteristischer Befund und Verlauf. **a)** 19. 9. 86: knollige Auftreibung beider Hili, links mehr als rechts, Winkelerguß rechts. **b)** 29. 12. 86: die Lymphknoten-Kapsel ist überall durchbrochen, und es finden sich besenreiserartige streifige Infiltrate in das umgebende Lungengewebe. **c)** 22. 4. 87: die Tumorinfiltration hat mit streifigen Ausläufern die Peripherie und damit die Pleura erreicht; Verbreitung des oberen Mediastinums im Vergleich zu a) (s. Pfeile). **d)** 4 Wochen später sind die Tumorinfiltrate noch dichter und ausgedehnter geworden, der rechtsseitige Pleuraerguß ist über 6 cm nach cranial zu verfolgen (s. Pfeile)

Formen des Kaposi-Sarkoms im Bereich des Thorax, häufiger ist aber das rasch einsetzende Durchbrechen der Lymphknotenkapsel und das Einwachsen des Tumorgewebes in den Lymphspalten in das umgebende Lungengewebe. Einen ganz typischen Verlauf zeigt die Abb. 8. Während bei diesem Befund die streifig-konfluierende Infiltration von den hilären Lymphknoten, im Vordergrund steht, manifestiert sich bei anderen Patienten der tumorartige Charakter des progredienten pulmonalen Befundes durch kleine Rundherde, die sich allmählich in der Lungenperipherie von der verstärkten Zeichnung in einer Größe von 3, 5, 7, 10 mm abheben. Fast nie fehlt dabei der charakteristische Befund eines deutlichen Pleuraergusses, im Gegensatz zu den kleinen und sehr diskreten Winkelergüssen und Intralobärergüssen bei Pneumocystis carinii Pneumonie (Abb. 9).

Differentialdiagnose

Bei der Beurteilung pathologischer intrathorakaler Röntgenbefunde von AIDS-Kranken gibt es drei prinzipielle Fragen.

Diese drei Fragen sollten vom Radiologen beantwortet werden. Die wichtigsten Röntgenzeichen und ihre differential-diagnostische Bedeutung sind in der Tabelle 2 noch einmal zusammengefaßt:

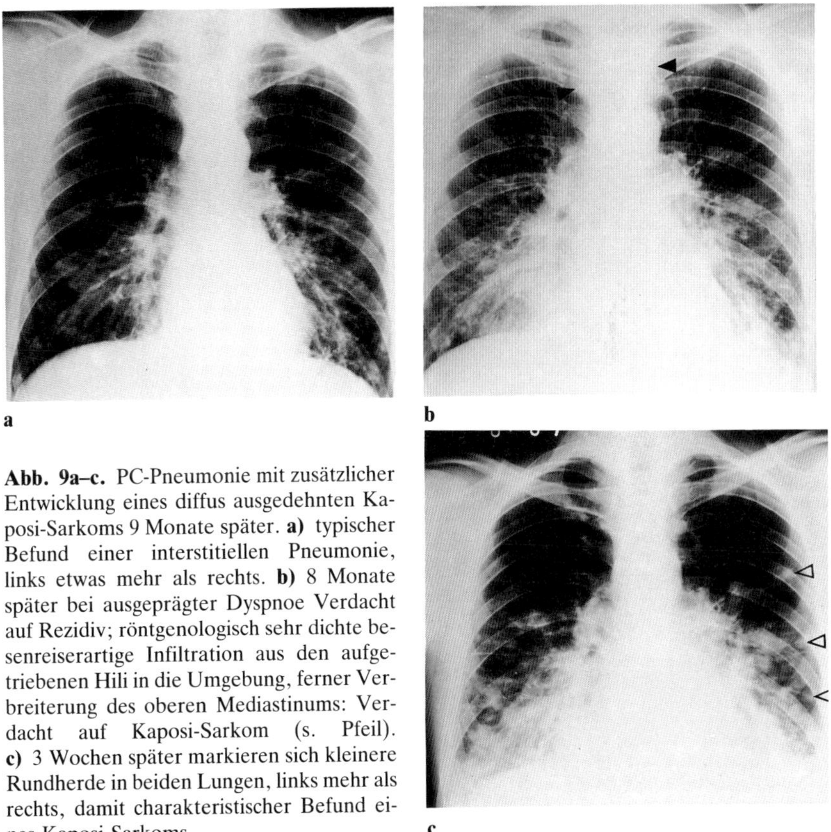

a

b

c

Abb. 9a–c. PC-Pneumonie mit zusätzlicher Entwicklung eines diffus ausgedehnten Kaposi-Sarkoms 9 Monate später. **a)** typischer Befund einer interstitiellen Pneumonie, links etwas mehr als rechts. **b)** 8 Monate später bei ausgeprägter Dyspnoe Verdacht auf Rezidiv; röntgenologisch sehr dichte besenreiserartige Infiltration aus den aufgetriebenen Hili in die Umgebung, ferner Verbreiterung des oberen Mediastinums: Verdacht auf Kaposi-Sarkom (s. Pfeil). **c)** 3 Wochen später markieren sich kleinere Rundherde in beiden Lungen, links mehr als rechts, damit charakteristischer Befund eines Kaposi-Sarkoms

1. Zeigt die Lungenaufnahme einen normalen Befund oder liegt eine diskrete Verstärkung der Lungenzeichnung und damit ein Verdachtsbefund für eine interstitielle Pneumonie vor?

2. Gibt es Hinweise auf eine andere Infektion als die durch Pneumocystis carinii?

3. Gibt es Hinweise darauf, daß der intrathorakale Befund nicht durch

Tabelle 2

Röntgenbefund	Krankheitsursache
perihiläre streifige Zeichnungsvermehrung verschiedener Ausdehnung, kann bis zur Thoraxwand reichen	PCP, leichtere Form
Konfluenz der Verschattungen bis zu homogenen Flächenschatten	PCP, fortgeschrittener Befall
rasch wechselnde Infiltration sowohl im zeitlichen Verlauf wie räumlich von einer Seite auf die andere oder cranio-caudal	PCP
einseitige Infiltration, örtlich begrenzt bzw. fokale Infiltration	Pilzpneumonie?
Lungenabzeß	Superinfektion durch pyogene Bakterien?
Kavernen (apical/infraclaviculär)	Tuberkulose?
„Rezidiv" einer Pneumocystis carinii Pneumonie	Verdacht auf Kaposi-Sarkom
Zunahme der Pleuraergüsse	Neoplasie?
deutliche oder sogar ausgeprägte Lymphknotenschwellung	Mycobacterium avium intracellulare Infektion, Kaposi-Sarkom, Non-Hodgkin-Lymphom?
pulmonale Rundherde geringer oder mittlerer Größe	Kaposi-Sarkom?
Besenreiser-Infiltration des perihilären Lungengewebes	Kaposi-Sarkom?
deutlicher Lungenbefund ohne Dyspnoe und ohne Fieber	hochgradig verdächtig auf Neoplasie

eine Infektion bedingt ist, sondern durch einen neoplastischen Prozeß?

Röntgenbefunde und ihre differentialdiagnostische Bedeutung

Die differentialdiagnostischen Erwägungen ergeben sich aus der Darstellung der verschiedenen Röntgenbefunde. Zu ergänzen ist noch, daß nach der Literatur Rezidive einer Pneumocystis carinii Pneumonie selten sein sollen, daß man also bei einem scheinbaren Rückfall auch daran denken muß, ob nicht eine Zweit-Infektion oder ein neoplastischer Prozeß vorliegt.

Es sei auch noch darauf hingewiesen, daß ein Befall der Lymphknoten und des Lungengewebes durch das Kaposi-Sarkom klinisch oftmals unauffällig ist, da Symptome wie Fieber, Dyspnoe oder Husten fehlen. Bei dieser Konstellation ist ein infiltrierendes Kaposi-Sarkom sehr viel wahrscheinlicher als eine Pneumonie.

Praktische Bedeutung der radiologischen Befunde

In diagnostischer Hinsicht sollten die radiologischen Untersuchungen klären, ob überhaupt ein pathologischer Befund im Bereich der Lungen oder der übrigen Thoraxanteile vorliegt, ob dieser entzündlich ist oder neoplastisch oder ob ein kombinierter Befall vorliegt. Aus Ausmaß der pathologischen Veränderungen ist fast immer zuverlässig zu erkennen, wenn auch oft eine Art-Diagnose nicht möglich ist. Die Abgrenzung der verschiedenen Krankheitsursachen hat natürlich eine unmittelbare Bedeutung für die Therapie. Die Verlaufsbeobachtung unter der Behandlung erlaubt Rückschlüsse auf die Prognose.

Krankhafte Befunde am Zentralnervensystem

Bei subjektiven oder objektiven neurologisch-psychiatrischen Auffälligkeiten oder Krankheitszeichen ist die Computertomographie (CT) des Gehirns die diagnostische Methode der Wahl. Sie soll klären, ob überhaupt ein pathologischer, mit dieser Methode erkennbarer Hirnbefund vorliegt (die Methode versagt bei einer Meningitis nahezu immer!), ob eine Toxoplasmose als häufigste Infektion des Gehirns bei AIDS anzunehmen ist oder ob zusätzlich oder ausschließlich eine andere Infektion oder ein neoplastischer Prozeß vorliegt. Zusätzlich ist bei jedem AIDS-Kranken die Möglichkeit einer Hirnatrophie zu beantworten.

Untersuchungsmethoden

Computertomographie

Wichtiger als die Filmserie ohne Kontrastmittel, die sogenannte „Nativ-Untersuchung", ist die Aufnahme-Serie nach Injektion oder Infusion von nierengängigem Kontrastmittel. Kleine oder größere Blutungsherde und Verkalkungen sind auf den Übersichtsaufnahmen jedoch besser erkennbar, als nach erfolgter Kontrastmittelgabe; Hypervaskularität und extravaskuläre Kontrastmittel-Anreicherung im Parenchym stellen aber die ausschlaggebenden Befunde von Herd-Läsionen bei der CT von AIDS-Kranken dar.

Zur Orientierung „auf einen Blick" über die exakte Lokalisation bzw. das anatomische Niveau eines zerebralen Computertomogramms ist die Beachtung der Schnittebene (Abb. 10 a) in ihrer Beziehung zum Ventrikelsystem das beste Hilfsmittel. Man unterscheidet danach geradezu auch infraventrikuläre Schnittebenen, ventrikuläre und supraventrikuläre Ebenen. Abb. 10 b zeigt vier normale Computertomogramme in verschiedener Höhe. Die Abbildungen gestatten gerade durch den Vergleich mit pathologischen Filmen die Erkennung auch diskreter Veränderungen, z.B. der Enzephalopathie in ihren frühen Formen.

Post und Mitarbeiter konnten zeigen, daß durch Erhöhung der Kontrastmitteldosis und die Veränderung des Untersuchungszeitpunkt Möglichkeiten bestehen, auch die Aussagekraft der CT noch zu verbessern. Insofern

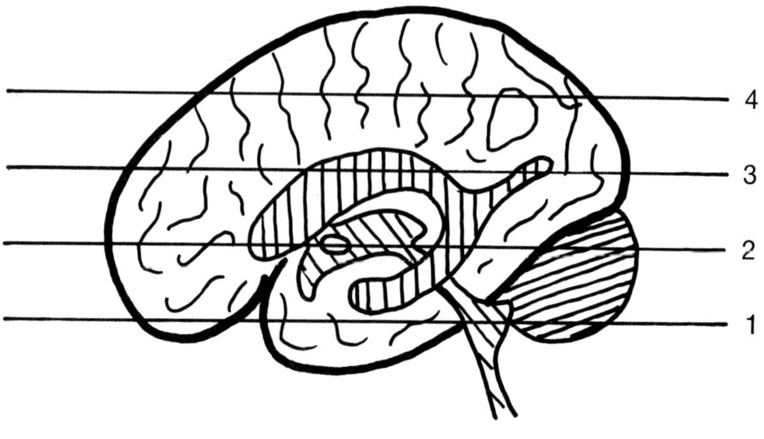

Abb. 10a. seitliche Gehirnansicht mit eingezeichnetem Ventrikel-System und 4 Schnittebenen

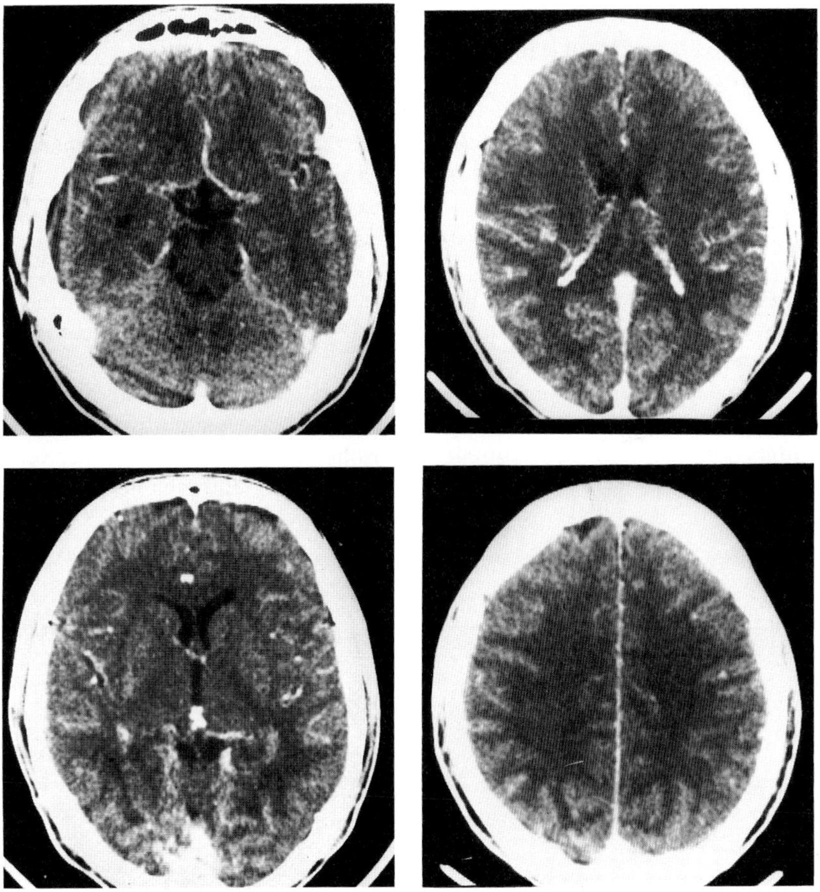

Abb. 10b. 4 Computertomogramme (normaler Befund) in den Ebenen 1, 2, 3 und 4 nach Kontrastmittel-Gabe: intensive Gefäßkontrastierung

ist die Computertomographie nicht nur die Standardmethode bei der Hirn-Untersuchung von AIDS-Patienten, sondern möglicherweise auch dabei der Magnetresonanz-Tomographie nahezu gleichwertig.

Magnetresonanz-Tomographie (MRT)

Nach bisherigen Studien über die Genauigkeit beider Methoden bei der Erfassung pathologischer Prozesse scheint die MRT der Computertomographie überlegen zu sein, gerade auch bei Untersuchungen von neurologisch auffälligen AIDS-Patienten. Abb. 11 stellt Untersuchungsbefunde bei einer zerebralen Toxoplasmose einander gegenüber; danach ist es möglich in der MRT kleinere Herde als in der CT nachzuweisen.

In Abb. 12 ist synoptisch das Befund-Spektrum derjenigen krankhaften Veränderungen im Gehirn darstellt, die mit der Computertomographie erfaßt werden können. Man kann die röntgenologischen Befunde aufteilen in:

- Veränderung der äußeren Liquorräume (Subarachnoidal-Raum)
- Veränderungen der inneren Liquorräume (Ventrikelsystem)
- Veränderungen am Hirnparenchym
- schon auf der Nativaufnahme erkennbar
- ausschließlich oder zumindest sehr viel deutlicher auf der Aufnahme nach Kontrastmittelgabe sichtbar.

Die Weite der äußeren Liquorräume ist am deutlichsten am frontalen Hemisphärenspalt, an den Sulci der verschiedenen Gehirnanteile, an der

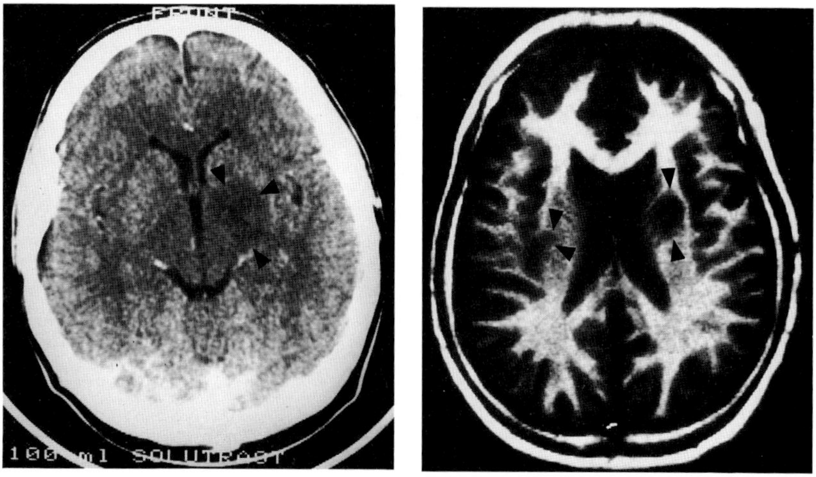

Abb. 11a, b. Vergleich von Computertomographie und Magnetresonanz-Tomographie. Patient mit mehreren zerebralen Toxoplasmose-Herden. **a)** Computertomogramm: größere Aufhellung (hypodense Laesion) links der Mittellinie (s. Pfeile). Der Herd ist erkennbar, aber nicht übermäßig deutlich. Rechts der Mittellinie ist kein eindeutig pathologischer Befund zu bemerken. **b)** Magnetresonanz-Tomogramm: Zwei Herde unterschiedlicher Größe fallen sofort ins Auge! Die Schnittebenen der beiden Untersuchungen sind nicht ganz identisch. Zeitabstand der beiden Untersuchungen 48 Stunden

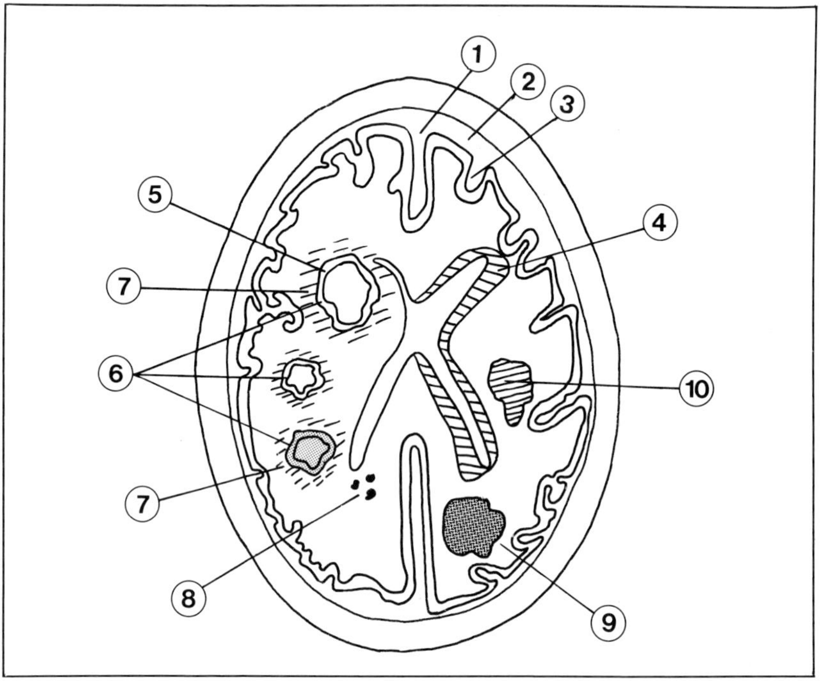

Abb. 12. Pathologische Befunde im Computertomogramm
1. Erweiterung des Hemisphärenspaltes
2. Erweiterung des gesamten Subarachnoidalraumes
3. Erweiterung der Sulci
4. Erweiterung des Seitenventrikels, Vorderhorn
5. solitärer großer Herd mit Randverstärkung, umgebendem Ödem und starker Einengung und Verlagerung des benachbarten Vorderhornes
6. multiple Herde mit Randverstärkung, aber auch homogener Kontrastierung
7. perifokales Ödem
8. schollige Verkalkungen als Restzustand
9. Herdlaesion mit intensiver Kontrastierung ohne perifokales Ödem oder Verdrängung
10. Aufhellungsherd (hypodense Laesion) ohne Ödem und ohne Verdrängung, an der Grenze der weißen zur grauen Substanz

Fossa lateralis und an den basalen Zisternen zu erkennen.

Eine pathologische Erweiterung zeigt eine Atrophie an, eine Verschmälerung ein Hirnoedem. In der Nachbarschaft von raumfordernden Prozessen tritt dann noch die örtlich begrenzte Veränderung oder Deformierung dazu.

Dementsprechend bestehen die Veränderungen des Ventrikelsystems bei Hirnatrophie ebenfalls in einer Erweiterung, bei Hirnödem in einer Kompression und Größenabnahme.

Verkalkungen oder Blutungsherde sind infolge der sehr hohen Dichtewerte bzw. des intensiven Kontrastes bereits bei der Nativ-Untersuchung gut erkennbar.
Herd-Läsionen infektiöser oder neoplastischer Natur werden oft erst nach Kontrastmittelgabe sichtbar. Bei AIDS-Patienten sind solitäre und multiple Herde und in beiden Formen sowohl ringförmige als auch homogen-kreisförmige Kontrastmittelverstärkungen zu beobachten. Wenn auch ein Herd mit Ringform schon auf den ersten Blick einem Abzeß ähnlich sieht, können sich die Befunde bei Hirninfektionen und Hirntumoren bei AIDS-Patienten ähneln oder sogar gleichen. Ein umgebendes Ödem wird bei entzündlichen Prozessen sehr viel häufiger beobachtet als bei Tumoren. Auch die Verdrängung der umliegenden Strukturen tritt bei entzündlichen Prozessen häufiger auf.
Schließlich sind noch hypodense Läsionen zu erwähnen, die ohne Verdrängungseffekt innerhalb der weißen Substanz beobachtet worden sind. Bei diesen seltenen Befunden handelt es sich zum Beispiel um eine progressive multifokale Leukenzephalopathie.

Krankheitshäufigkeit

Etwa 40% der AIDS-Patienten, die wegen neurologisch-psychiatrischer Auffälligkeiten untersucht werden, haben einen auffälligen Befund in der Computertomographie. Erkrankungen der Hirnhäute können hiermit jedoch nicht erfaßt werden. Das bedeutet, daß z.B. die relativ häufige Kryptokokken-Meningitis in der CT überhaupt keine oder nur sehr selten Veränderungen verursacht.

Tabelle 3

Hirnatrophie	40–50%
Toxoplasmose	20%
CMV-Enzephalitis	2%
Primäres Lymphom	2%
Kaposi-Sarkom	1%
Progressive multifokale Leukenzephalopathie	1%
Tuberkulose-Abzeß	1%
Kryptokokkose	1%

Detaillierte Darstellung der computertomographischen Befunde

Hirnatrophie

Am häufigsten findet man eine allgemeine Hirnatrophie. Diese ist Ausdruck und Folge der AIDS-Enzephalopathie. Befunde, die sonst nur im Greisenalter festgestellt werden, werden bei 25- bis 30jährigen Patienten beobachtet.
Abb. 13 und 14 geben Beispiele dieser Hirnatrophie wieder:
Die Verschmälerung der Gyri, die Verbreiterung der Sulci und des frontalen Hemisphärenspaltes sowie die Erweiterung der basalen Zisternen und schließlich die Erweiterung des Ventrikelsystems sind in unterschiedlicher Deutlichkeit dargestellt.

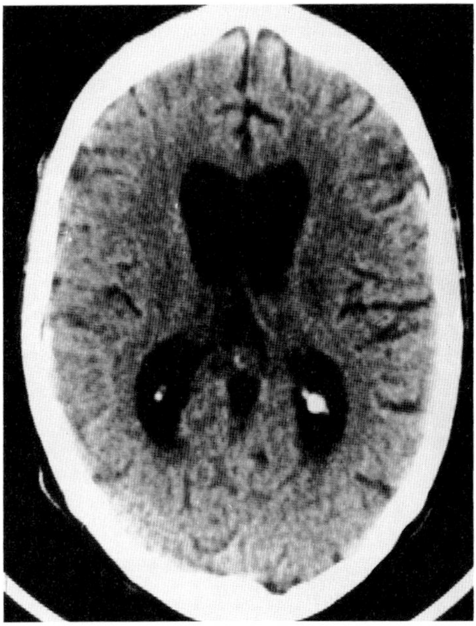

a

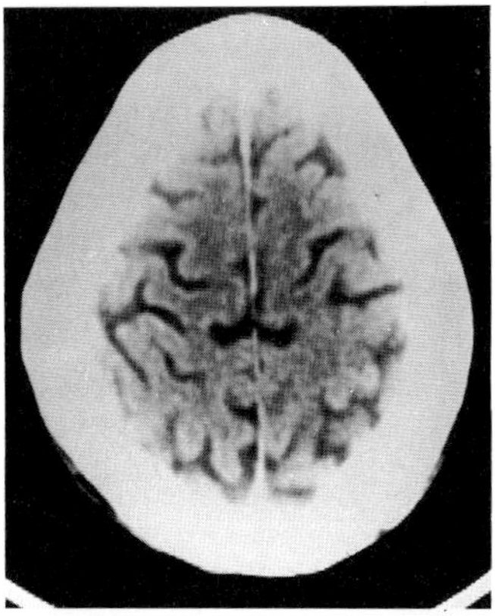

b

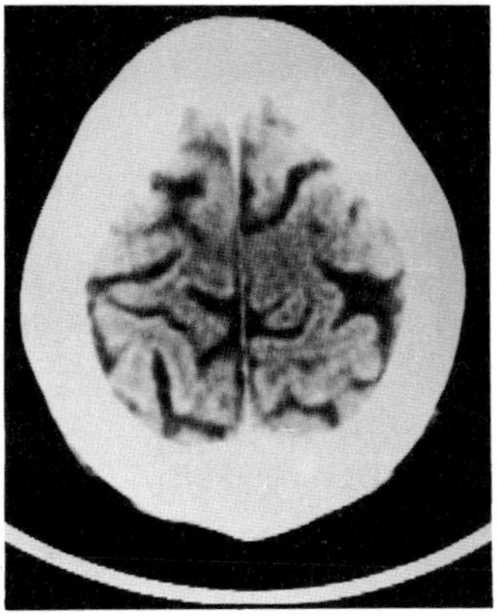

c

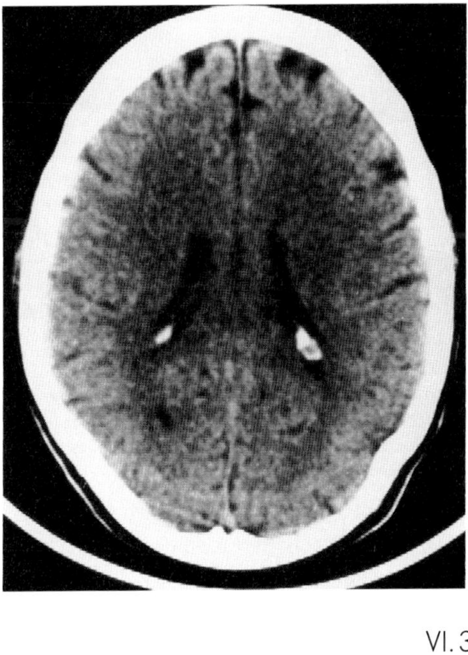

d

Abb. 13a–d. Hirnatrophie unterschiedlicher Ausprägung. **a)** starke Erweiterung des Ventrikelsystems (innerer Hydrocephalus) bei nur geringer Verbreiterung der Sulci. **b)** die Verbreiterung der Sulci wird bei einem Schnitt durch die Hirnrinde fast unmittelbar unter dem Scheitel besonders deutlich. **c, d)** bei diesem Patienten ist die Weite des Ventrikel-Systems noch normal, die Sulci sind dagegen auf beiden Schnitten z.T. stark erweitert, ebenfalls bei einem jungen Patienten ein ausgeprägt pathologischer Befund

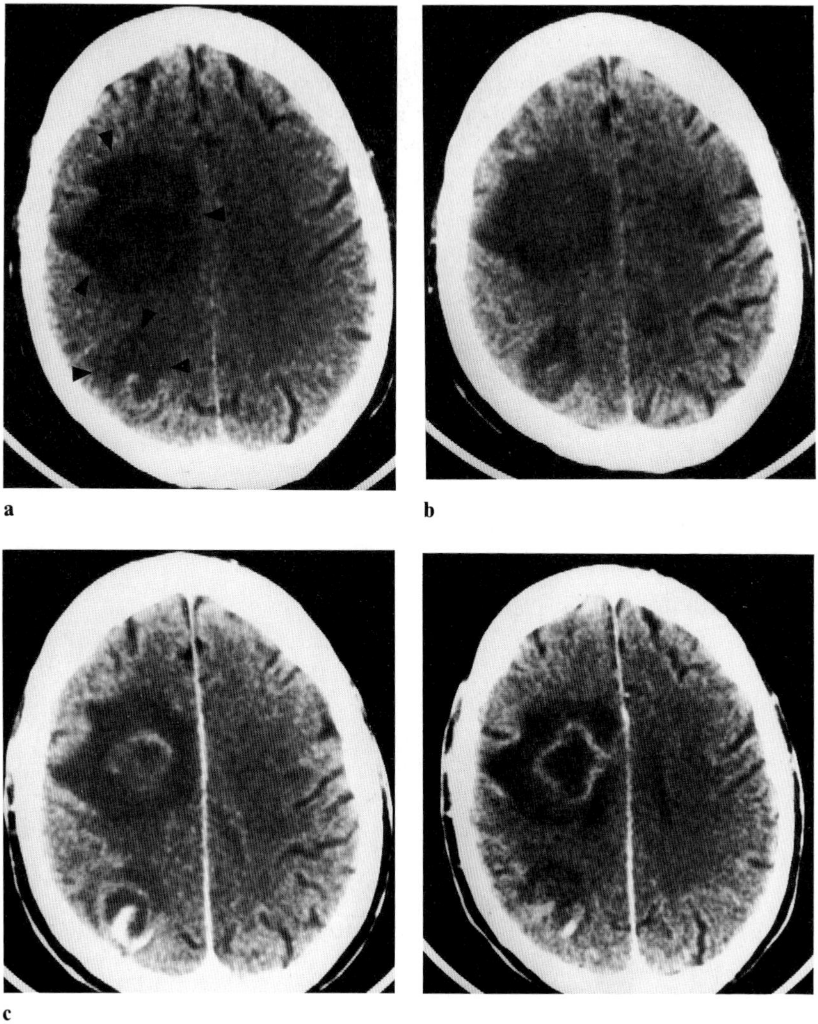

Abb. 14a–d. Toxoplasmose-Herde. **a, b)** die benachbarten Tomogramme – vor Kontrastmittel-Gabe – zeigen vor allem die ausgedehnte Aufhellung (hypodense Laesion) rechts der Mittellinie (s. Pfeile) und einen weiteren Herd weiter dorsal; **c, d)** die Aufnahmen zeigen innerhalb der Aufhellungsbezirke nach Kontrastmittel-Gabe unterschiedlich geformte Rand-Konturen mit intensivem Kontrast

Zur Erfassung sehr früher Formen der Hirnatrophie sind aufwendige Berechnungen zur Ermittlung der Weite des Ventrikelsystems erforderlich, die derzeit jedoch entbehrlich scheinen, da eine Behandlungsmöglichkeit bei Befall der Gliazellen mit dem HIV zur Zeit noch nicht möglich ist.

Toxoplasmose

Unter den entzündlichen Erkrankungen des Hirnparenchyms kommt der Toxoplasmose wegen ihrer hohen Häufigkeit die größte Bedeutung zu. Multiple Herde mit ringförmiger Kontrastverstärkung, in den basalen Ganglien oder an der kortico-medullären Grenze gelegen, sind charakteristisch.

Kryptokokken-Meningitis

Die Diagnose der Kryptokokken-Meningitis muß über die Liquoruntersuchung erfolgen, die Computertomographie versagt hierbei.

Differentialdiagnose

Bei der Beurteilung pathologischer Befunde im zerebralen Computertomogramm sind drei Fragen zu beantworten:

1. Zeigt die Untersuchung einen normalen Befund oder liegt eine beginnende Hirnatrophie vor?
2. Ist ein herdförmiger krankhafter Befund im Parenchym – solitär oder multipel – feststellbar?
3. Gibt es Hinweise darauf, daß dieser Befund nicht durch eine Toxoplasmose bedingt ist, sondern durch eine andere Infektion, oder daß es sich um einen neoplastischen Prozeß handelt?

Herdbefunde

Unter Berücksichtigung der modifizierten Untersuchungstechnik – mit erhöhter Kontrastmittelgabe und Zeitverzögerung – sind Herdbefunde im Computertomogramm fast ausnahmslos zu erkennen, so weit sie Ursache von neurologisch-psychiatrischen Ausfällen sind. Die Differenzierung zwischen entzündlichen und tumorösen Prozessen ist nach Wahrscheinlichkeitsmerkmalen bis zu einem gewissen Grade möglich, je nach Anzahl der Herde, Vorliegen von umgebendem Ödem oder Verdrängungseffekten, Art der Kontrastverstärkung u.ä.:

1. Drei oder mehr gleichzeitig beobachtete Herde sind eindeutig als Folge einer hämatogenen Infektion anzusehen;
2. bei zwei Herden ist die Aussage weniger sicher.
3. Bei einem solitären Herd bleibt der Befund absolut mehrdeutig, eine Differenzierung zwischen entzündlichem Herd und tumorösem Herd ist nicht ohne weiteres möglich.

Umgebendes Hirnödem und Verdrängungseffekte sind typisch für Entzündungsprozesse, ebenso die Ringstruktur der Kontrastanhebung.

Praktische Bedeutung der Computertomographie

Bei einem pathologischen Hirnbefund, der im Computertomogramm charakteristisch für eine Toxoplasmose ist, wird an vielen Kliniken ohne weitere Sicherung eine entsprechende Therapie eingeleitet; in den USA fordern dagegen viele Ärzte eine Biopsie zur zweifelsfreien Bestätigung der klinischen Verdachtsdiagnose, ehe eine Therapie begonnen wird.

In prognostischer Hinsicht sind infektiöse Prozesse etwas günstiger zu beurteilen als neoplastische. Da sich beide Krankheitsformen im Computertomogramm ähneln oder sogar gleichen können und da gerade bei AIDS-Patienten oft Mehrfach-Erkrankungen auftreten, die Behandlungen aber ganz unterschiedlich sind, sollte bei Zweifelsfällen die computertomographische Verdachtsdiagnose durch andere Methoden, einschließlich invasiver Verfahren, gesichert werden.

Krankhafte Befunde im Bereich des Abdomens und des Retroperitoneums

Für eine differenzierte diagnostische Beurteilung von AIDS-Kranken mit abdominalen Symptomen ist neben der Endoskopie die Computertomographie die geeignete Untersuchungsmethode. Der Magendarmtrakt ist eines der „Ziel-Gewebe" der HIV-Infektion, die in ihrem Verlauf zusammen mit opportunistischen Erregern oder auch mit anderen pathogenen Keimen hartnäckige Diarrhöen, Gewichtsverlust und Fieber verursacht.

Untersuchungsmethoden

Computertomographie

Lokalisation, Organbefall und Ausdehnung von infektiösen und neoplastischen Prozessen können am besten in der CT nachgewiesen werden. Bei bekanntem Lymphom oder Sarkom ist mit der CT zusätzlich die Bestimmung des Tumor-Stadiums möglich. Weiter bietet die CT die Möglichkeit, die Gewebsentnahme durch Feinnadel-Biopsie außerordentlich exakt festzulegen und dadurch die Krankheitsursache zu sichern. Die Bedeutung der Röntgendiagnostik des Magendarmtraktes mit Doppelkontrast tritt demgegenüber zurück. Ösophagus, Magen, Duodenum und Dickdarm werden bei HIV-Patienten radiologisch nur selten untersucht, da hier in der Regel die Endoskopie (siehe Beitrag Gastroenterologie) eingesetzt wird. Relativ häufig stellen hartnäckige Diarrhöen und Passagestörungen Indikationen für die Darstellung des Dünndarms nach Sellink dar. Die Computertomographie stellt die beste radiologische Methode dar, Komplikationen bei AIDS in diesen Körperabschnitten

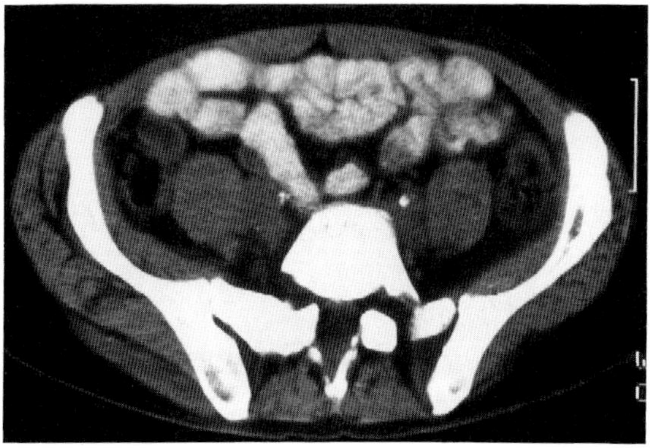

Abb. 15. Computertomogramm, Schnittebene durch das große Becken sämtliche abgebildeten Dünndarmschlingen sind homogen durch Gastrografin kontrastiert; die Dickdarmschlingen sind durch die laterale Lage leicht zu erkennen. Durch intravenöses Kontrastmittel heben sich auch die beiden Ureteren deutlich ab

zu erfassen. Durch Kontrastierung mit 1000 ml verdünntem Kontrastmittel lassen sich die Schlingen-Querschnitte von gleichgroßen Lymphknotenschwellungen gut unterscheiden (s. Abb. 15). Erfordern Strukturveränderungen oder sonstige Auffälligkeiten in den parenchymatösen Organen – wie Milz, Leber, Pankreas, Niere usw. – eine nähere Darstellung, wird zusätzlich ein intravenöses Kontrastmittel gegeben.

Doppelkontrastdarstellung

Die Relief- bzw. Innen-Darstellung des Magen-Darmtraktes in Form der Doppelkontrastuntersuchung zeigt bei der Mehrzahl der untersuchten Patienten multiple Befunde, teils infolge Befalls mehrerer Abschnitte durch ein und dieselbe Infektion, teils durch Mehrfachinfektion, teils auch durch synchrones Auftreten des häufigen Kaposi-Sarkoms der Gastrointestinalwand und infektiöser Prozesse. Abb. 16 zeigt einige typische Befunde.

Sonographie

Neoplastische Veränderungen von Leber und Milz durch das Kaposi-Sarkom oder Non-Hodgkin-Lymphom werden häufig durch die Sonographie deutlich besser dargestellt als mit der CT.

Befund-Spektrum

In Abb. 17 werden schematisch Computertomographie-Befunde in Oberbauch und Becken dargestellt. Das Lymphadenopathie-Stadium der HIV-Infektion ist gekennzeichnet durch leichte bis mäßige Schwellung der Milz, Vergrößerung von mesenterialen oder retroperitonealen Lymphknoten bis maximal 1,5 cm Durchmesser und eine Verstärkung des Bindegewebes in der Umgebung des Rektums infolge Periproktitis.

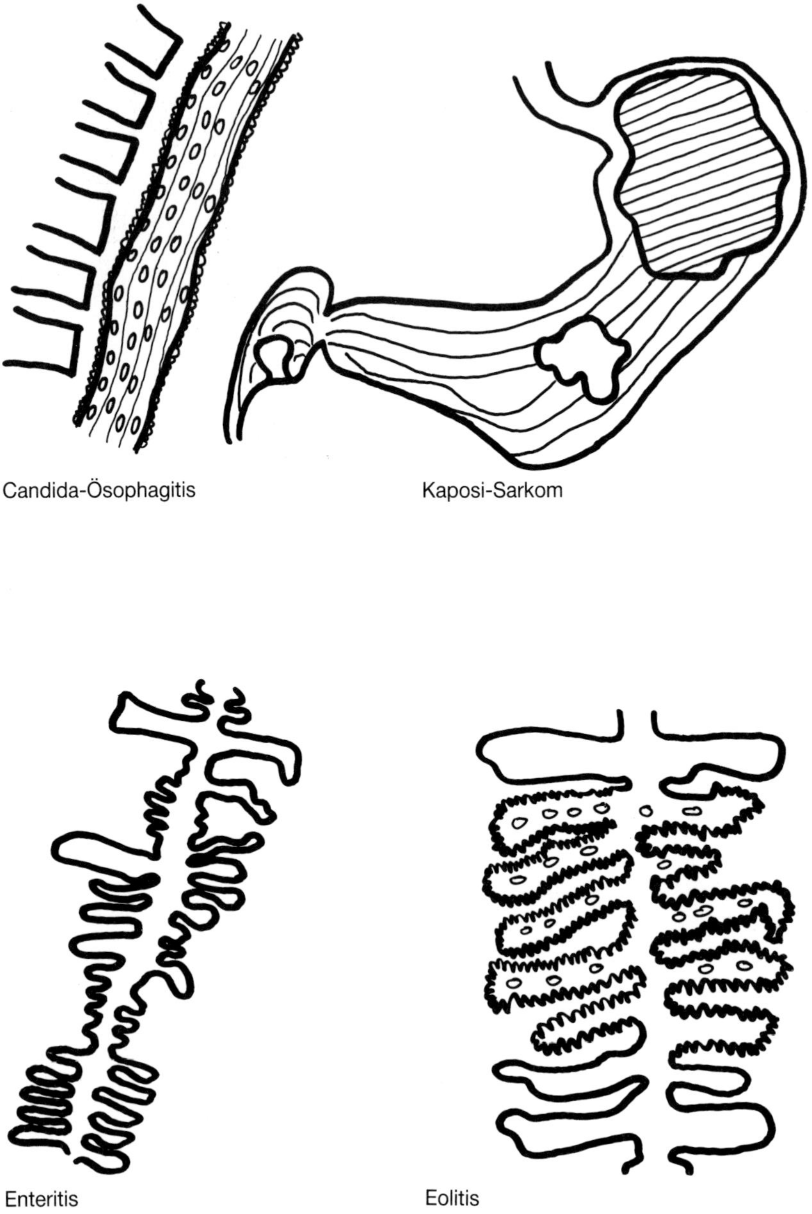

Abb. 16. Detail-Befunde im Magen-Darm-Trakt bei AIDS-Patienten (schematisch)

Abb. 17a, b. Pathologische Befunde im Computertomogramm
1. Vergrößerung der Milz
2. Lymphknoten-Konglomerat paraaortal-prävertebral
3. knollige Auftreibung der medialen Magenwand durch Lymphom
4. Vergrößerung der Leber mit einzelnen neoplastischen Herden (Non-Hodgkin-Lymphom)
5. Flüssigkeitssicheln bei Aszites
6. Periproktitis mit Bindegewebsvermehrung
7. konfluierende Abszesse
8. deutliche Verdrängung der Blase nach rechts
9. Leistenlymphknoten und Lymphangiosis im subkutanen Gewebe
10. Aszites-Streifen zwischen Blase und Rektum (im Douglas)

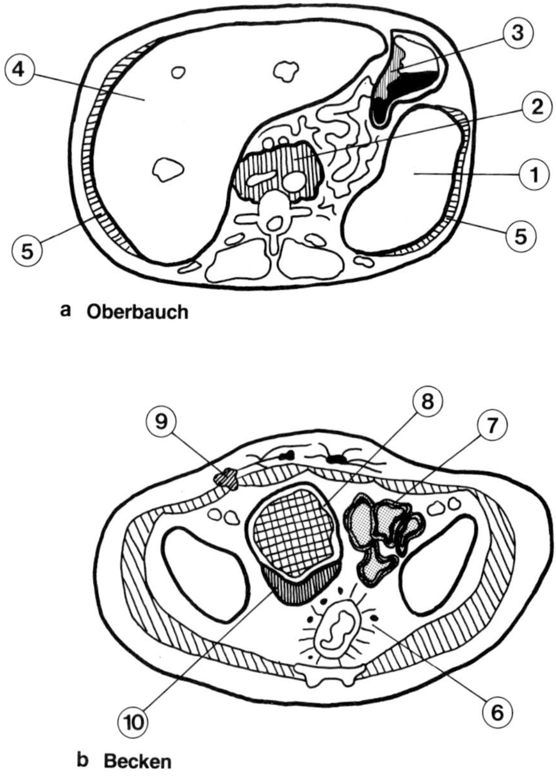

Bei AIDS können teils erhebliche Vergrößerungen von Milz und Leber auftreten, sowie ausgeprägte Lymphknotenschwellungen, Aszites oder seltener auch einmal der Tumorbefall von Magen oder oberem Dünndarm durch ein malignes Lymphom mit ausgeprägter Wandverdickung.

Im Becken sind zusätzlich gelegentlich ausgedehnte Abzesse nachzuweisen, sowie vergrößerte Lymphknoten in den Leistenbeugen und bei gestörtem Lymphabfluß eine subkutane Lymphangiose.

Krankheitshäufigkeit

Infolge der erworbenen Immunschwäche sind Milz und Lymphknoten besonders früh und oft befallen, wobei das Kaposi Sarkom wesentlich häufiger auftritt als das Non-Hodgkin-Lymphom. Die Neoplasien zeigen oft atypische Eigenarten, so beim Non-Hodgkin-Lymphom einen relativ häufigen Befall von Organen außerhalb des Lymphsystems oder einen ausschließlichen Befall des Lymphsystems durch das Kaposi-Sarkom (Jeffry et al.).

Radiologische Befunde

Pharynx, Ösophagus, Dünn- und Dickdarm

Mit Ausnahme der Candida-Infektion von Pharynx und Ösophagus liefert die Röntgenuntersuchung des Magendarmtraktes keine spezifischen Befunde. Die Befunde der entzündlichen Dünndarm- und Dickdarm-Wandveränderungen lassen keine Zuordnung zu dem verursachenden Keim zu.

Abb. 18 zeigt zwei Beispiele dafür, eine leichtere Form einer Jejunitis und eine schwerere, ulzerierende einer Colitis mit unterschiedlichem Keimnachweis.

Leber und Milz

Die Milz erreicht bei einem neoplastischen Befall oft eine ganz ungewöhnliche Ausdehnung, gelegentlich bis zu 12 x 16 cm als Horizontaldurchmesser. Eine entsprechende Einengung des Magens ergibt sich bei gleichzeitig vorliegender Hepatomegalie. Als Regel gilt, daß Herdläsionen an Milz und Leber häufiger auf ein Lymphom zu beziehen sind, ein diffuser Befall dagegen auch durch eine diffuse Infiltration eines Kaposi-Sarkoms bedingt ist.

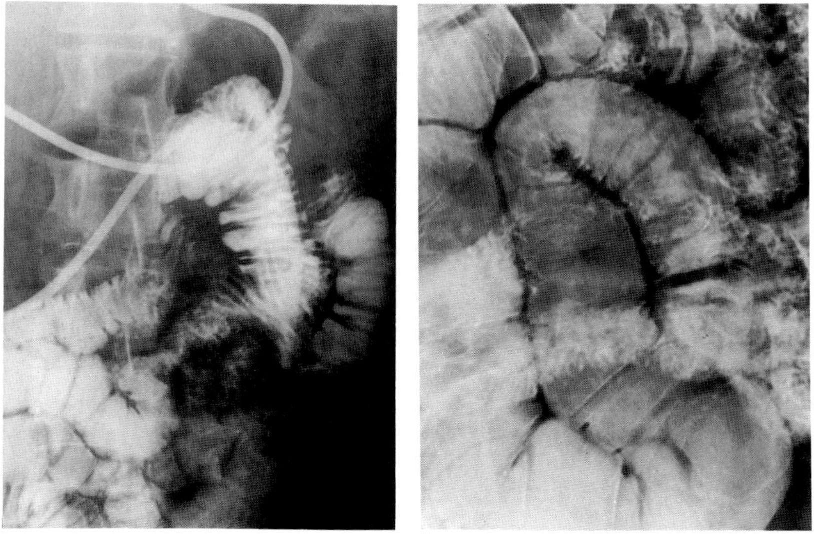

a b

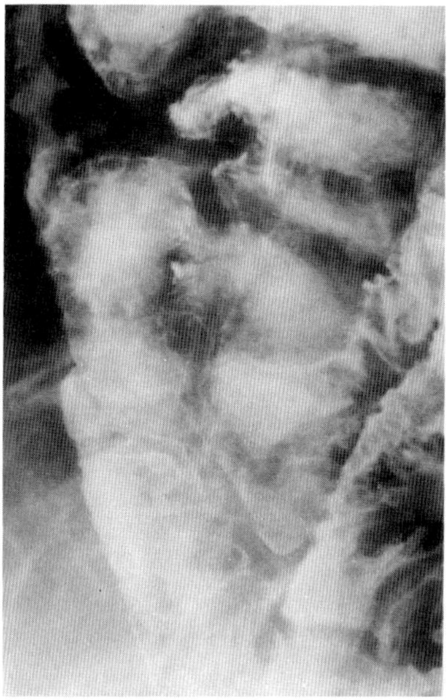

c

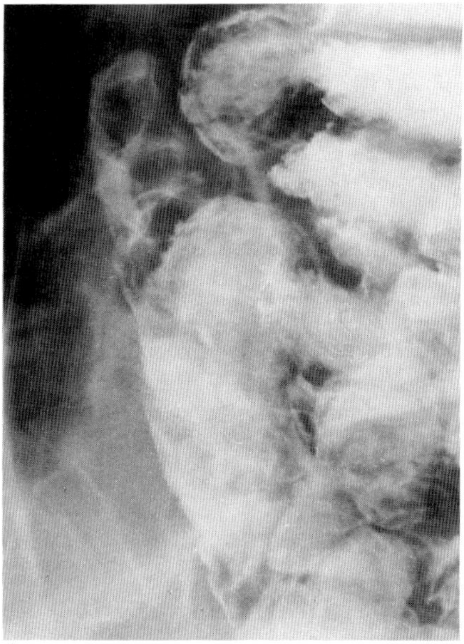

d

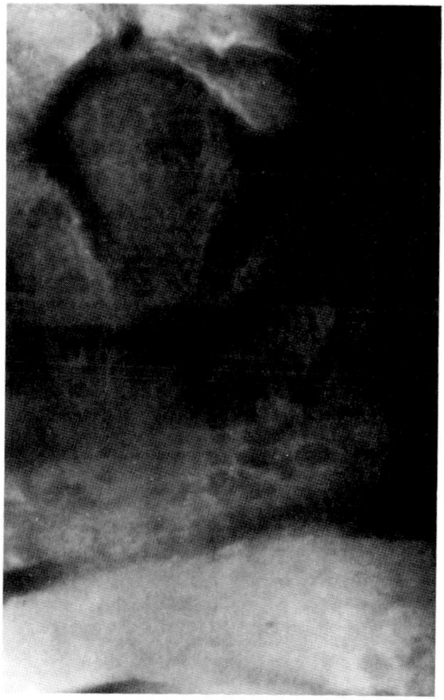

e

Abb. 18a–e. Jejunitis durch atypische Mykobakterien, Kolitis mit nachgewiesenen Tuberkulose-Bakterien. **a)** Dünndarmpassage nach SELLINK: Dilatation und Stenosierung im Wechsel, vergröberte und verbreiterte Falten, Passagestörung. **b)** normales Jejunum zum Vergleich. **c–e)** Zahlreiche Spiculae, Wandunregelmäßigkeiten und feinknotige Schleimhauthyperplasie (pseudopolypös) im Colon ascendens

Aszites

Beim Nachweis von Lymphknotenvergrößerungen entlang der großen Gefäße oder bei der Frage eines beginnenden Aszites zeigt die CT ihre erstaunliche Genauigkeit (Abb. 19). Der Nachweis von Aszites ist ebenso wie eine ausgeprägte Lymphknotenschwellung mehrdeutig und kann nicht für die Differentialdiagnose zwischen infektiösem und neoplastischem Prozeß verwendet werden.

Findet man bei der Dünndarmpassage ausgeprägte Verlagerungseffekte oder sind bei der Palpation des Abdomens konstant schmerzhafte Resistenzen zu palpieren oder liegen beide Befunde vor, so kann die CT oft in kürzester Zeit die Ursache klären, und zwar gerade dann, wenn der pathologische Befund weder endoskopisch noch röntgenologisch direkt zugängig ist z.B. bei entzündlichen Konglomerat-Tumoren (s. Abb. 20).

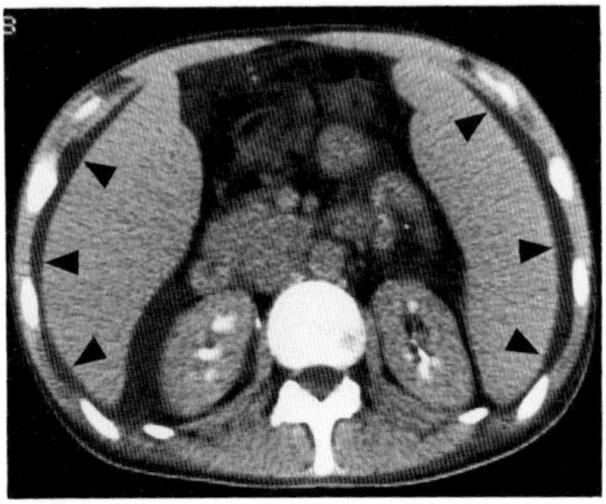

Abb. 19. Lymphknotenvergrößerung bei Non-Hodgkin-Lymphom praevertebral rechts; Milzvergrößerung; Aszites-Streifen rechts und links (s. Pfeile)

Lymphknoten

Bei kräftiger, adipöser Konstitution des Patienten läßt sich in der CT eine ausgedehnte neoplastische Durchsetzung der Bauchwand und der Leistenlymphknoten und vor allem die Verbreiterung der Lymphbahnen bei einer Lymphangiosis früh und eindeutig nachweisen.

Differentialdiagnose

Lokalisation, Organbefall und Ausmaß der Komplikationen von AIDS sind im Bereich des Abdomens und Retroperitonealraumes radiologisch sicher zu erfassen, soweit es sich nicht nur um oberflächliche Infektionen am Innenrelief des Magendarmtraktes handelt. Das gilt für die Beurteilung der Milz- oder Lebergröße, den Nachweis von Lymphknotenschwellungen ebenso wie für die Diagnostik von Flüssigkeitsansammlungen, sei es, daß diese freiverschieblich als Aszites in der Bauchhöhle auftreten, sei es daß es sich um abgeklebte, abgekapselte Abzedierungen handelt.

Praktische Bedeutung der radiologischen Befunde

Neben der Endoskopie ist die Computertomographie das Fundament für eine differenzierte diagnostische Beurteilung von AIDS-Kranken mit abdominellen Symptomen. Die Computertomographie kann bei Lo-

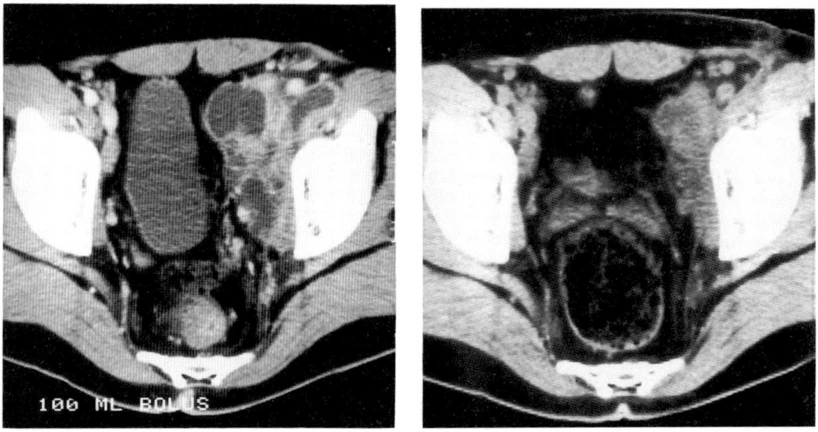

a b

Abb. 20a, b. Ausgedehnter konfluierender Abszeß links iliacal, Rückbildung nach Behandlung. **a)** multiple Abzeßhöhlen mit Randverstärkung. **b)** weitgehende, wenn auch nicht vollständige Rückbildung 2 Monate später

kalisation, Organbefall und Ausdehnung von infektiösen und auch von neoplastischen Prozessen abbilden und nachweisen. Bei bekanntem Lymphom oder Sarkom ist zusätzlich die Bestimmung des Tumor-Stadiums möglich. Schließlich bietet die Computertomographie eine wesentliche Erleichterung bei Punktionen, nämlich die Gewebeentnahme durch Feinnadelbiopsie unter optischer Kontrolle.

Tabelle 4. Tabelle zur Differentialdiagnose

Untersuchung	Befund	Infektion	Neoplasie
Röntgen (Doppelkontrast)	Ösophagus entzündl. Wandveränderung	Moniliasis (Candida-Mykose)	
Röntgen (Doppelkontrast)	scharf begrenzt, gelappte Füllungsdefekte (besonders: Duodenum)		Kaposi-Sarkom
Röntgen (Doppelkontrast)	Wandunregelmäßigkeiten, Wandstarre, noduläre Hyperplasie, Ulzerationen	Enteritis/Colitis (unbestimmt, keine Rückschlüsse auf Erreger möglich)	
Röntgen (Doppelkontrast)	Verlagerung von Dünndarmschlingen	Abszeß	
Röntgen (Leeraufnahme)	„Schwimmen“ von Dünndarmschlingen	Aszites	Aszites
Computertomographie	Milzschwellung leicht	lymphoide Hyperplasie	
	Milzschwellung stark		KS/NHL
	mit Herdbefund		NHL
	diffus		KS
	Leberschwellung stark		KS/NHL
	mit Herdbefund		NHL
	diffus		KS
	Lymphknotenschwellung leicht	lymphoide Hyperplasie (Stadium III)	
	Lymphknotenschwellung stark	MAI	KS/NHL
	Aszites	unbestimmt	unbestimmt
	verbackene Dünndarmschlingen		
	z.B. Ileum	Erreger unbestimmt	
	Abszeß	Erreger unbestimmt	

VII. 1. Hygienische Aspekte

M. Exner

Hygienische Aspekte zur HIV-Infektion in Krankenhaus und ärztlicher Praxis

Einleitung

Die Frage wie und wodurch HIV übertragen wird und wie hoch das Infektionsrisiko einzuschätzen ist, ist das zentrale Problem bei der Diskussion auch über die hygienischen Maßnahmen bei HIV-Infektion in Klinik und Praxis. Hiernach richten sich einerseits die Strategien bei der Verhütung und die Art der zu ergreifenden Maßnahmen. Im folgenden soll lediglich zur Frage der Infektionsübertragung und des Risikos von medizinischem Personal im Krankenhaus und in der Praxis Stellung genommen werden. Es muß jedoch darauf hingewiesen werden, daß die Beantwortung der Frage nach dem Infektionsrisiko zur Zeit aus Mangel an ausreichenden epidemiologischen Daten noch nicht hinreichend exakt beantwortet werden kann.

HIV wurde aus Blut, Samenflüssigkeit, Vaginalsekret, Speichel, Tränenflüssigkeit, Muttermilch, Cerebrospinalflüssigkeit, Amnionflüssigkeit und Urin isoliert und kann wahrscheinlich auch in anderen Körperflüssigkeiten, Sekreten und Exkreten von HIV-infizierten Personen nachgewiesen werden. Epidemiologische Bedeutung bei der Übertragung haben bisher nur Blut, Samenflüssigkeit, Vaginalsekret und möglicherweise Muttermilch sowie Spenderorgane (s. Beitrag Epidemiologie).

Infektionsrisiko für das medizinische Personal

Risikoabschätzung

Zur Abschätzung des Infektionsrisikos für das medizinische Personal werden prinzipiell drei Wege beschritten:

1. Ermittlung des Anteils von medizinischem Personal an den bislang aufgetretenen AIDS-Patienten.
2. Retrospektive und prospektive Ermittlung der HIV-Antikörper-Konversionsrate bei medizinischem Personal nach Exposition (percutan oder Schleimhaut-Hautexposition) gegenüber Blut oder Körperflüssigkeiten von HIV-infizierten Patienten.
3. Einzelkasuistiken.

Anteil von medizinischem Personal an der Gesamtzahl von AIDS-Patienten

Hierzu wurden von den CDC folgende Zahlen ermittelt . Von 32.395 erwachsenen Patienten mit klinisch manifestem AIDS, die dem CDC bis zum 10. Juli 1987 gemeldet wurden, waren 1.875 (5,8%) Angehörige des medizinischen Personals oder klinischer Laboratorien. 95% dieser Patienten gehörten zu einer der Hoch-Risikogruppen für HIV-Infektionen. Für die restlichen 5% konnte kein entsprechendes typisches Risikoverhalten ermittelt werden. Dennoch ist der Anteil des HIV-infizierten medizinischen Personals, bei dem keine übrigen Risikofaktoren für HIV zu ermitteln sind, verglichen mit anderen Berufsgruppen signifikant höher (5% – 3%). Der Anteil der Personen aus medizinischen Berufen und nichtmedizinischen Berufen mit AIDS, ohne erkennbares HIV-Risiko ist seit 1982 nicht angestiegen. 87 Angehörige des medizinischen Personals gehörten zu der Kategorie, die kein übriges erkennbares AIDS-Risiko z. B. durch entsprechendes Risikoverhalten hatten. Informationen sind unvollständig von 16 (18%) aufgrund von Tod oder Weigerung, interviewt zu werden. 38 (44%) werden noch weiter untersucht. Von den verbliebenen 33 (38%) waren 5 Ärzte (Chirurgen), 1 Zahnarzt, 3 Krankenschwestern, 9 Krankenpflegehelfer, 7 Stationshilfen, 3 Laborangestellte, 1 Therapeut und 4 weitere Personen, die keinen Patientenkontakt hatten. Obwohl 15 von 33 Personen über parenterale Stichverletzungen oder Schleimhautkontakt mit Blut oder Körperflüssigkeiten von Patienten in den letzten 10 Jahren berichteten, bevor bei ihnen die Diagnose AIDS gestellt wurde, war keine bewußt einem Patienten mit AIDS oder bekannter HIV-Infektion exponiert.

Prospektive Untersuchungen zur Abschätzung des HIV-Risikos bei medizinischem Personal

Im Rahmen eines Überwachungsprojektes durch das CDC wurden bis zum 30. Juni 1987 883 Angehörige des medizinischen Personals auf HIV-Antikörper nach ensprechender Exposition untersucht. Von diesen hatten 708 (80%) eine perkutane Exposition mit Blut und 175 (20%) Blutspritzer oder übrigen HIV-haltigen Körperflüssigkeiten auf Schleimhäuten oder offenen Wunden. Von den 396 Angehörigen des medizinischen Personals, von denen lediglich eine Serumprobe innerhalb von 90 Tagen post expositionem vorlag, konnten bei einer Person, für die eine heterosexuelle Übertragung nicht ausgeschlossen werden konnte, HIV-Antikörper nachgewiesen werden. Von 425 Angehörigen des medizinischen Personals waren sowohl unmittelbar nach Exposition wie zu einem späteren Zeitpunkt Serumproben entnommen und untersucht worden. Von den 74 Personen, bei denen eine nicht perkutane Exposition vorlag, serokonvertierte niemand. Von 351 Personen mit perkutaner Exposition serokonvertierten 3 Personen (0,9%). Keiner dieser 3 Angehörigen des medizinischen Personals hatte andere dokumentierbare Risikofaktoren für die HIV-Infektion. Es ist hervorzuheben, daß sich die 0,9%-Serokonversionsrate auf die 351 Personen mit perkutaner Exposition beziehen, von denen sowohl unmittelbar nach Exposition sowie mehr als 90 Tage post expositionem Serum auf HIV-Antikörper untersucht werden konnte. Wird die Serokonversionsrate der 3 Personen auf die Gesamtzahl der Personen mit perkutaner Exposition gegenüber Blut bezogen (3 zu 708) so beträgt die Serokonversionsrate 0,42%.

Diese vom CDC durchgeführte prospektive Studie kann zur Zeit als die am besten dokumentierte Studie angesehen werden.

In weiteren prospektiven Studien, in denen zwischen 150-332 Personen des medizinischen Personals nach Nadelstichverletzungen bzw. Exposition von Schleimhaut, offenen Wunden gegenüber Blut oder anderen Körperflüssigkeiten HIV-infizierter Patienten untersucht wurden, konnte nach Angabe des CDC keine Serokonversion festgestellt werden.

Hofmann et al. (Hofmann F., et al., 1988) berichteten über 61 gemeldete Stichverletzungen bei HIV-positiven-Patienten im Klinikum Freiburg. Bei bislang keinem einzigen Fall kam es zu einer HIV-Serokonversion, was durch Blutuntersuchung jeweils 3 Monate und 12 Monate nach dem entsprechenden Ereignis objektiviert werden konnte. Dabei wird von den Verfassern darauf hingewiesen, daß in einigen Fällen von Stichverletzungen berichtet wurde, bei denen größere Blutmengen im Spiele waren.

Nach Angabe von Mertens und Diehl (Mertens T. et al., 1988) die die Serokonversionsraten weiterer Studien in USA und Europa zusammenfaßten, fanden sich bei 1.558 Expositionen 4 (0,25%) weitestgehend gesicherte und 3 fragliche nosokomiale HIV-Infektionen. Von diesen insgesamt 7 nosokomialen HIV-Infektionen handelte es sich in allein 6 Fällen um perkutane Inokulationen.

Aufgrund dieser prospektiven Studien beim medizinischen Personal nach gesicherter Exposition muß davon ausgegangen werden, daß das Serokonversionsrisiko nach
- Nadelstichverletzungen maximal 0,9%
- nicht perkutaner Exposition (Schleimhautkontakt oder Kontamination der offenen Wunde mit Blut oder Körperflüssigkeit) bislang nicht sicher quantifizierbar ist.

Das Serokonversionsrisiko nach letztgenannter Expositionsart liegt sicher deutlich unter dem Serokonversionsrisiko nach Nadelstichverletzungen.

Eine weitere Möglichkeit zur prospektiven Erfassung des Serokonversionsrisikos besteht darin, eine besonders gefährdete Berufsgruppe wie z. B. Zahnärzte hinsichtlich der Prävalenz von Antikörpern gegen HIV zu untersuchen.

So wurden insgesamt 1231 Zahnärzte und Zahnarzthelferinnen, von denen viele in Gegenden mit zahlreichen AIDS-Fällen arbeiteten, auf die HIV-Antikörperprävalenz untersucht. 1 Zahnarzt (0,1%) hatte HIV-Antikörper. Obwohl keine Exposition gegenüber einer bekannten HIV-infizierten Person dokumentiert werden konnte, waren durch epidemiologische Abklärung keine weiteren Risikofaktoren für eine HIV-Infektion zu identifizieren. Der infizierte Zahnarzt, der anamnestisch auch wiederholte Nadelstichverletzungen und Verletzungen seiner Hand angab, trug bei zahnärztlichen Arbeiten nicht regelmäßig Handschuhe.

In einer dänischen Studie wurden 961 Zahnärzte untersucht (22,9% aller dänischen Zahnärzte). Hierbei konnte keine serologisch bestätigte HIV-Infektion festgestellt werden (Mertens T. et al., 1988).

Einzelkasuistiken von berufsbedingten HIV-Infektionen bei medizinischem Personal, Laborpersonal oder Pflegenden von AIDS-Patienten lassen zwar kein Urteil über die Höhe eines Infektionsrisikos zu, zeigen jedoch, daß unter bestimmten Umständen eine HIV-Infektion des medizinischen Personals grundsätzlich möglich ist. Die erste gesicherte Infektion wurde im Dezember 1984 berichtet. In der Folgezeit wurden weitere Kasuistiken publiziert, die im Zusammenhang mit der medizinischen Behandlung, Pflege von HIV-positiven Patienten oder bei Laborarbeiten auftraten. Nach einer Zusammenstellung von Mertens und Diehl (Mertens T. et al., 1988) sind bislang 16 Kasuistiken einer nosokomialen HIV-Infektion beschrieben, von denen 9 als gesichert gelten. In 7 Fällen lag eine perkutane Verletzung (meist Kanülenverletzung) vor. In 2 Fällen wurde die Kontamination einer Schnittverletzung beschrieben. In 3 Fällen war wahrscheinlich die Kontamination von Haut (rissige Haut), Schleimhaut oder dermatitisch veränderter Haut die Ursache für eine HIV-Infektion. In 2 Fällen können keine genauen Angaben über die Expositionsart gegeben werden, wobei es sich in 2 Fällen um Pflegepersonen außerhalb der Klinik handelt und in 1 Fall um den bereits oben erwähnten Zahnarzt.
Im Gegensatz zu früheren Angaben scheinen oberflächliche Verletzungen z. B. durch mit Blut kontaminierte Kanülen für die Übertragung ausreichend zu sein.

Wurde anfangs angenommen, daß Voraussetzung für die HIV-Infektion ausschließlich eine perkutane (Nadelstichverletzung) sein müsse, so ließen im Mai 1987 vom CDC publizierte Kasuistiken erkennen, daß auch die Blutkontamination der vorgeschädigten Haut bzw. Kontamination von Schleimhaut als Infektionsweg grundsätzlich mitberücksichtigt werden muß.

Zusammenfassend ist festzustellen, daß im Krankenhaus oder bei der Pflege HIV-infizierter Patienten die Möglichkeit der HIV-Übertragung durch

- parenteralen Kontakt bei Nadelstichverletzungen, zerbrochenem Glas oder anderen scharfen Gegenständen (Pipetten), die HIV-kontaminiert sind
- Spritzer HIV-kontagiösen Materials auf verletzte Haut oder Schleimhaut von Auge, Nase und Mund

grundsätzlich gegeben ist. Das Verschlucken oder die Inhalation wird z. Z. nicht als Infektionsweg angesehen. In diesem Zusammenhang ist darauf hinzuweisen, daß das durchschnittliche Volumen von Blut, welches während Nadelstichverletzung inokuliert wird, außerordentlich gering ist (1,4 fl) (Friedland G. H. et al., 1987). Es ist üblich, daß HIV-Übertragungsrisiko mit dem der Hepatitis B zu vergleichen. Dabei wird darauf hingewiesen, daß das Übertragunsrisiko bei Hepatitis B ungleich größer ist als bei HIV, da bei Hepatitis B kontaminiertem Blut höhere Virustiter als bei HIV vorhanden sind (1013 infektiöse Partikel pro ml/104 infektiöse Partikel pro ml Blut bei HIV).

Der Vergleich ist jedoch nur bedingt zulässig, da 90% der Hepatitis-B-Infizierten nach durchgemachter Infektion Antikörper bilden. Lediglich 10% der Hepatitis B-Infizierten entwickeln eine chronische Hepatitis B, von denen nur ca. 2% eine chronisch aggressive Hepatitis B entwickeln die bezüglich Schwere, Prognose und lebensdauernde Infektiosität mit der HIV-Infektion vergleichbar ist. Nach bisherigem Kenntisstand muß jedoch bei allen HIV-Infizierten mit lebenslanger Infektiosität gerechnet werden. Darüber hinaus ist der klinische Verlauf der HIV-Infektion im Endstadium ungleich schwerer.

Nadelstichverletzungen

In der Tabelle 12 sind die Tätigkeiten, bei denen Nadelstichverletzungen auftraten in Abhängigkeit vom Berufsstatus sowie die relative Häufigkeit und Inzidenz von Nadelstichverletzungen in Abhängigkeit vom Berufsstatus nach einer Untersuchung von Mc CORMICK et al. (Mc Cormick R. et al., 1981) aufgeführt. Hierbei handelt es sich um eine Untersuchung, die noch vor dem Bekanntwerden der HIV-Epidemie durchgeführt wurde. Nach dieser Untersuchung treten bei Schwestern die meisten Nadelstichverletzungen bei der Durchführung parenteraler Injektion und bei Infusionstherapie

Tabelle 1. Relative Häufigkeit und Inzidenz von Nadelstichverletzungen in Abhängigkeit vom Berufsstatus

Berufsstatus	Vollzeitbeschäftigte (Anzahl)	berichtete Nadelstichverletzung (Anzahl)	%-Anteil	jährliche Inzidenz pro 1 000 Angestellte
Med. Pflegepersonal	396	143	45,3	92,6
Reinigungspersonal (Wäscherei)	111	55	17,4	127
Laborpersonal	115	47	14,9	104,7
Anderes Pflegepersonal	262	45	14,3	44,1
Verschiedene	39	26	8,2	26,2
Gesamt	923	316	100	81,8

McCormick, Am. J. Intern. Med. 70/1981/928

insbesondere bei nicht kooperativen Patienten auf. Die übrigen Tätigkeiten spielen für das medizinische Pflegepersonal nur eine geringere Rolle. Reinigungs- und Wäschereipersonal zieht sich die Verletzungen am häufigsten bei der Nadelentsorgung und beim Sammeln und Entsorgen von Abfall und Wäsche zu.

Die höchste Inzidenz von Nadelstichverletzungen hat das Reinigungspersonal gefolgt vom Laborpersonal und erst an dritter Stelle folgt das medizinische Pflegepersonal. Von Hoffmann et al. wurden die Bagatellverletzungen im Krankenhaus im Universitätsklinikum Freiburg 1985-1987 untersucht. Dabei konnte festgestellt werden, daß die Meldehäufigkeit von Kanülenstichverletzungen in deutlicher Abhängigkeit zur Versendung von ensprechenden Merkblättern steht. Die höchste Meldebereitschaft ist bei Ärzten und Pflegepersonal, hingegen weniger bei Reinemachfrauen, Technikern und MTAs festzustellen. Die meisten Stichverletzungen traten in der Zeit zwischen 10.00 und 13.00 Uhr, d. h. in der Hauptblutentnahmezeit auf den Stationen auf, wobei ein weiterer Häufigkeitsanstieg zwischen 17.00 und 21.00 Uhr folgt.

Besonders hervorzuheben ist aus verschiedenen Untersuchungen zur Frage der Nadelstichverletzungen – wie bereits erwähnt – die hohe Gefährdung des Reiniguns- und Wäschereipersonals (Mc Cormick R et al., 1981; Hofmann F. et al.,1988). Bis zu 50% der Verletzungen bei diesem Personal, die sich während dem Sammeln oder dem Entsorgen von Wäsche bzw. Abfall ereignen, sind direkte Folge der Sorglosgkeit und Ignoranz derjenigen, die gebrauchte

Nadeln nicht sachgerecht entsorgen (Mc Cormick R et al., 1981).

Die Häufigkeit von Nadelstichverletzungen ist durch entsprechende Aufklärung und durch organisatorische Maßnahmen bei der Entsorgung von spitzen und scharfen Gegenständen (siehe hygienische Maßnahmen) zu reduzieren.

Neben Nadelstichverletzungen sind insbesondere Verletzungen während Operationen beim OP-Personal von Bedeutung. Nach Angaben von SIM et al. treten Handschuhperforationen bei bis zu 30% der Operationen auf sowie in 15-20% Verletzungen durch Nadel oder Skalpell bei Operationen. Trotz der hohen Verletzungsrate bei operativen Eingriffen konnte eine HIV-Infektion über diesen Weg bislang nicht nachgewiesen werden (Sim A.J.W. et al., 1988).

Während die bislang vorliegenden Berichte über eine HIV-Infektion in erster Linie bei direktem Kontakt mit dem Blut von Patienten bei Verletzungen (Nadelstichverletzungen, Schnittverletzungen) oder massivem Verspritzen von Blut auf Haut bzw. Schleimhaut zustande kamen, ist die Bedeutung von Instrumenten oder blutkontaminierter Flächen für die Übertragung von HIV bislang nicht geklärt.

Inaktivierung von HIV

Nahm man anfangs an, daß HIV außerhalb des menschlischen Körpers aufgrund seiner Labilität rasch inaktiviert bzw. auf nicht mehr infektionsrelevante Konzentrationen reduziert würde, so zeigen entsprechende Untersuchungen (Tabelle 2), daß in Abhängigkeit vom Nachweisverfahren und der eingesetzten Konzentration zellfreies HIV bis zu 15 Tagen bei Raumtemperaturen nachgewiesen werden konnte, bis zu 11 Tagen bei 37 Grad C und bis zu 1 Tag, sofern HIV zellassoziiert vorlag (Resnick L. et al., 1986; Zeichardt

Tabelle 2. Stabilität von HIV in der unbelebten Umgebung in Abhängigkeit von der Temperatur

Temperatur	Zeit	Virussubstrat
Raumtemperatur	15 Tage	Virussuspension
37°C	11 Tage	Virussuspension
30°C	1 Tag	Eingetrocknetes zellassoziiertes Virus
56°C	8'-30'-5 Std.	Virussuspension in Abhängigkeit von Proteinzugabe
60°C	2'	Virussuspension

Zeichardt et al. Dt. Ärzteblatt 84/1987/791
MMWR 36 (1987) No. 2 S.

H. et al., 1987). HIV konnte mittels Zellkulturtechniken 1 bis 3 Tage nach dem Antrocknen nachgewiesen werden; die Rate der Inaktivierung war jedoch sehr schnell. Entsprechende Untersuchungen des CDC ergaben, daß durch Antrocknen eine rasche 1 bis 2 log-Stufen betragende Reduktion (90-99% der Ausgangs-HIV-Konzentration) verursacht wird. Dies bedeutet, daß von 10^4 bis 10^3 HIV/ml Blut nach einigen Stunden noch 1000 bis 100 HIV/ml im Extremfall vorhanden sein können.

Von seiten des CDC wird hervorgehoben, daß bei derartigen Laboruntersuchungen zur Überlebenszeit von HIV in der unbelebten Umgebung hochkonzentrierte HIV-Proben verwendet wurden, mit bis zu 10 Mio. HIV TCID (Tissue-Culture Infectious Doses) pro ml. Diese Konzentration von HIV ist 100 000fach höher als üblicherweise im Blut oder Serum von Patienten mit HIV-Infektionen nachgewiesen. Unter Berücksichtigung der dargestellten Ergebnisse und im Hinblick auf einen umfassenden Gesundheitsschutz kommt der Dekontamination von blutkontaminierten Flächen und Instrumenten wie blutkontaminierten oder blutdurchströmten Geräten besondere Bedeutung zu. Instrumente und Geräte, die steriles Gewebe oder das Gefäßsystem jedes Patienten oder medizinische Geräte, durch welche Blut fließt, müssen vor der Wiederverwendung sterilisiert werden (N. N., 1987). Geräte oder Gegenstände, die mit der intakten Schleimhaut in Berührung kommen, müssen mit Verfahren desinfiziert werden, die die Wirkungsbereiche A und B der Desinfektionensmittelliste des Bundesgesundheitsamtes umfassen.

Besondere Bedeutung kommt dabei bestimmten Instrumenten und Geräteteilen sowohl in der Klinik wie auch in der ärztlichen, zahnärztlichen Praxis, in Friseurbetrieben etc. zu (Tabelle 3). Hierbei handelt es sich um Instrumente bzw. Geräteteile, die in der Regel blutkontaminiert

Tabelle 3. Instrumente und Gegenstände, die im Zusammenhang mit der HIV-Übertragung besonders zu berücksichtigen sind

– Endoskope	– Tonometer
– Dialyse-Geräte	– Kontaktlinsen (des Probiersatzes)
– Plasmapheresemaschine	
– Hand- und Winkelstücke zahnärztlicher Geräte	– Laborgeräte (Pipetten, Hämatokritbestimmung)
– Scheren, Rasierklingen, Ohrlochstechgeräte, Ohrringe, Tätowierbesteck, Pedikür- und Manikürbesteck	– Gefrierschnitt-Geräte

werden oder bei denen eine Kontamination mit Blut oder Körperflüssigkeiten nicht auszuschließen ist (z. B. Spül- und Saugkanal bei Endoskopen).

Bei vielen dieser Geräteteile ist eine Desinfektion schwierig und vielfach nicht vorauszusetzen.

In diesem Zusammenhang ist darauf hinzuweisen, daß detaillierte Hygienerichtlinien nur für das Krankenhaus bzw. Hygieneverordnungen in manchen Bundesländern für Friseur- und Tätowierbetriebe Geltung haben. Zahnärztliche und ärztliche Praxen unterliegen jedoch nicht derartigen Regelungen, sie werden auch nicht routinemäßig durch den öffentlichen Gesundheitsdienst beaufsichtigt.

Übertragung opportunistischer und anderer Krankheitserreger

Neben der Frage der Übertragbarkeit von HIV muß – wie bereits erwähnt – auch die Frage mit HIV-assoziierten Sekundärinfektionserregern diskutiert werden. Patienten im Stadium IV der CDC-Klassifikation scheiden zum Teil in hohen Konzentrationen entsprechende Infektionserreger (Mycobacterium tuberculosis, Mycobacterium avium intrazellulare, Pneumocystis carinii, Kryptosporidien, Zytomegalievirus, Herpesviren) aus. Bezüglich der Desinfektionsmittelresistenz von Protozoen existieren bislang nur spärliche Kenntnisse. Es muß davon ausgegangen werden, daß Protozoen im Zystenstadium von Desinfektionsmitteln in der Konzentration des Wirkbereichs A und B der Liste des Bundesgesundheitsamtes nicht sicher abgetötet werden. Entsprechende Zysten können am besten durch mechanische Reinigung z. B. aus Geräten entfernt werden.

Ausdrücklich soll in diesem Zusammenhang nochmals auf Mycobacterium tuberculosis hingewiesen werden. Hofmann et al. berichtet über eine Hospitalinfektion bei einem Arzt, der sich bei einem Patienten mit den Diagnosen AIDS, Tuberkulose und Hepatitis B stach. Der Arzt war gegen Hepatitis B geimpft, daher wurde die Hepatitis B nicht übertragen. Anti-HIV konnte ebenfalls bei dem Arzt nicht nachgewiesen werden. Es entwickelte sich jedoch am Ende des Kanülen-Stichkanales eine Knochentuberkulose, die chirurgisch versorgt werden mußte (Hofmann F.et al., 1988).

Neben den Mykobakterien ist weiterhin auf die Zytomegalieinfektionen hinzuweisen, die zu den spezifischen Sekundärinfektionen gemäß CDC Surveillance-Definition bei AIDS zählen und in einem hohen Prozentsatz bei Patienten mit AIDS klinisch manifest sind. Nach einer Untersuchung von Klein aus dem Jahre 1981 waren 2/3 der von ihm untersuchten Krankenschwestern, die Anfang der zwanzig waren, empfänglich für Cytomegalovirusinfektion. Hieraus wurde die Empfehlung abgeleitet, daß schwangere Krankenschwestern Patienten mit bekannter Cytomegalovirusinfektion nicht pflegen sollten (Klein J.Q., 1988).

Hygienische Maßnahmen

Ziel hygienischer Maßnahmen ist der

- Schutz des medizinischen Personals und der Mitpatienten vor HIV-Übertragung

  es muß eine Übertragung
  - von Patient zu Patient
  - von Patient zu Personal
  - vom Personal zum Patienten verhindert werden

  - Schutz vor Übertragung von Sekundärinfektionen für den
  - HIV-positiven Patienten
  - Mitpatienten
  - das medizinische Personal.

Dabei muß im folgenden unterschieden werden zwischen solchen hygienischen Maßnahmen, die
- für alle Patienten gelten
- für den HIV-infizierten Patienten im Stadium I bzw. II nach CDC-Klassifikation gelten.
- für den Patienten mit klinisch manifestem AIDS gelten.

Aufgrund der ansteigenden Prävalenz von HIV erhöht sich die Wahrscheinlichkeit mit der medizinisches Personal Blut von HIV-infizierten Patienten exponiert ist. Eine Untersuchung des HIV-Serostatus ist häufig insbesondere in Notfallsituationen nicht möglich. Aus diesen Gründen wird seitens des CDC gefordert, daß alle Patienten als möglicherweise HIV-infiziert anzusehen sind und daß entsprechende Hygieneregeln strikt eingehalten werden sollten, um das Risiko der Exposition mit Blut oder Körperflüssigkeiten von allen Patienten auf ein Mindestmaß zu verringern. In den Empfehlungen des CDC wird weiterhin die Notwendigkeit betont, Blut und andere Körperflüssigkeiten von allen Patienten als möglicherweise infektiös einzustufen.

Bei HIV-infizierten Patienten im Stadium I bzw. II nach CDC-Klassifikation kommt neben dem Schutz Weiterübertragung von HIV für medizinisches Personal und Mitpatienten dem Schutz der HIV-positiven Patienten vor spezifischen Sekundärinfektionen besondere Bedeutung zu.

Bei Patienten mit klinisch manifestem AIDS (Stadium IV der CDC-Klassifikation) muß neben Maßnahmen zum Schutz der Übertragung von HIV ebenso der Schutz der Sekundärinfektionen (Mycobacterium tuberculosis, Zytomegalievirus, Mykobakteriosen, Salmonelly typhi murium, die z. T. nach dem BSeuchG meldepflichtig sind) für das Personal berücksichtigt werden.

Das Ausmaß der notwendigen Hygienemaßnahmen richtet sich somit u.a. nach dem Stadium der HIV-Infektion.

Es sind eine Reihe von Publikationen, Empfehlungen und Richtlinien zur Verhütung der Übertragung von HIV in Klinik und Praxis erschienen. Diese basieren in der Regel auf den durch das CDC ergegebenen Empfehlungen (Rudolph H. et al.,1987). Im März 1988 erschien die Anlage zu „Allgemeine Hygienemaßnahmen" der Richtlinie für die Erkennung, Verhütung und Bekämpfung von Krankenhausinfektionen: „Hygienische Maßnahmen zur Verhütung der Übertragung von HIV im Krankenhaus" (Bundesgesundheitsblatt 31 (1988) 97-99), auf die ausdrücklich verwiesen wird.

Es hat sich bewährt zwischen allgemeinen und speziellen Hygienemaßnahmen im Zusammenhang mit HIV zu unterscheiden.

Allgemeine Hygienemaßnahmen

Bei der Verhütung der Übertragung von HIV und entsprechende Sekundärinfektionen haben
- der Schutz vor Kontamination
- der Schutz vor Verletzungen
- die sichere Dekontamination
- die sichere Entsorgung

entscheidende Bedeutung.

Es sind keine besonderen hygienischen Maßnahmen erforderlich, es gilt aber auf einer strikten Einhaltung anerkannter Hygieneregeln zu bestehen. Die Schutzmaßnahmen sind bei der Behandlung aller Patienten unerläßlich.

Schutz vor Kontamination

Alle Angehörigen des medizinischen Personals müssen Vorsichtsmaßnahmen ergreifen, um einer Haut- oder Schleimhautexposition vorzubeugen, wenn Kontakt mit Blut oder anderen Körperflüssigkeiten von allen Patienten unabhängig von deren HIV-Serostatus anzunehmen ist. Handschuhe sind vor Berühren von Blut oder Körperflüssigkeiten, vor Kontakt mit Schleimhaut oder der nicht intakten Haut von allen Patienten, vor dem Umgang mit Gegenständen oder Oberflächen, die mit Blut oder Körperflüssigkeiten verunreinigt sind und vor der Durchführung von Venenpunktionen oder anderen Eingriffen mit Eröffnung des Gefäßsystems anzuziehen.

Gesichtsmasken und Augenschutz (Brille) sind bei Maßnahmen zu tragen, bei denen Spritzer von Blut oder anderen Körperflüssigkeiten nicht auszuschließen sind, um einer Schleimhautexposition von Mund, Nase und Augen vorzubeugen (Intubation, Absaugen beatmeter Patienten, Endoskopie, Sputumgewinnung).

Schutzkleidung

Schutzkleidung ist bei allen Tätigkeiten zu tragen, wo mit dem Verspritzen von Blut oder Körperflüssigkeiten zu rechnen ist. Insbesondere bei operativen Eingriffen oder im Rettungsdienst, wo eine Durchfeuchtung der Kleidung, auch der Schutzkleidung zu erwarten ist, ist nur der Einsatz von feuchtigkeitsundurchlässigem Material sinnvoll und daher zu fordern.

Schutz vor Verletzungen

Dem Schutz vor Verletzungen kommt im Zusammenhang mit der Verhütung der Weiterübertragung von HIV die größte Bedeutung zu. Auf diesem Gebiet sind Innovationen von der Industrie zu fordern.

Durch Schulungsveranstaltungen mit Übungen ist das Personal über die Gefahren aufzuklären. Angesichts der zunehmenden Risiken stellt solch eine Unterweisung die wichtigste Maßnahme zur Verhütung von Verletzungen dar. „Risiko-bewußtes" Verhalten bei Blutentnahmen, Umgang mit möglicherweise kontaminiertem Material und der Entsorgung muß jedem Mitarbeiter selbstverständlich sein!

Spitze Gegenstände sind sofort in stichfeste Behälter abzulegen. Kanülen dürfen nicht abgeknickt, gebogen oder in ihre Hüllen gesteckt werden!

Um eine Kontamination mit Blut zu unterbinden, sind Kanülen, Spritzen und Venenkatheter mit Ventil zu empfehlen.

Sofern die Patienten bei Blutentnahmen oder anderen invasiven Eingriffen nicht kooperativ sind (psychoneurologische Veränderungen) sollte eine zweite Person assistieren. Ein noch ungelöstes Problem ist die hohe Selbstverletzungsrate durch Nadeln und Skalpelle während operativer Eingriffe (15-20%). Das Tragen auch doppelter Handschuhe schützt nicht sicher vor derartigen Verletzungen. In diesem Zusammenhang wird die Entwicklung von Laser-Skalpellen, Ultraschall zur Gewebedurchtrennung und automatischen Nahtmaschinen in stärkerem Maße gefordert (Sim A.J.W. et al., 1988).

Dekontamination von Instrumenten, Flächen, Händen und Haut

Das HIV ist gegenüber Desinfektionsmitteln empfindlicher als das Hepatitis B-Virus. Aus diesem Grunde können alle Mittel und Verfahren verwendet werden, die sich bei Hepatitits B bewährt haben. In der Anlage zur Richtlinie wird darauf hingewiesen, daß chemische Mittel auch in Gegenwart von Blut ausreichend wirksam sein müssen. Dies trifft aber nicht auf Natriumhypochlorit zu, welches bevorzugt von den CDC empfohlen wird.

Bezüglich der anzuwendenden Desinfektionsmaßnahmen wird ausdrücklich auf die Anforderungen der Krankenhaushygiene bei der Dialyse (Bundesgesundhbl. 28 , 1985, 280-282) verwiesen. Die beschriebenen Maßnahmen sind auch bei HIV-positiven Patienten einzuhalten.

Desinfektionsverfahren

Auch bei HIV wirksame Desinfektionsverfahren sind in der Tabelle 4 zusammengestellt.

Von den Desinfektionswirkstoffen sind Alkohole (70-85 Vol.-%), Aldehyde (insbesondere Formaldehyd), Chlorverbindugen (Cave: organische Verbindungen) und Peressigsäure (in der Gerätedesinfektion) zu empfehlen. Bei bestimmten Indikationen, wie z. B. der Desinfektion von weichen Kontaktlinsen, die nicht hitzebehandelt werden können, kann bei fehlender Blutkontamination Wasserstoffperoxid (3%) angewendet werden. Chemische Desinfektionsmittel auf Basis der Aldehyde für die Instrumentendesinfektion sowie für die Flächendesinfektion können aus der Liste der Deutschen Gesellschaft für Hygiene und Mikrobiologie ausgewählt werden. Bei sichtbarer Kontamination mit Blut oder anderen Körperflüssigkeiten sind hingegen Mittel bzw. Verfahren aus der Desinfektionsmittel-Liste des Bundesgesundheitsministeriums mit dem Wirkungsbereich B zu benutzen.

In jedem Fall sind zur Instrumentendesinfektion thermische Verfahren in Maschinen vorzuziehen.
Zur Desinfektion von Händen und Haut sind grundsätzlich Präparate auf Alkoholbasis (70-85 Vol.-%) geeignet und ausreichend wirksam.

In jedem Fall sollten nach Kontamination von Händen und Haut mit Blut oder Körperflüssigkeiten diese unmittelbar danach sorgfältig desinfizierend gereinigt werden. Auch nach dem Ablegen von Schutzhandschuhen ist eine hygienische Händedesinfektion erforderlich.

Instrumente oder Geräte, die mit Blut oder anderen Körperflüssigkeiten unmittelbar in Kontakt gekommen sind, müssen desinfiziert werden. Wie bereits erwähnt sind thermische Verfahren in Maschinen chemischen Desinfektionsverfahren in jedem Fall vorzuziehen. Aufgrund der offensichtlich vorhandenen Thermolabilität von HIV kann davon ausgegangen werden, daß bei Anwendung von feuchter Hitze (93 °C, 3 Minuten) HIV sicher inaktiviert wird. Sofern aus Gründen der Materialunverträglichkeit nur niedrige Temperaturen (60 °C) zulässig sind, muß eine chemothermische (plus Desinfektionsmittelzusatz) Desinfektion erfolgen. Besondere Sorgfalt muß der Desinfektion von Endoskopen, Dialysegeräten sowie von Hand- und Winkelstücken zahnärztlicher Einheiten gewidmet werden.

Tabelle 4. Auswahl der Desinfektionsverfahren

Anwendungsbereich	Empfehlung 1. Wahl	2. Wahl	Alternative mit erhöhtem Risiko	Bemerkungen
Instrumente, Geräteteile	Thermische Desinfektion in Maschinen (93°C/10 min)			Keine Gefährdung des Personals, da Vorreinigung entfällt Auswahl: BGA-Liste
		Chemo-Thermische Desinfektion in Maschinen; 40–60°C mit Desinfektionsmitteln		Auswahl nur aufgrund von Gutachten
			Chemische Eintauchdesinfektion	meist gefährliche Vorreinigung nötig unsichere Wirkung wegen unvollständiger Benetzung; absorbierte Wirkstoffe Auswahl: aldehydische Präparate aus DGHM-Liste
Hände, Haut*	Alkoholische Präparate			Auswahl: DGHM-Liste
Flächendesinfektion	Aldehydische Präparate			Auswahl: DGHM-Liste
		Alkoholische Präparate		nur auf kleinen Flächen Auswahl: DGHM-Liste
		Chlorabspalter (Chloramin T)		Inaktivierung durch organische Belastung
		Hypochlorit		Inaktivierung durch organische Belastung

* Auch bei kleinen Verletzungen sind Alkohole zu empfehlen; Achtung: PVP-Jodverbindungen sind in Gegenwart von Blut unwirksam
DGHM = Deutsche Gesellschaft für Hygiene und Mikrobiologie

Wegen des hohen Infektionsrisikos bei der Reinigung sind Blutsenkungsröhrchen aus Glas zu verbieten.

Flächendesinfektion

Zur routinemäßigen Desinfektion von Oberflächen (Wänden, Fußböden, Arbeitsflächen, äußere Oberflächen von Geräten) können Präparate aus der Liste der Deutschen Gesellschaft für Hygiene und Mikrobiologie mit Aldehyden oder aktivem Chlor als Wirkstoff verwendet werden. Bei diesen Arbeiten sind in dem Fall Handschuhe zu tragen. Nach Verlegen, Entlassen, Tod eines HIV-positiven Patienten sowie nach invasiven Eingriffen (OP) erfolgt eine übliche Scheuderdesinfektion. Ein Vernebeln oder Verdampfen von Formalin ist nur bei Vorliegen bestimmter Sekundärinfektionen (z. B. Tbc) erforderlich.

Steckbecken und Urinflaschen

In vielen Krankenhäusern ist die Desinfektion von Steckbecken und Urinflaschen unzureichend. Abzulehnen sind Geräte, in welchen nach der Reinigung (meist über eine zentrale Dosieranlage) Desinfektionsmittel auf die nassen Steckbecken und Urinflaschen aufgesprüht wird. Der Einbau thermisch desinfizierender Geräte stellt eine unbedingte Forderung dar. Stehen diese Anlagen nicht zur Verfügung, so müssen nach der Reinigung die Steckbecken und Urinflaschen in viruswirksamen Desinfektionsmitteln auf der Basis von Aldehyden vollständig untergetaucht werden. Bei diesen Arbeiten ist eine Kontamination des Personals (Handschuhe, Schutzkleidung) zu verhindern.

Geschirr

Im Krankenhaus ist die Aufbereitung von Geschirr in desinfizierenden Reinigungsanlagen vorauszusetzen. Für Geschirr von HIV-positiven Patienten sind keine weiteren Anforderungen zu stellen.

Wäsche

Die gesamte Krankenhauswäsche wird weiterhin als „infektiös" eingestuft, weshalb desinfizierende Waschverfahren üblich sind. Es ist sicherzustellen, daß auch die Dienstkleidung des gesamten Personals, fallweise Aushilfen und Studenten gleichermaßen aufbereitet wird.

Entsorgung

Der sachgerechten Entsorgung von Abfällen Blut, Stuhl, Spritzen, Kanülen kommt große Bedeutung zu. An dieser Stelle sei nochmals auf die hohe Verletzungsgefährdung des Reinigungs- und Wäschereipersonals hingewiesen. Spitze und scharfe Gegenstände müssen daher unmittelbar nach Verwendung in stich- und transportfesten, flüssigkeitsdichten, verschlossenen Behältern, abgelegt werden. Dies bedeutet, daß z. B. bei der „Spritzenvisite" entsprechende Entsorgungsbehältnisse entweder im Patientenzimmer vorhanden sind oder mitgeführt werden. Die Sammelgefäße müssen rechtzeitig entsorgt werden, damit bei dem Abwerfen von Kanülen keine Verletzungen resultieren. An dieser Stelle ist aus gegebenem Anlaß nochmals darauf hinzuweisen, daß derartige Entsorgungsgefäße eine ausreichende Wandstärke haben müssen, um das Durchstechen von Kanülen sicher auszuschließen. Es muß ausgeschlossen werden, daß Nadeln, Punktionsbesteck oder andere blutkontaminierte spitze und scharfe Gegenstände in Kitteln oder in Bettwäsche zurückgelassen werden. Hierdurch resultieren – wie bereits erwähnt – häufig Stichverletzungen beim Entsorgungspersonal.

Mit HIV kontaminierte Abfälle können nach der BGA-Anlage wie Abfälle der Gruppe B entsorgt werden, soweit nicht durch Vorliegen anderer Sekundärinfektionen eine Entsorgung als Abfall der Gruppe C erforderlich ist. Dies bedeutet, daß eine gesonderte Behandlung der Abfälle vor der Endbeseitigung (z. B. Deponie), wie z. B. die thermische Desinfektion mit gespanntem, gesättigtem Dampf oder Verbrennen nicht notwendig ist.

Problematisch ist häufig die Entsorgung von Spritzen und Kanülen aus Arzt- und Zahnarztpraxen. Diese werden ungeschützt in Papier- oder Plastikabfallsäcken mit dem üblichen Hausmüll entsorgt. Beim Gesundheitsamt Köln gingen wiederholt Meldungen ein, wonach Schulkinder Spritzen und Kanülen aus Mülltonnen von Arztpraxen mitnahmen. Es ist daher in den kommunalen Abfallsatzungen festzuschreiben, daß scharfe, spitze Gegenstände wie auch im Krankenhaus in entsprechenden Behältnissen verschlossen entsorgt werden müssen. Nur in derartigen Behältnissen dürfen diese in den Hausmüll gegeben werden. In Köln werden Arztpraxen eigene verschließbare Mülltonnen zur Verfügung gestellt.

Spezielle hygienische Maßnahmen

Probleme der Allgemeinstation

Unterbringung

Eine Absonderung oder Isolierung von HIV-positiven Patienten ist nicht grundsätzlich erforderlich. Bei Patienten mit klinisch manifestem AIDS kann aber aufgrund schwerverlaufender hochkontagiöser Sekundärinfektionen, sowie aus psychologischen oder pflegerischen Gründen (schwere therapieresistente Diarrhoe) und zur Schutzisolierung eine Unterbringung im Einzelzimmer notwendig werden, wobei eine eigene Naßzelle sinnvoll ist.

Invasive Eingriffe

Bei Operationen, Notfalleingriffen, Herzkatheterisierung oder Angiographie sind die o.g. Schutzmaßnahmen (Handschuhe, Gesichtsmaske, Brille, Schutzkleidung) zu beachten. In den Bereichen, wo eine Durchfeuchtung der Kleidung nicht ausgeschlossen werden kann, ist undurchlässige Schutzkleidung zu verwenden.

Entbindungen

Auf Entbindungsabteilungen gelten grundsätzlich die gleichen Regeln wie im Operationssaal, Lochialsekret und Plazenta sollten grundsätzlich wie Blut behandelt werden, entsprechende Schutzmaßnahmen sind auch beim Umgang mit dem Kind bis alles Blut entfernt ist einzuhalten. Angesichts der Gefahr der Verbreitung verschiedener Virusinfektionen, ist die Sammlung, Aufbewahrung und Abgabe von Plazenta hygienisch vertretbar und dringend zu verbieten. Die Indikation für die Verfütterung von Ammenmilch ist streng zu stellen. HIV-positive Ammen sind auszuschließen. Es darf nur pasteurisierte Ammenmilch verabreicht werden.

HIV-infizierte Schwangere übertragen das Virus in 40-65% (ohne Berücksichtigung der späteren Serokonversion) auf ihr Kind. Aus der hohen Dunkelziffer bei nur freiwilliger HIV-Testung (Kransinski K. et al., 1988) der Schwangeren wird eine hohe Verantwortung dem Personal von Neu- und Frühgeborenenstationen zugemutet.

Spontangeburten ebenfalls wie Schnittentbindungen bei HIV-positiven Müttern müssen unter Isolierbedingungen erfolgen. Gleiches gilt für die postpartale Unterbringung von Wöchnerin und Kind. Rooming-in – 24 Stunden/pro Tag – ist zu empfehlen. HIV-positive Mütter sollten nicht stillen.

Reanimation

In Stationen, Funktionsbereichen sowie Rettungsstationen (auch in Intensivbereichen) sind in „Notfallkoffern“ Mundstücke und Beatmungsbeutel leicht erreichbar vorzuhalten. Durch Einsatz dieser Hilfsmittel wird die Notwendigkeit der Mund-zu-Mund-Beatmung reduziert.

Endoskopie

Diagnostische und therapeutische Endoskopien stellen meist geplante Eingriffe dar. Die strikte Einhaltung aller Maßnahmen zur Verhütung einer Infektion über das Endoskop von Patient zu Patient sowie einer Kontamination des Personals ist als unbedingte Forderung zu verlangen.

Finanzielle Aufwendungen oder organisatorische Erschwernisse können nicht als Entschuldigung für unzureichende Desinfektion von Endoskopen und damit einer Gefährdung der folgenden Patienten akzeptiert werden. Die vielfach noch eingesetzten Endoskope, deren optischer Teil nicht desinfizierbar ist, müssen durch geeignete ersetzt werden. Wiederholt gestellte Forderungen nach Übergangsfristen sind angesichts des Risikos bei diesen geplanten Eingriffen nicht vertretbar.

Vorbedingung jeder Desinfektion ist die exakte Reinigung insbesondere der verschiedenen Kanäle. Verschmutzte oder verschlossene Kanäle sind nicht desinfizierbar. Daher sind die Reinigung und Desinfektion nach besonderen Verfahren in Reinigungs- und Desinfektionsmaschinen zu fordern. Die manuelle oder halbautomatische Aufbereitung ist mit höherer Unsicherheit belastet, als die komplett automatische Reinigung und Desinfektion in Geräten.

Auch eine Ethylenoxidsterilisation kann nur nach exakter Reinigung effektiv sein. Sowohl in Krankenhäusern wie auch bei niedergelassenen Ärzten sind vollständig desinfizierbare Endoskope zu fordern. Sie müssen in geschlossenen Systemen, in Reinigungs-Desinfektionsmaschinen, also unter standardisierbaren, überprüfbaren Bedingungen aufbereitet werden.

Die sichere Verhütung einer Keimübertragung von einem Patienten auf den folgenden über Endoskope muß ärztliches Selbstverständnis vor einer Indikation zur Endoskopie sein. Unterschiedliche Aufbereitungsmethoden zwischen den Endoskopien und am Ende eines Untersuchungstages oder in Abhängigkeit von Hepatitis B- oder HIV-Serumuntersuchungen sind unvertretbar. Hier ist der gleiche Standard für alle Patienten zu fordern.

Während der Untersuchung und bei Reinigunsarbeiten sind undurchlässige Einweghandschuhe, Gesichtsmasken, Hauben und Schutzkleidung zu tragen.

Dialyse

Um eine Gefährdung nicht HIV-infizierter Patienten durch Haemodialysegeräte im Sinne eines umfassenden Gesundheitsschutzes auszuschließen, sollten ebenso wie für Hepatitis B auch für HIV gesonderte Geräte bereitstehen. Hierzu ist eine regelmäßige Untersuchung aller Patienten auf den HIV-Status notwendig. Ansonsten gelten die gleichen Regeln wie sie in den Anforderungen der Krankenhaushygiene bei der Dialyse festgelegt wurden.

Einsatz von schwangeren Personen

Nach Angaben des CDC haben Schwangere aufgrund ihrer Schwangerschaft kein höheres HIV-Infektionsrisiko als übriges medizinisches Personal. Da jedoch bei Auftreten einer HIV-Infektion während der Schwangerschaft das Kind aufgrund einer perinatalen Übertragung einem hohen HIV-Infektionsrisiko ausgesetzt ist (50-60%) sollten nach Empfehlung des CDC Schwangere besonders vertraut mit den Vorsichtsmaßnahmen zur Verhütung der Weiterübertragung von HIV sein und diese streng beachten. Insbesondere bei der Pflege von Patienten mit klinisch manifestem AIDS muß neben HIV auch die Gefahr der Übertragung spezifischer Sekundärinfektionen (Tbc, Cytomegalie) mitberücksichtigt werden. Aus diesem Grunde sollten Schwangere nicht bei der Pflege von Patienten mit klinisch manifestem AIDS eingesetzt werden (Helm E., 1988).

Verhalten bei Exposition oder Kontakt mit HIV-positivem Material

Grundsätzlich sollte bei allen Nadelstichverletzungen oder anderen Verletzungen die Wunde mit PVP-Jod-Lösung oder Jod-Tinktur gespült werden. Bei Spritzern von Blut oder anderen Körperflüssigkeiten auf Schleimhaut von Auge und Mund sollten diese mit geeigneter Pufferlösung (Auge) oder PVP Jod-Mundantiseptikum (Mund) gespült werden. Bei Kontamination auch unverletzter Hände bzw. Hautstellen mit Blut oder anderen Körperflüssigkeiten sollten Hände bzw. Haut unmittelbar hiernach sorgfältig desinfizierend gereinigt werden.

Bei parenteraler Inokulation oder Schleimhautkontakt mit HIV-positivem Material sollten derartige Vorfälle unverzüglich dem D-Arzt oder dem personalärztlichen Dienst gemeldet werden. Nach Angaben von Mölling soll AZT (Azidodeoxy-Thymidin), innerhalb von 92 Stunden nach einer Nadelstichverletzung eingenommen, die Bildung des ersten integrierten DNA-Provirus verhindern. Damit würde eine HIV-Infektion abgewehrt (Mölling K., 1988). Das exponierte medizinische Personal sollte angewiesen werden, sich bei Auftreten akuter fieberhafter Erkrankungen, die innerhalb von 12 Wochen nach der Exposition auftreten, medizinisch weiter untersuchen zu lassen. Eine derartige Erkrankung – insbesondere bei Fieber, Ausschlag oder Lymphadenopathie – kann ein Hinweis auf eine kürzlich stattgefundene HIV-Infektion sein („akute Infektion“). Eine serologische Untersuchung wird nach BGA-Empfehlung nach 3, 6, 12, 26 und 52 Wochen empfohlen. Darüber hinaus sollte unmittelbar nach der Exposition die Serologie des Patienten, an dem die Verletzung erfolgte, geprüft werden. Sofern eine Einwilligung des Patienten nicht sofort zu erhalten ist, sollte das Serum ggf. bei -20 Grad C asserviert werden. Eine Überprüfung auch des Hepatitits B-Status der verletzten Person ist dringend zu empfehlen, um ggf. spezifi-

Tabelle 5. Hygienische Maßnahmen

Geltung für	Anmerkung	primäre Zielsetzung	Hygienische Maßnahmen
1. *Alle* Patienten (unabhängig von ihrem HIV-Status)	allgemeine Zunahme von HIV-positiven Patienten erwartet; nicht in jedem Fall gesicherte Kenntnis des HIV-Serostatus (Notfallsituation; Latenzzeit etc.)	a) b)	– Schutz vor *Kontamination* von Haut/Schleimhaut mit Blut und anderen Körpersekreten – Schutz vor Verletzung (u. a. bei Umgang mit Kanülen, Entsorgung von spitzen und scharfen Gegenständen) – gesicherte Aufbereitung von Instrumenten und Geräten – bei parenteraler *Exposition* (Nadelstichverletzung, etc.) oder Spritzer von Blut bzw. anderen Körpersekreten auf Schleimhaut sofortige gewissenhafte Desinfektion bzw. Spülung von Haut bzw. Schleimhaut. Abklärung von Risikofaktoren ggf. HIV-AK-Serostatus des Patienten wie 2.
2. *HIV-infizierte* Patienten (Stadium I/II nach CDC)	neben Maßnahmen zur Verhütung der Übertragung von HIV gilt es die Kontamination mit best. sekundären Infektionserregern zu vermeiden – in den genannten Stadien sind spez. Erreger von Sekundärinfektionen klinisch *nicht* manifest	a) b) c)	– zusätzlich zu Maßnahmen wie bei 1. – erhöhte Anforderungen bei invasiven Eingriffen (Schutz vor Kontamination und Verletzung) – z. Z. gesonderte Bereitstellung bzw. Aufbereitung best. med.-technischer Geräte (Dialyse, Endoskopie, Hand- und Winkelstücke) sinnvoll – keine gemeinsame Unterbringung des HIV-positiven Patienten in einem Zimmer mit Patienten mit Vorliegen best. spez. Sekundärinfektionen nach CDC-Klassifikation – bei parenteraler Exposition bzw. Blut/Sekretspritzer auf Schleimhaut oder verletzte Haut (siehe 1.) – Meldung an D-Arzt bzw. Personalärztl. Dienst, ggf. Behandlung mit AZT innert 92 Stunden post expositionen (noch ungesichert) – serolog. Kontrolluntersuchung nach 3, 6, 12 Wochen, 26 und 52 Wochen

3. HIV-infizierte Patienten mit *klinisch manifestem AIDS* (Stadium III bzw. IV nach CDC-Klassifikation)	– aufgrund bestehender Immundefizienz einerseits Gefährdung durch spez. Sekundärinfektionserreger, andererseits klin. Manifestation sowie Ausscheidung entsprechender z. T. hochinfektiöser, resistenter, z. Z. (nach BSeuchG) meldepflichtiger Erreger von spez. Sekundärinfektionen – therapieresistente Diarrhoen stellen erhebliches pflegerisches Problem dar – gleiche Anforderungen wie an baulich und funktionelle Gestaltung von Infektionseinheiten (BGesBl. 22/1979/186–187)	a) b) c) d)	zusätzlich zu Maßnahmen wie bei 1. und 2. – Unterbringung in Einzelzimmer mit Naßzelle – Thermodesinfektion für Instrumente, Geräte und Wäsche – ausreichende Personalausstattung – kein Einsatz von schwangeren Angehörigen des medizinischen Personals (Gefährdung des Ungeborenen durch HIV und andere spez. Sekundärinfektionserreger [Cytomegalie]) sowie Personen mit ausgedehnten Dermatitiden – strenge Indikation für invasive Eingriffe – zur Prävention spez. Sekundärinfektionen für AIDS-Patienten keine Topfblumen (Aspergillus), Taubenbekämpfung (Cryptococcus neoformans)

a) Schutz des med. Personals vor HIV-Übertragung
b) Schutz des Mitpatienten vor HIV-Übertragung
c) Schutz des HIV-infizierten Patienten vor Übertragung von sekundären Infektionserregern
d) Schutz des med. Personals vor sekundären Infektionserregern

sches Immunglobulin bzw. eine Auffrischimpfung gegen Hepatitis B vorzunehmen.

Die sich aus der Darstellung des jetzigen Kenntnisstandes zur Charakterisierung, Epidemiologie und Übertragung abzuleitenden hygienischen Maßnahmen sind in Abhängigkeit des HIV-Serostatus bzw. des entsprechenden Krankheitsstadiums zusammenfassend in Tabelle 5 dargestellt. Besonders hervorzuheben ist, daß bei Patienten mit klinisch manifestem AIDS zusätzlich Anforderungen an die baulichen, personellen wie apparativen Voraussetzungen aufgrund der zum Teil hochkontagiösen und hochresistenten sekundären Infektionserreger notwendig werden.

Die Verfasser sind abschließend der Auffassung, daß bei Einhaltung der genannten Maßnahme die Pflege aller Patienten ohne größeres Infektionsrisiko möglich ist. Die entsprechenden Hygienemaßnahmen müssen jedoch rechtzeitig etabliert und eingeübt werden, die notwendigen Investitionen bereitgestellt werden.

Im weiteren ist davon auszugehen, daß durch Einhaltung der genannten Maßnahmen auch übrige Hospitalinfektionen reduziert werden dürften.

Zusammenfassung

Es ist davon auszugehen, daß die Zahl HIV-infizierter Patienten in naher Zukunft insbesondere in bestimmten Großstädten deutlich zunehmen wird. Bei der medizinischen Behandlung dieser Patienten in ärztlicher wie zahnärztlicher Praxis stellt die Angst von HIV-Übertragung ein zentrales Problem für das medizinische Personal dar. Obwohl für das medizinische Personal zur Zeit das Infektionsrisiko gering eingestuft wird, kann ein derartiges Infektionsrisiko jedoch nicht vollständig ausgeschlossen werden. In dem vorliegenden Artikel wird daher ein Überblick zur Charakterisierung, dem epidemiologischen Kenntnisstand, der Übertragung und den notwendigen hygienischen Maßnahmen gegeben. Eine Unterscheidung der entsprechenden Hygienemaßnahmen ist sinnvoll, wobei Maßnahmen für alle Patienten, für HIV-infizierte Patienten in den Anfangsstadien und für die Patienten mit klinisch manifestem AIDS unterschieden werden.

VIII. 1. Rechtliche Aspekte

VIII. 2. Sozialleistungen bei HIV-Infektion und AIDS

H. Exner-Freisfeld

VIII. 3. Seuchenrecht, Meldeverfahren

Rechtliche Aspekte (in Vorbereitung)

Sozialleistungen bei HIV-Infektion und AIDS

Einleitung

Der größte Teil der Bevölkerung ist „sozialversichert". Es sind insbesondere Arbeiter und Angestellte, die – so schreibt es der Gesetzgeber vor – gegen die „Wechselfälle des Lebens", also Krankheit, Unfall, Arbeitslosigkeit, Berufsunfähigkeit und Erwerbsunfähigkeit, Erreichen einer Altersgrenze und Tod, versichert sein müssen.

Für die verschiedenen Arten der zu versicherten Risiken sind einzelne Versicherungszweige geschaffen worden,

1. die gesetzliche Krankenversicherung,
2. die Unfallversicherung,
3. die Arbeitslosenversicherung,
4. die Rentenversicherung

Die Sozialversicherungsträger haben die Aufgabe, in den verschiedenen Situationen den Lebensstandard des Versicherten und seine Stellung im Sozialgefüge zu erhalten.

Krankenversicherung

In der gesetzlichen Krankenversicherung sind 95 Prozent der Bevölkerung versichert. Im Krankheitsfall haben die Versicherten, und dann auch die HIV-Infizierten und AIDS-Kranken, einen Rechtsanspruch auf sämtliche Maßnahmen, die der Erhaltung, Besserung oder Wiederherstellung der Gesundheit dienen. Für alle behandlungsbedürftigen Krankheitssymptome ist also die gesetzliche Krankenversicherung leistungspflichtig. Behandlungsbedürftigkeit ist für einen HIV-Infizierten auch schon vor Ausbruch des Vollbildes AIDS gegeben. Der Infizierte hat Anspruch auf alle im Krankheitsfall notwendigen und geeigneten Maßnahmen der medizinischen Versorgung und auch das Recht auf Krankengeld bei Einkommensverlust (182 ff, 205 RVO).

Der HIV-Antikörpertest wird als diagnostische Maßnahme bei begründeter Indikation, z.B. wenn eine Infektion stattgefunden haben kann, von den Krankenkassen bezahlt; auch ohne daß bereits Beschwerden aufgetreten sind.

Ausgehend von der Frankfurter Stadieneinteilung nach Brodt et al. können folgende Leistungen in Anspruch genommen werden:

1. Patienten im Stadium 1a und 1b: gesunde Personen mit dem Risiko einer HIV-Infektion. Zum Zeitpunkt der Untersuchung sind in Gruppe 1a noch keine Antikörper vorhanden, während Patienten aus Gruppe 1b infiziert sind und bereits Antikörper entwickeln.

   Da bei etwa 10% die HIV-Infektion als sog. „akute Infektion“ mit grippeähnlichen Symptomen und gelegentlich leichter Enzephalitis verläuft, bedingt das gegebenenfalls eine Arbeitsunfähigkeit bis zur völligen Symptomrückbildung für etwa 6 Wochen.

2. Patienten im Stadium 2a: bereits mit immunologischen Veränderungen.

   Der Grad der Behinderung (GdB) liegt bei: 30 bis 50 Prozent. In diesem Stadium muß auf Grund erhöhter Morbidität mit längeren Ausfallzeiten gerechnet werden, d.h. häufige Arbeitsunfähigkeitszeiten müssen vom Arzt attestiert werden. Meist ist eine stärkere Behinderung noch nicht gegeben.

   Patienten im Stadium 2b: (ARC = Aids Related Complex): die Symptome verstärken sich.

   Es treten vermehrt opportunistische Infektionen auf. Die Ausdauer, körperliche Kraft und Konzentrationsfähigkeit bei der Arbeit kann stark gemindert sein. Der Grad der Behinderung beträgt mindestens 50 Prozent. Ein Schwerbehindertenausweis sollte unbedingt vom Arzt beantragt werden. Häufige Arbeitsunfähigkeitszeiten müssen attestiert werden.

3. Patienten im Stadium 3 (AIDS): schwerste opportunistische Infektionen, Schädigung des ZNS, Kaposi-Sarkom, maligne Lymphome.

   Die Behinderung liegt jetzt bei 80 bis 100 Prozent. Solange sie sich wohlfühlen, gehen einige Patienten ihrer Arbeit nach, werden dann aber im Verlauf ihrer Erkrankung zunehmend pflegebedürftig. Sie benötigen Hilfe zur Führung des Haushalts. Dies muß der Arzt bescheinigen, damit über das Versorgungsamt das entsprechende Merkzeichen H gegeben werden kann. Gehäufte stationäre Behandlungen werden notwendig. Symptome, die alle Fachdisziplinen betreffen, können auftreten. Die ZNS-Beteiligung führt oft dazu, daß sich Patienten nicht mehr selbst versorgen können, hilflos sind. Zunehmende Krankenhausaufenthalte werden notwendig.

Arbeitsunfähigkeit

Der Arzt hat die Aufgabe, die Arbeitsunfähigkeit zu bescheinigen. Unter Arbeitsunfähigkeit ist zu verstehen, daß der Versicherte einer Erwerbstätigkeit wegen Krankheit überhaupt nicht mehr oder nur mit der Gefahr, seinen Gesundheitszustand zu verschlimmern, nachgehen kann. Arbeitsunfähigkeit führt versicherungstechnisch nach 6wöchiger Lohnfortzahlung zum Krankengeldbezug, da nach der Reichsversicherungsordnung Anspruch auf Krankengeld gegeben ist, wenn Krankheit den Versicherten arbeitsunfähig macht.

Krankengeldbezug kann maximal bis 78 Wochen innerhalb von je drei Jahren gewährt werden. Bei länger bestehenden Arbeitsunfähigkeitszeiten wird im allgemeinen seitens der Krankenkasse dem Versicherten eine Frist von 10 Wochen gestellt, innerhalb derer er einen Antrag auf Maßnahmen zur Rehabilitation bei einem Träger der gesetzlichen Rentenversicherung zu stellen hat. Wenn eine Rehabilitation erfolglos erscheint, wird der Rehabilitationsantrag in einen Rentenantrag umgewandelt.

Arbeitsunfähigkeit bedeutet aber nicht zwangsläufig Erwerbsunfähigkeit. Seitens der Krankenkasse kann eine Begutachtung der Arbeitsunfähigkeit auch durch den Vertrauensarzt veranlaßt werden. Insbesondere dann, wenn zur Sicherung des Heilerfolges die Einleitung von Maßnahmen zur Wiederherstellung der Arbeitsfähigkeit erforderlich erscheint.

Arbeitsunfähigkeit gilt noch immer als unteilbarer Zustand im Sinne eines Alles-oder-Nichts-Grundsatzes. Das Arbeits- und Krankenversicherungsrecht kann nur volle Arbeitsunfähigkeit oder gar keine berücksichtigen.

Besonders zu beachten ist:

Kur

Die Gewährung einer Sanatoriumskur im Sinne einer stationären Heilbehandlung ist im AIDS-Stadium nicht möglich, da der Versicherungsträger nur dann Heilmaßnahmen gewährt, wenn die Erwerbsfähigkeit wesentlich gebessert oder wiederhergestellt werden kann, was im Falle von AIDS bisher nicht möglich ist. Bei HIV-Infizierten wäre eine Sanatoriumskur dann möglich und zu beantragen, wenn außer einer HIV-Infektion noch eine andere Grunderkrankung vorliegt, etwa Herzinfarkt oder Bluthochdruck, d.h. eine rehabilitationsfähige Krankheit zusätzlich zur HIV-Infektion.
HIV-Infizierte können im Sinne von freien Badekuren über die Krankenkasse eine Kur bewilligt bekommen. Diese sog. Kassenkuren sollen Beschwerden lindern und bessern, was bei HIV-Infizierten gegeben sein kann.

Rehabilitation

Sehr problematisch ist, ob die gesetzlichen Krankenkassen Rehabilitationsmaßnahmen zu finanzieren haben. Die Frage ist zu verneinen, wenn geeignete Maßnahmen fehlen, die den Ausbruch der Krankheit verzögern oder ganz verhindern können und wenn Chancen zur Wiederherstellung von Gesundheit oder Leistungsfähigkeit nicht bestehen. Da dies im Fall einer HIV-Infektion so ist, besteht für die Krankenkasse zum gegenwärtigen Zeitpunkt keine Leistungspflicht.

Prävention

Die gesetzliche Krankenversicherung hat außerdem auch den Auftrag der Prävention. Daher gehört es zu ihren Aufgaben, durch gezielte Aufklärung über mögliche Ansteckungswege zur Eindämmung der Krankheit beizutragen und Gesundheitsbewustsein zu fördern.

Rentenversicherung

Für die gesetzliche Rentenversicherung gilt:

Wer die Voraussetzung der Wartezeit von 60 Monaten, also 5 Jahren, und die sonstigen versicherungsrechtlichen Leistungsvoraussetzungen erfüllt und durch AIDS berufs- oder erwerbsunfähig wird, hat Anspruch auf vorzeitige Berentung. Dabei ist es Sache des ärztlichen Gutachters zu beurteilen, ob die Leistungsfähigkeit des Kranken so stark eingeschränkt ist, daß sie bereits das Stadium der Berufsunfähigkeit oder Erwerbsunfähigkeit erreicht hat.

Berufsgenossenschaft

Berufsgenossenschaften müssen sich ebenfalls mit AIDS und seinen Folgen auseinandersetzen. Die „Berufskrankheit AIDS“ ist eine mögliche Gefahr, z.B. für Angehörige der Heil- und Pflegeberufe. Neben Ärzten, Schwestern und Pflegern in Krankenhäusern sowie den Mitarbeitern der Not- und Rettungsdienste, sind auch die in der ambulanten Betreuung tätigen Helfer möglicherweise gefährdet. Werden sie infiziert und ist die Ansteckung ursächlich auf die Berufstätigkeit zurückzuführen, so haben sie Anspruch auf die im Rahmen der gesetzlichen Unfallversicherung vorgesehenen Leistungen.

Sozialhilfe

Falls die Voraussetzungen für eine Berentung nicht erfüllt sind, werden viele Kranke auf Sozialhilfe angewiesen sein.

Besonders zu beachten:
Der AIDS-Kranke hat das Recht auf Sozialhilfe. Der Arzt sollte ihn darauf hinweisen.

Der Patient selbst kann die Hürden der Institutionen oft nicht überwinden. Er braucht Hilfe, sein Recht durchsetzen zu können.

Wenn der AIDS-Kranke seine wirtschaftliche Grundlage verliert, wird jede Lebensqualität, die ohnehin schon durch die Krankheit geschmälert ist, nahezu vollkommen aufgehoben. Ängste um die wirtschaftliche Sicherung können den Verlauf der Erkrankung ungünstig beeinflußen.

Die soziale Isolation kann lebensverkürzend sein.

Drogenabhängige HIV-Positive können dem Entzug vom Sozialversicherungsträger zugeführt werden.

Die Sozialhilfe wird von örtlichen und überörtlichen Trägern gewährt. Sie umfaßt Hilfen zum Lebensunterhalt und Hilfen in besonderen Lebenslagen. Sozialhilfe erhält nur der, der sich nicht selbst helfen kann und für den keine sonstigen Sozialleistungsträger oder Angehörige Leistungen erbringen. Über die Sozialhilfe werden persönliche Hilfen, Geldleistungen oder Sachleistungen gewährt.

Die Sozialhilfe

- ist die letzte Maßnahme der sozialen Absicherung. Sie stellt die Lückenlosigkeit des sozialen Netzes sicher
- steht jedem zu, der in Not ist, also auch einem AIDS-Kranken, wenn und soweit ihm ohne Sozialhilfe nicht geholfen werden kann
- erhält nicht, wer sich selbst helfen kann
- fragt nach der Notlage und dem Bedarf. Dann prüft sie, ob und wie der Kranke sich selbst helfen kann, insbesondere ob und welche Ansprüche gegen andere Sozialleistungsträger gegeben sind
- ist nachrangig, d.h. subsidiär, denn alle vorrangigen Leistungen müssen ausgeschöpft sein. Werden Leistungen seitens der Rentenversicherung oder der Krankenversicherung nicht gewährt, so setzt die Sozialhilfe ein
- übernimmt dann das gesamte Leistungsspektrum der übergeordneten Leistungsträger. Von der Sozialhilfe wird dann z.B. auch der Beitrag zur gesetzlichen Krankenversicherung bezahlt. Bei nicht ausreichender Erwerbsunfähigkeitsrente tritt ebenfalls die Sozialhilfe ergänzend ein

Die beiden Hilfearten der Sozialhilfe sind

1. Hilfen in besonderen Lebenslagen und
2. Hilfen zum Lebensunterhalt (BSHG nach 1)

Einem AIDS-Kranken wird auf alle Fälle Krankenhilfe zu gewähren sein

In 72 des BSHG (s. Bundessozialhilfegesetz Textausgabe 13. Auflage 1987, S. 22) wird die „Hilfe zur Überwindung besonderer sozialer Schwierigkeiten“ angesprochen. Bestehen z.B. Schwierigkeiten oder gar Unmöglichkeit am Leben der Gemeinschaft aus eigener Kraft teilzunehmen, so ist Hilfe zur Überwindung dieser Schwierigkeiten zu gewähren.

Nicht nur Sachleistungen, sondern auch immaterielle Hilfe, Beratung, Betreuung, Beschaffung und Erhaltung einer Wohnung, deckt die ganzheitliche Sozialleistung mit ab.

Oberstes Gebot und Ziel der Sozialhilfe ist es, dem Sozialhilfeempfänger die Führung eines menschenwürdigen Lebens zu ermöglichen.

Oft ist persönliche Hilfe und Zuwendung für den AIDS-Kranken besonders wichtig, damit er nicht völlig isoliert nur noch den Tod erwartet. Sicherlich gilt für viele AIDS-Kranke, daß der normale Regelsatz der Sozialhilfe nicht ausreicht. So wird z.B. bei Durchfällen und Ekzemen der Haut ein erhöhter Hygienebedarf eintreten. Auch kann es notwendig sein, dem AIDS-Kranken eine Waschmaschine zu stellen. Ein Mehrbedarf für kostenaufwendige Ernährung sollte nach 23 BSHG ebenfalls anerkannt werden (Seite 10 des BSHG).
Die Sozialhilfeträger geben für kostenaufwendige vitamin- und proteinreiche Ernährung dem Patienten als Mehraufwand pro Monat DM 97,–. Im Einzelfall muß der Betrag sicherlich höher sein.

Die Aktivitäten der Kirchen und Religionsgesellschaften des öffentlichen Rechts sowie der Verbände der freien Wohlfahrtspflege als Träger eigener sozialer Aufgaben werden durch das Bundessozialhilfegesetz (BSHG) nicht berührt. Da der Sozialhilfesatz oft nur einer sozialen Alimentierung entspricht, sind dringend anderweitige Hilfen für AIDS-Patienten nötig. Neue Pflichten und Aufgaben kommen auf den Sozialversicherungsträger zu. Bei den schon heute vorliegenden Erkenntnissen wird sich auch das Leistungsspektrum der Sozialversicherungsträger ändern müssen.

Wie werden in der Bundesrepublik AIDS-Fälle gemeldet?

Seit 1982 führt die AIDS-Arbeitsgruppe am Robert Koch Institut des Bundesgesundheitsamtes ein zentrales AIDS-Fallregister, in das aus anonymisierten und **freiwilligen** Arztberichten (auf besonderen Durchschreibe-Formularen) ausschließlich Erkrankungs- und Todesfälle an AIDS aufgenommen werden, die der jeweils gültigen CDC-Falldefinition entsprechen (siehe Anhang).

Die personenbezogenen Daten in diesen Fallberichten sind auf jeweils den dritten Buchstaben des Vor- und Nachnamens und die Zahl der Buchstaben, das Geburtsjahr und die zwei ersten Ziffern der Postleitzahl des Wohnort des Patienten reduziert. Diese standardisierte Anonymisierung dient dem Ziel, bei dem erfahrungsgemäß häufigen Arzt- und Klinikwechsel der Patienten Doppelmeldungen zu erkennen und eine Zuordnung von Todesfällen zu bereits früher gemeldeten Krankheitsfällen zu ermöglichen.

Durchschreibeformulare für Arztberichte über AIDS-Fälle (Muster nachstehend) sind zu erhalten:

AIDS-Zentrum am BGA
Reichspietschufer 74
1000 Berlin 30
Tel: 030 – 2500940

SEHR GEEHRTE FRAU KOLLEGIN! SEHR GEEHRTER HERR KOLLEGE!

*Das **Aids-Fallregister** am BGA ist auf Ihre **freiwillige** Mitarbeit durch Übermittlung von Aids-Fallberichten angewiesen. Um Mehrfachzählungen zu vermeiden, bitten wir, für den Patienten eine **standardisierte anonymisierte Kennzeichnung** anzugeben. Es sollte nur über Patienten berichtet werden, die **klinisch** ein **erworbenes Immundefektsyndrom** haben, entsprechend der jeweils gültigen CDC-Definition* für **manifestes Aids**.*

(Hinweise finden Sie auf der Rückseite des letzten Durchschlages. Die gültige Aids-Falldefinition ist beim BGA zu beziehen.)*

bitte hier nichts eintragen

Vertraulicher AIDS-Fallbericht

Arztbericht

bitte hier nichts eintragen

Bericht vom ☐☐ Tag ☐☐ Monat ☐☐ Jahr

Erstbericht ☐ ja ☐ nein Früherer Bericht vom ☐☐ Monat ☐☐ Jahr

Name und Anschrift des **berichtenden Arztes**:

Klinik:

Ort:

Telefon:

PATIENT

○ ☐ Familienname ○ ☐ Vorname

Vor- und Familiennamen des Patienten werden **anonymisiert!** Bitte von Vor- und Familiennamen je nur den **dritten** Buchstaben in den Kreis und die Anzahl der Buchstaben in das Kästchen eintragen. Bei mehr als 9 Buchstaben bitte eine Null in das Kästchen! Umlaute werden als zwei Buchstaben gezählt. Beispiel: Müller, Sabine ⓔ 7 ⓑ 6

Geschlecht ☐ männlich ☐ weiblich

Staatsangehörigkeit ☐ deutsch ☐ andere, welche: ______

Geburtsjahr ☐☐ Jahr

Wohnsitz ______ Bundesland ☐☐ Ort (bitte nur die ersten 2 Ziffern der Postleitzahl angeben)

Falls Pat. verstorben, Sterbedatum: ☐☐ Monat ☐☐ Jahr Obduktion erfolgt? ☐ ja ☐ nein

LABOR

Wurde bei Pat. eine **HIV-Infektion** nachgewiesen? ☐ ja ☐☐ erstmals im Jahr ☐ nein ☐ unbekannt

Niedrigste T-Helfer-Zellzahl/Mikroliter ☐☐☐☐ T-Helfer / T-Suppressor (T_4/T_8) ☐,☐

ANAMNESE

Infektionsrisiko	ja	nein	unbekannt
— Pat. ist homosexuell	☐	☐	☐
— Pat. ist bisexuell	☐	☐	☐
— Pat. ist i.v. drogenabhängig	☐	☐	☐
— Pat. Hat Gerinnungsfaktoren erhalten	☐	☐	☐

Hämophilie A ☐ Hämophilie B ☐

Andere Gerinnungsstörung ______

	ja	nein	unbekannt
Pat. hat **Bluttransfusionen** erhalten (auch Erythrozyten, Thrombozyten, Plasma, Gewebetransplantationen)	☐	☐	☐

wann: ☐☐ Monat ☐☐ Jahr

Über **heterosexuelle Kontakte**?	☐	☐	☐
— Ist der Partner HIV-positiv?	☐	☐	☐

— Infektionsrisiko des Partners? ______ unbekannt ☐

	ja	nein	unbekannt
Prae- oder perinatale Infektion	☐	☐	☐
— Ist die Mutter HIV-positiv?	☐	☐	☐

— Risiko der Mutter ______

Bemerkungen

Krankheiten, die bei einem erworbenen Immundefektsyndrom auftreten (bei Erwachsenen *und* Kindern)

1. OPPORTUNISTISCHE INFEKTIONEN

a) gesichert (histologisch bzw. mikrobiologisch)*

	Diagnosedatum Monat	Jahr
Pneumocystis carinii Pneumonie		
Candidiasis des Oesophagus		
Cerebrale Toxoplasmose		
Cytomegalo-Virusinfektion anderer Organe als Leber, Milz oder Lymphknoten		
Herpes simplex-Virusinfektion > 1 Mon. pers. Ulcera, Bronchitis, Pneumonie, Oesophagitis		
Mykobakteriose, disseminiert M. avium, M. kansasii		
Tuberkulose, extrapulmonal oder generalisiert		
Andere, welche?*		

b) Verdachtsdiagnose bei gesicherter HIV-Infektion*

	Monat	Jahr
Pneumocystis carinii Pneumonie		
Candidiasis des Oesophagus		
Cerebrale Toxoplasmose		
Cytomegalo-Retinitis mit Verlust der Sehkraft		
Mykobakteriose, disseminiert		

KLINIK

2. KAPOSI-SARKOM

	Monat	Jahr
Klinischer Verdacht		
Histologisch gesichert		

3. AIDS-assoziierte Lymphome bei gesicherter HIV-Infektion

Welche?

	Monat	Jahr
Histologisch gesichert		

4. ANDERE MALIGNOME

Welche?

	Monat	Jahr
Histologisch gesichert		

5. HIV-ENZEPHALOPATHIE

Symptome

	Monat	Jahr
Diagnosedatum		

6. HIV-KACHEXIE-SYNDROM

Bemerkungen

	Monat	Jahr
Diagnosedatum		

7. KRANKHEITSBILDER *NUR* BEI KINDERN ≤ 13 Jahre

	Monat	Jahr
Bakterielle Infektionen, multiple, rezidivierend (> 2 innerhalb von 2 Jahren)		
Chron. lymphoide interstitielle Pneumonie, pulmonal. Hyperplasie		
Klinischer Verdacht		

Besonderheiten

* = siehe auch Rückseite des letzten Durchschlages

Wir danken für Ihre Mitarbeit! Der letzte Durchschlag dieses Berichts ist für Ihre Akten bestimmt. Bitte senden Sie Original und ersten Durchschlag an:

Dr. med. Rita Bunikowski oder **Prof. Dr. Meinrad A. Koch**
— AIDS-Zentrum im Bundesgesundheitsamt —
Reichpietschufer 74 · 1000 Berlin 30

Bei Nachfragen wenden Sie sich bitte telefonisch an uns: **Telefon (030) 25 00-94 20/21**

TABELLE 1

Krankheiten, die nach der WHO / CDC-Falldefinition zur Diagnose »AIDS« führen:

KRANKHEIT	DIAGNOSE AIDS TRIFFT ZU BEI: diagnostisch gesicherter Erkrankung[1]	Verdacht[2]
A. Bei Erwachsenen		
1. **Candidiasis des Ösophagus**	**ja**	**ja**
2. Candidiasis der Trachea, Bronchien, Lunge	ja	
3. Cryptococcose, extrapulmonal	ja	
4. Coccidioidomykose, disseminiert oder extrapulmonal	ja	
5. Cryptosporidiose, chronisch intestinal	ja	
6. Cytomegalovirus (CMV)-bedingte Läsionen in anderen Organen als Leber, Milz oder Lymphknoten	ja	
7. **CMV-verursachte Retinitis**	**ja**	**ja**
8. HIV-Enzephalopathie	ja	
9. Herpes Simplex Virus bedingte chronische Ulcera (> 1 Monat Dauer), Bronchitis, Pneumonie, Ösophagitis	ja	
10. Histoplasmose, disseminiert oder extrapulmonal	ja	
11. Isosporidiasis, chronisch intestinal (> 1 Monat Dauer)	ja	
12. **Kaposi-Sarkom**	**ja**	**ja**
13. Lymphom (Non Hodgkin, Burkitt)	ja	
14. Lymphom primär im ZNS	ja	
15. **Mykobakteriose (M. avium oder M. kansasii) disseminiert oder extrapulmonal**	**ja**	**ja**
16. **Pneumocystis carinii Pneumonie**	**ja**	**ja**
17. Progressive multifokale Leukenzephalopathie	ja	
18. Salmonellen-Septikämie, rezidivierend	ja	
19. **Toxoplasmose des Gehirns**	**ja**	**ja**
20. Tuberkulose, disseminiert oder extrapulmonal	ja	
21. HIV-Kachexie-Syndrom (wasting-syndrom)	ja	
B. Bei Kindern unter 13 Jahren		
22. Bakterielle Infektionen, multiple oder rezidivierende	ja	
23. **Lymphoide interstitielle Pneumonie oder pulmonale lymphoide Hyperplasie**	**ja**	**ja**

[1] = nur wenn die Diagnose durch histopathologische bzw. mikrobiologische Methoden gesichert ist

[2] = nur wenn die HIV-Infektion gesichert ist.
Die Kriterien für die Verdachtsdiagnosen sind in TABELLE 2 dargestellt.

TABELLE 2

Richtlinien für die **Verdachtsdiagnose** einer auf AIDS hinweisenden Erkrankung:

ERKRANKUNG		KRITERIEN FÜR DIE VERDACHTSDIAGNOSE
Pneumocystis-carinii-Pneumonie		a) anamnestische erhobene Belastungsdyspnoe **oder** seit kurzem aufgetretener nicht produktiver Husten (innerhalb der letzen 3 Monate)
	und	b) Röntgennachweis diffuser, bilateraler interstitieller Infiltrate **oder** Gallium-szintigraphischer Nachweis einer diffusen bilateralen Lungenerkrankung
	und	c) arterielle Blutgas-Analyse mit einem $pO_2 < 70$ mm Hg **oder** eine niedrige relative respiratorische Diffusionskapazität ($<$ 80% des Normalwertes) **oder** einer Erhöhung des alveolär-arteriellen pO_2
	und	d) kein Hinweis auf eine bakterielle Pneumonie vorliegt
Candidiasis des Oesophagus		a) seit kurzem retrosternale Schmerzen beim Schlucken
	und	b) orale Candidiasis, diagnostiziert durch das Auftreten weißer Flecken oder Plaques auf erythematösem Grund **oder** mikroskopischer Nachweis von Pilz-Myzelfasern in einer Biopsie
Cerebrale Toxoplasmose		a) kürzlich aufgetretene fokale neuropathologische Befunde, die auf einen intrakranialen Krankheitsprozeß oder eine Bewußtseintrübung hinweisen
	und	b) im CT oder in der Kernspintomographie nachweisbare typische multiple, ringförmige Kontrastmittelanreicherungen
	und	c) AK gegen Toxoplasmose im Serum nachgewiesen wurden **oder** eine Behandlung unter Toxoplasmose-spezifischer Therapie erfolgreich war
Cytomegalo-Retinitis mit Verlust der Sehkraft		a) bei routinemäßiger Augenspiegelung typischer klinisch-opthalmoskopischer Befund (über Monate fortschreitend): scharf abgegrenzte weiße Flecken auf der Retina, sogenannte »Cotton-wool-spots«, deren zentrifugale Ausbreitung den Blutgefäßen folgt und häufig mit retinaler Vaskulitis, Nekrose und Hämorrhagien einhergeht
Mykobakteriose		a) mikroskopische Untersuchung mit Nachweis kulturell nicht identifizierter säurefester Stäbchen, in einer Stuhlprobe, oder in normalerweise sterilen Körperflüssigkeiten oder aus Gewebe, das nicht aus der Lunge, der Haut, den cervicalen oder hilären Lymphknoten stammt.
Kaposi-Sarkom		a) charakteristisches Bild erythematöser oder violetter plaqueartiger Veränderungen auf Haut oder Schleimhaut. **Zur Beachtung:** Verdachts-Diagnose eines Kaposi-Sarkoms sollte nur von mit dieser Krankheit vertrauten Ärzten gestellt werden.
Lymphoide interstitielle Pneumonie		a) bilaterale, retikulonoduläre, interstitielle Lungeninfiltrate, die röntgenologisch mindestens 2 Monate lang nachweis sind, unbekannte Ätiologie und die nicht auf Antibiotikabehandlung ansprechen.

Wie und wo werden HIV-Infektionen erfaßt?

Seit dem 1. 10. 1988 besteht eine bundesweite Verordnung des BMJFFG über die Berichtspflicht für positive HIV-Bestätigungstests (Laborberichtsverordnung). Wortlaut s. nachfolgend.

Wer ist zur Meldung verpflichtet?

Nur Ärzte, die in ihrem Labor selbst Bestätigungsteste durchführen (z.B. Western Blot, Immunfluoreszenz oder vergleichbare Bestätigungstest für HIV-Infektion).

Wer ist NICHT zur Meldung verpflichtet?

Ärzte, die nur ELISA-Screeningteste durchführen, und Ärzte, die solche Teste für ihre Patienten anfordern

Wie muß gemeldet werden?

Monatlich bis zum Ablauf des folgenden Kalendermonats für jeden Enzelfall auf einem vom BGA herausgegebenen Formblatt (Anforderungsadresse wie oben)

Was MUSS gemeldet werden ?

Name und Anschrift des berichtenden Arztes,

- Monat und Jahr des Eingangs des Untersuchungsmaterials
- Art des Untersuchungsverfahrens

Was KANN gemeldet werden ?

Soweit es dem Berichtenden bekannt ist:

- Alter der untersuchten Person in Jahren, bei Kindern unter einem Jahr in Monaten,
- Geschlecht der untersuchten Person,
- die ersten 2 Ziffern der Postleitzahl des Wohnorts der untersuchten Person,
- Angaben über den Anlaß der Untersuchung,
- mögliche Übertragungsweise des HIV,
- Angaben über das Krankheitsbild,
- Angaben, ob das positive Testergebnis bei der untersuchten Person schon bekannt war
- andere Angaben darf die Meldung nach der Laborberichtsverordnung nicht enthalten.

Wohin muß gemeldet werden ?

An das AIDS-Zentrum am BGA.

Wortlaut der Laborberichtsverordnung

Aus Bundesgesetzblatt, Jahrgang 1987, Teil I
Nr. 43 – Tag der Ausgabe: Bonn, den 15. September 1987

Verordnung über die Berichtspflicht für positive HIV-Bestätigungstests (Laborberichtsverordnung) vom 9. Sept. 1987

Auf Grund des § 7 Abs. 1 und 2 des Bundes-Seuchengesetzes in der Fassung der Bekanntmachung vom 18. Dez. 1979 (BGBl. I S. 2262) wird verordnet:

§ 1 Zweck

Diese Rechtsverordnung dient der Erfassung von Infektionen mit Erregern der Erworbenen Immunschwächekrankheit AIDS (HIV) zur Beurteilung der epidemiologischen Lage.

§ 2 Pflichten

Wer als behandelnder oder sonst hinzugezogener Arzt Bestätigungstests zum Nachweis von Antikörpern gegen HIV, wie Westernblot, Immunfluoreszenz oder gleichwertige Untersuchungsverfahren den gesicherten Nachweis von HIV, von HIV-Antigenen oder von HIV-Nukleinsäure in vom Menschen gewonnenen Untersuchungsmaterial erbringt, hat die positiven Ergebnisse nach Maßgabe des § 3 dem zentralen AIDS-Infektionsregister beim Bundesgesundheitsamt in Form eines anonymen Berichts zu melden. Die gleiche Verpflichtung trifft die Leiter von Medizinaluntersuchungsämtern oder sonstigen öffentlichen oder privaten Untersuchungsstellen, in denen solche Untersuchungen durchgeführt werden.

§ 3 Umfang und Zeitpunkt der Berichtspflicht

(1) Die Berichte über positive Ergebnisse sind ohne Angabe des Namens der Person, ohne Namensbestandteile oder eines alphanumerischen Schlüssels zur Kennzeichnung der Person, von der das Untersuchungsmaterial stammt (untersuchte Person), auf einem vom Bundesgesundheitsamt herausgegebenen Formular zu erstatten. Der Bericht muß enthalten:

1. Name und Anschrift des Berichtenden,
2. Monat und Jahr des Eingangs des Untersuchungsmaterials,
3. Art des Untersuchungsverfahrens gemäß 2, ferner, soweit dem zum Bericht Verpflichteten bekannt,
4. Alter der untersuchten Person in Jahren, bei Kindern unter einem Jahr in Monaten,
5. Geschlecht der untersuchten Person,
6. die ersten beiden Ziffern der Post-

leitzahl des Wohnsitzes der untersuchten Person,
7. Angaben über den Anlaß der Untersuchung, über die mögliche Übertragungsweise und über das vorliegende Krankheitsbild und
8. Angabe, ob die untersuchte Person schon als HIV-positiv bekannt war.

Weitere Angaben darf der Bericht nicht enthalten. Die Angaben nach Satz 2 Nr. 1 dürfen nicht in das AIDS-Infektionsregister aufgenommen werden; sie sind zu löschen, sobald der Bericht durch das Bundesgesundheitsamt ausgewertet ist.

(2) Die Berichte sind für jeden Kalendermonat zusammengefaßt bis zum Ende des folgenden Monats zu erstatten; es ist für den Monat zu berichten, in dem das Untersuchungsmaterial bei der Untersuchungsstelle eingegangen ist.

§ 4 Ordnungswidrigkeiten

Wer vorsätzlich oder fahrlässig einer Pflicht nach den §§ 2 und 3 zuwiderhandelt, handelt nach § 69 Abs. 1. Nr. 1 des Bundes-Seuchengesetzes ordnungswidrig.

§ 5 Übergangsbestimmungen

Positive Ergebnisse der in § 2 genannten Untersuchungsverfahren, die vom 1. Januar 1987 bis 30. September 1987 durchgeführt wurden, sind bis zum 31. Dezember 1987 nach Maßgabe des § 3 Abs. 1 dem Bundesgesundheitsamt in Form eines anonymen Berichts zu melden, wenn sie bisher nicht der Deutschen Vereinigung zur Bekämpfung der Viruskrankheiten e. V. mitgeteilt wurden.

§ 6 Berlin-Klausel

Die Verordnung gilt nach § 14 des Dritten Überleitungsgesetzes in Verbindung mit § 84 des Bundes-Seuchengesetzes auch im Land Berlin.

§ 7 Inkrafttreten, Außerkrafttreten

Die Verordnung tritt am 1. Oktober 1987 in Kraft. Sie tritt mit Ablauf des 31. Dezember 1987 außer Kraft.

Bonn, den 9. September 1987

Der Bundesminister für Jugend, Familie, Frauen und Gesundheit
Rita Süssmuth

IX. Adressen

IX. Neufassung der Falldefinition für das Erworbene Immunschwäche Syndrom (AIDS) von 1987

IX. Glossar

IX. Abkürzungen

IX. Literatur

IX. Stichwortverzeichnis

Adressen

Zentrale Informationsstellen

Deutsche AIDS-Hilfe e.V.,
Bundesverband
Nestorstr. 8-9
1000 Berlin 31

AIDS-Zentrum
am Bundesgesundheitsamt
Reichspietschufer 74,
1000 Berlin 30
Tel. 0 30 / 25 00 94-0

Bundeszentrale für gesundheitliche
Aufklärung
Ostmeerheimerstr.
5000 Köln 91
Tel. 02 21 / 7 74 60 72

Bundesverband
der Ortskrankenkassen
Kortrijker Straße 1
5300 Bonn 2

Bundesvereinigung
für Gesundheitserziehung e.V.
Bernkasteler Str. 53
5300 Bonn 2

Paul Ehrlich Institut
Bundesamt für Sera und Impfstoffe,
Paul-Ehrlich-Str. 42-44
6000 Frankfurt
Tel. 0 69 / 63 60 16

Neufassung der Falldefinition für das Erworbene Immunschwäche Syndrom (AIDS) von 1987

Vorwort

Die von der amerikanischen Seuchenbehörde Centers for Disease Control (CDC) erstmals Ende 1982 erarbeitete Falldefinition für ein klinisch manifestes Erworbenes Immundefizienzsyndrom (AIDS) – die sogenannte CDC-AIDS Falldefinition – wurde 1985 und 1987 überarbeitet.
Diese Neufassungen wurden jeweils nach Konsultationen von der Weltgesundheitsorganisation (WHO) übernommen, um eine einheitliche epidemiologische Erfassung in allen Ländern zu gewährleisten und die epidemiologischen Daten aus den verschiedenen Ländern vergleichbar zu machen. Mit AIDS werden wie bisher nur die schweren klinischen Manifestationsformen im Endstadium der Infektion mit den Humanen Immundefizienz Viren (HIV) bezeichnet.

In der letzten Neufassung der CDC-Falldefinition werden erstmals die zunehmend häufiger beobachteten Auswirkungen der HIV-Infektion auf das Zentralnervensystem (z.B. der sogenannte AIDS-Dementiakomplex) und das noch unerklärte, irreversible AIDS-Kachexie Syndrom berücksichtigt. Darüberhinaus werden jetzt auch solche Patienten mit einer nachgewiesenen HIV-Infektion als AIDS-Fälle registriert, bei denen die Diagnose typischer, aufAIDS hinweisender Erkrankungen (wie z.B. Pneumocystis carinii Pneumonie oder ein Kaposi-Sarkom) allein auf Grund klinischer Beobachtungen gestellt wurde.

Bemerkungen zu AIDS-Fallmeldungen an das AIDS-Fall-Register am BGA

Die freiwillige Meldung von AIDS-Erkrankungen und -Todesfällen in der Bundesrepublik Deutschland einschließlich Berlin (West) an das zentrale AIDS-Fallregister am BGA erfolgt auf den ebenfalls nach den Kriterien der jeweils gültigen CDC-Falldefinition erstellten Berichtsbögen.
Bezugsquelle für AIDS-Fallberichtsbögen und die AIDS-Falldefinition:
Nationales AIDS-Zentrum
Bundesgesundheitsamt
– Epidemiologie/NAZ 1 –
Stauffenberg-Str. 13-14
1000 Berlin 30

Das Ziel der Neufassung ist:

a) die schweren, zu Invalidität führenden Krankheiten, die durch eine Infektion mit Humanen Immundefizienz Viren (HIV-1 und HIV-2) ausgelöst werden, möglichst vollständig zu erfassen
b) die Meldung von AIDS Fällen zu vereinfachen;
c) die Empfindlichkeit und Genauigkeit der Definition durch verstärkte Einbeziehung der diagnostischen Bedeutung von Labornachweisen der HIV Infektion zu erhöhen; und
d) die gängige diagnostische Praxis zu berücksichtigen, und in einigen Fällen auch Verdachtsdiagnosen (d.h. bei Fehlen von sichernden Untersuchungen) von AIDS-Indikator-Krankheiten (z.B. Pneumocystis carinii Pneumonie, Kaposi-Sarkom) einzubeziehen.

Die Definition ist in drei Abschnitte unterteilt, die mit dem Ergebnis der Laboruntersuchung auf eine HIV-Infektion korreliert sind (z.B. nachweisbare HIV-Antikörper) (Abb.1). Die wichtigsten Änderungen, beziehen sich auf **Patienten mit nachgewiesener HIV- Infektion.**

Bei diesen Patienten gilt die Diagnose AIDS wenn:

a) eine HIV-Enzephalopathie, ein HIV-Kachexie-Syndrom oder ein breiteres Spektrum von spezifischen auf AIDS hinweisenden Krankheiten (Abschnitt II.A) auftreten;

b) die AIDS-Indikator-Krankheiten vermutet, aber nicht sicher diagnostiziert wurden (Abschnitt II.B); und

c) zusätzlich andere bekannte Ursachen für eine Immunschwäche vorliegen (Abschnitt I.A).

Die Definition für AIDS bei Kindern unterscheidet sich in 2 Punkten von derjenigen für Erwachsene:

a) mehrfache oder rezidivierende, schwere bakterielle Infektionen und lymphoide interstitielle Pneumonie/ pulmonare lymphoide Hyperplasie werden nur bei Kindern, aber nicht bei Erwachsenen als Hinweise auf AIDS gewertet.

b) für Kinder, unter 15 Monaten, die durch die HIV-positive Mutter prä/ perinatal infiziert wurden, sind die Kriterien für eine HIV-Infektion strenger. Für diese Kinder ist der alleinige Nachweis von HIV-Antikörpern als Sicherung einer HIV-Infektion nicht ausreichend, da die in utero übertragenen maternalen Antikörper bis zu 15 Monate nach der Geburt persistieren können.

Neufassung der AIDS-Falldefinition

AIDS ist definiert als Erkrankung, die durch eine oder mehrere der folgenden Indikator-Krankheiten charakterisiert ist.

I. Ohne Labornachweis einer HIV-Infektion

Falls keine Laboruntersuchung für HIV durchgeführt wurde, oder diese keine eindeutigen Ergebnisse zeigte (siehe Anhang I) und beim Patienten keine andere Ursache für eine Immunschwäche (siehe Abschnitt I.A) vorliegt, dann weist jede der in Abschnitt I.B aufgeführten Krankheiten auf AIDS hin, sofern ihre Diagnose eindeutig gesichert wurde (Methoden siehe Anhang II).

Ursachen für Immunschwäche, die trotz des Nachweises von Indikator-Krankheiten die Diagnose AIDS ausschließen, sofern kein Labornachweis für eine HIV-Infektion vorliegt:

1. eine hochdosierte oder eine Langzeittherapie mit systemisch wirkenden Corticoiden oder eine andere immunsuppressive bzw. zytostatische Therapie, die bis zu 3 Monaten vor Auftreten der Indikator-Krankheit durchgeführt wurde.

2. eine der folgenden Krankheiten, wenn diese bis zu 3 Monaten nach der Diagnose der Indikator-Krankheit festgestellt wird: Morbus Hodgkin, Non-Hodgkin Lymphom (andere als primäre zerebrale Lymphome), lymphozytäre Leukämie, multiples Myelom (Plasmozytom), jede andere maligne Erkrankung des lymphoretikulären oder histozytären Gewebes, oder angioimmunoblastische Lymphadenopathie.

3. ein genetisches (kongenitales) Immunmangel-Syndrom oder ein erworbenes Immundefekt-Syndrom, mit einem für eine HIV-Infektion untypischen Verlauf (z.B. Hypogammaglobulinämie).

Eindeutig diagnostizierte Indikator-Krankheiten, die auf AIDS hinweisen (siehe Anhang II):

1. Candidiasis des Ösophagus, der Trachea, Bronchien oder Lunge
2. Cryptococcose, extrapulmonal
3. Cryptosporidiose mit länger als einen Monat persistierender Diarrhoe
4. Cytomegalovirus-Infektion anderer Organe als Leber, Milz oder Lymphknoten bei einem Patienten, der älter als ein Monat ist
5. Herpes simplex Virus-Infektionen, mit folgenden Krankheitsbildern:
   a) länger als einen Monat persistierende mucokutane Ulzerationen
   b) Bronchitis, Pneumonie, oder Ösophagitis wenn der Patient älter als ein Monat ist

6. Kaposi-Sarkom bei einem Patienten unter 60 Jahren
7. primäre Lymphome des Gehirns bei einem Patienten unter 60 Jahren
8. Lymphoide interstitielle Pneumonie und/oder pulmonale lymphoide Hyperplasie (LIP/PLH Komplex) bei einem Kind unter 13 Jahren
9. Mycobacterium avium Komplex oder M.kansasii Krankheit, disseminiert (ausgenommen alleiniger Befall von Lunge, Haut, zervikalen oder hilären Lymphknoten)
10. Pneumocystis carinii Pneumonie
11. progressive multifokale Leukoenzephalopathie
12. Toxoplasmose des Gehirns bei einem Patienten älter als ein Monat

II. Mit Labornachweis einer HIV-Infektion

Ungeachtet des Vorliegens anderer Ursachen für Immundefekte (I.A) zeigt bei nachgewiesener HIV-Infektion jede der oben (I.B) oder unten (II.A oder II.B) beschriebenen Krankheiten die Diagnose von AIDS an.

Auf AIDS hinweisende Indikator-Krankheiten, die eindeutig diagnostiziert wurden (Diagnosekriterien siehe Anhang II)

1. bei Kindern unter 13 Jahren: rezidivierende bakterielle Infektionen mit folgenden Krankheitsbildern (mindestens zwei innerhalb von zwei Jahren) Septikämie, Pneumonie, Meningitis, Knochen oder Gelenks-Infektionen, oder ein Abszess eines inneren Organs oder Empyeme (ausgenommen Otitis media und oberflächliche Haut- oder Schleimhautabszesse), die durch Hämophilus, Streptococcus (einschließlich Pneumokokken) oder andere pyogene Bakterien verursacht werden.
2. disseminierte Coccidioidiomykose (ausgenommen alleiniger Befall von Lunge, zervikalen oder hilären Lymphknoten)
3. HIV-Enzephalopathie (auch „HIV-Demenz", „AIDS-Demenz" oder „subakute HIV bedingte Enzephalitis" genannt) (Diagnosekriterien siehe Anhang II)
4. disseminierte Histoplasmose (ausgenommen alleiniger Befall von Lunge, zervikalen oder hilären Lymphknoten)
5. Isosporidiasis mit länger als einen Monat persistierender Diarrhoe

6. Kaposi-Sarkom in jeder Altersgruppe
7. primäre zerebrale Lymphome in jeder Altersgruppe
8. andere Non-Hodgkin Lymphome vom B-Zell-Typ oder mit unbekanntem immunologischen Phänotyp (siehe Anhang IV) Anmerkung: Hier sind nicht die Lymphome eingeschlossen, die immunologisch zum T-Zell Typ gehören oder deren histologischer Typ nicht oder als „lymphozytär", „lymphoblastisch", „klein-lappig" oder „plasmazytär-lymphozytär" beschrieben ist.
9. jede mycobakterielle Erkrankung, die von anderen Mycobakterien als M.tuberculosis hervorgerufen wird, disseminiert (ausgenommen alleiniger Befall von Lunge, Haut, zervikalen oder hilären Lymphknoten)
10. extrapulmonale Erkrankungen, die von M.tuberculosis verursacht werden (die mindestens ein anderes Organ als die Lunge betreffen, unabhängig von einer gleichzeitigen Lungenbeteiligung)
11. rezidivierende Salmonellen-Septikämien (außer S.typhi)
12. HIV-Kachexie-Syndrom (Auszehrung, „slim disease"); (beschrieben in Anhang II)

Indikator-Krankheiten, bei denen eine Verdachts-Diagnose auf AIDS hinweist (Richtlinien hierfür siehe Anhang III)

Anmerkung: Es ist allgemein wichtig, auf AIDS hinweisende Indikator-Krankheiten eindeutig zu diagnostizieren, insbesondere, wenn eine einzuleitende Therapie schwere Nebenwirkungen haben kann. In einigen Fällen erlaubt es der Zustand des Patienten nicht, Untersuchungen durchzuführen, die die Diagnose sichern. Deshalb kann auf Grund charakteristischer Klinik- und Laborbefunde nur eine Verdachts-Diagnose gestellt werden.

1. Candidiasis des Ösophagus
2. Cytomegalovirus bedingte Retinitis mit Verlust der Sehkraft
3. Kaposi-Sarkom
4. Lymphoide interstitielle Pneumonie und/oder pulmonale lymphoide Hyperplasie (LIP/PLH Komplex), bei einem Kind unter 13 Jahren
5. Disseminierte mykobakterielle Erkrankungen (säurefeste Stäbchen, kulturell nicht identifiziert) (ausgenommen alleiniger Befall von Lunge, Haut, zervikalen oder hilären Lymphknoten)
6. Pneumocystis carinii Pneumonie
7. Toxoplasmose des Gehirns bei einem Patienten, der älter als ein Monat ist.

III. Mit nicht eindeutig nachgewiesener HIV-Infektion

Wenn Laboruntersuchungen auf eine HIV-Infektion ein negatives Ergebnis zeigen (siehe Anhang I), ist eine Meldung als AIDS- Fall ausgeschlossen, falls nicht:

a) alle anderen Gründe für die Immunschwäche, die im Abschnitt I.A aufgeführt wurden, ausgeschlossen werden können und

b) Der Patient entweder:

1. Pneumocystis carinii Pneumonie hat, die durch ein in Anhang II beschriebene Methode diagnostisch gesichert wurde oder

2a) eine der anderen Indikator-Krankheiten für AIDS, die in Abschnitt I.B aufgeführt sind, durch eine in Anhang II beschriebene Methode diagnostisch gesichert wurde und

2b) die Anzahl der T-Helfer Zellen unter 400/mm3 liegt.

ANHANG I

Bewertung des Labornachweises

1. Für eine HIV-Infektion (POSITIV) spricht:
wenn bei Patienten Erkrankungen vorliegen, die auf AIDS hinweisen und:
a) die Serumprobe von einem Patienten stammt, der mindestens 15 Monate alt ist, oder jünger als 15 Monate ist und dessen Mutter in der Perinatalperiode des Kindes wahrscheinlich nicht mit HIV infiziert war, im Screenig-Test (z.B. ELISA) wiederholt positiv für HIV-Antikörper ist. Gleichzeitige Bestätigungstests (z.B. Western Blot, Immunfluoreszenz) müssen ebenfalls positiv ausfallen

ODER
wenn

b) die Serumprobe eines Kindes, das jünger als 15 Monate ist und dessen Mutter wahrscheinlich in der Perinatalperiode des Kindes mit HIV infiziert war, im Screening-Test wiederholt HIV-Antikörper zeigt. Im Serum müssen zusätzlich erhöhte Immunglobulin-Werte vorliegen. Bei diesen Patienten sollte mindestens eines der folgenden pathologischen Ergebnisse in immunologischen Testverfahren gefunden werden: verminderte Gesamt-Lymphozytenzahl, erniedrigte CD4 (T-Helfer) Lymphozytenzahl oder ein vermindertes CD4/CD8 (Helfer/Suppressor) Verhältnis. Gleichzeitige Bestätigungstests (z.B. Western Blot, Immunfluoreszenz) müssen ebenfalls positiv ausfallen

ODER wenn

c) im Serum HIV-Antigene nachgewiesen wurden ODER wenn
d) eine positive HIV-Anzucht durch Nachweis der Reversen Transkriptase und durch einen spezifischen Nachweis von HIV-Antigenen oder durch in situ Hybridisierung mit einer spezifischen Nukleinsäurepräparation bestätigt wurde

ODER wenn

e) ein positives Ergebnis in irgendeinem anderen hochspezifischen Test für HIV vorliegt (z.B. Hybridisierung einer HIV-Sonde mit peripheren Blutlymphozyten).

2. Gegen eine HIV-Infektion (NEGATIV) spricht:
wenn der Antikörper Nachweis gegen HIV sowohl im Screening-Test (z.B. ELISA) als auch in anderen Tests für HIV-Infektionen negativ ist (z.B. Antikörper, Antigen, Kultur).

3. Nicht-eindeutig für eine HIV-Infektion ist ein Ergebnis wenn:
a) ein wiederholt im Screening-Test (z.B. ELISA) gegen HIV-Antikörper positives Serum im Bestätigungstest (z.B. Western Blot, Immunfluoreszenz) negativ oder unspezifisch reagiert und weder eine positive

HIV-Kultur noch ein positiver Serumantigen Test vorliegt

ODER

b) die Serumprobe eines Kindes, das jünger als 15 Monate ist, und dessen Mutter wahrscheinlich in der Perinatalperiode des Kindes mit HIV infiziert war, wiederholt im Screening-Test gegen HIV-Antikörper positiv ist, (auch in einem Bestätigungstest) aber das keine zusätzlichen Merkmale für Immunschwäche aufweist (oben in 1.b beschrieben) und auch nicht in der HIV-Kultur oder dem Serum-Antigentest positiv ist.

ANHANG II

Methoden zur Sicherung der Diagnose einer auf AIDS hinweisenden (Indikator-) Krankheit

Krankheit	diagnostische Methode
Cryptosporidiose	Nachweis von Oozysten im Stuhl oder histologisch-zytologischer Direktnachweis in einer Biopsie
Isosporidiasis	Ebenso
Cytomegalovirus-Infektion	Bioptischer Nachweis oder kultureller Nachweis oder Antigen-Nachweis oder durch Hybridisierungstechnik
Kaposi-Sarkom	Histologisch
Lymphome	Zytologisch oder histologisch
lymphoide Pneumonie oder Hyperplasie	Ebenso
Pneumocystis carinii Pneumonie	Mikroskopischer Erregernachweis oder Gallium-Szintigraphie
progressive multifokale Leukoencephalopathie	Klinisch in Kombination mit Computertomographie (CT) oder histologisch
Toxoplasmose	Ebenso
Candidiasis	Übersichtsinspektion durch Endoskopie oder Autopsie oder histologisch-zytologischer Direktnachweis in einer Biopsie
Coccidioidiomykose	Histologisch oder zytologisch oder kulturell oder Direktnachweis in einer Biopsie oder Antigen-Nachweis

Krankheit	diagnostische Methode
Cryptococcose	Ebenso
Herpes simplex Virus-Infektion	Ebenso
Histoplasmose	Ebenso
Tuberkulose	Mikroskopisch oder kulturell
andere Mycobakterien	Ebenso
Salmonellen	kulturell
andere bakterielle Infektionen	Ebenso
HIV-Enzephalopathie* (Demenz)	Klinischer Befund einer behindernden kognitiven und /oder motorischen Dysfunktion, die den Beruf oder die Aktivitäten des täglichen Lebens beeinträchtigen oder Rückfall in der Verhaltensentwicklung von Kindern, fortschreitend über Wochen bis Monate bei gleichzeitigem Fehlen einer anderen Krankheit oder Bedingung als einer HIV-Infektion, die den Befund erklären kann. Methoden: Ausschluß von fokalen Läsionen durch Tumore oder opportunistische Infektionen im CT oder durch Kernspintomographie Liquoruntersuchungen Autopsie
HIV-Kachexie-Syndrom*	Befund eines starken, unerwünschten Gewichtsverlustes, (mehr als 10% des Ausgangsgewichts)

* Für HIV-Enzephalopathie und HIV-Kachexie-Syndrom sind die hier beschriebenen Methoden nicht wirklich gesichert, aber für statistische Erfassungszwecke ausreichend streng

Krankheit	diagnostische Methode
	und chronische Diarrhoe (mindestens 30 Tage lang mindestens 2 mal täglich dünner Stuhl) oder chronische Schwäche mit nachgewiesenem Fieber (mindestens 30 Tage konstant oder intermittierend) bei gleichzeitigem Fehlen einer anderen Krankheit oder Bedingung (z.B. Krebs, Tuberkulose, Cryptosporidiose oder eine andere spezielle Enteritis) als eine HIV-Infektion, die den Zustand erklären kann

ANHANG III

Vorgeschlagene Kriterien für die Verdachts-Diagnose von AIDS-Indikator-Krankheiten

Krankheit	Kriterien für die Verdachts-Diagnose
Candidiasis des Ösophagus	a) seit kurzem retrosternale Schmerzen beim Schlucken und b) orale Candidiasis, diagnostiziert durch das starke Auftreten weißer Flecken oder Plaques auf erythematösem Grund oder durch den mikroskopischen Nachweis von Pilz-Myzelfasern in einer Biopsie
Cytomegalovirus Retinitis	bei routinemäßiger Augenspiegelung typischer, Klinisch-ohpthalmoskopischer Befund über Monate fortschreitend: z.B. scharf abgegrenzte weiße Flecken auf der Retina, sogenannte Cotton Wool Spots, deren zentrifugale Ausbreitung den Blutgefäßen folgt und oft mit retinaler Vaskulitis, Hämorrhagien und Nekrose einhergeht. Nach Abklingen der akuten Erkrankung bleiben Narben auf der Retina und Atrophie mit Fleckbildung auf dem retinalen Pigmentepithel zurück
Mykobakteriose	mikroskopische Untersuchung mit Nachweis säurefester Stäbchen kulturell nicht identifiziert, in einer Stuhlprobe, oder in normalerweise steriler Körperflüssigkeit oder einer Biopsie, die nicht aus Lunge, der Haut, den cervicalen oder hilären Lymphknoten stammt
Kaposi-Sarkom	characteristisches Bild multipler erythematöser oder violetter plaqueaertiger Läsionen auf Haut oder Schleimhaut. Zur Be-

Krankheit	Kriterien für die Verdachts-Diagnose
	achtung: Verdachts-Diagnosen auf KS sollten nicht von Klinikern gestellt werden die bisher nur wenige Fälle gesehen haben.
lymphoide interstitielle Pneunomie	Bilterale, retikulonoduläre, interstitielle Lungeninfiltrate, die röntgenologisch mindestens zwei Monate lang nachweisbar sind, ohne daß ein Erregernachweis möglich ist und die nicht auf Antibiotikabehandlung ansprechen
Pneumocystis carinii Pneumonie	a) annamnestisch erhobene Belastungs-Dyspnoe oder seit kurzem auftretener nichtproduktiver Husten (innerhalb der letzten drei Monate) UND b) Röntgennachweis diffuser, bilateraler interstitieller Infiltrate oder Galliumszintigraphischer Nachweis einer diffusen bilateralen Lungenerkrankung UND c) arterieller Blutgas-Analyse, die ein arteriellen po von weniger als 70 mm Hg oder eine niedrige relative respiratorische Diffusionskapazität (unter 80% des erwarteten Wertes) oder eine Erhöhung des alveolär-arteriellen Sauerstoffpartialdruckes zeigt UND d) kein Hinweis auf eine bakterielle Pneumonie besteht
Toxoplasmose des Gehirns	a) Kürzlich aufgetretene fokale neuropathologische Befunde, die auf einen intrakraniellen Krankheitsprozeß oder eine Bewußtseinstrübung hinweisen

Krankheit	Kriterien für die Verdachts-Diagnose
	UND b) Im CT nachweisbare typische, multiple, ringförmige Kontrastmittelanreicherungen UND c) Serum-Antikörper gegen Toxoplasmose nach gewiesen wurden oder eine Behandlung gegen Toxoplasmose erfolgreich war

ANHANG IV

Äquivalente Bezeichnungen nach der "Internationalen Klassifikation der Krankheiten" (ICD) für AIDS-assoziierte Lymphome

Die folgenden Bezeichnungen und Codes beschreiben AIDS-assoziierte Lymphome bei Patienten, für die Antikörper gegen HIV im Labor nachgewiesen wurden (Abschnitt II.A.8 der AIDS Falldefinition)
ICD (1979)

Codes	Bezeichnung
200.0	Retikulosarkom Lymphom (maligne); histiozytisches (diffuses) Retikulumzell-Sarkom: pleomorpher Zelltyp oder nicht anders spezifiziert
200.2	Burkitt' Tumor malignes Lymphom, Burkitt-Typ
9600/3	Malignes Lymphom, undifferenzierter Zelltyp o.n.A. (ohne nähere Angaben) Non-Burkitt o.n.A.
9601/3	Malignes Lymphom, Stammzelltyp Stammzell-Lymphom
9612/3	Malignes Lymphom, Immunoblastischer Typ immunoblastisches Sarkom, immunoblastisches Lymphom oder immunoblastisches Lymphosarkom
9632/3	Malignes Lymphom, Zentroblastischer Typ o.n.A. diffus oder germinoblastisches Sarkom: diffus o.n.A.
9633/3	Malignes Lymphom, Follikel-Center-Cell-Typ mit ungekerbtem Kern o.n.A. diffus
9640/3	Retikulosarkom, o.n.A. Malignes Lymphom, histiozytisch: diffus oder nicht anders spezifiziertes Retikulumzell-Sarkom, nicht anders spezifiziertes malignes Lymphom, Retikulumzell-Typ
9641/3	Retikulosarkom, pleomorphes maligne Lymphome, histiozytisch, Retikulumzell Sarkom, pleomorpher Zelltyp
9750/3	Burkitt' Lymphom malignes Lymphom, undifferenziert, malignes Lymphom vom Burkitt-Typ, lymphoblastisch, Burkitt-Typ

Tabelle 1. Krankheiten, die nach der CDC-Falldefinition die Diagnose „AIDS“ sichern

A. Bei Erwachsenen
Krankheit: Diagnose AIDS trifft zu bei: diagnostisch gesicherter

	Erkrankung[a]	Verdacht[b]
1. Candidiasis des Ösophagus	ja	ja
2. Candidiasis der Trachea, Bronchien, Lunge	ja	n.a.
3. Cryptococcose, extrapulmonal	ja	n.a.
4. Coccidioidomykose, disseminiert oder extrapulmonal	ja	n.a.
5. Cryptosporidiose, chronisch intestinal	ja	n.a.
6. Cytomegalovirus (CMV)-bedingte Läsionen in anderen Organen als Leber,Milz oder Lymphknoten	ja	n.a.
7. CMV-verursachte Retinitis	ja	ja
8. HIV-Enzephalopathie	ja	n.a.
9. Herpes Simplex Virus bedingte chronische Ulzera (>1 Monat Dauer) Bronchitis, Pneumonie, Ösophagitis	ja	n.a.
10. Histoplasmose, disseminiert oder extrapulmonal	ja	n.a.
11. Isosporidiasis, chronisch intestinal (1 Monat Dauer)	ja	n.a.
12. Kaposi-Sarkom	ja	ja
13. Lymphom (Non Hodgkin, Burkitt)	ja	n.a.
14. Lymphom primär im ZNS	ja	n.a.
15. Mykobakteriose (M.avium oder M.kansasii) disseminiert oder extrapulmonal	ja	ja
16. Pneumocystis carinii Pneumonie	ja	ja
17. Progressive multifokale Leukenzephalopathie	ja	n.a.
18. Salmonellen-Septikämie, rezidivierend	ja	n.a.
19. Toxoplasmose des Gehirns	ja	ja
20. Tuberkulose, disseminiert oder extrapulmonal	ja	ja
21. HIV-Kachexie-Syndrom (wasting-syndrom)	ja	n.a.
B. Bei Kindern unter 13 Jahren		
22. Bakterielle Infektionen, multiple oder rezidivierende	ja	n.a.
23. Lymphoide interstitielle Pneumonie oder pulmonale lymphoide Hyperplasie	ja	ja

[a] = nur wenn die Krankheit durch die in Anhang II aufgeführten diagnostischen Verfahren gesichert wurde

[b] = nicht ausreichend (n.a.) ist der Verdacht auf Krankheiten, die nicht entsprechend a) gesichert wurden

GLOSSAR

AIDS-Demenz (ADC): die Entwicklung von inflammatorisch-degenerativen Veränderungen des ZNS mit zunehmender Demenz als dominierendem Symptom der HIV-Infektion; erst seit Sept. 1987 qualifizierend für die AIDS-Diagnose nach der CDC-Definition.

Anergie, kutane: das Nichtreagieren des Organismus auf Antigene (negative Antigen-Reaktion, etwa im Tuberkulin-Test)

Antigen: eine Substanz (meistens ein organischer Fremdstoff), die eine erkennbare Immunantwort induzieren kann. Stark immunogen sind
- partikuläre Stoffe wie Mikroorganismen, Viren, fremde Zellen,
- hochmolekulare, gelöste Stoffe, wie Proteine, Polysaccharide oder Lipoproteine.

Antikörper: siehe Immunglobuline

Antikörper, monoklonale: genetisch einheitliche Antikörper, die aus einem Zellklon produziert werden.

ARC: AIDS-related complex (AIDS-assoziierter Komplex), Vorstufe des Vollbildes von AIDS. Innerhalb von 3 Jahren erreichen etwa 50% der ARC-Patienten das AIDS-Stadium. Mindestens zwei klinische Symptome und zwei Laborbefunde, wie nachfolgend, müssen erfüllt sein:
Klinische Symptome: Lymphknotenschwellung an mehr als 2 extrainguinalen Stellen, kontinuierliches Fieber > 38 Grad > 3 Monate, Gewichtsverlust > 10%, Diarrhoe > 3 Monate, Nachtschweiß, Leistungsabfall, Hautveränderungen;
Laborbefunde: T4-Zellen < 400/fl peripheren Blutes, T4/T8-Lymphozyten-Verhältnis < 1,0, Leukozytopenie, Thrombozytopenie, Erhöhter Immunglobulinspiegel im Serum, verminderte Lymphozytenproliferation nach Stimulation mit Mitogenen und Antigenen in vitro, Ausbleiben der Reaktion auf Antigene in Hauttests (kutane Anergie).

Atrophie: Verkümmerung, Schwund, etwa durch Ernährungsstörungen; oft die Folge von Entzündungen, mangelhafter Durchblutung oder toxischen Stoffen; **Hautatrophie:** dünne, pergamentartige Haut; **Hirnatrophie:** Hirnschwund, meist verbunden mit Demenz.

B-Lymphozyten: entstammen dem Knochenmark und erfahren ihre Prägung bei Vögeln in der sog. Bursa (daher B-Zellen; heute wird das B als „bone marrow" gedeutet). Nach Auswanderung in die peripheren lymphatischen Organe findet die endgültige Reifung statt und die Produktion spezifischer Antikörper, wobei jeweils eine Zelle für einen einzigen Antikörper zuständig ist. Sie reifen auf eine hinreichend starke Stimulierung durch ein Antigen hin nach sogenannter „klonaler Expansion", einer typen-selektiven Vermehrung, zu spezialisierten Plasmazellen heran. Es bleiben nach einer durchlaufenen Infektion langlebige B-Gedächtniszellen zurück, welche die Immunreaktion bei zukünftigem Bedarf schneller zu starten helfen.

ß2-Mikroglobulin: Teil eines Zelloberflächenantigens (siehe unter Haupthistokompatibilitätskomplex, dort unter HLA, Klasse-I-Antigene).

Cachectin: siehe unter „Wasting" und Tumor Nekrose Faktor.

CD: cluster of differentiation, neue Bezeichnung für T-Zell-Untergruppen, früher z. B. genannt OKT4/OKT8 oder T4/T8, heute CD4/CD8.

CDC: Centers for Disease Control, Atlanta, USA; zentrale Erfassungsinstanz für Erkrankungen in den USA.

Chemotaxis: Alle im Blut befindlichen Leukozyten sind beweglich. Bei der Chemotaxis handelt es sich um die von bestimmten Stoffen verursachte Bewegungsrichtungsgebung der Leukozyten. Solche Stoffe entstehen z.B. im Verlauf einer Entzündung und „locken" die Leukozyten an den Entzündungsherd.

Demenz, Dementia-Komplex: siehe AIDS-Demenz.

DR-Antigen: Zelloberflächenantigen, siehe unter Haupthistokompatibilitätskomplex und unter HLA, Klasse-II-Antigene.

ELISA-Test: **e**nzyme-**l**inked **i**mmuno**s**orbent **a**ssay; Prinzip: Peroxidase gekoppeltes Anti-human-Immunglobulin G reagiert mit den Antikörpern; Antikörper gegen HIV binden sich an HIV-Antigene, mit Chromogen- und Substratreagenzien Bestimmung der gebundenen Enzymaktivität durch anschließende fotometrische Messung der Farbintensität.

Epitop: eine für eine spezifische Reaktion (etwa mit Antikörpern) zuständige, „determinierende" Region eines Antigens.

Gay-Bowel-Syndrom: Bei Homosexuellen beobachtete chronische, oft diffuse intestinale Beschwerden, die auf Darm- und Analerkrankungen beruhen, verursacht etwa durch Amöben. Lamblien, Shigellen, Campylobacter, Gonokokken, Treponemen, Mikrosporidien und verschiedene Herpesviren.

Gemischte Lymphozytenkultur: mixed lymphocyte culture **(MLC)**; Kokultivation von Leukozyten von zwei Individuen. Dadurch können Differenzen im MHC ohne vorherige Sensibilisierung festgestellt werden. Man spricht auch von der mixed lymphocyte reaction **(MLR)**.

Genom: vollständige genetische Information einer Zelle.

Gingivitis: Zahnfleischentzündung.

Haarleukoplakie, orale: oral hairy leukoplakia **(OHL)**; weißliche, nicht abstreifbare Beläge an den Zungenrändern, Übergang in hyperkeratotische Plaques. (Virusgenese? Elektronenoptisch wurden Viren der Herpes- und der Papillomgruppe identifiziert. Rückbildung unter Aciclovir.)

Hämophilie: Angeborene Erkrankung des Blutgerinnungssystems, bei der bestimmte Faktoren der sog. Gerinnungskaskade fehlen. Je nach den fehlenden Faktoren (etwa VIII, IX, X) unterscheidet man die Typen Hämophilie A, B, C etc. Es gibt auch noch seltenere Gerinnungsstörungen, so den Mangel an den Faktoren V oder VII, das Vorliegen von Autoantikörpern, von-Willebrand-Jürgens-Syndrom etc.

Haupthistokompatibilitätskomplex: major histcompatibility complex **(MHC)**; eine bis zum gegenwärtigen Zeitpunkt unbestimmte Zahl von Genen, die in direkter Nachbarschaft angeordnet sind und die Histokompatibilitätsantigene einer Spezies definieren.

Herpesviren: eine Gruppe verwandter DNA-Viren von ähnlicher Morphologie; einige sind eindeutig intergationskompetent und onkogen; rufen hervor: Herpes simplex Typ 1, vorwiegend im Mundbereich, und Typ 2, vorwiegend im Genitalbereich, (**HHV-1** und **2**) Herpes zoster (varicella zoster virus, **VZV** oder auch **HHV-3**), Zytomegalie (Cytomegalovirus, **CMV** oder auch **HHV-4**), Mononukleose, Burkitt's Lymphom und ein malignes Sarkom der Rachenregion (Epstein-Barr-Virus, **EBV** oder auch **HHV-5**) sowie möglicherweise gewisse Leukämieformen durch das neuentdeckte human herpes virus 6 (**HHV-6**, früher human B-cell lymphotropic virus, **HBLV**).

HIV-1: menschliches Immundefektvirus (**h**uman **i**mmunodeficiency **v**irus, Typ **1**). Nach Vorschlag des Internationalen Komitees für Virustaxonomie Umbenennung des LAV (HTLV-III) in HIV-1.

HIV-2: vor allem in Westafrika verbreitetes humanpathogenes Retrovirus, das sich aufgrund der Nukleotidsequenzen vom zentralafrikanischen HIV-1 deutlich unterscheidet und eher dem SIV (simian immunodeficiency virus) nahesteht. Mit HIV-1 nur partielle Kreuzreaktionen in serologischen Tests. In Europa, Asien und Amerika vereinzelte Fälle nachgewiesen. Möglicherweise etwas weniger pathogene Varianten.

HLA: human leukocyte antigen, ein Bestandteil des MHC (siehe Haupthistokompatibilitätskomplex). HLA ist in drei Klassen unterteilt:

- **Klasse-I-Antigene:** HLA-A, -B, -C (in sie geht das ß2-Mikroglobulin ein), befinden sich auf der Zellmembran zahlreicher Zellsysteme, z.B. auch der Lymphozyten und sind wichtig für die Antigenpräsentation; werden in erster Linie von T-Suppressor- und T-Killerzellen erkannt.
- **Klasse-II-Antigene:** HLA-DP, -DQ, -DR, befinden sich an der Zelloberfläche vorwiegend von Monozyten/Makrophagen, auch wichtig für die Antigenpräsentation; werden in erster Linie von T-Helferzellen erkannt.

HTLV-III: Menschliches T-Zell-lymphotropes Virus (human T-cell lymphotropic virus, Typ III): heute HIV-1.

Immunfluoreszenz-Technik: Methode zum Nachweis antigen-spezifischer Antikörper. In einem ersten Schritt binden die spezifischen Antikörper an Antigene. An die Antigen-Antikörper-Komplexe binden sich in einem zweiten Schritt fluorochrommarkierte Anti-human-Immunglobuline. Die Intensität der Fluoreszenz ist ein Maß für das Vorhandensein von Antigenen (indirekter Nachweis). Auch verkürzt als **IFA**.

Immunglobuline: Proteine, die von B-Lymphozyten und Plasmazellen produziert und sezerniert werden (Ig, auch Antikörper genannt). Ig bindet Antigen und bewirkt seine biologische Inaktivierung. Folgende Ig-Klassen sind bekannt:

- **IgG.** Vorkommen: bei der Sekundärreaktion, überwiegend in Serum und anderen Körperflüssigkeiten oder extravasal. Funktion: Toxinneutralisation, Opsonisation, Bakteriolyse, Agglutination, Immunkomplexbildung.

- **IgA.** Vorkommen: in Sekreten und auf Schleimhäuten. Funktion: Toxinneutralisation, Agglutination.

- **IgM.** Vorkommen: im Serum. Funktion: Primärreaktion, Rezeptorfunktion, Toxinneutralisation, Bakteriolyse, Immunkomplexbildung.

- **IgD.** Vorkommen: im Serum. Funktion: Ig-Pool? Rezeptorfunktion.

- **IgE.** Vorkommen: im Serum. Funktion: steigert die Gefäßpermeabilität; allergische Reaktionen, Anaphylaxie.

Diese **Antikörper** können sich an in den Körper eingedrungene Fremdstoffe heften und sie durch Komplementaktivierung für Freßzellen „opsonisieren“ (griech. opsonein = schmackhaft machen). Bei einer Infektion produzieren Plasmazellen spezifische Antikörper gegen den jeweiligen Erreger. Jede dieser Zellen stellt einen bestimmten Antikörper-Typ her. Durch die genetische Vielfalt der Ig-Anlagen in den B-Zellen, den Vorläufern der Plasmazellen, können wahrscheinlich über 100 Millionen verschiedener Antikörper-Typen gebildet werden. Antikörper kommen nur in Wirbeltieren vor.

Immunmodulation: Einsatz von Interferonen, Interleukin 2, Thymushormonen, Isoprinosine, Diphenylhydantoin, Laevamisole u.ä.; bei AIDS-Patienten oder HIV-Infizierten keine entscheidende Wirksamkeit. Gefahr einer möglicherweise rascheren Virusausbreitung wie bei Interleukin-2-Therapie bekannt (T-Zell-Stimulation?).

Immunoblot: Auf Teststreifen elektrophoretisch aufgetragene Antigene binden zu testende Antikörper. Die Bindung von zugegebenem enzymmarkiertem Anti-human-Immunglobulin an diese Antigen-Antikörper-Komplexe wird durch eine Substratreaktion sichtbar gemacht. Die charakteristischen Reaktionsbanden auf den Teststreifen weisen Antigene nach. Der bekannteste Test dieser Art ist der Western Blot.

Interferon: siehe unter Lymphokine.

Interleukin-1: siehe unter Monokine.

Interleukin-2: siehe unter Lymphokine.

in vitro: „im Reagenzglas“, also unter Laborverhältnissen.

in vivo: „im Leben“, also im Individuum.

Inzidenz: die Anzahl neuer Erkrankungsfälle in einer Population in einer bestimmten Zeitspanne.

Kachexie: extreme Abmagerung, auch Marasmus genannt; in Afrika „slim disease“; siehe unter „Wasting“.

Kachexin: siehe unter „Wasting“.

Kaposi-Sarkom: Sarcoma idiopathicum haemorrhagicum multiplex (Erstbeschreiber 1872: Moritz Kohn, alias Kaposi, aus Kaposvar in Ungarn). Es werden derzeit vier Formen des Kaposi-Sarkoms (KS) unterschieden:

1. **Klassisches KS**; vor allem bei Männern im Alter von 50-70 Jahren mediterraner Herkunft, an den Unterschenkeln auftretend. Relativ lange (10-15 Jahre) benigne Verläufe. Asymmetrische, ungewöhnliche Verteilungen können vorkommen.

2. **Endemisches KS**; in Afrika seit Jahrzehnten bekannt. Betroffen

sind vor allem Kinder und jüngere Erwachsene. Je nach Verlaufsform lymphadenopathischer Typ oder nodulärer Typ mit langsamer Progredienz.

3. **KS unter Immunsuppression**, etwa nach Nierentransplantation; im Rahmen einer Behandlung etwa mit Azathioprin oder hochdosierten Steroiden; Rückbildung nach Absetzen der Therapie beobachtet.

4 **Epidemisches, AIDS-assoziiertes KS**; Durchschnittsalter des KS-Patienten bei etwa 38 Jahren, ca. 15-25% der HIV-positiven Homosexuellen (einige Prozent der Drogensüchtigen und nur weniger als ein Prozent aller anderen HIV-Träger) entwickeln ein KS, offenbar mit über die letzten Jahre fallender Tendenz. Entwicklung aus jedem Stadium der HIV-Infektion möglich. Bei vorliegender HIV-Infektion bedeutet das Auftreten von KS definitionsgemäß AIDS.

Killerzellen: gewisse Zellen des Immunsystems (etwa T_c-Zellen; siehe unter Zytotoxizität), die in der Lage sind, andere Zellen durch das Erzeugen von Löchern in der Zellmembran und anschließende Sezernierung von Zellgiften zu töten; richten sich in der Regel gegen infizierte oder entartete Zellen.

Klasse-I- oder -II-Antigene: siehe unter Haupthistokompatibilitätskomplex und HLA.

Klon: Aus einer Mutterzelle durch mitotische Zellteilungen entstandene Individuen oder Zellsysteme, die wegen ihrer chromosomalen Identität eine genetisch einheitliche Population bilden.

Klonierung: Herstellung von Klonen etwa zur gentechnischen Gewinnung spezifischer Antigene; siehe unter Klon.

Komplement-System: Das Komplement-System spielt bei der Immunantwort eine wichtige Rolle. Es besteht aus gut 20 verschiedenen Eiweiß-Verbindungen, die von bakteriellen Substanzen oder Antikörpern aktiviert werden können. In einer kaskadenartigen Reaktion aktivieren sie einander (C1 bis C9) und zerstören schließlich fremde Zellen oder Erreger, indem sie als poreforming complex (C5-9) als ein lipolytisches Enzym deren äußere Hülle durchlöchern. Zwischenprodukte der Komplementkaskade können an Mastzellen binden und Entzündungen auslösen sowie an infizierten Zellen oder Erregern haften und dadurch (Opsonisierung) Makrophagen anlocken.

kutane Anergie: siehe Anergie.

Läsion: Schädigung, Verletzung; daher läsionell für „geschädigt".

Langerhans-Zellen: wichtige antigenpräsentierende Zellen der Haut;

sie sind auch beteiligt an der Entstehung der atopischen Dermatitis und als primäre Zielzellen von HIV in der Schleimhaut möglicherweise auch wichtig für die Übertragung von Lentiviren.

LAS: Lymphadenopathie-Syndrom (chronische Lymphknotenschwellung an mehr als 2 extrainguinalen Stellen) über mehr als 3 Monate. Vorstadium von AIDS.

LAV: Lymphadenopathie/AIDS-Virus, früher lymphadenopathy associated virus, das von J.C. Chermann, F. Barré-Sinoussi und L. Montagnier am Institut Pasteur Anfang 1983 zuerst entdeckte AIDS-Virus-Isolat, von A. Karpas (Cambridge) noch im selben Jahr bestätigt (C-LAV) und von S. Wain-Hobson (Paris) 1984 decodiert. Heute: HIV-1.

Lentiviren: (von lat. lento: langsam) Subfamilie der Retroviren, die langsame Virusinfektionen mit jahre- bis jahrzehntelanger Inkubationszeit verursachen. Da morphologisch und genetisch eine enge Verwandschaft besteht, wird HIV dieser Retrovirussubgruppe zugeordnet.

Leukämie: Sammelbegriff für zahlreiche bösartige Erkrankungen von Knochenmark (myeloische) oder Lymphsystem (lymphatische); Reifungsstörungen der verschiedenen weißen Blutkörperchen, die in verschiedensten Stadien ihrer Entwicklung bösartig entarten können.

Leukenzephalopathie: (z. B. die **progressive multifokale**, die durch ein Papova-Virus (JC?) hervorgerufen wird); krankhafte Veränderung der weißen Hirnsubstanz, meistens entzündlich-degenerativer Art; „Entmarkungskrankheit".

Lymphokine: von Lymphozyten produzierte lösliche, unspezifische Faktoren, die als Signalstoffe bei zahlreichen Reaktionen der zellulären Immunantwort mitwirken:

- Makrophagenauswanderung hemmender Faktor (migration inhibition factor, **MIF**)
- Makrophagen aktivierender Faktor (**MAF**)
- Tumor-Nekrose-Faktor und Lymphotoxin (**TNF-alpha** und **TNF-beta**). Diese Proteine haben die Fähigkeit, bestimmte Tumorzellen abzutöten.

- Interferon (**IFN**), ein Glykoprotein mit breitem, unspezifischem antiviralem Wirkungsspektrum; hemmt die Vermehrung von Viren in Zellen; stimuliert verschiedene zelluläre Abwehrmechanismen (etwa natural killer- oder NK-Zellen). Bisher sind zwei Haupttypen bekannt:

  Typ-I-Interferon (alpha-IFN, beta-IFN)

  Typ-II-Interferon (Immuninterferon, gamma-IFN)
- chemotaktische Faktoren
- T-Zell-Wachstumsfaktor (T-cell growth factor, TCGF oder Interleukin-2, IL-2); wird von aktivier-

ten T-Zellen sezerniert und regt bestimmte T-Zellen zur Proliferation an.
- zahlreiche andere regulatorische Faktoren mit Helfer- oder Suppressor-Funktionen.

Lysosomen: siehe unter Phagozytose.

Makrophagen: Freßzellen im Gewebe, zugleich antigen-einfangende und -präsentierende Zellen (antigen presenting cells, **APC**). Sie bewegen sich frei, wie etwa in der Lunge, oder sind stationär, wie in Leber, Nervensystem, Milz und Lymphknoten.

Durch Botensubstanzen alarmierte Makrophagen wandern in entzündetes Gewebe ein und produzieren selber entzündungsfördernde Stoffe.

Wichtige Aufgaben sind: die Beseitigung von Mikroorganismen, Fremdstoffen, zerstörtem Gewebe (etwa toten Krebszellen) und verbrauchten roten Blutkörperchen (mehr als hundert Milliarden pro Tag) sowie die Antigenpräsentation. Makrophagen spielen eine wichtige Rolle bei der zellvermittelten Immunität. Sie können Antigene nicht spezifisch unterscheiden, erkennen aber antikörperbesetzte Oberflächen. Makrophagen entwickeln sich aus Monozyten, die im Blutstrom zirkulieren, und können bis zu zehn Jahre lang leben.

Malignom: bösartige Geschwulst, auch Leukämien.

Meningitis: Hirnhautentzündung.

Mitogene: Substanzen, die Zellen zur Teilung (Proliferation) anregen. (Bakterienprodukte und pflanzliche Glykoproteide).

Monokine: von Makrophagen sezernierte lösliche Faktoren, die als Signalstoffe für andere Zellen dienen:
- Interleukin-1 (IL-1); wirkt an der Aktivierung von T-Zellen mit
- B-Zell-differenzierender Faktor
- T-Zell-aktivierender Faktor; steigert die Helfer- und Suppressor-Zell-Aktivität
- Thymus-Differenzierungs-Faktor; unterstützt die Reifung von Thymozyten zu immunkompetenten T-Zellen.

Mononukleose: mononucleosis infectiosa, „Pfeiffersches Drüsenfieber", verursacht durch das Epstein-Barr-Virus (EBV), seltener durch das Zytomegalievirus (CMV); siehe unter Herpesviren.

Neo-Antigene: Antigene, mit denen das Immunsystem noch keinen Kontakt hatte. Manchmal werden solche Neoantigene von Tumorzellen gebildet.

Neoplasie: Geschwulst, nicht unbedingt bösartig (vergl. Malignom).

Neopterin: eine niedermolekulare Substanz, die von Makrophagen produziert wird und möglicherweise eine

Rolle bei der Aktivierung von Lymphozyten spielt.

NK-Aktivität: Zytotoxische Aktivität von (natural killer-) NK-Zellen, die spontan (ohne vorhergegangene Sensibilisierung durch ein Antigen) erfolgt.

Oligopeptid: siehe unter Peptid.

onkogen: tumorerzeugend; das **Onkogen**, auch Onkgen: ein Genabschnitt, dem ein tumorerzeugender Effekt zugesprochen wird.

Opportunistische Infektionen (OI): Im Zustand einer verminderten bzw. defekten Immunabwehr können Erreger, die für den gesunden Organismus unproblematisch sind, zu lebensbedrohlichen Infektionen führen. Es besteht eine große Variabilität der Infektionserreger.

Opsonisierung: (von griech. opsonein: schmackhaft machen), die Bekleidung von Antigenen durch Antikörper und Komplement (C1-C4), was die Phagozytoseaktivität von Makrophagen gegenüber den so gekennzeichneten Objekten auf etwa das 30fache steigert.

Peptid: eine Kette aus Aminosäuren, also ein Eiweißmolekül; **Oligopeptid:** (von griech. oligo: wenige) kürzer, z. B. nur 8-15 Aminosäuren; **Polypeptid:** (von griech. poly: viele) länger, also etwa der Tumor-Nekrose-Faktor aus 157 Aminosäuren.

persitierend: (von lat. persistere: verharren) dauerhaft; daher **Persistenz:** Erhaltenbleiben eines Zustandes.

Phagozytose: Die Fähigkeit von Zellen (insbesondere Makrophagen), Mikroorganismen und andere Partikel in sog. Endosomen aufzunehmen und im Zellinneren abzubauen. Einen wichtigen Beitrag zu diesem Abbau leisten Stoffe, die in Lysosomen gebildet und dann in die genannten Endosomen (dann „Lyso-Endosomen" genannt) entleert werden.

Plasmazelle: Aus Antigen-stimulierten B-Zellen entstandene Zellen, die Antikörper einer bestimmten Immunglobulinklasse sezernieren.

Pneumocystis-carinii-Pneumonie (PCP): Durch den Parasiten Pneumocystis carinii hervorgerufene interstitielle Pneumonie; häufigste opportunistische Infektion bei AIDS; tritt auf bei 35-70% aller AIDS-Patienten. Symptome: Relativ unspezifisch (Fieber, Husten, Atemnot, Zyanose, Schüttelfrost, Brustschmerzen), wenig deutliche Röntgenbefunde, bessere Ergebnisse mit dem Galliumszintigramm. Behandelbar, bei rascher Diagnose 4%, bei verspäteter Diagnosestellung etwa 50% Mortalität. Rezidivtendenz.

Polypeptid: siehe unter Peptid.

Prävalenz: die Häufigkeit einer Krankheit in einer Population zu einem bestimmten Zeitpunkt.

Proktitis: Entzündung im Enddarmbereich; meistens verbunden mit Defäkationsschmerz.

Prostatitis: Entzündung der Vorsteherdrüse (Prostata)

Protozoon: Einzeller.

Recall-Antigene: Antigene, die dem Immunsystem von früheren Kontakten her bekannt sein müßten (z.B. Tuberkulin).

Retrovir: Zidovudin, 3-Azido-3-Deoxythymidin (**AZT**); das erste wirksame HIV-spezifische Medikament zur Therapie von AIDS. Ein teilsynthetisches Thymidinderivat, das von der Firma Wellcome entwickelt wurde. Phosphorylierung durch die zelluläre Thymidin-Kinase und Thymidilatkinase in die Triphosphatform, die als aktive Substanz die HIV-Replikation hemmt. Wird als Pseudo-Thymidin „irrtümlicherweise" von der Reversen Transkriptase in das DNA-Molekül eingebaut, wodurch die Virus-DNA-Replikation abgebrochen wird. Retrovir ist in der Lage, die Sterblichkeit bei bestimmten Manifestationsformen der HIV-Infektionen signifikant zu reduzieren, ebenso werden eine Reduzierung der Anzahl der opportunistischen Infektionen sowie eine deutliche Besserung der klinischen Symptomatik erreicht.

Retroviren: Krankheitserreger für Menschen und Tiere, bekannt seit vielen Jahren als Ursache von Leukämien und anderen malignen Neoplasien. Um sich in deren Zellen vermehren zu können, müssen die Viren ihre Erbinformation RNA mit Hilfe der reversen Transkriptase in die zelluläre Erbinformation DNA zurückübersetzen (retro = zurück). Das wohl bekannteste Retrovirus ist heute der AIDS-Erreger HIV.

Reverse Transkriptase (RT): siehe Transkriptase, reverse.

Rezeptoren: Oberflächenantigene, die in großer Zahl die Zellmembran durchsetzen. Sie haben die Aufgabe, chemische Botschaften zu empfangen und in die Zelle zu leiten, eventuell auch nach außen zu geben. Ein solcher „Informationsaustausch" kann auch dadurch geschehen, daß Zellen über eine Anbindung an einen solchen Rezeptor miteinander in engen Kontakt treten. Diesen Mechanismus nutzt das HIV bei der Infektion von Zellen, wobei es einen Tropismus für einen **CD4** (T4, OKT4) genannten Rezeptor besitzt.

SIV: simian immunodeficiency virus, früher: simian T-cell lymphotropic virus, Typ III (STLV-III), ein Primaten-Retrovirus mit T-Helferzell-Tropismus, das bei Rhesusaffen einen AIDS-ähnlichen Immundefekt auslöst und inzwischen in verschiedenen Varianten aus mehreren Affenarten isoliert worden ist. Genetisch dem HIV-2 sehr nahestehend (72%ige Genomhomologie) und ohne Zweifel zu den Lentiviren zu rechnen.

SIDA: im französischen und spanischen Sprachbereich (nicht hingegen im portugiesischen, wie etwa Brasilien) die gängige Akronym für **s**yndrôme d'**i**mmuno**d**éficit **a**cquise bzw. sŷndrome de inmunodeficiencia **a**dquirida), also AIDS.

Slim disease: extreme Abmagerung, auch Kachexie oder Marasmus genannt; in Afrika ist „slim disease" einer der vielen regionalen Begriffe für AIDS; siehe unter „Wasting".

Soor: Pilzbefall im Mund (meist Candida albicans).

Thymosin: löslicher Faktor, den der Thymus sezerniert und der zur Differenzierung der T-Lymphozyten beiträgt. Weitere Faktoren, welche die Differenzierung bzw. Proliferation von T-Lymphozyten beeinflussen: Thymopoietin und Thymulin.

Thymulin: siehe unter Thymosin.

Thymopoietin: siehe unter Thymosin.

T-Lymphozyten: T-Zellen entstammen dem Knochenmark und erfahren ihre Prägung im Thymus (Thymozyten). Nach Auswanderung aus dem Thymus werden die peripheren lymphatischen Organe besiedelt und die spezifische zelluläre Immunität etabliert. Zusammensetzung aus T-Gedächtnis-, T-Killer-, T-Helfer-, T-Suppressor-Zellen und einigen selteneren Varianten.

T4-Lymphozyten: Helfer-Lymphozyten, die das T4-Antigen-Epitop (**CD4**) tragen; aktivieren die Antikörperbildung, die Makrophagen und so gut wie alle immunaktiven Zellen.

T8-Lymphozyten: Suppressor-/zytotoxische Lymphozyten, die das T8-Antigen-Epitop (**CD8**) tragen; dämpfen die Immunreaktion, zerstören infizierte Zellen durch Zytolyse.

Transkriptase, reverse (RT): eine DNA-Polymerase der RNA-Viren, die während der Virusreplikation von den Wirtszellen durch die genetische Virusinformation synthetisiert wird. Sie katalysiert die Transkription der Virus-RNA in eine doppelsträngige DNA, die sich in die Erbinformationen der Wirtszelle integriert.

trophisch: in Hinblick auf die Ernährung, Versorgung.

Tropismus: Affinität zu gewissen Zellen und Geweben, in der Regel vermittelt durch die Neigung und Fähigkeit, sich an gewisse Rezeptoren zu binden.

Tumor Nekrose Faktor (TNF): siehe Lymphokine.

ulzerierend: geschwürig; daher Ulzeration: Geschwür.

Vaskulitis: Blutgefäßentzündung.

Wasting: Gewichtsabnehme bis zur Kachexie, oft ohne geklärte Ursache. Man vermutet eine dahinterliegende unerkannte opportunistische Infektion (etwa durch Mikrosporidien) oder eine direkte Verursachung durch Makrophagen, die das Kachexin (auch Cachectin, vermutlich ähnlich mit dem TNF-alpha) produzieren; erst seit Sept. 1987 qualifizierend für die AIDS-Diagnose nach der CDC-Definition.

Western Blot: siehe Immunoblot.

Zellklon: siehe unter Klon.

Zirkulierende Immunkomplexe: (**CIC**, circulating immune complexes); da die Immunglobuline über zwei Anbindungsstellen für antigene Strukturen verfügen, können sich bei einem etwa ausgewogenen Verhältnis von Antigen zu Antikörper netzwerkartige Immunkomplexe bilden, die frei im Blut zirkulieren, sich aber auch an Gewebe anlagern und dort zu Schäden führen können.

Zytomegalie: Infektionskrankheit ausgelöst durch das Zytomegalie-Virus (CMV, Cytomegalovirus), auch genannt human herpes virus 4 (HHV-4)

Zytotoxizität: Schädigung der Zellmembran durch an die Zelle gebundene Antikörper in Verbindung mit Komplement oder durch direkten Kontakt von Zellen des Immunsystems (z.B. zytotoxische T-Killerzellen oder NK-Zellen) mit Zielzellen (z.B. Tumorzellen), wobei letztere durch Perforine punktiert und durch Lymphotoxine endgültig zerstört werden.

Abkürzungen

Diese Abkürzungsliste ist nicht nur dazu da, das Lesen dieses Buches, sondern auch die Lektüre weiterer AIDS-Literatur oder kommender Folgelieferungen zu erleichtern. Daher sind auch manche Abkürzungen aufgeführt, die nicht im vorliegenden vorkommen. Wer zu einem ausführlichen Begriff die Abkürzung sucht, sei auf den Index (Stichwortverzeichnis) verwiesen.

A	Adenin
AAV	AIDS associated virus
ACIP	Advisory Commitee for Immunization Practices
ADA	American Dental Association
ADC	AIDS dementia complex
ADCC	antibody-dependent cellular cytotoxicity
AEF	allogenic effector factor
AFLNH	angiofollicular lymphnode hyperplasia
AGM	african green monkey
AIDS	acquired immune deficiency syndrome
AILD	angioimmunoblastische Lymphadenopathie mit Dysproteinämie
AIP	akute interstitielle Pneumonie
AK	Antikörper
ALS	amyotrophische Lateralsklerose
ALV	avian leukosis virus
AMA	American Medical Association
AmFAR	American Foundation for AIDS Research
AML	akute myeloische Leukämie
ANUG	Akute nekrotisierende, ulzerierende Gingivitis
APC	antigen presenting cells
APAAP	alkalische-Phosphatase-anti-alkalische-Phosphatase
ARC	AIDS-related complex
ARID	AIDS-related immune dysfunction
art	antirepression of transactivation (ein Abschnitt im HIV-Genom)
ARV	AIDS-associated retrovirus

ASF	African swine fever
ASFV	ASF-Virus
asx	asymptomatisch
ATL	adult T-cell-leukaemia
ATLV	ATL-Virus
att	attachement site (eine Region im Virus-Genom)
AvMV	avian myeloblastosis virus
AvSV	avian sarcoma virus
AZT	Azidothymidin (Zidovudin)
BaEV	baboon endogenous virus
BAL	bronchoalveoläre Lavage
BCGF	B-cell growth factor
BGA	Bundesgesundheitsamt, Berlin
BIV	bovine immunodeficiency virus (=BVLV)
BL	Burkitt-Lymphom
BLL	Burkitt-like lymphoma
BLV	bovine leukosis virus (=BoLV)
BMC	Biomedizinisches Zentrum, Uppsala
BVLV	bovine visna-like virus (=BIV)
C	Cytosin
C1	ein Protein des Komplementsystems, eigentlich zerfallend in C1q, C1r und C1s; es gibt außerdem noch die Komplementfaktoren C2, C3, C3a, C3b, C4, C4a, C4b, C5, C6, C7, C8 und C9, die einander in der sog. Komplemantkaskade aktivieren bzw. spalten
CAEV	caprine arthritis encephalitis virus
CAR	cis anti-repressor (Sequenzen in den Strukturproteinen, an die das Genprodukt von rev bindet)
CD	cluster of differentiation, Bezeichnung für Rezeptoren, früher auch OKT oder Leu, umgangssprachlich oft nur „T-“
CD4, CD8	T-Zell-Rezeptoren (=T4, T8)
CDC	Centers for Disease Control, Atlanta, Georgia
CDSC	Communicable Disease Surveillance Centre, London
CEM	Tumorzell-Linie
CF	chemotactic factor
CIC	zirkulierender Immunkomplex
CIN	cervicale intraepitheliale Neoplasie
cis	ein Onkogen
CJD	Creutzfeldt-Jakob-Krankheit

C-LAV	das Cambridge-Isolat des LAV (=HIV)
CLO	Campylobacta like organs
CML	chronische myeloische Leukämie
CMV	Zytomegalie-Virus
ConA	Concanavalin A (ein Mitogen)
CR1	ein Erythrozytenrezeptor für Komplement (E-CR1)
CRESI	complejo relacionado al SIDA (=ARC)
CRIA	kompetitiver RIA
CSF	colony stimulating factor
CSR	caprine syncytial retrovirus
CT	Computer-Tomographie
CTCL	kutanes T-Zell-Lymphom
CVLP	corona-virus-like particles
DA	Drogenabhängige (drug abusers)
DGHM	Deutsche Gesellschaft für Hygiene und Mikrobiologie
DIB	dot immunobinding
DIC	disseminierte intravasale Koagulation
DIF	differentiation inducing factor
DNA	Desoxyribonucleinsäure (=DNS)
DP	eine Gruppe von Zellantigenen, siehe unter HLA
DQ	eine Gruppe von Zellantigenen, siehe unter HLA
DR	eine Gruppe von Zellantigenen, siehe unter HLA
DTH	delayed type hypersensitivity (Überempfindlichkeitsreaktion vom verzögerten Typ)
DUNHL	diffuses undifferenziertes NHL
DVV	Deutsche Vereinigung zur Bekämpfung der Viruskrankheiten
EBB	endobronchiale Biopsie
EBV	Epstein-Barr-Virus
E-CR1	Erythrozytenrezeptor für Komplement (=CR1)
EEG	Elektroencephalogramm
EGMA	eosinophil growth and maturation activity
EIA	enzyme-linked immunosorbent assay (kommerzieller ELISA-Test)
EIAV	equine infectious anemia virus
EITB	enzyme-linked immunoelectric transfer blot
ELAS	extended LAS
ELAVIA	enzyme-linked LAV-immunoassay
ELISA	enzyme-linked immunosorbent assay
EM	Elektronenmikroskopie

EMB	Ethambutol
EMG	Elektromyogramm
ENI	Electro-Nucleonics Industry
env	envelope (ein Abschnitt im Virus-Genom)
erb	ein Onkogen
ERCP	endoskopisch-retrograde cholangiopankreatikographie
erv-1	ein endogenes Retrovirus
Fab	fragment antigen binding (der zum Antigen orientierte Teil eines Immunglobulins)
FAF	fibroblast activating factor
FAIDS	feline AIDS (Katzen-AIDS)
Fc	fragment crystalline (der nicht zum Antigen orientierte, sich mit dem Fc-Rezeptorverbindende Teil eines Immunglobulins), auch Bezeichnung für den entsprechenden Rezeptor einer Killerzelle
FD	follicular dendritic cell (spezialisierte Makrophagen in Lymphknoten)
FDA	Food and Drug Administration
FeLV	feline leukaemia virus
fes	ein Onkogen
FLV	Friend leukaemia virus (=FMuLV)
FMuLV	Friend murine leukaemia virus
FOB	fiberoptische Bronchoskopie
FSGS	fokale segmentale Glomerulosklerose
FTLV	feline T-lymphotropic lentivirus (FIV?)
G	Guanin
gag	group-antigen (ein Abschnitt im Virus-Genom)
GaLV	gibbon associated leukaemia virus (=GALV)
GAP	Global AIDS Programme (ein Teil der WHO mit Sitz in Genf)
GBS	Guillian-Barré-Syndrom
GHL	generalised hyperplastic lymphadenopathy
GLP	generalisierte Lymphadenopathie
GLV	goat leukoencephalopathy virus
gp	Glykoprotein (z. B. gp41, gp120)
GRID	gay-related immunodeficiency
GS	Genetic Systems
GTP	Guanosintriphosphat

HBLV	human B-lymphotropic virus (heute: HHV-6)
HBV	Hepatitis-B Virus
HCW	health care worker (Krankenpflegepersonal)
HD	Hodgkin's disease (=Hodgkin-Lymphom)
HE	Hematoxilin-Eosin Färbung
HeLa	maligne Zell-Linie (benannt nach einem Patienten)
HHV	human herpes virus (HHV-1 = HSV-1, HHV-2 = HSV-2,**HHV-3 = VZV, HHV-4 = CMV, HHV-5 = EBV, HHV-6 = HBLV)
HIV	human immunodeficiency virus
HL	Hodgkin-Lymphom; auch: hairy leukoplakia (=OHL)
HL23	ein von Gallo publiziertes „humanes Leukämievirus“, das sich später als eine Mischung aus drei Affenviren erwies (SiSV, GaLV, BaEV)
HLA	human leucocyte antigen
HPV	human papilloma virus
H-ras	ein Onkogen
HS	Homosexuelle
HSP	heterosexuelle Partner
HSV	Herpes-simplex-Virus (-1, -2)
HTDV	human teratoma derived virus
HTLV	human T-cell lymphoma/leukemia virus, jetzt: human T-lymphotropic virus (-I, -II, -III, -IV)
IAP	intracisternal A-particle
ICA	immune complex assay
IDAV	immune deficiency associated virus (-1, -2)
IDS	inhibitor of DNA synthesis
IF	immunofluorescence
IF-alpha	Alpha-Interferon
IFA	immunofluorescence assay
IFN	Interferon, manchmal nur IF (z. B. IF-alpha)
IFT	Immunfluoreszenztest
Ig	Immunglobulin (IgA, IgD, IgE, IgG-1, -2, -3,IgM)
IL	Interleukin (-1, -2, -3, -4, -5, -6)
ILS	ideopathic lymphadenopathy syndrome
IMI	indirect membrane-immunofluorescence
int	integrase (ein Abschnitt im Virus-Genom innerhalb der pol-Region)
INH	Isoniazid
IP	Immuno-Peroxidase-Test

IPA	Immuno-Peroxidase-Antikörper-Test
ISCOM	immunstimulierender Komplex
ISH	immature (unreife) Sinushistiozyten
ITP	ideopathische Thrombozytopenie
iv	intravenös
IVDA	injizierende Drogenabhängige (intravenous drug abusers)
JC	ein Papovavirus, vermutete Ursache der PML
K-Zelle	Killerzelle
kD	KiloDalton (Dalton ist die Einheit für das Molekulargewicht)
KG	Körpergewicht
Ki-ras	ein Onkogen
KS	Kaposi-Sarkom (Kaposi's sarcoma)
KSS	russisch für ARC
LA	Lupus anticoagulans
LAIDS	lesser AIDS
LAS	Lymphadenopathiesyndrom
LAV	lymphadenopathy virus, jetzt: lymphadenopathy/AIDS virus
LDH	Laktatdehydrogenase
LED	Lupus erythemathodes disseminatus
LEF	leucocyte migration enhancing factor
Leu	Bezeichnung von Antigeneigenschaften bei der Zelltypisierung, siehe OKT, heute: CD
LGL	large granular lymphocyte
LHS	lymphoid hyperplasia syndrome
LIA	luminescence immunoassay
LIF	leucocyte migration inhibitory factore
LIP	lymphatische/lymphozytäre interstitielle Pneumonie
LNS	lymphnode syndrome
lor	long open reading frame (ein Abschnitt im HIV-Genom)
LPR	lymphocyte proliferative response
LT	Lymphotoxin, auch TNF-beta
LTR	long terminal repeat (redundancy), der Endabschnitt des Virus-Genoms
MACS	Multicenter AIDS Cohort Study
MAF	macrophage activating factor
MAI	Mycobacterium avium/intracellulare
MF	Mycosis fungoides

MFF	macrophage fusion factor
MGL	milderer Grad von Lymphadenopathie
MHC	major histocompatibility complex
MIF	macrophage migration inhibitory factor
MLC	mixed lymphocyte culture
MLNS	mucocutaneous lymphnode syndrome (Kawasaki's disease)
MLR	mixed lymphocyte responses
MLV	murine leukemia virus (=MuLV)
MMTV	mouse mammary tumor virus
MMuLV	Moloney murine leukemia virus
MMWR	Morbidity and Mortality Weekly Report (wöchentliche Veröffentlichung der CDC)
Mo-MuLV	siehe MMuLV (auch MoMLV)
mos	ein Onkogen
MPI	Max-Planck-Institut
MPMV	Mason-Pfizer monkey virus
MRI	magnetic resonance imaging
mRNA	messenger RNA (=Boten-RNA)
MS	Multiple Sklerose
MSV	murine sarcoma virus
MTOC	microtubular organizing complex
MuLV	murine leukemia virus
MVB	multivesicular bodies
MVV	Maedi-Visna-Virus
myc	ein Onkogen
NAS	National Academy of Science, USA
NCI	National Cancer Institute, Bethesda, Maryland
NCP	National Cancer Power (angeblich eine Vereinigung Seropositiver in den USA)
nef	negative factor (= 3'orf), ein Abschnitt im HIV-Genom)
NRE	negative regulatory element (Akzeptorregion im LTR für nef)
NHL	Non-Hodgkin-Lymphom
NIAID	National Institute of Allergy and Infectious Diseases, Bethesda, Maryland
NIDA	National Institute of Drug Abuse,Washington, DC
NIF	neutrophil migration inhibitory factor
NIH	National Institute of Health, Bethesda, Maryland
NK	Rezeptor einer NK-Zelle
NK-Zelle	natural-killer-Zelle
NKCF	natural killer cytotoxic factor

NMR	nuclear magnetic resonance (Kernspintomographie)
NPC	nuclear pore complex
OAF	osteoclast activating factor
OHL	oral hairy leukoplakia
OI	opportunistische Infektion
OKT	monoklonale Antikörper für die Typisierung von T-Zellen, siehe CD
OLB	offene Lungenbiopsie
onc	Onkogen
orf	open reading frame (ein codierender Abschnitt im Virus-Genom)
3'orf	open reading frame am 3'-Ende des Virusgenoms (ein Abschnitt im HIV)
orfU	open reading frame (ein Abschnitt im HIV-Genom)
p	Protein (z. B. p17, p24)
PALS	prison acquired lymphadenopathy syndrome
PAS	Paraaminobenzoesäure (Tuberkulostatikum)
PCM	protein calorie malnutrition
PCP	Pneumocystis carinii-Pneumonie
PCR	polymerase Chain Reaction (ein DNA-Hybridisierungstest)
PCV	porcine circovirus
PDGF	platelet derived growth factor
PET	Positronen-Emissions-Tomographie
PFA	Phosphonoameisensäure (-formiat)
PFC	plaque forming cells
PGE	Prostaglandin-E (-1, -2)
PGL	persistent generalised lymphadenopathy
PHA	Phytohaemagglutinin (ein Mitogen)
PLH	pulmonary lymphoid hyperplasia
plnn	pathologische Lymphknoten
PLS	persistent lymphadenopathy syndrome
PML	progressive multifokale Leukoenzephalopathie
pO2	Partialdruck des Sauerstoffs (etwa im Blut)
pol	polymerase (ein Abschnitt im Virus-Genom)
PPD	purified protein derivate, kutaner Tuberkulintest
prion	Prusiners Bezeichnung für ein vermutetes infektiöses Protein
prt	Protease (ein Abschnitt im Virus-Genom)
PWA	person with AIDS
PWM	poke weed mitogen (ein Mitogen)

pX	ein Abschnitt im Virus-Genom (HTLV-I, -II, BLV)
PZA	Pyrazinamid
R	ein Abschnitt im HIV-Genom
ras	ein Onkogen
RES	reticuloendotheliales System
rev	regulator of expression of virion, ein Abschnitt im HIV-Genom (= art/trs)
RIA	radioimmunoassay
RIP	siehe RIPA
RIPA	radioimmuno precipitation assay
RKI	Robert-Koch-Institut, Berlin
RMP	Rifampicin
RNA	Ribonucleinsäure (= RNS)
RNP	Ribonucleoprotein
RSV	Rous-Sarkom-Virus
RVK	Rudolf-Virchow-Krankenhaus, Berlin
RT	Reverse Transkriptase
SAF	scrapie associated fibrils
SAIDS	simian AIDS (Affen-AIDS)
SBL	Staatliches Bakteriologisches Laboratorium, Stockholm
SCID	severe combined immunodeficiency
SDS-PAGE	sodium dodecyl sulfate polyacrylamide gel electrophoresis
SEM	scanning electron microscopy (Rasterelektronenmikroskopie)
SHML	sinus histiocytosis with massive lymphadenopathy
SIDA	syndrôme d'immunodéficit acquise (franz.), s§ndrome de inmunodeficiencia adquirida (span.)
SIRS	soluble immune response suppressor
SIS	skin immune system
sis	ein Onkogen
SiSV	simian sarcoma virus
SIV	simian immunodeficiency virus (SIV_{mac}, SIV_{agm}, SIV_{sm}, SIV_{stm} etc.)
SLE	systemischer Lupus erythematodes (=LED)
SMoRV	squirrel monkey retrovirus
SMX	Sulfomethoxazol
sor	short open reading frame (ein Abschnitt im HIV-Genom)
SPID	russisch für AIDS
src	ein Onkogen
SRF	skin reactive factor

SRV	simian retrovirus
SS	Sézary-Syndrom
STD	Geschlechtskrankheit (sexually transmitted disease)
STLV	simian T-lymphotropic virus (-I, -III); STLV-III heute: SIV
SVA	Statens Veterinärmedicinska Anstalt, Uppsala
T4, T8	T-Zell-Rezeptoren (=CD4, CD8), benutzt zur Klassifikation von Thymuslymphozyten (T_h- bzw. T_s- und T_c-Zellen)
T_c	zytotoxische T-Zelle
T_{cs}	T-contrasuppressor cell
T_d	delayed type hypersensitivity T-cell, auch T_{cdh}
T_{fr}	feedback regulator T-cell
T_h	T-Helferzelle
T_s	T-Suppressorzelle
TAR	tat acceptance region (Abschnitt im LTR)
tat	transactivation of transcription (eigentlich: of post-transcription), jetzt: transactivator; ein Abschnitt im HIV-Genom)
TBB	transbronchiale Biopsie
TBE	tick-borne encephalitis
Tbc	Tuberkulose (auch verkürzt: Tb)
TCGF	T-cell growth factor (=Interleukin-2)
TCLL	T-cell chronic lymphatic leukemia
TEM	Transmissions-Elektronenmikroskopie
THF	assorted antigen specific helper factors
THX	Thymusextrakt
TLCL	T-cell lymphosarcoma cell leukemia (entspricht dem ATL in Japan)
TMP	Trimethoprim
TNF	tumor necrosis factor, -alpha (= Cachectin?); TNF-beta = Lymphotoxin
TNHL	T-cell non-Hodgkin's lymphoma
TRF	T-cell replacing factor
tRNA	Transfer-RNA
trs	transactivation of splicing (= art), ein Abschnitt im HIV-Genom
TSF	assorted antigen specific suppressor factors
TSP	tropical spastic paraparesis
UCG	Ultraschall-Cardiographie
USPHS	United States Public Health Service

VEEV	Venezuelan equine encephalitis virus
vif	virion infectivity factor, ein Abschnitt im HIV-Genom (= sor)
VIP	vasoactive intestinal peptide
VLP	virus-like particles
vpr	virus protein R, ein Abschnitt im HIV-Genom (= R)
vpu	virus protein U, ein Abschnitt im HIV-Genom (= orfU)
VZV	Varicella-zoster-Virus
WB	Western blot
X	ein Abschnitt im HIV-Genom (bisher nur HIV-2 und evtl. SIV)
ZKBS	Zentrale Kommission für die biologische Sicherheit bei der Neukombination von Nukleinsäuren
ZNS	Zentralnervensystem

Literaturverzeichnis

Abrams DI (1985) Lymphadenopathy in male homosexuals. – Adv Host Def Mech, 5: 75-97

Abrams DI (1986) Lymphadenopathy related to the AIDS in homosexual men. – Med Clin North Am, May, 70: 693-706

Achour A et al. (1986) A binding assay to identify HIV targets cells. – Ann Inst Pasteur, 137: 291-302

ADA (American Dental Association) (1985) Facts about AIDS for dental professionals. – Council on Dental Therapeutics. Oct: 7pp

Ahmed T et al. (1987) Malignant lymphomas in a population at risk for acquired immune deficiency syndrome. – Cancer, 60: 719-23

Ahtone J, Goodman RA (1983) Hepatitis B and dental personnel: transmission to patients and prevention issues. – J Am Dent Assoc, 106: 219-22

Aichberger F (1987) Sozialgesetzbuch RVO, Textsammlung Stand 15. April, Verlag C.H. Beck/München

Alizon M, Montagnier L (1986) LAV: genetic organization and relationship to animal lentiviruses. – Anticancer Res, May-Jun, 6: 403-11

Alizon M, Wain-Hobson S, Montagnier L, Sonigo O (1986) Genetic variability of the AIDS virus: nucleotide sequence analysis of two isolates from African patients. – Cell, Jul 4, 46: 63-74

AmFAR (American Foundation for AIDS Research) (1987) AmFAR Directory of Experimental Treatments for AIDS & ARC. – Liebert, New York: 122pp

Anders KH, Guerra WF, Tomiyasu U et al. (1986) The neuropathology of AIDS-UCLA experience ans review. – Am J Pathol, 124: 537-558

Anderson RE, Levy JA (1985) Prevalence of antibodies to AIDS-associated retrovirus in single men in San Francisco. – Lancet, Jan 26: 217

Andrieu JM (1987) Epidemiology of AIDS-related neoplasias in France International Workshop on AIDS-related Neoplasias, Stein/Rh., Schweiz (Abstracts), 14./15.8.

Anneroth G, Anneroth I, Lynch DP (1986) AIDS in the United States in 1986: etiology, epidemiology, clinical manifestations, and dental implications. – J Oral Maxillofac Surg, Dec, 44: 956-64

Arloth F (1986) Arztgeheimnis und Auskunftspflicht bei AIDS im Strafvollzug. – MedR, 4: 295

Armstrong D, Gold JWM, Dryjanski J. et al. (1985) Treatment of infections in patients with the acquired immunodeficiency syndrome. – Ann Intern Med 103: 738-743

Aspöck H, Flamm H, Picher O (1986) Die Toxoplasmose-Überwachung während der Schwangerschaft – 10 Jahre Erfahrung in Österreich. – Mitt Österr Ges Tropenmed Parasitol 8

Atlanta-Konferenz 1985 Proceedings from the International Conference on AIDS, Atlanta, 14-17 Apr. – Ann Int Med 1985, 103: 653-790

Baker LN, Gold JWM (1986) Prospective collection of specimen to study the pathogenesis of AIDS. – The Lindsley F Kimball Res Inst, Technical Report, Nov 26: 13pp

Baldinger JC (1986) Hepatitis B infection in ophthalmologists. – Ophthalmology, 93: 1222

Barr'e-Sinoussi F, Chermann JC, Rey F, Nugeyre MT, Chamaret S, Gruest J, Dauguet C, Axler-Blin C, V'ezinet-Brun F, Rouzioux C, Rozenbaum W, Montagnier L (1983) Isolation of a T-lymphotropic retrovirus from a patient at risk for AIDS. – Science, May 20, 220: 868-71

Barr'e-Sinoussi F, Nugeyre MT, Chermann JC (1985) Resistance of AIDS virus at room temperature. – Lancet, Sep 28: 721-2

Becker J, Ulrich P, Kunze R, Gelderblom H, Kuntz A, Pohle HD, Koch MA, Reichart P (1986) Nachweis und Verteilung von HIV-Strukturproteinen, T-Lymphozyten und Langerhans-Zellen in der Mundschleimhaut von HIV-infizierten Patienten. – Bundesgesbl, 29, 11: 357-61

Becker J, Ulrich P, Kunze R, Gelderblom HR, Kuntz A, Koch MA, Reichart P Immunohistochemical detection of HIV structural proteins and distribution of T-lymphocytes and Langerhans cells in the oral mucosa of HIV infected patients. – Am J Pathol, im Druck

Belton CM, Eversole LR (1986) Oral hairy leukoplakia: ultrastructural features. – J Oral Pathol, 15: 493-99

Benn S, Rutledge R, Folks T, Gold JW, Baker L, McCormick J, Feorino PM, Piot P, Quinn T, Martin M (1985) Genomic heterogenity of AIDS retroviral isolates from north America and Zaire. – Science, 22 Nov, 230: 949-51

Benveniste RE, Arthur LO, Tsai CC, Sowder R, Copeland TD, Henderson LE, Oroszlan S (1986) Isolation of a lentivirus from a macaque with lymphoma: comparison with HTLV-III/LAV and other lentiviruses. – J Virol, Nov, 60: 483-90

Bergmann L et al. (1984) Immunologische Veränderungen bei männlichen Homosexuellen und Patienten mit Hämophilie und v. Willebrand-Syndrom. – In: Helm EB und Stille W (Eds), AIDS, Zuckschwert Verlag, München: 66-92

Bergmann L et al. (1984) Lymphocyte subsets, alphainterferon and immunoglobulins in male homosexuals in Frankfurt. – Blut, 49: 221-222

Bernhard W (1960) The detection and study of tumor viruses with the electron microscope. – Cancer Res, 20: 212-272

Bernstein LJ, Krieger BZ, Novick B et al. (1985) Bacterial infection in the acquired immunodeficiency syndrome of children. – Ped Inf Dis, 4: 472-75

BGA Das Erworbene Immundefektsyndrom (AIDS) – Ratschläge an Ärzte. – BGA-Merkblatt 43, Dtsch Ärzteverlag, Köln 1983-1985

Biesert L, von Briesen H, Doerr HW et al. Antikörper gegen HIV-2 (LAV II). Untersuchungen bei Personen mit AIDS oder AIDS-Risiko aus der Bundesrepublik Deutschland. – Münch Med Wschr 129: 353-356

Biggemann B, Voit T (1987) Neurological manifestations in three german children with AIDS. – Neuropediatrics, 18: 99-106

Bilthoven-Konferenz (1986) EC Workshop on Mathematical Modelling of AIDS, RIVM, Bilthoven, Dec 15-17. – Proceedings, im Druck

Biniek R et al. (1987) Neurologische Erkrankungen bei HIV-Infektionen. – Dtsch Ärztebl, 84: 1167-1172

Bird AG, Codd AA, Collins A (1985) Haemophilia and AIDS. – Lancet, Jan 19: 162-3

Blum LW, Chambers RA, Schwartzman RL et al. (1985) Progressive multifocal leucoencephalopathy in acquired immune deficiency syndrome. – Arch Neurol (Chic), 42: 137-139

Bock KD, Goebell H, Hager W, Meesman W, Messer B, Paar D, Reinwein D (1987) AIDS – Zusehen oder Handeln?. – Memorand, Univ Klin Essen, Feb 16

Bowen DL et al. (1987) Immunological abnormalities in the acquired immunodeficiency syndrome. – Prog Allergy 37:207-223, 1986 Brandes Th: AIDS: Test und Einwilligung. – VersR, 38: 747

Braun-Falco O (1987) Aids aus dermatologischer Sicht. – In: Fortschritte der praktischen Dermatologie und Venerologie Springer-Verlag Heidelberg, 11: 132-142

Braun Falco O, Fröschl M (1986) Dermatovenerologische Symptomatik der HIV-Infektion. – AIFO 1987 Braun-Falco O: Klinik von Aids aus der Sicht des Dermato-Venerologen. – Müch Med Wschr, 128: 270-275

Briesen von H, Becker WB, Henco K et al. Isolation frequency and growth properties of HIV-variants. Multiple simultaneous variants in a patient demonstrated by molecular cloning. – J. Med Virol., in press

Brodt HR, Helm EB, Werner A, Jötten A, Bergmann L, Küver A, Stille W (1986) Verlaufsbeobachtungen bei Personen aus AIDS-Risikogruppen bzw. mit LAV/HTLV-III-Infektion. – In: Helm EB et al.(eds): AIDS II, Zuckschwerdt, München: 63-76

Brodt HR, Helm, EB, Werner A et al. (1986) Spontanverlauf der LAV/HTLV-II Infektion. – Dtsch med Wschr, 11: 1175-1180

Brodt HR et al. (1986) Spontanverlauf der LAV/HTLV-III-Infektion. Verlaufsbeobachtung bei Personen aus AIDS-Risikogruppen. – Dtsch Med Wschr, 111: 1175-1180

Broaddus C et al. (1985) Bronchoalveolar lavage and transbronchial biopsy for the diagnosis of pulmonary infections in the acquired immunodeficiency syndrome. – Ann Int Med, 102: 747-752

Brüssel-Konferenz (1987) Brussels International Symposium on African AIDS, 22-23 Nov 1985. – Programme and abstracts, Brussels 1985 Bruns M: AIDS, Alltag und Recht. – MDR, 41: 353

Budka H (1986) Multinucleated giant cells in brain: a hallmark of the acquired immune deficiency syndrome (AIDS). – Acta Neuropatol Berlin, 69: 253-58

Bundesgerichtshof (1980) Urteil v. 22.4.1980. – NJW, 33: 1905

Bundesgesundheitsamt (1985) Das erworbene Immundefekt-Syndrom AIDS, Ratschläge an Ärzte. – Merkblatt Okt.: 43

Bundesminister f. Arbeit u. Sozialordnung Schwerbehindertengesetz (SchwbG): a) Erstfassung v. 1974; b) 1. Änderung v. 1.8.1986 (GdB); c) Anhaltspunkte für die ärztliche Gutachtertätigkeit im sozialen Entschädigungsrecht und nach dem Schwerbehindertengesetz 1983

Bundessozialhilfegesetz (1987) Textausgabe Eigenverlag des Deutschen Vereins f. öffentliche u. private Fürsorge, 13. Auflage

Burke DS, Brundage JF, Herbold JR, Bernier W, Gardner LI, Gunzenhauser JD, Voskovitch J, Redfield RR (1987) H I V infections among civilian applicants for U S military service, October 1985 to March 1986. – N Engl J Med, Jul 16, 317: 131-6

Burkes L et al. (1986) Rectal lymphoma in homosexual men. – Arch Intern Med, 146: 913-5

Carne CA et al. (1985) Acute encephalopathy coincident with seroconversion for anti-human T lymphotropic virus type III. – Lancet II: 1206-08

CDC (1981) Pneumocystis pneumonia – Los Angeles. – MMWR, June 5, 30: 250-2

CDC (1981) Kaposi's sarcoma and Pneumocystis pneumonia among homosexual men – New York City and California. – MMWR, July 3, 30: 305-8

CDC (1981) Follow-up on Kaposi's sarcoma and pneumocystis pneumonia. – MMWR, Aug 28, 30: 409-10

CDC (1982) Persistent, generalized lymphadenopathy among homosexual males. – MMWR, May 21, 31: 249-52

CDC (1985) Recommendations for assisting in the prevention of perinatal transmission of human T-lymphotropic virus type III/lymphadenopathy-associated virus and acquired immunodeficiency syndrome. – MMWR, 34: 721-32

CDC (1986) Reports on AIDS, published in the MMWR Jun 1981-May 1986. – CDC, Atlanta: 178pp

CDC (1986) Classification System for HIV Infections. – MMWR, 35: 334-339

CDC (1986) ACIP Report. Recommendations of the immunization practices advisory committee (ACIP). – MMWR, 35: 595-606

CDC (1986) Leads from the MMWR, 35: 20

CDC (1987) Revision of the CDC Surveillance Case Definition for Acquired Immunodeficiency Syndrome. – MMWR, 36: 225-236

CDC (1987) Recommendations for prevention of HIV transmission in health-care settings. – MMWR, Aug 21, 36: Suppl 2 S

CDC (1987) Human Immunodeficiency Virus Infection in the US: A Review of current knowledge. – MMWR, Dec 18, 36, S-6: 48pp

CDC (1987) Diagnosis and management of mycobacterial infection and disease in persons with human immunodeficiency virus infection. – Ann Int Med, 106: 254-265

CDC (1988) Update: AIDS and HIV among health-care workers. – MMWR, April 22, 37-15: 229-39

CDC (1988) Update: Acquired Immune Deficiency Syndrome (AIDS) – Worldwide. – MMWR, 37-18: 286-95

CDC (1988) Update: Universal precautions for prevention of transmission of HIV, hepatitis B virus, and other bloodborne pathogens in health-care settings. – MMWR, 37-24: 377-88

Chachoua A, Dietrich D, Krasinski K et al. (1987) 9-(1,3-dihydroxy-2-propoxymethyl) guanine (Ganciclovir) in the Treatment of Cytomegalovirus Gastrointestinal Disease with the Acquired Immunodificiency Syndrome. – Ann Int Med, 107: 133-137

Chandrasekar PH, Molinori JA (1984) Oral candidiasis: forerunner of acquired immunodeficiency syndrome (AIDS)? – Oral Surg, 58: 306-14

Chermann JC, Barr'e-Sinoussi F, Dauguet C, Brun-V'ezinet F, Rouzioux C, Rozenbaum W, Montagnier L (1984) Isolation of a new retrovirus in a patient at risk for AIDS. – Antibiot Chemother, 32: 48-53

Clavel F, Guetard D, Brun-V'ezinet F, Chamaret S, Rey AM, Santos-Ferreira MO, Laurent AG, Dauguet C, Katlama C, Rouzioux C, Klatzmann D, Champalimaud JL, Montagnier L (1986) Isolation of a new human retrovirus from West African patients with AIDS. – Science, Jul 18, 233: 343-6

Clavel F, Mansinho K, Chamaret S, Guetard D, Favier V, Nina J, Santos-Ferreira MO, Champalimaud JL, Montagnier L (1987) HIV-2 infection associated with AIDS in West Africa. – N Engl J Med, May 7, 316: 1180

Clavel F, Guyader M, Guetard D et al. Molecular cloning and polymorphism of the human immunodeficiency virus type 2. – Nature 324: 691-685

Clumeck N, Sonnet J, Taelman H, Mascart-Lemone F, Du Bruyere M, et 9 (1984) AIDS in African patients. – N Engl J Med, 310, 8: 492-7

Clumeck N, van de Perre P, Carael M, Rouvroy D, Nzaramba D (1985) Heterosexual promiskuity among African patients with AIDS. – New Engl J Med, 313, 3: 182-3

Clumeck N (1986) Epidemiological correlations between African AIDS and AIDS in Europe. – Infection, May-Jun, 14: 97-9

Coffin J, Haase A, Levy JA, Montagnier L, Oroszlan S, Teich N, Temin H, Toyoshima K, Varmus H, Vogt P et al. (1986) What to call the AIDS virus? (letter). – Nature, May 1-7, 321: 10

Connor S (1987) AIDS: science stands on trial. – New Scientist, Feb 12: 49-58

Cooper et al. (1985) Acute AIDS retrovirus infection. – Lancet I: 537-540

Cornblath DR et al. (1987) Inflammatory demyelinating peripheral neuropathies associated with human T-cell lymphotropic virus type III infection. – Ann Neurol, 21: 32-40

Cronstedt J (1986) Risk of transmission of infection at endoscopy/ AIDS and its consequences for gastrointestinal endoscopy. – Endoscopy, 18: 1-2

Curran JW, Lawrence DN, Jaffe HW et al. (1984) Acquired immunodeficiency syndrome (AIDS) associated with transfusions. N Engl J Med, 310: 69-75

Curran JW, Jaffe HW, Hardy AM, Morgan M, Selik RM, Dondero TJ (1988) Epidemiology of HIV infection and AIDS in the United States – Science, Feb 5, 239: 610-6

Dancis A et al. (1984) Association of Hodkin's and Non-Hodkin's lymphomas with the acquired immunodeficiency syndrome (AIDS). – Proc. ASCO, 3: 61 (Abstr C-236)

Daniel MD, Letvin NL, King NW, Kannagi M, Sehgal PK, Hunt RD, Kanki PJ, Essex M, Desrosiers RC (1985) Isolation of T-cell tropic HTLV-III-like retrovirus from Macaques. – Science, Jun 7, 228: 1201-4

Desmyter J (1986) AIDS and blood transfusion. – Vox Sang, 52, Suppl 1: 21

Desrosiers RC, Daniel MD, Letvin NL, King NW, Hunt RD (1987) Origins of HTLV-IV. – Nature, May 14, 327: 107

Desrosiers RC, Letvin NL, Fleckenstein B (1986) Tiermodelle für AIDS zur Entwicklung von Impfverfahren und Chemotherapie. – AIFO, Jun 6: 285-93

Devita VT, Hellman S, Rosenberg SA (eds) (1985) AIDS. – Lippincott, Philadelphia

Diamond RD, Allison AC (1976) Nature of the effector cells responsible for antibody-dependent cell-mediated killing of Cryptococcus neoformans. Infect Immun, 14: 716 Kryptokokkose

Dörfler H, Goebel FD, Remberger K (1987) Zytomegalieinfektionen als Ursache einer Darmperforation bei AIDS-Patienten. – Zschr Gastroenterologie, 8: 444

Doerr et al. Nachweis von Immunglobulin-Klassen- und Subklassen-spezifischen Antikörpern gegen HIV. In: Fischer PA, Schlote W (eds). AIDS und Nervensystem. – Springer-Verlag, Berlin-Heidelberg: 38-46

Drucker E (1987) AIDS: The eleventh year. – NY State J Med, 87, 5: 255-6

DVV (Deutsche Vereinigung zur Bekämpfung der Viruskrankheiten e.V.) (1987) Stellungnahme zur Behandlung mit einer lymphozytären Autovakzine – Dt Ärztebl, 84: 1476-7

Eberbach WH (1987) Arztrechtliche Aspekte bei AIDS. – AIFO, 2, 5: 281-92

Eberbach W (1987) Heimliche AIDS-Tests, NJW, 40: 1470

Eberbach W. (1986) Rechtsprobleme d. HTLV-II-Infektion (AIDS). – MedR Springer

Eibl M et al. (1987) A Component of Factor VIII Preparations Which Can Be Separated From Factor VIII Activity Down Modulates Human Monocyte Functions. – In: Blood, April, Vol 69, 4: 1153-1160

Eichenlaub D (1986) AIDS und Prävention. – In: Schindler AE (ed): Prävention in Gynäkologie und Geburtshilfe; Terramed, Ueberlingen: 321-41

Eichenlaub D, Pohle HD (1986) Klinisch-diagnostische Kriterien bei 48 AIDS-Patienten. – In: Helm EB et al.(eds): AIDS II, Zuckschwerdt, München: 47-51

Ellrodt A, Le Bras P (1987) The hidden dangers of AIDS vaccination – Nature, Feb 26, 325: 765

Engvall EK et al. (1971) Enzyme-linked immunosorbent assay (ELISA). Quantitative Assay of immunoglobin G. – Immunochemistry, 8: 871

Enzensberger W, Fischer PA (1987) Neurologische Komplikationen bei AIDS. – Therapie Woche, 37: 43-52

Enzensberger W, Fischer PA (1986) Neurologische Leitbefunde bei AIDS. – In: Helm EB (eds). AIDS II. Zuckschwerdt-Verlag, München-Bern-Wien-San Francisco: 115-19

Enzensberger W, Fischer PA (1987) Primäre HIV Komplikationen des Nervensystems. – AIFO, 11: 603-614

Enzensberger W, Helm EB, Hopp G et al. (1985) Toxoplasmose-Enzephalitis bei Patienten mit AIDS. – Dtsch Med Wochenschr, 110: 83-87 Toxoplasmose

Enzensberger W, Fischer PA, Helm EB, Stille W (1985) Value of electroencephalography in AIDS. – Lancet, May 4: 1047-8

Enzensberger W, Fischer PA (1987) Zentralnervöse Befunde bei 140 Frankfurter Patienten mit HIV-Infektion. – In: Fischer PA, Schlote W (eds). AIDS und Nervensystem. Springer-Verlag, Berlin-Heidelberg-New York-Tokyo: 54-63

Epstein LG, Sharer LR, Oleske JM et al. (1986) Neurologic manifestations of human immunodeficiency virus infection in children. – Pediatrics, 78: 678-87

Erfle V (1985) AIDS – Strategien zur Impfprophylaxe und Behandlung der Infektion. – Bio Engineering, 2: 10-7

Erfle V (1986) Möglichkeiten der Immunprophylaxe gegen die HTLV-III/LAV-Infektion. – AIFO, 1, 3: 117-23

Erlangen-Konferenz (1986) 2. Frühjahrstagung d Ges f Immunol. 12-14 März 1986. – Program and Abstracts, Erlangen

Ernberg I et al. (1986) An EBV genome carrying pre-B cell leukemia in a homosexual man with characteristic karyoytyoe and impaired EBV-specific immunity. – J Clin Oncol, 4: 1481-8

Evatt BL, Ramsley RB, Lawrence DN et al. (1984) The acquired immunodeficiency syndrome in patients with hemophilia. – Ann Intern Med, 100: 499-504

Exner M et al. (1988) Hygienische Aspekte zur HIV-Infektion in Krankenhaus und ärztlicher Praxis. – Hygiene und Medizin, 13: 180-198

Exner M, Wegmann U und Haun F (1987) Infektionskontrollmaßnahmen in der Zahnheilkunde. – Zahnärztl Mitteilungen, 77: 1841-1849

Exner M, Krizek L, Hoffmann R und Vogel F (1988) Hygienische Maßnahmen zur Verhütung der Übertragung von HIV im Krankenhaus. – Dt Ärzteblatt, 85: A 218-221

Exner-Freisfeld H (1987) Die Bedrohung durch AIDS-eine Herausforderung an alle, auch an unser Sozialsystem. – Nachrichten der LVA Hessen, Nov./Dez, 6

Exner-Freisfeld H, Helm EB (1987) HIV-Infektion (AIDS) unter dem Aspekt des SchwbG DÄB 84. – Heft 15: 989-993

Exner-Freisfeld H, Weber-Falkensammer H Medizinische Aspekte bei der AIDS-Beratung. – Brennpunkt Sozialer Arbeit 1988, 1 Aufl, Ffm/a/M, Diesterweg

Farthing CF, Brown SE, Staughton RCD, Cream JJ, Mühlemannn M (1986) AIDS – Erworbenes Immundefekt-Syndrom. Ein Farbatlas. – Schwer, Stuttgart, 80pp

Fauci AS et al. (1984) Acquired immunodeficiency syndrome: Epidemiologic, clinical, immunologic, and therapeutic considerations. Ann Intern Med, 100: 92-106

Feorino PM, Jaffe HW, Palmer E, Peterman TA, Francis DP, Kalyanaraman VS, Weinstein RA, Stoneburner RL, Alexander WJ, Reavsky C, Getchell JP, Warfield D, Haverkos HW, Kilbourne BW, Nicholson JKA, Curran JW (1985) Transfusion-associated AIDS. – N Engl J Med, 312, 20: 1293-6

Fischer PA, Enzensberger W (1987) Neurological complications in AIDS. – J. Neurol, 234: 269-79

Francis DP, Petricciani JC (1985) The prospects for and pathways toward a vaccine for AIDS. – New Engl J Med, 313: 1586-90

Frank H Retroviridae. – In: Nermut MV, Steven CA, (eds): Animal Virus Structure. – A Laboratory Manual, Atlas, im Druck

Freemann WR et al. (1984) A Prospective Study of the Immunologic Findings on the Acquired Immunodeficiency Syndrome. Amer J of Ophthalmology, 97: 133-142

Friedland GH and Klein RS (1987) Transmission of the Human Immunodeficiency Virus. – N. Engl J Med, 317: 1125-1135

Friedman-Kien AE et al. (1986) Herpes zoster: a possible early clinical sign of acquired immunodeficiency syndrome in high risk individuals. – J Am Acad Dermat, 14: 1023-1028

Friedman-Kien AE (1986) Viral origin of hairy leukoplakia. – Lancet II: 694 Haarleukoplakie

Fröland SS, Jenum P, Lindboe CF, Wefring KW, Linnestad PJ, Böhmer T (1988) HIV-1 infection in Norwegian family before 1970. – Lancet, June 11: 1344-5

Frösner GG (1988) Veränderungen der Inzidenz der AIDS-Erkrankung und geschätzte Prävalenz der HIV-Infektion in der Bundesrepublik Deutschland. – AIFO, 3, 5: 269-76

Fujikawa LS et al. (1985) Isolation of human T cell leukaemia/lymphotropic virus type III (HTLV-III) from the tears of a patient with acquired immunodeficiency syndrome (AIDS). – Lancet II: 529

Funke I, Hahn A, Rieber EP, Weiss E, Riethmüller G The cellular receptor (CD4) of the H I V is expressed on neurons and glial cells in human brain. – in Druck

Gal AA et al. (1986) The pathology of pulmonary cryptococcal infections in the acquired immunodeficiency. syndrome. – Arch Pathol Lab 110: 502-507

Gelderblom H, Pauli G (1986) LAV/HTLV-III: Ein Vergleich mit anderen Retroviren und Einordnung in die Subfamilie der Lentivirnae. – AIDS-Forschung, 1: 61-72

Gelderblom H, Hausmann EHS, Özel M et al. (1987) Fine structure of human immunodeficiency virus (HIV) and immunolocalization of structural proteins. – Virology, 156: 171-176

Gelderblom H, Reupke H et al. (1985) Loss of envelope antigens of HTLV-II/LAV, a factor in AIDS pathogenesis? – Lancet II: 1016-1017

Gelderblom H, Reupke H, Winkel T et al. (1987) MHC-antigens: constituents of the envelopes of human and simian immunodeficiency virues. – Z. Naturforsch, 42c: 134-140

Gelderblom H, Özel H et al. (1985) T-Zell-spezifische Retroviren des Menschen: Vergleichende morhologische Klassifizierung und mögliche funktionelle Aspekte. – Bundesgesundhbl, 28: 161-171

Gendelman HE, Orenstein JM, Martin MA, Ferrua C, Mitra R, Phipps T, Wahl LA, Lane HC, Fauci AS, Burke DS, Skillman D, Meltzer MS (1988) Efficient isolation and propagation of HIV on rCSF-1-treated monocytes. – J Exp Med, Apr, 167: 1428-41

Gerstoft J, Dickmeiss E, Mathiesen L (1985) Cytotoxic capabilities of lymphocytes from patients with the acquired immunodeficiency syndrome. – Scand J Immunol, 22: 463-470

Gill PS et al. (1986) B-cell ALL in adults: Clinical, morphologic and immunologic findings. – J Clin Oncol, 4: 737-43

Gill PS et al. (1986) Malignant non-Hodgkin's homa in AIDS: Results of prospective treatment trials. – Blood, 68: 126a (Abstract)

Gill PS et al. (1985) Primary central nervous system lymphoma in homosexual men. Clinical, immunologic and pathologic features. – Am J Med, 78: 742-8

Gilmore N, Wainberg M (1984) Viral mechanisms of immunosuppression. Progress in leukocyte biology I

Gluckman JC, Klatzmann D, Cavaille-Coll M, Brisson E, Messiah A, Lachiver D, Rozenbaum W (1985) Is there correlation of T cell proliferative functions and surface marker phenotypes in patients with AIDS or lymphadenopathy syndrome? – Clin Exp Immunol, 60, 1: 8-16

Gonzaléz JJ Transmission dynamics of HIV: The impact of a small latent period is not negligible. – J Math Appl Med & Biol, subm

Gonzaléz JJ, Davidsen P, Moe CE, Koch MG (1988) The initial non-infectious period and the seroconversion latency period are critical parameters for HIV spread. – EC Workshop on Quantitative Analyses of AIDS, Bilthoven, July 6-8, Abstracts

Gonzaléz JJ, Davidsen P, Moe CE, Koch MG The initial non-infectious period gives rise to an amplified delay in HIV spread. – Am J Epidemiol, subm

Gonzaléz JJ, Koch MG (1986) On the role of transients for the prognostic analysis of AIDS and the anciennity distribution of AIDS patients. – AIFO, 1, 9: 621-30

Gonzaléz JJ, Koch MG (1987) On the role of transients (biasing transitional effects) for the prognostic analysis of the AIDS epidemic. – Am J Epidemiol, Dec, 126, 6: 985-1005

Greenspan D et al. (1986) AIDS and the dental team. – Munksgaard, Copenhagen: 96pp

Greenspan D et al. (1984) Oral ohairyp leukoplakia in male homosexuals: evidence of association with both papillomavirus and a herpes-group virus. – Lancet II: 831-34

Greenspan D et al. (1986) Oral hairy leukoplakia in two women, a haemophiiac and a transfusion recipient. – Lancent II: 978

Greenspan D et al. (1987) Relation of Oral Hairy Leukoplakia to Infection with the Human Immunodeficiency Virus and the Risk of Developing Aids. – J Infect Dis, 155: 475-81

Greenspan JS et al. (1985) Replications of Epstein-Barr virus within the epithelial cells of oral ohairyp leukoplakia, an AIDS associated lesion. – N Engl J Med 313: 1564-71

Groopman JE et al. (1986) Unusual neoplasms associated with HTLV-II infection. – Proc ASCO, 5: 4 (Abstract 14)

Gupta A, Sicklick M, Bernstein L et al. (1982) Recurrent infections, interstitial pneumonia, hypergamma-globulinemia and reversed T4/T8 ratio in children with high antibody level to EBV. – Proceedings of the American Academy of Pediatrics Meeting, New York

Gupta S (1985) Monoclonal antibody-defined ß2-microglobulin-positive mononuclear cells in acquired immune deficiency syndrome. – Scand J Immunol, 22: 357-361

Gupta S (1986) Study of activated T-cells in man. Interleukin-2 receptor and transferring receptor expression on T-cells and production of interleukin-2 in patients with AIDS and ARC. – Clin Immonol Immunopathol, 38: 93-100

Haase AT (1986) The pathogenesis of slow virus infections: molecular analyses. – J Infect Dis, Mar, 153: 441-7

Haase AT (1986) Pathogenesis of lentivirus infections. – Nature, Jul 10, 322: 130-6

Habermehl KO, Maxeiner HG, Deinhardt F, Koch M (1988) AIDS-Laborberichtpflicht. Untersuchungen auf der Basis der gemeldeten HIV-Seropositiven und im Bestätigungstest verifizierten Laborbefunde. – Dt Ärztebl, 12 Mai, 85: 19

Hartmann M et al. (1987) Bewertung des p24-Antigennachweises in der Laboratoriumsdiagnostik der HIV-Infektion. – AIDS-Forschung (AIFO), 8: 447-451

Hawkins CC et al. (1986) Mycobacterium avium complex infections in patients with the acquired immunodeficiency syndrome. – Ann Int Med, 105: 184-188

Healy MJR, Tillett HE (1988) Short-term extrapolation of the AIDS epidemic. – J Roy Statist Soc, 151, 1: in press

Hehlmann R et al. (1987) Development of HIV Markers during the later Stages of HIV-Infection. – AIDS-Forschung (AIFO), 8: 441-447

Hehlmann R (1986) Sinn und Unsinn der Immunstimulation bei HTLV-III-Infektion. – In: Helm EB et al.(eds): AIDS II, Zuckschwerdt, München: 203-6

Hehlmann R (1986) Viruses and Human Cancer. – AIFO, 1, 3: 152-7

Hehlmann R, Schetters H, Kreeb G, Erfle V, Schmidt J, Luz A (1983) RNA-tumorviruses, oncogenes, and their possible role in human carcinogenesis. – Klin Wschr, 61: 1217-31

Hehlmann R (1988) Epidemiologie der HIV-Infektion. – Internist, 29: 112-123

Helm EB, Stille W, Vanek (Eds) (1987) AIDS II, Zuckschwerdt, München

Helm EB (1987) HIV-Infektion. – Therapiewoche 37: 35-42

Helm EB, Brodt HR, Wegener R et al. (1987) Spontanverlaufder HIV-Infektion – eine Bilanz 5 Jahre nach den ersten AIDS-Erkrankungen in Frankfurt/M. – AIFO, 10: 567-571

Helm EB, Bergmann L, Elbert M, Mitrou P, Stille W (1984) Klinik und Verlaufsbeobachtungen bei Patienten mit Lymphadenopathie-Syndrom. – Dtsch med Wschr, 109, 51: 1955-62

Henderly DA et al. (1987) Cytomegalovirus Retinitis as the Initial Manifestation of the Acquired Immun Deficiency Syndrome. – Amer J Ophthalmology, 103: 316-320

Ho DD et al. (1985) Isolation of HTLV-III from cerebrospinal fluid and neutral tissues of patients with neurologic syndromes related to the acquired immunodeficiency syndrome. – N Engl J Med, 313: 1493-97

Ho DD et al. (1987) Pathogenesis of infection with the human immunodeficiency virus. N.Engl. J. Med, 317: 278-86

Hofmann F, Heidenreich S, Achenbach W, Berthold H (1988) Bagatellverletzungen im Krankenhaus – sicherheitstechnische und medizinische Aspekte. – Sicherheitsingenieur 1: 50-53

Hopewell PC, Luce JM (1984) Pulmonary involvement in the acquired immunodeficiency syndrome. – Chest 87: 104-122

Hu SL, Fultz PN, McClure HM, Eichberg JW et al. (1987) Effect of immunizationwith a vaccinia-HIV env recombinant on HIV-infection of chimpanzees. – Nature, Aug 20, 328: 721-3

Hunsmann G (1985) Subunit vaccines against exogenous retroviruses: overview and perspectives. – Cancer Res, 45: 4691-3

Hunsmann G (1986) Die biologischen Eigenschaften des humanen Immundefizienzvirus HIV (LAV/HTLV-III): Eine Übersicht. – AIFO, 7: 341-346

Jaensson TGT (1985) Kan insekter sprida hepatit B-virus and AIDS-associeratretrovirus (LAV/HTLV-III)? – Läkart, 82, 47: 4133-6

Johnson T. et al. (1985) AIDS exacerbates psoriasis.--N Engl J Med, 313: 1415

Joshi VV, Kauffman S, Oleske JM et al. (1987) Polyclonal polymorphic B-cell lymphoproliferative disorder with prominent pulmonary involvement in children with acquired immunodeficiency syndrome. – Cancer, 59: 1455-62

Jovaisas E, Koch MA, Schäfer A et al. (1985) LAV/HTLV-III in a 20-week fetus. – Lancet II: 1129

Kalter SP et al. (1985) Aggressive non-Hodgkin's Lymphoma in immunocompromised homosexual males. – Blood, 66: 655-9

Kaplan LD et al. (1987) Treatment of patients with acquired immunodeficiency syndrome and associated manifestations. – JAMA, 257: 1367-1374

Kaplan M et al. (1987) Dermatological findings and manifestations of acquired immunodeficiency syndrome (AIDS). – J Am Acad Dermat, 16: 485-506

Kaposi M (1972) Idiopathisches multiples Pigmentsarkom der Haut. – Arch Dermat Syph, 4: 265-273

Karpas A (1983) Unusual virus produced by cultured cells from a patient with AIDS. – Mol Biol Med, 1: 457-9

Karpas A (1987) Origin of the AIDS virus explained? (letter). – New Scientist, Jul 16: 67

Karpas A, Hayhoe FGJ, Hill F, Anderson M, Tenant-Flower M, Howard L, Oates JK (1987) Use of Karpas HIV cell test to detect antibodies to HIV-2. – Lancet, Jul 18: 132-3

Kashamura A (1973) Famille, sexualite et culture: Essai sur les moeurs et les cultures des peuples des Grands Lacs Africains. – Payot, Paris: 173

Katz J et al. (1986) Antigen-specific and polyclonal B-cell responses in patients with acquired immunodeficiency disease syndrome. – Clin Immunol Immunopath, 39: 359-367

Katz J et al. (1987) Mechanism of defective NK cell activity in patients with acquired immunodeficiency syndrome (AIDS) and AIDS-related complex. – J Immunol, 139: 55-60

Khadem M et al. (1984) Ophthalmological Findings in Acquired Immunodeficiency Syndrome (AIDS). – Arch Ophthalmology, 102: 201-206

Kingman S (1987) The quest for an AIDS vaccine – New Scientist, Aug 27: 24-5

Klatzmann D, Gluckman JC (1986) HIV infection: facts and hypotheses. – Imm Today, 7, 10: 291-6

Klein JQ (1981) Management of Infections in Hospital Employees. – Am J Med, 70: 919-923

Klein RS et al. (1984) Oral candidiasis in high-risk patients as the initial manifestation of the acquired immunodeficiency syndrome. – N Engl J Med, 311: 354-58

Koch MG (1987) The anatomy of the virus. – New Scientist, Mar 26: 46-51

Koch MG (1987) AIDS – die verdrängte Lentivirus-Pandemie. – Spektrum d Wiss, 10 Okt: 12-14

Koch MG (1987) HIV – die unvollendete Geschichte einer Virusentdeckung. – Spektrum d Wiss, 7 Jul: 14-5

Koch MG (1987) AIDS – vom Molekül zur Pandemie. – Spektrum der Wissenschaft, Heidelberg, Sep: 290pp

Koch MG (1988) Erst in zweiter Linie ein psychosoziales Problem. – Ärztl Praxis, 40, Jun 7: 1598-1600

Koch MG AIDS – Debatte und Realität. – in print

Koch MG, Gonzaléz JJ (1987) Transiente Phänomene – ein Exkurs über Aufmerksamkeitsfallen. – AIFO, 2, 10: 553-8

Koch MG, L'age-Stehr J (1987) Möglichkeiten der Prognose im Rahmen der AIDS-Epidemiologie. – AIFO, 2, 2: 94-9

Koch MG, L'age-Stehr J, Gonzaléz JJ, Dörner D (1987) Die Epidemiologie von AIDS. – Spektrum d Wiss, Aug: 38-51; reprint April 1988

Kornfeld H, Riedel N, Viglianti GA, Hirsch V, Mullins JI (1987) Cloning of HTLV-4 and its relation to simian and human immunodeficiency viruses. – Nature, Apr 9, 326: 610-3

Krasinski K, Borkowsky W, Bebenroth D, Moore T (1988) Failure of voluntary testing for HIV to identify infected parturient women in a high-risk population. – N Eng J Med, 318, 3: 185

Krigel R, Friedman-Kien AE (1985) Kaposi's sarcoma in AIDS. – In: De Vita V, Hellman S, Rosenberg S: AIDS – etiology, diagnosis, treatment and prevention. J. B Lippincott Company Philadelphia: 185-211

Kunz A et al. (1987) Nekrotisierend-ulzeröse Gingivitis und progressive Parodontitis bei HIV-Infektion. – Dtsch Z Mund Kiefer Gesichts Chir, 11: 157-63

Kunz A et al. Ultrastructural findings in oral Kaposi Sarcoma. – J Oral Pathol (im Druck)

Kunze R (1982) Ungewöhnliche Häufung von malignen Erkrankungen und erworbenen Immundefekten bei männlichen Homosexuellen in den USA. – Bundesgesundhbl, 25, 6: 189-90

Kunze R, Hielbig J, Becker J, Gelderblom HR, Schulz U, Lobeck H, Reichart PA, Koch MA (1986) Immunochemical detection of AIDS-virus infected cells in peripheral human blood. – AIFO, 1, 10: 555-8

Kurth R et al. Methoden zum Nachweis von HTLV-III Infektionen. – In: Die Bedeutung menschlicher lymphotroper Retroviren für das Blutspenden

L'age-Stehr J (1987) AIDS – Die epidemiologische Situation in Deutschland. – Dt Ärzteblatt, 84: C 1875-1878

L'age-Stehr J (1988) AIDS-Statistik 31. Dezember 1987. – Dt Ärzteblatt, 85: A 240-242

L'age-Stehr J, Koch MA, Kunze R (1982) Untersuchungen zur Ursache von erworbenen, tödlich verlaufenden Immundefekten. – Tätigkeitsbericht, BGA: 97

L'age-Stehr J (1983) Erworbene Immundefekte – eine neue Infektionskrankheit (AIDS). – Bundesgesundhbl, 26, 4: 93-100

L'age-Stehr J, Koch MA (1983) Unbekannter Krankheitserreger als Ursache von tödlich verlaufenden erworbenen Immundefekten. – Dt Ärztebl, Feb 18: 36-7

L'age-Stehr J, Kunze R, Koch MA (1983) AIDS in West Germany. – Lancet, Dec 10: 1370-1

L'age-Stehr J (1985) AIDS – Epidemiologie und Kenntnisstand 1985. Die neue Infektionskrankheit. – In: Graul EH, Pütter S, Loew D (eds): Environtontologie – Mensch und Umwelt. Medicenale XV, Iserlohn 28-29 Sep: 623-36

L'age-Stehr J (1985) AIDS – Epidemiologie der LAV/HTLV-III-Infektion. – In: Steigleder GK (ed): AIDS. Neuere Erkenntnisse/Bericht I, Grosse, Berlin

L'age-Stehr J, Schwarz A, Offermann G, Langmaack H, Bennhold I, Niedrig M, Koch MA (1985) HTLV-III infection in kidney transplant recipients. – Lancet, Dec 14: 1361-2

L'age-Stehr J, Schäfer A, Kunze R, Koch MA (1986) AIDS und LAV/HTLV-III-Infektionen bei Frauen. – In: GK Steigleder (ed): AIDS. Neuere Erkenntnisse/Bericht II, Grosse, Berlin: 9-16

L'age-Stehr J, Koch MG (1987) Das Erfassungsverfahren für AIDS-Fälle in Deutschland. – AIFO, 2, 2: 87-93

L'age-Stehr J, Helm EB, Koch MG (eds) (1988) AIDS und die Vorstadien – Springer, Heidelberg, in Druck

Lambin P et al. (1986) Serum neopterin and ß2-microglobulin in anti-HIV positive blood donors. – Lancet II: 1216

Landbeck G (1987) HIV-Infektionen, AIDS-Manifestation und Todesursachen Hämophiler der Bundesrepublik Deutschland. – Die Ellipse Dez, 13: 156-158

Landbeck G (1987) Nutzen und Risiken der Substitution des hämophilen Gerinnungsdefektes. – In: 3.Rundtischgespräche über aktuelle Probleme der Substitutionstherapie Hämophiler, Frankfurt, Springer-Verlag, Berlin, Heidelberg, New York

Landbeck G, Marx R (1987) Therapiebedingte virale Infektionen und Todesursachenstatistik Hämophiler der Bundesrepublik Deutschland 1978-1987. – In: 18.Hämophilie-Symposium, Hamburg. Springer-Verlag, Berlin, Heidelberg, New York (im Druck)

Lane H et al. (1985) Qualitive analysis of immune function in patients with the acquired immodeficiency syndrome. – N Engl J Med, 313: 79-84

Lange JM, van den Berg H, Dooren LJ et al. (1986) HTLV-III/LAV infection in nine children infected by a single plasma donor: clinical outcome and recognition patterns of viral proteins. – J Inf Dis, 154: 171-74

Lapointe N, Michaud J, Pekovic D et al. (1985) Transplacental transmission of HTLV-III virus. – N Engl J Med, 312: 1325-26

Laskin OL et al. (1987) Use of ganciclovir to treat serious cytomegalovirus infections in patients with AIDS. – J Infect Dis, 155: 323-327

Laufs R, Laufs A (1987) AIDS und Arztrecht. – NJW, 40: 2257

Leist T et al. Functional analysis of T-lymphocyte subsets in antiviral host defense. – J Immunol 138: 2278-2281

Lelie J van der et al. (1987) Autoimmunity against blood cells in human immunodeficiency-virus (HIV) infection. – Brit J Haematol, 67: 109-114

Lelie PN et al. (1987) Interpretation of isolated HIV-p24 reactivity in Western Blot Analysis. – Lancet, March, 14: 632

Lennert K, Kikuchi M, Sato E, Suchi T, Stansfeld AG, Feller AC, Hansmann ML, Müller-Hermelink HK, Gödde-Salz E (1985) HTLV-positive and -negative T-cell lymphomas. Morphological and immunohistochemical differences between Europeans and HTLV-positive Japanese T-cell lymphomas. – Int J Cancer, 35: 65-72

Leu HJ (1984) Zur ultrastrukturellen Morphologie und Histogenese des Kaposi-Sarkoms bei AIDS. – VASA, 13, 2: 107-13

Leu HJ, Odermatt B (1985) Multicentric angiosarcoma(K S). – Virchows Arch, 408: 29-41

Levine AM et al. (1984) Development of B-cell lymphoma in homasexual men. – Ann Intern Med, 100: 7-13

Levine AM (1987) Non-Hodgkin's symphomas ans other malignancies in the acquired immune deficiency syndrome. – Sem Oncol, 14, Suppl.3: 24-9

Levine et al. (1985) Retrovirus and malignant lymphoma in homosexual men. – JAMA, 254: 3405-8

Levy JA et al. (1986) The multifaceted retrovirus. – Cancer Res, 46: 5457-5468

Levy JA, Hoffman AD, Kramer SM, Landis JA, Shimabukuro JM, Oshiro LS (1984) Isolation of lymphocytopathic retroviruses from San Francisco patients with AIDS. – Science, 225: 840-2

Levy JA, Shimabukuro J, Hollander H, Mills J, Kaminsky L (1985) Isolation of AIDS-associated retroviruses from cerebrospinal fluid and brain of patients with neurological symptoms. – Lancet, Sep, 14: 586-8

Levy JA (1988) Mysteries of HIV: challenge for therapy and prevention. – Science, Feb 5, 239: 519-22

Levy RM, Bredesen DE, Rosenblum ML (1985) Neurological manifestations of the acquired immunodeficiency syndrome (AIDS): experience at USCF and review of the literature. – J Neurosurg, 62: 475-495

Levy RM et al. (1986) Neuroradiologic findings in AIDS: a review of 200 cases. – AJR, 147: 977-83

Lind S et al. (1985) Malignant lymphoma presenting as Kaposi's sarcoma in a homosexual man with acquired immunodeficiency syndrome. – Ann Intern Med, 102: 338-340

Lo SC, Liotta LA (1985) Vascular tumors produced by NIH/3T3 cells transfected with human AIDS Kaposi's sarcoma DNA. – Am J Pathol, 118: 7-13

Lopez C et al. (1986) Deficiency of interferon-alpha generating capacity is associated with susceptibillity to opportunistic infections in patients with AIDS. – Annal New York Academy of Sciences: 38-46

Loschelder W (1987) Gesundheitsrechtliche Aspekte des AIDS-Problems. – NJW, 40: 1467

Louie E et al. (1986) Tuberculosis in non-haitian patients with acquired immunodeficiency syndrome. – Chest, 90: 542-545

Lozada F et al. (1983) Oral manifestations of tumor and opportunistic infections in the acquired immunodeficiency syndrome (AIDS): findings in 53 homosexual men with Kaposi's sarcoma. – Oral Surg, 56: 491-94

Ludlam CA, Tucker J, Steel CM, Tedder RS, Cheingsong-Popov R, Weiss RA, McClelland DB, Philp I, Prescott JR (1985) HTLV III infection in seronegative haemophiliacs after transfusion of factor VIII. – Lancet, Aug, 3: 233-6

Luft RM, Brooks RG, Conley FK et al. (1984) Toxoplasmic encephalitis in patients with acquired immune deficiency syndrome. – J Amer Med Ass, 252: 913-917

Lui KJ, Lawrence DN, Morgan WM, Peterman TA, Haverkos HW, Bregman DJ (1986) A model-based approach for estimating the mean incubation period of transfusion-associated AIDS. – Proc Natl Acad Sci USA, May 15, 83, 10: 3051-5

Ma P (1984) Cryptosporidium and the enteropathy of immune deficiency. – J Ped Gastr Nutr, 3: 488-90

Madhok R et al. (1986) Impaired cell mediated immunity in haemophilia in the absence of infection with human immunodeficiency virus. – British Medical Journal, Volume 293: 978-980

Mann JM (1987) AIDS in Africa. – New Scientist, Mar 26: 40-3

Mannhalter JW et al. (1986) A Functional Defect in the early Phase of the Immune Response Observed in Patients with Hemophilia A. – In: Clinical Immunology and Immunpathology, 38: 390-397

Mannweiler E (1985) Methoden der Immunreaktionen und die Bedeutung der Ergebnisse für die Diagnostik einzelner Erscheinungsformen der Toxoplasmose. – Behring Ist Mitt, 78: 1-69

Marinelli DL et al. (1986) Nontuberculous mycobacterial infection in AIDS: clinical, pathologic, and radiographic features. – Radiology, 160: 77-82

Marion RW, Wizbia AA, Hutcheon G, Rubinstein A (1986) HTLV-III embryopathy. A new dysmorphic syndrome associated with intrauterine HTLV-III infection. – Am J Dis child, 140, 7: 638-40

Martinez AC, Marcos MA, Hera A de la, Marques C, Alonso JM, Toribio ML, Coutinho A (1988) Immunological consequences of HIV infection: advantages of being low responder casts doubts on vaccine development. – Lancet, Feb, 27: 454-6

Marx PA, Munn RJ, Joy Kl (1987) Computer emulation of thin-section electron microscopy predicts an icosadeltahedral envelope associated capsid for HIV. – Laboratory Investigation, im Druck

Masur H, Kovacs JS, Ognibene F et al. (1985) Infectious complications of AIDS. – In: DeVita VT Jr, Hellman S, Rosenberg SA (Eds) AIDS etiology diagnostic treatment and prevention, Lippnicott, Philadelphia

Masur H, Michelis MA, Greene JB et al. (1981) An outbreak of community-acquired Pneumocystis carinii pneumonia. – N Engl J Med, 305: 1431-8

Mathes B, Douglas M (1985) Seborrheic dermatitis in patients with acquired immunodeficiency syndrome. – J Am Acad Dermat, 13: 947-951

Mathur-Wagh U, Enlow RW, Spigland I, Winchester RJ, Sacks HS, Rorat E, Yankovitz SR, Klein MJ, William DC, Mildvan D (1984) Longitutinal study of persistant generalized lymphadenopathy in homosexual men: Relation to AIDS. – Lancet, May, 12: 1033-8

Mathur-Wagh U, Mildvan D, Senie RT (1985) Follow-up at 4.5 years on homosexual men with generalized lymphadenopathy. – N Engl J Med, Dec, 12: 1542-3

McCormick R, and Mahi DJ (1981) Epidemiology of Needle-Stick Injuries in Hospital Personnel. – Am J Med, 70: 928-932

McDougal JS, Kennedy MS, Sligh JM, Cort SP, Mawle A, Nicholson KA (1986) Binding of HTLV-III/LAV to T4 + T cells by a complex of the 110K viral protein and the T4 molecule. – Science, 231: 382-5

McNeill WH (1978) Seuchen machen Geschichte (Plagues and People). – Pfriemer, München: 336pp

Meduri GV et al. (1986) Pulmonary Kaposi's sarcoma in the acquired immune deficiency syndrome. – Am J Med, 81: 11-18

Melbeye M et al (1987) Risk of AIDS after herpes zoster. – Lancet I: 728-730

Mertens, T und Diehl V (1988) HIV-Infektionsprophylaxe in Klinik und Praxis. – Der Internist: 29

Miller CJ, Alexander N, Jennings M, Hendrickx AG, Marx PA (1988) Transmission of SIV across the genital mucosas of male and female rhesus monkeys. – IV. International Conference on AIDS, Stockholm, June 12-16: Abstracts 2581

Mitelman F (1984) Restricted number of chromosomal regions implicated in aetiology of human cancer and leukaemia. – Nature, 310: 325-7

Mitsuyasu R, Groopman J, Volberding P (1983) Cutaneous reactions to trimethoprim-sulfamethoxazole in patients with AIDS ans Kaposi's sarcoma. – N Engl J Med, 308: 1535-1536

Mitsuyashu RT et al. (1986) Simultaneous accurence of Hodgkin's disease and Kaposi's sarcoma in a patient with the acquired immune deficiency syndrome (AIDS). – Am J Med, 80: 954-8

Mitsuyasu R. et al. (1986) Heterogenity of epidemic Kaposi‘s sarcoma. – Cancer, 57: 1657-1661

Modrow S, Hahn BH, Shaw GM, Gallo RC, Wong-Staal F, Wolf H (1987) Computer-assisted analysis of envelope protein sequences of 7 HIV isolates: Prediction of antigenic epitopes in conserved and variable regions. – J Virol, Feb, 61: 570-8

Möbius HJ et al. (1987) Peripheres Nervensystem und AIDS. – In: Fischer PA, Schlote W (eds). AIDS und Nervensystem. Springer-Verlag, Berlin-Heidelberg-New York-Tokyo: 73-84

Mölling K (1987) Das genetische Make-up von HTLV-III-Viren. – AIFO, 2, 1: 38-45

Mölling K (1988) Reverse Transkription und Reverse Transkriptase. – Dt Ärzteblatt, 85: C 297-301

Montagnier L, Chermann JC, Barr'e-Sinoussi F, Chamaret S, Gruest J, Nugeyre MT, Rey F, Dauguet C, Axler-Blin C, Brun-V'ezinet F, Rouzioux C, Saimot GA, Rozenbaum W, Gluckman JC, Klatzmann D, Vilmer E, Griscelli C, Foyer-Gazengel C, Brunet JP (1983) A new human T-lymphotropic retrovirus: characterization and possible role in lymphadenopathy and acquired immune deficiency syndromes. – Report from Cold Spring Harbor Meeting, Sep 15: 363-76

Montagnier L, Dauguet C, Axler C, et al. (1984) A new type of retrovirus isolated from patients presenting with lymphadenopathy and AIDS structural and antigenic relatedness with equine infectious anaemic virus. – Ann Virol, 135 E: 119-34

Montagnier L, Clavel F, Krust B, Chamaret S, Rey F, Barr'e-Sinoussi, Chermann JC (1985) Identification and antigenicity of the major envelope glycoprotein of LAV. – Virology, 144: 283-9

Montagnier L (1986) Lymphadenopathy associated virus: its role in the pathogenesis of AIDS and related diseases. – Prog Allergy, 37: 46-64

Montelaro RC, Parekh B, Orrego A, Issel CJ (1984) Antigenic variation during persistant infection by Equine Infectious anemia virus, a retrovirus. – J Biol Chem, Aug 25: 10539-44

Morein B, Sundquist B, Höglund S, Dalsgaard K, Osterhaus A (1984) Iscom, a novel stucture for antigenic presentation from enveloped viruses. – Nature, 308: 457-60

Mortimer PP, Moulsdale HJ, Oldham LJ et al. Public Health Laboratory Service and Department of Health and Security evaluation of commercial anti-HTLV III/LAV assay kits. – Dept of Health and Social Security Scientific and Technical Branch, London WC1B5

Murray JF et al. (1984) Pulmonary complications in the acquired immunodeficiency syndrome: report of a National Heart, Lung and Blood Institute workshop. – N Engl J Med, 310: 1682-1688

Murray H et al. (1984) Impaired production of lymphokines and immune (Gamma) interferon in the acquired immunodeficiency syndrome. – N Engl J Med, 310: 883-888

Narayan O, Griffin DE, Chase J (1977) Antigenic shift in visna virus in persistently infected sheep. – Science, 197: 376-8

Navia BA et al. (1986) The AIDS dementia complex: I. clinical features. – Ann Neurol, 19: 517-24

Navia BA et al. (1986) The AIDS dementia complex. II. Neuropathology. – Ann Neurol, 19: 525-35

Navia BA, Price RW (1987) The acquired immunodeficiency syndrome dementia complex as the presenting or sole manifestation of human immunodeficiency virus infection. – Arch Neurol, 44, 1: 65-9

Navin TR, Juranek DD (1984) Cryptosporidiosis: Clinical, epidemiologic, and parasitologic review. – Rev Inf Dis, May: 313-27

Nermut MV, Steven CA (eds) Animal Virus Structure – A Laboratory Manual. – Elsevier, Amsterdam, im Druck

Newman NM et al. (1983) Clinical and histologic findings in oppotunistic ocular Infections, Part of New Syndrome of Acquired Immunodeficiency. – Arch Ophthal, 101: 396-401

No Author (1987) Immunisierungsausschuß der Deutschen Vereinigung zur Bekämpfung der Viruskrankheiten e.V. (Sitzung am 25.6., persönliche Mitteilung)

No Author (1984) Needlestick Transmission of HTLV III from a Patient infected in Afrika. – Lancet, Dec 15: 1376-1377

No Author VI. Liste der nach den oRichtlinien für die Prüfung chemischer Desinfektionsmittelp geprüften und von der deutschen Gesellschaft für Hygiene und Mikrobiologie als wirksam befundenen Desinfektionsverfahren (Stand 31.07.1981). – mhp-Verlag GmbH, Wiesbaden-Nordstadt

N N (1987) Recommendations for Prevention of HIV Transmission in Health-Care Settings. – MMWR, 36: 2 S

N N (1988) Hygienische Maßnahmen zur Verhütung der Übertragung von HIV im Krankenhaus. Anlage zu Ziffer 5.1 der Richtlinie für die Erkennung, Verhütung und Bekämpfung von Krankenhausinfektionen. – Bundesgeshbl, 31: 97-99

Noireau F (1987) HIV transmission from monkey to man. – Lancet, Jun 27: 1498-9

Odenbach PE (1988) AIDS – Erfahrungen in den USA, Ergebnisse einer Studienreise. – Dt Ärzteblatt, 85: 63-64

Ognibene FP et al. Kaposi's sarcoma causing pulmonary infiltrates and respiratory failure in the acquired immunodeficiency syndrome. – Ann Int Med, 102: 471-475

Oksenhendler E, Harzic M, Le Roux J, Rabian C, Clauvel JP (1986) HIV infection with seroconversation after a superficial needlestick injury to the finger. – N Engl J Med, Aug, 28: 582

Oldham LJ, Moulsdale HJ, Mortimer PP et al. How sensitive are the Commercial Assays for Anti-HTLV III/LAV ? – J Med Virol 21: 75-79

Osterhaus A, Wejer K, Uytdehaag F, Jarrett O, Sundquist B, MoreinB (1985) Induction of protective immune response in cats by vaccination with feline leukemia virus iscoms. – J Immunol, Jul, 135: 1-6

Pahwa S, Kaplan M, Fikrig S et al. (1986) Spectrum of human T-cell lymphotropic virus type III infection in children: recognition of symtomatic, asymptomatic, and seronegative patients. JAMA, 255: 2299-305

Panganiban AT (1985) Retroviral DNA integration. – Cell, 42: 5-6

Paris-Konferenz (1986) Conference international sur le SIDA (ARDIVI) 23-25 Jun 1986. – Abstracts, Jun 23-25: 184pp

Pauza CD (1988) HIV-persistence in monocytes leads to pathogenesis and AIDS. – Cell Immunol, 112: 414-24

Pedersen NC, Ho EW, Brown ML, Yamamoto JK (1987) Isolation of a T-lymphotropic virus from domestic cats with an immunodeficiency-like syndrome. – Science, Feb 13, 235: 790-3

Penneys N, Hick B (1985) Unusual cutaneous lesions associated with acquired immunodeficiency syndrome. – J Am Acad Dermat, 13: 845-852

Peters J, Spicher G (1987) Zur Auswahl der Desinfektionsmittel bei AIDS. – Bundesgesundheitsblatt, 30: 1-5

Petiko CK et al. (1985) Vacuolar myelopathy pathologically resembling subacute combined degeneration in patients with the acquired immune deficiency syndrome. – N Engl J Med, 312: 874-79

Petursson G, Georgsson G, P'alsson PA (1986) Icelandic research. Slow virus infections and AIDS. – Nord Med, 101, 5: 160-1, 165

Pindborg JJ (1985) Atlas of diseases of the oral mucosa. – 4. Ed. Munksgaard Kopenhagen

Piot P, Quinn TC, Taelman H, Feinsod FM, Kapita BM, Wobin O, Mbendi M, Mazebo P, Ndangi K, Stevens W, Kalambayi K, Mitchell S, Bridts C, McCormick JB (1984) AIDS in a heterosexuell population in Zaire. – Lancet, Jul 14: 65-9

Piot P (1988) AIDS: an international perspective. – Science, Feb 5, 239: 573-9

Pitchenik AE, Rubinson HA (1985) The radiographic appearance of tuberculosis in patients with the acquired immune deficiency syndrome (AIDS) and pre-AIDS. – Am Rev Respir Dis, 131: 393-396

Plata F, Autran B, Pedroza Martins L et al. (1987) AIDS virus-specific cytotoxic T-lymphocytes in lung disorders. – Nature, 328: 348-51

Pohle HD, Eichenlaub D (1985) Infektionen des Zentralnervensystems bei AIDS. – Münch Med Wschr, 127: 756-759

Pohle HD, Eichenlaub D (1986) Proposal and preliminary results of a treatment regimen with pyrimethamine, clindamycine and spiramycine in toxoplasmosis of the central nervous system. – In: Staquet M., Hemmer R., Baert A (Eds): Clinical Aspects of AIDS and AIDS-related Complex. Oxford University Press: 110-113

Pohle HD, Eichenlaub D (1987) ZNS-Toxoplasmose bei AIDS-Patienten. – AIFO, 2, 3: 122-35

Poli G et al. (1985) Monocyte function in intravenous drug abusers with lymphadenopathy syndrome and in patients with acquired immunodeficiency syndrome: selective impairment of chemotaxis. – Clin Exp Immunol, 62: 136-142

Pool JG et al. (1964) High-potency antihaemophilic factor concentrate prepared from cryoglobulin precipitate. – Nature Lond: 203, 312

Popovic M, Sarngadharan MG, Read E, Gallo RC (1984) Detection, isolation, and continous production of cytopathic retroviruses (HTLV III) from patients with AIDS and pre-AIDS. – Science, May 4, 224: 497-500

Porterfield JS (1985) Antibody enhanced viral growth in macrophages. – Immunology Letters, 11: 213-7

Porterfield JS (1986) Antibody-dependent enhancement of viral infectivity. – Adv Virus Res, 31: 335-55

Price RW, Navia BA, Cho E (1986) AIDS encephalopathy. – Neurol Clin, 4: 285-301

Price RW, Brew B, Sidtis J, Rosenblum M, Scheck AC, Cleary P (1988) The brain in AIDS: central nervous system HIV-1 infection and AIDS Dementia Complex. – Science, Feb 5, 239: 586-92

Pyun KH, Ochs HD, Dufford MTW et al. (1987) Perinatal infection with human immunodeficiency virus. Specific antibody responses by the neonate. – N Engl J Med, 317: 611-14

Quérat G, Barban V, Sauze N, Filippi P, Vigne R, Russo P, Vitu C (1984) High lytic and persistent lentiviruses naturally present in sheep with progressive pneumonia are genetically distinct. – J Virol, Nov, 52: 671-8

Rabson AB, Daugherty DF, Venkatesan S, Boulukos KE, Benn SI (1985) Transcription of novel open reading frames of AIDS retrovirus during infection of lymphocytes. – Science, Sep 27, 229: 1388-90

Rabson AB, Martin MA (1985) Molecular organization of the AIDS retrovirus. – Cell, Mar, 40: 477-80

Ragni M et al. (1985) Lymphoma presenting as a traumatic haematoma in HTLV-III-antibody-positive hemophiliac. – N Engl J Med, 313: 640

Ranki A, Valle SL, Krohn M, Antonen J, Allain JP, Leuther M, Franchini V, Krohn KJE Long latency precedes overt seroconversion in sexually transmitted HIV infection. – Lancet, in Druck

Reichart P et al. (1987) AIDS and the oral cavity. The HIV-infection: virology, etiology, origin, immunology, precautions and clinical observations in 110 patients. A review. – Int J Oral Maxillofac Surg, 16: 129-53

Reichart P et al. (1986) AIDS-Orale Manifestationen. – Dtsch Zahnärztl Z, 41: 374-76

Reichart P et al. (1986) oHairy leukoplakiap (AIDS) – Klinik und Morphologie. – Dtsch Z Mund Kiefer Gesichts Chir, 10: 161-65

Reichart P et al. (1985) Orale Manifestationen bei AIDS. – Dtsch Z Mund Kiefer Gesichts Chir, 9: 167-76

Reichart PA, Gelderblom HR, Koch MA (1985) Die AIDS-Virus-Infektion: Erhöhtes Infektionsrisiko für Zahnärzte. – Zahnärztl Mitt, 75, 19: 2102-11

Rynolds HY (1986) Lung immunology and its contribution to the immunopathogenesis of certain respiratory diseases. – J Allergy Clin Immunol, 78: 833-847

Resnick L et al. (1985) Intra-blood-brain-barrier synthesis of HTLV-III specific IgG in patients with AIDS or AIDS-related complex. – N Engl J Med, 313: 1498-1504

Resnick L, Veren K, Salahuddin L, Tondreau S, Markham PD (1986) Stability and Inactivation of HTLV-III/LAV under Clinical and Laboratory Environments. – JAMA, 255: 1887-1891

Rieger HJ Lexikon des Arztrechts. – Verlag Walter de Gruyter Berlin, New York

Rieger HJ (1987) Rechtsfragen im Zusammenhang mit HIV-Infektionen und AIDS. – Dtsch med Wschr, 112: 736

Rindum JL et al. (1987) Oral hairy leukoplakie in three hemophiliacs with human immunodeficiency virus infection. – Oral Surg, 63: 437-40

Robert NJ, Schneidermann H (1984) Hodgkin's disease and the acuired immunodeficiency syndrome. – Ann Intern Med, 1012: 142-3

Robertson JR, Bucknall AB, Welsby PD, Roberts JJK, Inglis JM, Peutherer JF, Brettle RP (1986) Epidemic of AIDS related virus (HTLV-III/LAV) infection among intravenous drug abusers. – Brit Med J, 292: 527-30

Robinson WE, Montefiori DC, Mitchell WM (1987) A human immunodeficiency virus type 1 (HIV-1) infection-enhancing factor in human sera. – Biochem Biophys Res Comm, 149: 693-9

Robinson WE, Montefiori DC, Mitchell WM (1988) Antibody-dependent enhancement of human immunodeficiency virus type 1 infection. – Lancet, Apr 9: 790-4

Robinson WE, Montefiori DC, Mitchell WM (1988) Will antibody-dependent enhancement of HIV-1 infection be a problem with AIDS vaccines? – Lancet, Apr 9: 830-1

Roitt IM, Brostoff J, Male DK (1987) Immunology. – Gower Med Publ, London 1985, 250 pp; Kurzes Lehrbuch der Immunologie, Thieme, Stuttgart: 368pp

Ross RK et al. (1985) Non-Hodgkin'slymphomas in never married men in Los Angeles. – Brit J Cancer, 52: 785-7

Rubinstein A (1986) Pediatric AIDS. – Curr Probl Pediatr, 16: 361-409

Rudolph H et al. (1987) AIDS-Prophylaxe in Krankenhaus und Praxis. – Dt Ärzteblatt, 84: 1517

Rübsamen-Waigmann H, Becker WB, Helm EB, Brodt R, Fischer H, Henco K, Brede HD (1986) Isolation of variants of lymphocytopathic retroviruses from the peripheral blood and cerebrospinal fluid of patients with ARC or AIDS. – J Med Virol, Aug 19, 4: 335-44

Rübsamen-Waigmann H (1986) Mutationen des HIV: Einfluß auf Pathogenität, Wachstumseigenschaften in vitro und in vivo sowie Immunogenität des Virus. – AIDS-Forschung, 9: 483-487

Rübsamen-Waigmann H et al. (1987) Biologisch unterscheidbare Subtypen von HIV in Blut und Liquor cerebrospinalis von AIDS- und LAS-Patienten mit neurologischer Symptomatik. – In: Fischer PA, Schlote W (eds). AIDS und Nervensystem. Springer-Verlag, Berlin-Heidelberg: 23-37

Rübsamen-Waigmann H, Becker WB, Knoth M et al. Varianten in AIDS-assoziierten LAV/HTLV-III Retroviren. – Münch Med W Schrift 6: 94-96

Rüdlinger R et al. (1987) Schweiz Rundschau Medizin, 75: 1277-1283

Ruf B et al. Bedeutung und Diagnostik der Mykobakterien bei Patienten mit HIV-Infektion: Ergebnisse einer prospektiven Studie über zwei Jahre. – Dt AIDS-Kongreß, Jan

Ruscetti F et al. (1986) Analysis of effector mechanisms against HTLV-I-and HTLV-II/LAV-infected lymphoid cells. – J Immunol, 136: 3619-3623

Runnels RR (1985) Praxishygiene – eine Herausforderung für den Zahnarzt. – mhp-Verlag Wiesbaden. 1. Auflage

Sacks JJ (1985) AIDS in an Surgeon. – N Engl J Med, 313: 1017-1018

Salk J (1987) Prospects for the control of AIDS by immunizing seropositive individuals. – Nature, 327: 473-6

Sattaur O (1985) How Gallo got credit for AIDS discovery. – New Scientist, Feb 7: 3-4

Schäfer A, Stauber M (1986) HIV-positive Schwangerschaften in der Geburtshilfe. – Bundesgesbl, 29, 11: 349-51

Scherer R et al. (1986) Disseminated infection with mycobacterium kansasii in the acquired immunodeficiency syndrome. – Ann Int Med, 105: 710-712

Schiodt M, Pindborg JJ (1986) AIDS and the oral cavity. Epidemiology and clinical oral manifestations of human immune deficiency virus infection: a review. – Int J Oral Maxillofac Surg, 15: 857-70

Schlund G (1986) Juristische Aspekte beim erworbenen Immun-Defekt-Syndrom (AIDS). – AIFO 1: 448, 564

Schlund G (1987) Zur Berufsverschwiegenheit bei AIDS. – AIFO 2: 401

Schmidt CA, Fiek T, Neubauer A, Huhn D (1988) HIV-Infektion durch Nadelstichverletzung. – DMW, 113, 2: 76

Schneider J, Kaaden O, Copeland TD, Oroszlan S, Hunsmann G (1986) Shedding and interspecies type sero-reactivity of the envelope glycopolypeptide gp120 of the human immunodeficiency virus. – J Gen Virol, 67: 2533-8

Schnittmann et al. (1986) Direct polyclonal activation of human B-lymphocytes by the acquired immune deficiency syndrome. – Science, 233: 1084-1086

Schoeppel et al. (1986) Hodgkin's sease (HD) in homosexual men: The San Franciscop Bay Area experience. – Proc ASCO 5: 3 (Abstr 9)

Schramm W et al. (1980) Hepatitis B und Hepatitis nicht-A-nicht-B bei Hämophilie. – In: Schimpf (ed): Fibrinogen, Fibrin und Fibrinkleber, Schattauer, Stuttgart-New York: 315

Schramm W (1986) Virusaktivierte Gerinnungsfaktoren-Konzentrate zur Behandlung der Hämophilie. – In: G.Landbeck, R.Marx (eds) 2. Rundtischgespräch über therapiebedingte Infektionen und erworbene Immundefekte bei Hämophilen, Hamburg 1984. Springer-Verlag, Berlin, Heidelberg, New York, 1986

Schüpbach J, Haller O, Vogt M, Lüthy R, Joller H, Oelz O, Popovic M, Sarngadharan MG, Gallo RC (1985) Antibodies to HTLV-III in Swiss patients with AIDS and pre-AIDS an in groups at risk for AIDS. – N Engl J Med, 312, 5: 265-70

Schürmann D et al. (1988) Klinik und Pathologie der Mykobakteriosen bei HIV-Infektion. – Dt AIDS-Kongreß, Jan: 154

Schwartz JL, Muhlbauer JE, Steigbigel RT (1984) Pre-Kaposi's sarcoma. – J am Acad Dermatol, 11: 377-80

Scott A (1987) AIDS and the experts. – New Scientist, Mar 5: 50-3

Scott JV, Stowring L, Haase AT, Narayan O, Vigne R (1979) Antigenic variation in visna virus. – Cell, 18: 321-7

Seale JR (1985) AIDS virus infection: prognosis and transmission. – J Roy Soc Med, Aug, 78: 613-5

Seale JR (1987) Kuru, AIDS and aberrant social behaviour. – J Roy Soc Med, Apr, 80: 200-2

Seidl O, Bogner J, Goebei FD (1988) Psychologische Probleme bei der pflegerischen Betreuung von homosexuellen Patienten mit AIDS. – Dt AIDS-Kongreß, Jan

Selik RM et al. (1984) Acquired immune deficiency syndrome (AIDS) trends in the United States, 1978-82. – Am J Med, 76: 493-500

Siegal FP, Lopez C, Hammer GS, Brown AE, Kornfeld SJ, Gold J, Hassett J, Hirschman SZ, Cunningham-Rundles C, Adelsberg BR, Parham DM, Siegal M, Cunningham-Rundles S, Armstrong D (1981) Severe acquired immunodeficiency in male homosexuals, manifested by chronic perianal ulcerative herpes simplex lesions. – N Engl J Med, 305, 24: 1439-44

Siewert JR, Lehr L, Hölscher AH (1985) Akutes Abdomen. – in: Blum AL, Siewert JR, Ottenjann R, Lehr L: Aktuelle gastroenterologische Diagnostik, Springer: 131-146

Silverman S, Migliorati CA, Lozada-Nur F, Greenspan D, Conant MA (1986) Oral findings in people with or at high risk for AIDS: a study of 375 homosexual males. – JAMA, Feb, 112: 187-92

Sim AJW, Dudley HAF (1988) Surgeons and HIV. – Brit Med J, 296: 80

Snider WD et al. (1983) Neurological complications of acquired immune deficiency syndrome: analysis of 50 patients. – Ann Neurol, 14: 403-18

Sodroski J, Goh WC, Rosen C, Campbell K, Haseltine WA (1986) Role of the HTLV-III/LAV envelope in syncytium formation and cytopathicity. – Nature, Jul 31-Aug 6, 322: 470-4

Sodroski J, Goh WC, Rosen C, Dayton A, Terwilliger E, Haseltine W (1986) A second post-transcriptional trans-activator gene required for HTLV-III replication. – Nature, May 22: 412-7

Somaini B (1986) AIDS: eine wichtige Krankheit?. – Schweiz Med Wschr, Jun 14, 116: 818-21

Sonigo P, Alizon M, Staskus K, Klatzmann D, Cole S, Danos O, Retzel E, Tiollais P, Haase A, Wain-Hobson S (1985) Nucleotide sequence of the visna lentivirus: relationship to the AIDS virus. – Cell, 42: 369-82

Sönnichsen N (1987) AIDS – eine neue Pandemie. – Spectrum (DDR), 18, 6: 18-20

Spann W, Penning R (1986) Neue Problemstellungen in der Rechtsmedizin durch AIDS. – AIFO 1: 637

Spann W (1987) Überlegungen zur Bekämpfung der weiteren Ausbreitung der Erkrankung AIDS. – AIFO 2, 5: 240-2

Spickett GP, Dalgleish AG (1988) Cellular immunology of HIV infection. – Clin exp Immunol, 71:1-7

Sprecher-Goldberger S, Soumenkoff G, Puissant F, Degueldre M (1986) Vertical transmission of HIV in 15-week fetus. – Lancet, Aug 2: 288

Staib F, Rögler G, Prüfer-Krämer L et al.: Disseminierte Kryptokokkose bei zwei AIDS-Patienten. – Dtsch med Wschr, 111: 1061-1065

Staib F (1987) Kryptokokkose bei AIDS aus mykologisch-diagnostischer und -epidemiologischer Sicht. – AIFO 2, 7: 363-82

Staszewski S, Schiek E, Stille W (1986) LAV/HTLV-III-Infektionen bei Frauen und ihren heterosexuellen Partnern. – In: Helm EB et al. (eds): AIDS II, Zuckschwerdt, München: 15-20

Staszewski S et al. (1987) HIV-II-Infektion auch in Deutschland. – DMW, 112 Jg: 12

Staszewski S et al. (1988) Zunahme der heterosexuellen Übertragung der HIV-Infektion in Frankfurt. – Dt AIDS-Kongreß, Jan

Stauber M, Schäfer A, Löwenthal D, Weingart B (1986) Das AIDS-Problem bei Schwangeren – eine Herausforderung an den Geburtshelfer. – Geburtsh Frauenheilkd, 46, 4: 201-5

Stefano E et al. (1982) Acid-labile human leukocyte interferon in homosexual menn with Kaposi's sarcoma and lymphedenopathy. – J Infect Dis, 146: 451-455

Steigleder GR, Rasokat H (1988) Hautveränderungen bei AIDS und ihre therapeutische Beeinflussung. – Dt AIDS-Kongreß, Jan: 156

Steigleder GK (ed) (1985) AIDS – Neuere Erkenntnisse 1985 / Bericht 1. – Grosse, Berlin: 87pp

Sterry W, Marmor M, Konrads A, Steigleder GK (1983) Kaposi's sarcoma, aplastic pancytopenia, and multiple infections in a homosexual (Cologne, 1976). – Lancet, Apr 23: 924-5

Stiem ER (1987) Intravenous immunglobulins as therapeutic agents. – Annals Int Med, 107: 367-382

Stille W (1986) Zusammenfassung der Behandlungsmöglichkeiten opportunistischer Infektionen bei AIDS. – In: Helm EB et al. (eds): AIDS II, Zuckschwerdt, München: 221-4

Stille W, Helm EB (1984) Erworbenes Immunmangelsyndrom (AIDS): Epidemiologie des AIDS. – Verh Dt Ges Inn Med, 90, 1: 1-4

Stites D et al. (1987) Basic and clinical immunology. – Appleton and Lange, Norwalk

Stockholm Conference (1988) IV. International Conference on AIDS, Stockholm. – Abstracts I and II, June 12-16

Stover DE et al. (1985) Spectrum of pulmonary diseases associated with the acquired immune deficiency syndrome. – Am J Med, 78: 429-437

Stricof R, Morse DL (1986) HTLV-III/LAV Seroconversion following a deep intramuscular Needlestick injury. – N Engl J Med, 314: 115

Sunderam G et al. (1986) Tuberculosis as a manifestation of the acquired immunodeficiency syndrome (AIDS). – JAMA, 256: 362-366

Teich SA (1987) Conjunctival Vascular Changes in AIDS. – Amer J of Ophthalmology 1, 3: 332-333

Teichner M (1986) Nochmals: AIDS und Blutspende. – NJW, 39: 761

Teichner M (1986) Aufklärung über das Transfusionsrisiko LAV/HTLV-III-Infektion? – Arztrecht, 21: 201

Teichner M (1986) Haftung bei post-transfusionellem AIDS. – MedR, 4: 110

Tervo T et al. (1986) Recovery of HTLV-III from Contact Lenses. – Lancet I: 379

Thiry L, Sprecher-Goldberger S, Jonkheer T, Levy J, Van de Perre P, Henrivaux P, Cogniaux-LeClerc J, Clumeck N (1985) Isolation of AIDS virus from cell-free breast milk of three healthy virus carriers. – Lancet, Oct 19: 891-2

Tillett HE, McEvoy M (1986) Reassessment of predicted numbers of AIDS cases in the UK. – Lancet, Nov 8: 1104

Towbin H et al. (1979) Electrophoretic transfer of proteins from polyacrylamide gels to nitrocellulose sheets: procedures and some applications. – Proc Natl Acad Sci USA, 76: 4350

Van de Perre P, Clumeck N, Carael M, Nzabihimana E, Robert-Guroff M, de Mol P, Freyens P, Butzler JP, Gallo RC, Kanyamupira JP (1985) Female prostitutes: a risk group for infection with human T-cell lymphotropic virus type III. – Lancet, Sep 7: 524-7

Velikay M et al. (1976) Epidemiologische Untersuchungen über die Lebenserwartung von Hämophilen. – In: Landbeck G, Marx R (Eds): 12. Hämophilie-Symposium, Hamburg 1975, Global Heidelberg

Vogt M et al. (1987) Isolation Patterns of the Human Immunodeficiency Virus from Cervical Secretions During the Menstrual Cycle of Woman at Risk for the Acquired Immunodeficiency Syndrome. – Ann Int Med, 106: 380-382

Wahn V, Kramer HH, Brüster HT, Sorampical B, Scheid A (1986) Horizontal Transmission of HIV Infection Between Two Siblings. – Lancet: 694

Wain-Hobson S, Alizon M, Montagnier L (1985) Relationship of AIDS to other retroviruses. – Nature, Feb, 313: 743

Wain-Hobson S, Sonigo P, Danos O, Cole S, Alizon M (1985) Nucleotide sequence of the AIDS virus, LAV. – Cell, Jan, 40: 9-17

Walker BD, Chakrabarti S, Moss B et al. (1987) HIV-specific cytotoxic T-lymphocytes in seropositive individuals. – Nature, 328: 345-8

Wantzin G et al. (1986) Acute HTLV-III-infection associated with exanthema diagnosed by seroconversion. – Brit J Dermat, 115: 601-606

Warner L, Fisher B (1986) Cutaneous manifestations of the acquired immunodeficiency syndrome. Int J Dermat, 6: 337-350

Weinhold KJ, Lyerly HK, Matthews TJ, Tyler DS, Ahearne PM, Stine KC, Langlois AJ, Durack TD, Bolognesi DP (1988) Cellular anti-gp120 cytolytic reactivities in HIV-1 seropositive individuals. – Lancet, Apr 23: 902-5

Weiss R, Teich N, Varmus H, Coffin J et al. (1984) RNA Tumor Viruses: Molecular Biology of Tumor Viruses. – Cold Spring Harbor Laboratory

Weiss A, Margo EC, Ledford DK et al. (1986) Toxoplasmic retinochoroiditis as an initial manifestation of the acquired immune deficiency syndrome. – Am J Ophthalmol, 101: 248-249

Werk R (1985) How does Toxoplasma gondii enter host cells? – Rev Infect Dis, 7: 449-457

Werner A, Kurth R (1986) Bisherige Entwicklung und Zukunft der AIDS-Diagnostik. – La med, 10: 285-261

Werner A et al. (1987) HIV-2 (West Germany, 1984). – Lancet, April, 11: 868-869

Werner A et al. (1986) Klinischer Verlauf und serologische Parameter bei einer akuten HTLV III/LAV Infektion. – AIDS Forschung (AIFO) 1

WHO (1988) AIDS Surveillance in Europe. – Rep No 17, WHO Collab Centre on AIDS, Paris, Mar 31

WHO (1988) AIDS – Situation 30. June 1988. – Weekly Epidemiol Rec, Genf, 63, 27: 201-5

Winkle S (1984) Chronologie und Konsequenzen der Hamburger Cholera von 1892. – Hamb Ärtzcbl 1983, 12: 421-30, 1: 15-23

Wolf H, Jameson B, Modrow S, Motz M (1986) Möglichkeiten und Grenzen der Kontrolle von LAV/HTLV-III-assoziierten Erkrankungen. – AIFO, 1, 5: 229-39

Wolf H, Soutschek-Bauer E, Motz M, Modrow S (1987) Möglichkeiten der Entwicklung von Impfstoffen gegen die HIV-Infektion. – AIFO, 2, 9: 512-9

Wong B, Gold JWM, Brown AE et al. (1984) Central-nervous-system toxoplasmosis in homosexual men and parenteral drug absusers. – Ann Intern Med, 100: 36-42

Wormser GP, Johne C, Duncansen F (1985) Needle-Stick Injuries During the Care of Patients with AIDS. – N Engl J Med, 310: 1461

Yajko DM et al. (1987) Therapeutic implications of inhibition versus killing of mycobacterium avium complex by antimicrobial agents. – Antimicrob Agents Chemother, 31: 117-120

Yarchon R, Broder S (1987) Development of antiretroviral therapy for the acquired immunodeficiency syndrome and related disorders. – N Engl J Med, 316: 557-64

Zibrak JD et al. (1986) Bronchoscopic and radiologic features of Kaposi's sarcoma involving the respiratory system. – Chest, 90: 476-479

Zeichardt H, Scheiermann N, Spicher G, Deinhardt F (1987) Stabilität und Inaktivierung des Human Immunodeficiency Virus (HIV). – Bundesgesundhbl, 30: 172-177

Ziegler JB, Cooper DA, Johnson RO et al. (1985) Postnatal transmission of AIDS-associated retrovirus from mother to infant. – Lancet I: 896-898

Ziegler JL et al. (1984) Non-Hodgkin's lymphoma in 90 homosexual men. – N Engl J Med, 311: 92-106

Stichwortverzeichnis

A
ärztliche Praxis, hygienische Aspekte VII./1
Abdomen II.2/28
–, akutes III.8/19
–, radiologische Diagnostik VI.3/22
Abdominalschmerzen III.8/11
Abkürzungen IX.4/1
Abwehrmechanismen, unspezifische V.3/1
ACICLOVIR IV.4/1
Adenusvirus-Infektionen III.3/4
Adressen IX.1/1
AIDS, Stadienbezeichnung II.2/20
AIDS-Epidemie BRD, Prognose I.1/32
AIDS-Fallregister (BGA) IX.2/1
AIDS-related complex (ARC) II.2/2, II.2/6
Afrika, Fallzahlen I.1/18, I.2/3
akneiforme Exantheme III.5/18
AL-721 IV.4/1
ALPHA-INTERFERON IV.4/13
Amerika, Fallzahlen I.2/1
AMPLIGEN IV.4/3
Antigennachweis VI.1/6
Antikörperbildung V.3/11
Antikörpernachweis, HIV VI.1/2
antivirale Therapie IV.1/1
ANUG (akute, nekrotisierende ulzierende Gingivitis) III.4/6
Arbeitsunfähigkeit VIII.2/3
ARC (AIDS-related complex) II.2/2, II.2/6
Arzneiexantheme III.5/23
Asien, Fallzahlen I.1/22, I.2/4
aspergillus sp. V.5/22
Aszites, radiologische Diagnostik VI.2/28
Aufklärungsgespräch II.3/1
Auge II.2/26
AZT (Azidothymidin) IV.3/1, IV.4/5
AZT-Therapie, Indikationen IV.3/2
–, Kontraindikationen IV.3/3

B
bakterielle Infektionen, orofasziale Manifestationen III.4/6
Befunde, immunhistochemische V.5/9
–, pathologisch-anatomische (s. pathologisch-anat. B.)
Behandlungsmöglichkeiten, opportunistische Infektionen IV.5/1
Beratung, HIV-Lentivirose II.3.1
Berufsgenossenschaft VIII.2/4
Beta-Interferon IV.4/14
bFD (beginnende Follikeldestruktion) V.5/8
BGA (Bundesgesundheitsamt), AIDS-Fallregister IX.2/1
bi- und homosexuelle Männer I.1/11
Bundesrepublik Deutschland, Erkrankungs- und Todesfälle I.2/8
–, Fallzahlen I.1/8, I.1/9, I.2/7
–, Prognose über AIDS-Epidemie I.1/32
B-Zellen V.3/7
B-Zellenbildung V.3/11

C
candida albicans V.5/21
Candidamykose III.4/1
CDC, Stadienbezeichnung II.2/17
CMV (zytomegalievirus-Infektion), ophthalmologische Manifestationen III.3/5
Computertomographie VI.3/14
condylomata acuminata III.5/12
Cryptococcus Neoformans V.5/22
–, Pneumonie III,7/15
Cytomegalie-Virus (CMV) V.5/18
Cytomegalievirus-Enzephalitis III.2/11

D

Darmtuberkulose II.1/3
DDC IV.4/17
Dekontamination VII./12
dermatologische Manifestationen III.5/1
–, Herpes simplex III.5/10
–, Kaposi-Sarkom III.5/2
–, maligne Lymphome III.5/9
–, seborrhoisches Ekzem III.5/22
–, virale Erkrankungen III.5/10
–, Zusammenfassung III.5/27
Dermatophytosen III.5/19
Dermatosen, provozierte, nicht-infektiöse III.5/20
DESCICLOVIR IV.4/8
Desinfektionsverfahren VII./13, VII./14
DEXTRANSULFAT IV.4/8
DHPG IV.4/8
Diagnose, Sicherung IX.2/9
–, Verdachts-, Kriterien IX.2/12
Diagnostik, radiologische (s. radiologische D.)
Dialyse, hygienische Aspekte VII/18
Diarrhoen III.8/8
Dickdarm und Rektum II.2/29, III.8/12
Differentialdiagnose, radiologische Diagnostik VI.3/30
direkte Nachweismethoden VI.2/1
DKS (disseminiertes Kaposi-Sarkom) III.5/1
DOXORUBICIN IV.4/9
Drogensüchtige I.1/11
Dünndarm II.2/28, III.8/9
Dünn- und Dickdarm, radiologische Diagnostik VI.3/26

E

Einsatz von schwangeren Personen, hygienische Aspekte VII./18
Ekzem, seborrhoisches III.5/22
ELISA (Enzyme linked Immuno Sorbent Assay) VI.1/2
Embryopathie III.11/5
Endoskopie, hygienische Aspekte III.8/20, VII./17
Entbindungen, hygienische Aspekte VII./17
Enzephalitis, Cytomegalovirus- III.2/11
Enzephalopathie III.1/4
–, HIV- II.1/8
Epidemiologie I.1/1
Eppstein-Barr-Virus (EBV) V.5/18
Europa, Fallzahlen I.1/7, I.2/3
–, übrigens, Fallzahlen I.1/15
Erkrankungs- und Todesfälle, BRD I.2/8
Exantheme, akneiforme III.5/18
–, Populöse III.5/24
Exposition oder Kontakt mit HIV-positivem Material, hygienische Aspekte VII./19

F

FA (Follikeldestruktion mit Atrophie) V.5/9
Faktor-VIII-Konzentrat II.1/6
Fallzahlen, I.2/4
–, Afrika I.1/18, I.2/3
–, Amerika I.2/1
–, Asien I.1/22
–, Bundesrepublik Deutschland I.1/8, I.1/9, I.2/7
–, Europa I.1/7, I.2/3
–, Lateinamerika I.1/20
–, Ozeanien I.1/22
–, übriges Europa I.1/15
–, Verteilung nach Infektionsrisiko I.2/6
–, USA I.1/5
Follikeldestruktion, beginnende (bFD) V.5/8
– mit Atrophie (FA) V.5/9
–, progressive (pFD) V.5/8
FOSCARNET IV.4/10

G

Gallenwege II.2/28, III.8/17
Gallium-Szintigraphie VI.3/4
GAMMA-INTERFERON IV.4/15
Gastrointestinaltrakt III.8/1
–, opportunistische Erreger III.8/3
–, pathologisch-anatomische Befunde V.5/10
–, Zusammenfassung III.8/22
Geburt, Empfehlungen III.10/4
Gensonden VI.2/3
geographische Verbreitung, USA I.1/3
Geschichte I.1/1
Gewebsproben und Materialien, HIV-infizierte V.5/2
Gingivitis, akute nekrotisierende ulzerierende (ANUG) III.4/6
Gürtelrose (Zoster) III.5/15

H

Haarleukoplakie III.4/8
Hämophilie I.1/12
Haut II.2/27
–, pathologisch-anatomische Befunde V.5/12
Herpes simplex III.5/10
–, Infektionen III.3/3
–, Virus (HSV) V.5/18
–, Lunge III.7/17
Herpes-zoster Infektionen III.3/3
Herz, pathologisch-anatomische Befunde V.5/14
heterosexuelle Partner I.1/14
–, Übertragung II.1/18
Hirnatrophie, radiologische Diagnostik VI.3/18
HIV (humaner Immundefizienz Virus) V.1/1
–, Antikörpernachweis VI.1/2
–, art V.1/9
–, Aufbau V.2/5
–, Gene V.1/8
–, Latenz V.1/11
–, Lebenszyklus V.1/2
–, LTR-Region V.1/9
–, Morphogenese V.2/1
–, Neurotropie III.1/1
–, Oberflächenproteine V.2/6
–, Pathogenitätssteigerung V.1/5
–, Replikation V.1/10
–, tat V.1/9
–, Virus-Variation V.1/3
HIV-Enzephalophatie II.1/8
HIV-1-Diagnostika VI.1/1
HIV-Gefährdete I.1/24
HIV-Infektion, akute, Stadienbezeichnung II.2/10
–, Immundefizienz II.2/22
–, Infektionen und Tumoren II.2/19
–, pathogenetische Mechanismen V.3/3
–, virologische Aspekte V.1/6
–, Zielzellen V.1/6
HIV-infizierte Gewebsproben und Materialien V.5/2
–, Mütter I.1/14
HIV-Lentivirose II.2/1
–, Beratung II.3/1
–, Prognose II.3/4
–, Stadieneinteilung II.2/4
–, ZNS-Erkrankungen III.2/2
HIV-Prävalenz, USA I.1/6
HIV-Test II.3/2
homo- und bisexuelle Männer I.1/11
HPA-23 IV.4/11
HSV (s. Herpes-simplex-Virus)
hygienische Aspekte, ärztliche Praxis VII./1
—, Dialyse VII./18
—, Einsatz von schwangeren Personen VII./18
–, Endoskopie VII./17
–, Entbindungen VII./17
–, Exposition oder Kontakt mit HIV-positivem Material VII./19
–, Inaktivierung von HIV VII./7
–, Instrumente VII./8
–, invasive Eingriffe VII./17
–, Krankenhaus VII./1
–, Reanimation VII./17
–, Stabilität von HIV VII./7
hygienische Maßnahmen VII./10, VII./20
–, Endoskopie III.8/20
–, ophthalmologische Manifestationen III.3/8
Hyperplasie, irreguläre follikuläre (IFH) V.5/6

I

IFH (irreguläre follikuläre Hyperplasie) V.5/6
Immundefizienz bei HIV-Infektion II.2/22
Immunfunktionsstörungen V.3/5
Immunglobuline IV.2/3
Immunhistochemische Befunde V.5/9
Immunisierung, aktive V.4/4
–, passive V.4/6
Immunofluoreszenz, indirekte VI.1/3
immunologische Veränderungen, Kinder III.11/5
Immunpathologie V.3/1
Immunprophylaxe V.4/8
Immunreaktion, spezifische V.3/2
Immunregulation V.3/2
Immunstimulation IV.2/3
Immunsystem V.3/1
Impfstoffe, Immunreaktion V.4/3
Impfstoffentwicklung V.4/1
–, Haupthindernisse V.4/10
Infektionen, Adenovirus- III.3/4

–, bakterielle, orofasziale Manifestationen III.4/6
–, Herpes simplex III.3/3
–, Herpes-zoster III.3/3
–, mykotische, orofasziale Manifestationen III.4/1
–, opportunistische (s. opportunistische Infektionen)
–, Pilz-, ophthalmologische Manifestationen III.3/8
–, Toxoplasma-, ophthalmologische Manifestationen III.3/7
–, Virus-, orofasziale Manifestationen III.4/8
–, ZNS III.2/1
–, zytomegalievirus- (CMV), ophthalmologische Manifestationen III.3/5
–, Zytomegalievirus-, Lunge III.7/13
–, und Tumoren, HIV-Infektion II.2/19
–, opportunistische II.2/3
Infektionsquellen I.1/10
Infektionsrisiken I.1/23
infizierte Patienten, Ratschläge II.3/5
Inkubations- bzw. Latenzzeit, Stadienbezeichnung II.2/12
Inkubationszeit I.1/26
Instrumente, hygienische Aspekte VII./8
INTERFERON IV.4/12
–, ALPHA- IV.4/13
–, BETA-IV.4/14
–, GAMMA- IV.4/15
–, LYMPHOBLASTOID- IV.4/16
Interventionstherapie IV.5/6
intestinale Manifestationen, Therapie III.8/6
Intrakutantest V.3/13
Isospora belli V.5/17

K

Kaposi-Sarkom, disseminiertes (DKS) III.5/1
–, Lunge III.7/19
–, pathologisch-anatomische Befunde V.5/23
–, radiologische Diagnostik VI.3/9
Kasuistiken II.1/1
–, Darmtuberkulose II.1/3
–, Faktor-VIII-Konzentrat II.1/6
–, heterosexuelle Übertragung II.1/19
–, HIV-Enzephalopathie II.1/8
–, Kryptokokken-Meningitis II.1/14
–, Nocardien-Pneumonie II.1/19
–, Pneumocystis carinii Pneumonie II.1/12
–, viszerale Leishmaniose II.1/16
–, ZNS-Toxoplasmose II.1/10
kausale HIV-Therapie IV.2/1
Keratokonjunctivitis sicca III.3/2
Kinder III.11/1
–, immunologische Veränderungen III.11/5
–, kausale Therapie-Versuche III.11/7
–, neurologische Störungen III.11/4
–, Prophylaxe von Sekundärerkrankungen III.11/6
Knochenmark, pathologisch-anatomische Befunde V.5/11
Kontamination VII/11
Krankenhaus, hygienische Aspekte VII./1
Krankenversicherung VIII.2/1
Kryptokokken-Meningitis II.1/14
–, radiologische Diagnostik VI.3/21
Kryptokokkose III.7/16
–, generalisierte III.2/8
Kryptosporidien V.5/26

L

Laborbefunde, Interpretation VI.1/7
Labornachweis, Bewertung IX.2/7
LAS (Lymphadenopathiesyndrom) II.2/2, II.2/6
–, Stadienbezeichnung II.2/14
Lateinamerika, Fallzahlen I.1/20
Latenzzeit I.1/26, II.2/2
Latenz- bzw. Inkubationszeit, Stadienbezeichnung II.2/12
Leber II.2/28, III.8/17
–, radiologische Diagnostik VI.3/26
Leishmaniose, viszerale II.1/16
Lenti-Retroviren V.1/1
Leukoenzephalopathie, progressive und multifokale III.2/10
Lunge II.2/26, III.7/1
–, Cryptococcus Neoformans III.7/15
–, Histoplasmose III.7/19
–, HSV III.7/17
–, Kaposi-Sarkom III.7/19
–, Kokzidioidomykose III.7/18
–, Kryptosporidiose III.7/18
–, Nokardiose III.7/18

–, rhodococcus equi III.7/18
–, Toxoplasmose III.7/17
–, Zytomegalievirus III.7/13
Lungenkomplikationen, atypische Mykobakteriose III.7/7
Lungenszintigraphie VI.3/4
Lymphadenopathie, Stadieneinteilung V.5/6
Lymphadenopathiesyndrom (LAS) II.2/2, II.2/6
Lymphknoten II.2/26
–, pathologisch-anatomische Befunde V.5/2
–, radiologische Diagnostik VI.3/28
Lymphknotenstrukturierung, Verlust der (VLS) V.5/9
LYMPHOBLASTOID-INTERFERON IV.4/16
Lymphome IX.2/15
–, Non-Hodgkin- (NHL) III.9/2

M

Männer, homo- und bisexuelle I.1/11
Magen-Darm-Trakt, radiologische Diagnostik VI.3/24
Magen-Duodenum II.2/28
Magnetresonanz-Tomographie VI.3/15
maligne Lymphome, dermatologische Manifestationen III.5/9
–, pathologisch-anatomische Befunde V.5/23
– Tumoren, pathologisch-anatomische Befunde V.5/23
Medikamente in der Forschung IV.4/1
medikamentöse Therapie IV.1/7
Meningitis III.1/6
–, Kryptokokken- II.1/14
Meningoenzephalitis III.1/2
mollusca contagiosa (Dellwarzen) III.5/13
Monozyten/Makrophagen V.3/9
Morbus Hodgkin III.9/4
Mortalität I.1/28
Milz II.2/26
–, pathologisch-anatomische Befunde V.5/10
–, radiologische Diagnostik VI.3/26
Mütter, HIV-infizierte I.1/14
Mund II.2/27
Mycobacterium avium-intracellulare V.5/19
– tuberculosis V.5/19
Myelopathie III.1/7
Mykobakteriose, atypische, Lungenkomplikationen III.7/7
mykotische Infektionen, orofasziale Manifestationen III.4/1

N

Nachweis, Antigen- VI.1/6
Nachweismethoden, direkte VI.2/1
Nachweisverfahren, serologische VI.1.1
Nadelstichverletzungen VII./5
Natural Killer Zellen V.3/8, V.3/12
Neoplasien III.9/1
–, intrathrorakale, radiologische Diagnostik VI.3/8
–, orofasziale Manifestationen III.4/15
Nervensystem II.1/1
–, pathologisch-anatomische Befunde V.5/26
–, peripheres III.1/8
Neugeborene III.10/6, III.11/1
neurologische Störungen, Kinder III.11/4
Neurotropie III.1/1
Niere, pathologisch-anatomische Befunde V.5/14
Non-Hodkin-Lymphome (NHL) III.9/2
Nukleosidanaloga IV.2/1

O

Ösophagus II.2/28, III.8/3
–, radiologische Diagnostik VI.3/26
okuläre Manifestationen III.3/1
ophthalmologische Infektionen, Pilzinfektionen III.3/8
–, Manifestationen III.3/1, III.3/5
–, hygienische Maßnahmen III.3/8
–, Pneumocystis carinii III.3/8
–, Toxoplasma-Infektionen III.3/7
–, Zusammenfassung III.3/10
–, zytomegalievirus-Infektion (CMV) III.3/5
opportunistische Erreger, Gastrointestinaltrakt III.8/3
–, Infektionen, Antibiotika IV.4/8
–, Behandlungsmöglichkeiten IV.5/1
–, Interventionstherapie IV.5/6
–, Lunge III.7/1
–, Morphologie V.5/14

–, Pilzmedikamente IV.5/8
–, Tuberkulostatika IV.5/8
–, Virostatika IV.5/8
–, wichtige Medikamente IV.4/8
Organbefall, radiologische Diagnostik VI.3/2
organbezogene Beschwerden II.2/25
orofasziale Manifestationen, bakterielle Infektionen III.4/6
–, mykotische Infektionen III.4/1
–, Neoplasien III.4/15
–, Virusinfektionen III.4/8
Ozeanien, Fallzahlen I.1/22

P

pädiatrische Klassifikation III.11/2
Papova-Viren V.5/18
Parodonitis III.4/8
Pathogenitätssteigerung V.1/5
pathologisch-anatomische Befunde V.5/1
–, Gastrointestinaltrakt V.5/11
–, Haut V.5/12
–, Herz V.5/14
–, Immunhistochemische Befunde V.5/9
–, Kaposi-Sarkom V.5/23
–, Knochenmark V.5/11
–, Lymphknoten V.5/2
–, maligne Lymphome V.5/23
–, Tumoren V.5/23
–, Milz V.5/10
–, Nervensystem V.5/26
–, Niere V.5/14
–, Thymus V.5/10
peripheres Nervensystem III.1/8
pFD (progressive Follikeldestruktion) V.5/8
Pharynx, radiologische Diagnostik VI.3/26
Pilzerkrankungen III.5/18
Pilzinfektionen, ophthalmologische Manifestationen III.3/8
Pityriasis Versicolor III.5/19
Pneumocystis carinii V.5/14
–, ophthalmologische Manifestationen III.3/8
–, Pneumonie II.1/12, III.6/1
–, Klinik III.6/2
–, radiologische Diagnostik VI.3/6
–, rationelle Diagnostik und Therapie III.6/6
–, Therapie III.6/4
–, Untersuchung III.6/3
Pneumonie, Cryptococcus-neoformans- III.7/15
–, Nocardien- II.1/19
Prognose über AIDS-Epidemie, BRD I.1/32
Psoriasis vulgaris III.5/25
Pyodermien III.5/18

R

radiologische Diagnostik, Abdomen VI.3/22
–, Aszites VI.3/28
–, Differentialdiagnose VI.3/30
–, Hirnatrophie VI.3/18
–, intrathroakale Neoplasien VI.3/8
–, Kaposi-Sarkom VI.3/9
–, Kryptokokken-Meningitis VI.3/21
–, Leber VI.3/26
–, Lymphknoten VI.3/28
–, Magen-Darm-Trakt VI.3/24
–, Milz VI.3/26
–, Ösophagus VI.3/26
–, Organbefall VI.3/2
–, Pharynx VI.3/26
–, Pneumocystis carinii Pneumonie VI.3/6
–, Retroperitoneum VI.3/22
–, Thoraxorgane VI.3/1
–, Toxoplasmose VI.3/21
–, ZNS VI.3/13
Reanimation, hygienische Aspekte VII/17
Registrierung VIII.3/1
Rektum II.2/29, III.8/12
Rentenversicherung VIII.2/4
retinale Läsionen III.3/4
Retroperitoneum, radiologische Diagnostik VI.3/22
Retroviren, Feinstruktur V.2/3
–, Klassifizierung V.2/2
–, Morphogenese V.2/3
RIBAVIRIN IV.4/18
RIPA (Radioimmunopräzipitations Assay) VI.1/6
Risikogruppen I.1/11
Röntgenbefunde des Thorax VI.3/4

S

Schmerzen, Abdomen III.8/11
Schutzkleidung VII/12
Schwangerschaft III.10/1

–, Empfehlungen III.10/2
seborrhoisches Ekzem III.5/22
Serokonversionslatenz I.1/26
serologische Nachweisverfahren VI.1.1
–, Testverfahren, Interpretation der Laborbefunde VI.1/7
Seroprävalenz I.1/5
Seroprävalenz-Kurven I. 1/29
Serumversand VI.1/10
Sicherung der Diagnose IX.2/9
Sozialhilfe VIII.2/4, VIII.2/6
Sozialleistungen VIII.2/1
Stadienbezeichnung, AIDS II.2/20
–, akute HIV-Infektion II.2/10
–, ARC II.2/16
–, CDC II.2/17
–, Inkubations- bzw. Latenzzeit II.2/12
–, LAS II.2/14
–, Personen mit relevantem Infektionsrisiko II.2/8
Stadieneinteilung, HIV-Lentivirose II.2/4
Suppressor-T-Zellen V.3/9
Szintigraphie VI.3/4

T

Teleangiektasien III.5/23
Testergebnis, Interpretation II.3/1
–, positives, Vorgehen II.3/3
T-Helfer-Zelle V.3/5
T4-Helfer-Zelle V.3/8
Therapie, antivirale IV.1/1
–, intestinale Manifestationen III.8/6
–, kausale HIV- IV.2/1
–, Medikamente IV.1/7
–, Pneumocystis carinii Pneumonie III.6/4
–, ZNS III.1/12
Therapieversuche, kausale, Kinder III.11/7
Thorax, Röntgenbefunde VI.3/4
Thoraxorgane, radiologische Diagnostik VI.3/1
Thymus, pathologisch-anatomische Befunde V.5/10
Todesfälle, BRD I.2/8
Toxoplasma-Infektionen, ophthalmologische Manifestationen III.3/7
Toxoplasmose III.2/1
–, pulmonale III.7/17
–, radiologische Diagnostik VI.3/21
Transfusionsempfänger I.1/13
Transkriptasehemmer, reverse IV.2/1
Tuberkulose III.7/9, III.7/11
Tumoren und Infektionen, HIV-Infektion II.2/19
–, opportunistische II.2/3
TUMOR NEKROSE FAKTOR IV.4/20
Tumorinzidenz III.9/1
T-Zell-Quotient V.3/11
T-Zellen V.3/6

U

Überlebenszeit II.2/24
USA, Fallzahlen I.1/5
–, geographische Verbreitung I.1/3
–, HIV-Prävalenz I.1/6

V

Vakzinationsversuch V.4/15
Varicella-Zoster-Virus V.5/18
Varizellen (Windpocken) III.5/17
Verdachtsdiagnose, Kriterien IX.2/12
verrucae vulgaris (gewöhnliche Warzen) III.5/12
virale Erkrankungen, dermatologische Manifestationen III.5/10
Virusanzucht VI.1/6
Virusinfektionen, orofasziale Manifestationen III.4/8
VLS (Verlust der Lymphknotenstrukturierung) V.5/9

W

Warzen (verrucae vulgaris) III.5/12
Western Blot VI.1/4
Windpocken (Varizellen) III.5/17
Wochenbett, Empfehlungen III.10/5

Z

ZIDOVUDINE IV.4/21
ZNS II.2/25
–, Infektionen III.2/1
–, radiologische Diagnostik VI.3/13
–, Stellenwert der klinischen und apperativen Diagnostik III.1/10
–, Therapie III.1/12
ZNS-Toxoplasmose II.1/10
Zoster (Gürtelrose) III.5/15
Zytomegalievirus-Infektion (CMV), Lunge III.7/13
–, ophthalmologische Manifestationen III.3/5